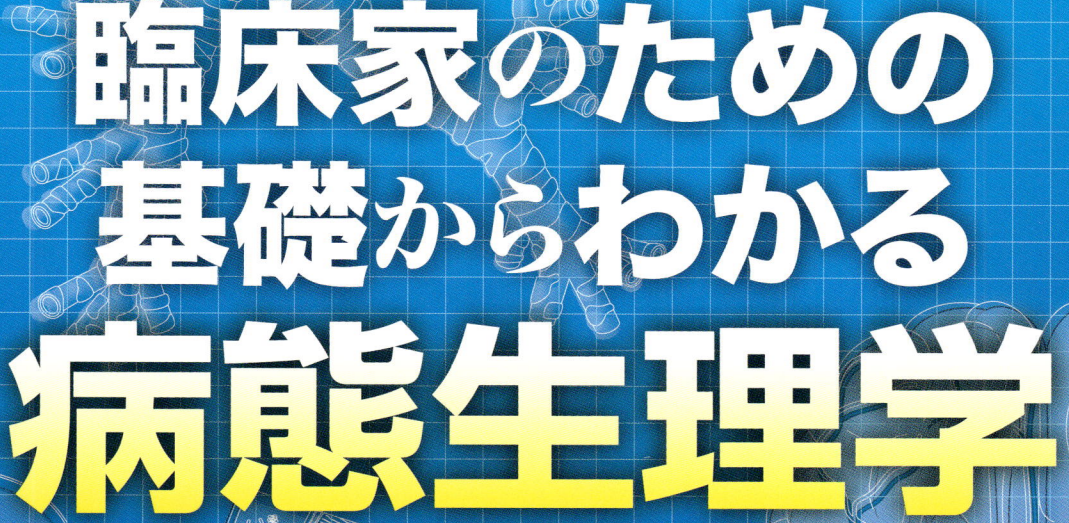

臨床家のための
基礎からわかる
病態生理学

監修：垣生園子（東海大学名誉教授）
　　　小川卓良（杏林堂院長）
著：北川美千代（東京衛生学園専門学校臨床教育専攻科講師）

医道の日本社

推薦のことば

　WHO（世界保健機構）西太平洋地域事務局（WPRO）は、2010年11月、今後10年間の保健医療の進むべき目標を策定するための顧問会議を開催しました。提言されたのは、西太平洋エリア各国（37カ国）の現行医療制度に伝統医学を組み込むことで、各国の保健医療の質向上を目指し、もって全世界ベースのプランに発展させていくということでした。つまり、現代西洋医学をベースにして、伝統医学を融合していこうというものです。

　世界的トレンドであり、日本でも最近提言されている「統合医療」（新しい保健医療の模索）にも通じるでしょう。本書が提案しているのは、まさしくこの潮流に沿うもので、時機を得た出版です。

　国民目線では、鍼灸治療を行う際の病態把握のベースは、現代西洋医学であることが安心につながります。その上に、東洋医学的視点を重ねていくべきです。ともすると、難解と思われがちな現代医学の病態生理学を、ここまでわかりやすく説いている書は、初学者はもちろん、臨床を重ねてきたベテランの方々にも、大いに役立つことでしょう。また、おもしろいイラストも多用されていて、患者さんへの説明に使え、インフォーム・ドコンセントにも役立つ内容です。

　著者は、毎日の鍼灸臨床、そして後学者を導く教師を務めながら、本書をまとめ上げました。本書が、実際に役立ち、わかりやすい知識の習得のための書となった由縁かと思います。多くの鍼灸治療に携わる方々、そして教育に関わる方々の必読書として、推薦いたします。

2011年12月

後藤修司
社団法人全日本鍼灸学会会長

監修のことば

　「友を持つなら薬師」と『徒然草』にもあるように、古来より肉体的な苦痛を取り除くことは人類最大の関心事である。西洋では、ルネサンス時代を境に科学的に生体を理解する基盤ができ、組織や細胞の機能を解明する学問体系が確立され、それら機能の異常をもたらす原因究明とそれに基づいて苦痛を除去することが医学の主流となった。20世紀後半に急速に進歩した遺伝子や分子の同定技術によって明らかにされた細胞や機能分子に関する知見は、さらに医学の進歩に大きく貢献した。しかし、医学が対象とする生体は、機能分子部品の単なる組み合わせではなく、それらが有機的に作用し合っている複雑系である。したがって、部品を網羅しただけでは生体の生理機能を深く理解することには至らず、不具合が起きた生体の病因解明や治療開発には、分子レベルのみならず、生体機能を総合的に捉える必要性が再認識されている。

　一方、本書の著者が背景としている東洋医学では、患者の苦痛を取り除くにあたり、病因や個々の生体成分の機能云々よりは、その病状が全身状態の中で位置する状況の把握とその是正に、個々の生体が保有する回復力を引き出す方法に重点をおく。その意味で、東洋医学の方が総合的全身状態を睨んだ上での医療に取り組んでいるようであるが、一方では病状把握に数理的要素より経験則への依存度が高く、治療者の洞察力の差による個人技の要素が強いという印象が持たれてきた。しかし、本書に見られるように、西洋医学が明らかにしてきた生理機能の知見を有効に取り入れる立場をとることにより、病状を引き起こした生体の異常状態をより客観性をもって絞り込むことが可能となってくる。

　私が専門とする免疫学は、免疫系がいかにして外敵である病原体や内敵であるがん等に立ち向かうのかを解明するものである。機能の異なる多数の細胞群より構成されている免疫系は全身に分布しているので、生体の高次機能としての振る舞いを分子レベルの理解と共に把握することが肝要である。ジェンナーの種痘発見以来、病原菌ワクチンやがんワクチンといった方法で免疫機能の潜在力を亢進させることで、病因の抑制や駆除を試みてきた。生体のもつ力を引き出すことによって病状を予防あるいは排除するといった点で、東洋医学の治療理念に近い。

　本書が、東洋と西洋医学の領域や概念にとらわれることなく、様々な方法で生体機能を把握して診断・治療に臨む柔軟な態度を育む糧になれば幸いである。

2011年12月

垣生園子
東海大学名誉教授

序

　鍼灸学校の講師として、一般患者を治療する臨床実習を受け持った際、解剖学・生理学・病理学・はりきゅう理論など、1つ1つを問うてみると知った知識であるのに、それらを駆使して目の前の症状がどういったものであるかを考えることが苦手な学生が大勢いることに気が付きました。そのため、病態把握も鑑別もしないまま、治療を進めてしまうことが多く、ともすれば東洋医学的診断を病態把握と思っていることも少なくありません。これでは治療をして効果があるかないかの判断ができないばかりでなく、西洋医学的治療より私達の治療の方が有効である疾患を積極的に患者に示すこともできないし、重篤な疾患や緊急を要する病態をも見落としかねないと感じられました。

　本書は、2002年から講師を務める東京衛生学園専門学校臨床教育専攻科（教員養成科）での授業内容を纏めたものです。その講義は既にはり師きゅう師、あん摩マッサージ指圧師の免許を取得した人達が対象ですが、決して難しい内容ではなく、特にこの本ではわかりやすさを第一に、平易な言葉で書くことに努めました。また、知識を臨床と結びつけて考えられるよう、実際にあったことを例にして、考えながら読み進めてもらえるよう工夫し、わからないこと、忘れてしまったことを別の本で探す手間が省けるよう、本編を読むために必要な「基礎知識」を各章の末尾に付けました。

　症状から考えを進めていく方法の1つとして本書が初学者のお役に立てば幸いです。新しい医学知識も盛り込みましたので、臨床をなさっている先生方にも役立てていただけるのではないかと思います。ただ、本書の原稿は2年ほど前にできあがっていたのですが、図やイラストを多用したためその調整に時間がかかり、発刊が遅くなってしまいました。その間、新しい知見やその変更がないか確認したつもりではありますが、読者の皆様が何かお気づきの点があれば、忌憚のないご意見やご指導ご鞭撻を賜りますよう、よろしくお願い申し上げます。

　最後に、医道の日本社の小林篤子氏をはじめ、私が作った図や表の調整にご協力いただいたイラストレーターの方々に大変なご苦労をおかけしましたことをお詫びすると共に、厚く御礼申し上げます。

　また、病態生理学分野の監修をしていただいた東海大学医学部名誉教授・垣生園子先生、鍼灸臨床関係の監修をしていただいた杏林堂院長・小川卓良先生、そしてご助言をいただいた呉竹学園理事長・坂本歩先生、推薦のお言葉をいただいた社団法人全日本鍼灸学会会長・後藤修司先生に、心から御礼申し上げます。

2011年12月

北川美千代
東京衛生学園臨床教育専攻科講師
杏林堂院長代行

目 次

推薦のことば　iii
監修のことば　iv
序　v
目次　vi

病態生理を学ぶと得をする？　003

第1章　痛み　006
Ⅰ．痛みとは　007
Ⅱ．痛みの分類　008
Ⅲ．痛みの原因　011
Ⅳ．炎症　012
　基礎知識1　痛みの神経　016
　基礎知識2　情報伝達の機構　020
　基礎知識3　内因性発痛物質　023
　ちょっとだけクスリの話：
　　消炎鎮痛剤　031

第2章　頭痛　034
Ⅰ．頭痛とは　034
Ⅱ．頭痛の分類　035
Ⅲ．頭痛の原因　035
Ⅳ．一次性頭痛　036
Ⅴ．二次性頭痛　043
Ⅵ．後頭神経痛、中枢性・一次性顔面痛　050
Ⅶ．その他　052
　基礎知識4　頭頸部の解剖　053

第3章　胸痛　058
Ⅰ．胸痛とは　059
Ⅱ．胸痛の分類　059
Ⅲ．内臓性胸痛の原因　063

第4章　腹痛　072
Ⅰ．腹痛とは　076
Ⅱ．腹痛の分類　076
Ⅲ．内臓性腹痛の原因　078
Ⅳ．急性腹症　078
　基礎知識5　自律神経系①遠心路　086
　基礎知識6　自律神経系②求心路　092

第5章　疲労　094
Ⅰ．疲労とは　095
Ⅱ．疲労の分類　095
Ⅲ．疲労の原因　096
Ⅳ．器質的原因のない疲労　096
Ⅴ．器質的原因のある疲労　099
Ⅵ．原因不明の疲労　111
　基礎知識7　ATP　113
　基礎知識8　赤血球　115

第6章　発熱　119
Ⅰ．発熱とは　120
Ⅱ．発熱の分類　121
Ⅲ．発熱の原因　121
Ⅳ．発熱の意義　122
　ちょっとだけクスリの話：
　　解熱剤と漢方薬　126
　基礎知識9　体温　129

第7章　睡眠障害（不眠症）　133
Ⅰ．睡眠障害とは　134
Ⅱ．睡眠障害の分類　134
Ⅲ．不眠症　137
　ちょっとだけクスリの話：睡眠薬　144
　基礎知識10　睡眠　148
　基礎知識11　睡眠中枢　154

第8章　下痢　157
Ⅰ．下痢とは　158
Ⅱ．下痢の分類　158

第9章　便秘　163
Ⅰ．便秘とは　163
Ⅱ．便秘の分類　163
 基礎知識12　腸管の機能と構造　167
 基礎知識13　腸管の運動①小腸　172
 基礎知識14　腸管の運動②大腸　174
 基礎知識15　排便反射　176

第10章　高血圧　179
Ⅰ．高血圧とは　180
Ⅱ．高血圧の分類　181

第11章　低血圧　185
Ⅰ．低血圧とは　185
Ⅱ．低血圧の分類　185
 基礎知識16　血圧　189
 基礎知識17　血圧調節機構①局所性調節　191
 基礎知識18　血圧調節機構②神経性調節　194
 基礎知識19　血圧調節機構③液性調節　197
 ちょっとだけクスリの話：降圧剤　202

第12章　眩暈（めまい）　204
Ⅰ．眩暈とは　205
Ⅱ．眩暈の分類　205
 基礎知識20　平衡調節の仕組み①
  末梢前庭系　214
 基礎知識21　平衡調節の仕組み②
  中枢前庭系　218
 基礎知識22　平衡調節の仕組み③
  小脳　221

第13章　悪心嘔吐　222
Ⅰ．悪心嘔吐とは　223
Ⅱ．嘔吐の分類　223
 基礎知識23　胃の運動と機能　230
 基礎知識24　嘔吐中枢と嘔吐運動　233

第14章　浮腫　236
Ⅰ．浮腫とは　237
Ⅱ．浮腫の分類　238
 基礎知識25　体内の水分　254
 基礎知識26　飲水調節　256
 基礎知識27　物質の移動　258
 基礎知識28　スターリングの仮説　261

第15章　排尿障害　267
Ⅰ．排尿障害とは　268
Ⅱ．排尿障害の分類　268
 基礎知識29　尿路の構造　283
 基礎知識30　蓄尿・排尿・尿意　287

第16章　勃起障害（ED：Erectile Dysfunction）　291
Ⅰ．勃起障害とは　292
Ⅱ．勃起障害の分類　292
 基礎知識31　陰茎の構造と勃起　301
 基礎知識32　勃起の神経機構　304
 ちょっとだけクスリの話：
  バイアグラ　307

第17章　咳（咳嗽　がいそう）　308
Ⅰ．咳（咳嗽）とは　310
Ⅱ．咳の分類　310
Ⅲ．咳による体内の変化　312

第18章　痰（喀痰）　316
Ⅰ．痰（喀痰）とは　316
Ⅱ．痰の分類　316
Ⅲ．痰による体内の変化　319
　基礎知識33　気道の形態　321
　基礎知識34　気道の壁構造　324
　基礎知識35　気道の防御機能　326
　基礎知識36　咳反射　328

第19章　嚥下障害　330
Ⅰ．嚥下障害とは　331
Ⅱ．嚥下障害の分類　332
　基礎知識37　嚥下のメカニズム　341
　基礎知識38　嚥下関連筋群　349
　基礎知識39　嚥下の神経機構　352

第20章　痩せ　354
Ⅰ．痩せとは　356
Ⅱ．痩せの分類　357

第21章　肥満　373
Ⅰ．肥満とは　373
Ⅱ．肥満の分類　375
　基礎知識40　摂食　383
　基礎知識41　摂食中枢に影響する因子　385

第22章　耳鳴り　389
Ⅰ．耳鳴りとは　390
Ⅱ．耳鳴りの分類　391

第23章　難聴　394
Ⅰ．難聴とは　394
Ⅱ．難聴の分類　394
　基礎知識42　音　399
　基礎知識43　耳の構造　403
　基礎知識44　音波の伝わり方　407
　基礎知識45　聴覚伝導路　412

第24章　月経異常　414
Ⅰ．月経異常とは　416
Ⅱ．月経異常の分類　416
　基礎知識46　性機能ホルモン①
　　　　　　　性腺（卵巣）　434
　基礎知識47　性機能ホルモン②
　　　　　　　下垂体前葉・視床下部　440
　基礎知識48　フィードバック機構　442
　基礎知識49　卵子　444
　基礎知識50　卵胞とその成長　445
　基礎知識51　性周期①卵巣周期　448
　基礎知識52　性周期②子宮内膜周期
　　　　　　　（月経周期）　455
　基礎知識53　基礎体温　458

参考文献　463
おわりに　465

表紙デザイン、制作協力：ケイズプロダクション
イラスト（解剖図）：田添公基
イラスト（キャラクターなど）：金子正明

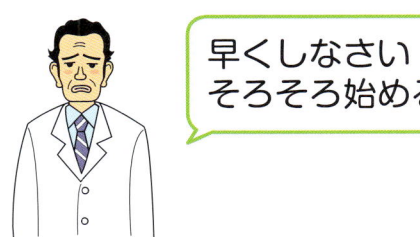

臨床家のための基礎からわかる 病態生理学

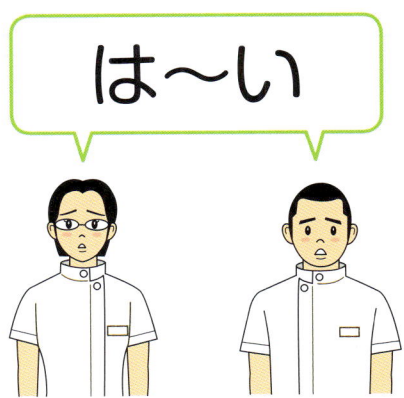

～ 病態生理を学ぶと得をする!? ～

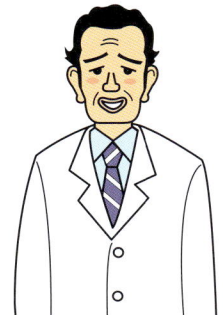

はじめまして。院長の八須賀 大六です。
スタッフには、八の字先生と呼ばれています。
こちらがそのスタッフたちです

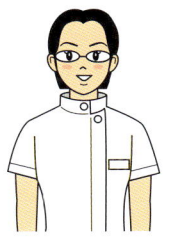

北乃 政子です。
どうぞよろしく
お願いします

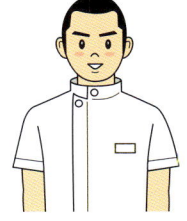

石田 三直です。
どうぞよろしく
お願いします

さて、これからしばらくの間、このスタッフ達と一緒に「病態生理」を学んでいくんだが、それに先立って、まず病態生理とはどのようなものか、どうして必要なのかっていうことを、少し話しておこう。

◆治療家にとっての診断とは

治療院に、患者さんが治療を受けにやってきた。
最初にやらなければいけないことは、問診をしてその患者さんがどのような病態なのか見分けることだ。

 まず診断！ってことですか。

いや、そうじゃないよ。鍼灸マッサージ師は診断権を持っていないから、「あなたは○○病です」なんて診断しちゃいけない。
逆に医者は○○病って診断名をつけないと、処方箋も出せないし、治療の保険申請が出せないんだけどね。

 んっ!? それって、私達は診断しなくても（できなくても）治療ができるってことですよね？
メリットじゃないですか？

 まぁそうだけど、でもね、何もわからず治療するのは、ヒジョ～に危険なことだよ。
例えば、今治療中の患者さんが緊急手術を要する病態だったらどうする？ それに何も考えず当院で長期間治療を続けていて、手遅れの状態になってしまったらどうする？ それで患者さんが亡くなってしまったらどうする？

た、大変なことですよね。

　　大変じゃすまないよ。これはりっぱな医療過誤だ！　治療院の評判、ガタ落ちだよ!!
　　いいかい、診断しちゃいけない＝診断しなくて良い、ということではないんだよ。でもだからと言って、僕達が細かい病名までわかる必要はないさ。ただ、「緊急に西洋医学的治療を要する病態」なのか、「東洋医学と西洋医学を併用すべき病態」なのか、それとも「東洋医学にまかせろ！と言える病態」なのかを見極めてから治療に取り掛かる必要があるということだ。

◆病態生理を学ぶメリット
　　そこで考えてみて。医者が診断する時には、血液検査・尿検査にはじまって、レントゲンやらMRIやらCTやら、いろ〜んな手段があるんだよね。
　　それに対して僕達にはどんな手段があるのかというと、患者さんの話を聞くこと、身体を見ること、触ることしかないんだよ。そんな治療者の五感に頼った手段で得られる情報だけで、見極めていかなければならないんだ。

　でも、昔のお医者さん達は、そうだったんでしょうね。

　　治療家の技量しだいってことですよね。僕なんかじゃ無理そうだなぁ。

　　確かに。これだけ聞くと、五感の鋭さを研ぎ澄ます訓練と、何よりも経験を積まなきゃ、無理だと思うよね。そこで病態生理の出番なんだ。

◆メリット1
　我々には、患者さんの訴えや身体に現れてくる症状が、見極めの重要な手掛かりになってくるんだけど、その症状がどういうメカニズム（機序）で起こるのかを知っていれば、原因やどういった病気なのかをおおよそ推定できるんだよ。
　　この「症状や病気を生じるメカニズム」というのが病態生理のことだ。治療家になってまだまだ日の浅い君達でも、病態生理をしっかり学べば、病態の見極めができるようになる！
　　そして、今話したように、病態生理を学ぶことは病気の成り立ちを正しく理解して、「病態を見極めるのに役立つ！」というメリットがまず1つあるけれど、その他にも臨床上もっと重要なことがある。

◆メリット2
　その1つは、「予後の推定に役立つ！」ということ。病気を理解した上で、見極めができたら、その患者さんの症状がこの先どういった経過をたどるか推察できるだろう。そうすれば、はじめに言ったような「手遅れ」なんてことは避けられるんだ。
　　それに、そんな重篤な話じゃなくても、例えば腰痛の場合、筋・筋膜性腰痛は治りやすいけど、腰椎の圧迫骨折による腰痛は時間がかかるといったように、同じ症状であっても経過は一緒ではないよね。
　　こんな時、治りにくいものなら、なぜ治りにくいのか、その理由も含めて患者さんに説明しておけば、すぐに「治らない！」といって治療をやめてしまうこともなくなるだろうし、ましてや「いつまで経っても治らないじゃないか！」なんてクレームを受けることはなくなるよね。

◆メリット3

　もう1つは、「治療法の選択に役立つ！」ということ。症状がどういったメカニズムで起こっているのかを正しく知っていれば、それぞれに合った効果の高い治療法を選択することができるだろう。
　鍼灸治療が良いのか他の治療法が良いのかということから、温めた方が良いのか冷やす方が良いのかとか、鍼が良いのか灸が良いのかマッサージが良いのか、刺激は強い方が良いのか弱い方が良いのかなど、様々な選択肢があるはずだ。

　だったら、「はりきゅう理論」（教科書）などの内容もわかってないといけませんね。

　当然だよ。自分が使う道具のことを知らずして、どうして治療ができる？　鍼や灸が身体にどのように作用して、それによってどんな反応が起きるかを知らなきゃ、使いどころがわからないじゃないか。
　まだ解明されてないことも多いけど、この本の中では鍼灸の治効理論も照らし合わせながら話を進めていこうね。

◆メリット4

　最後に、これが病態生理を学ぶ一番のメリットだろうと思う。それは、「患者さんへの説明に役立つ！」ということだ。病態生理を知っていれば、今ある症状がどのようなものか、どうして起こっているか、その成り立ちを正しく説明してあげることができる。
　それに治療現場にいると、患者さんからご自身の症状について質問されるのは当然のこと、それ以外に家族や友人・知人の症状からTVで見た病気のことまで、それはそれは様々な質問を受けるんだ。その質問にきちんと受け答えができるようになる。それは治療者にとって、と～っても大切なことなんだよ。

　わかります。
聞いたことに答えられない先生じゃ、信頼できませんものね。

　そう。正しい説明ができること。患者さんからの質問にきちんと答えられること。これは患者さんの信頼を得るのに非常に重要なことなんだ。さらに言えば、患者さんから信頼を得て、良い関係を築くことができれば、治療の効果も違ってくる！
　鍼や灸そのものの効果にも関わるけど、それ以上に、僕達が言った生活上のアドバイスなどを実践してくれるようになる。それも治療の効果に大きく影響してくるんだよ。

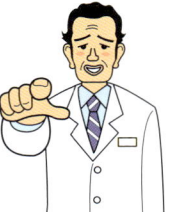

さて、前置きが長くなったけど、
これで病態生理について大体わかったかな？
「病態の見極め」「予後の推定」「治療法の選択」「患者さんへの説明」、
これらができるようになるために！　Let's start!

第1章

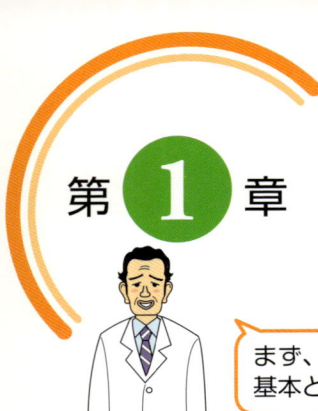

まず、患者さんの訴えの中で一番の基本となる「痛み」から始めよう！

痛み

◆痛みは警告！？

突然だけど、痛いのってつらいよね。痛みなんて感じなければ楽だろうに、必要だと思うかい？

はい。痛みはケガしたとか、異常が起きたことを知らせる警告の意味があるから必要だと思います。

じゃあ、痛みがなかったら、どうなってしまう？

ケガをしても気がつかないから、そのまま動いて傷を拡げたり、傷口から感染して化膿してしまったりするでしょうし、病気だったらとり返しのつかないところまで悪化させてしまうと思います。

実際、世の中には「先天性無痛覚症」という病気の人がいて、この人は生まれながらに痛覚がないんだ。ケガをしても気が付かない、捻挫しても骨折してもわからないから、そのまま動き続けて関節が破壊されてしまって、物心が付く頃には立てなくなってしまうんだ。痛みがないとケガすることへの怖さがないから、危ないことでも平気でやってしまう。もちろん病気にも気付かない。だから、このような人達は長生きできないんだ。

それを見ても、やっぱり痛みは必要だと思います。

でも警告って意味合いはどうだろう。本来の警告っていうのは、何か事が起こる前に注意を呼びかけることだろ。だったら、ケガするものに触る前に痛みが出てくれなきゃ。触ってケガしてから痛いんじゃ遅いじゃないか。

先生〜、それはちょっとヘソが曲がってるんじゃないですか？　それ以上ケガしないように痛みで手を引っ込めたなら、それを警告と言っても良いんじゃないですか？

まあね。北乃君の意見を尊重するなら、たとえ障害が発生しても、できるだけ早期に、その障害が修復可能なうちに痛みが出れば警告になるということだよね。だとしても、例えばがんの痛みが警告と言えるかなぁ？
　早期のがんって症状がない方が多いんだよ。症状が出てきたときには進行してて、手遅れのこともある。末期になって、もう余命幾ばくもないときに、痛み止めも効かないようなひどい痛みに患者さんたちは苦しめられるんだ。そんな痛みが警告って言えるかい？　必要だって言えるかい？

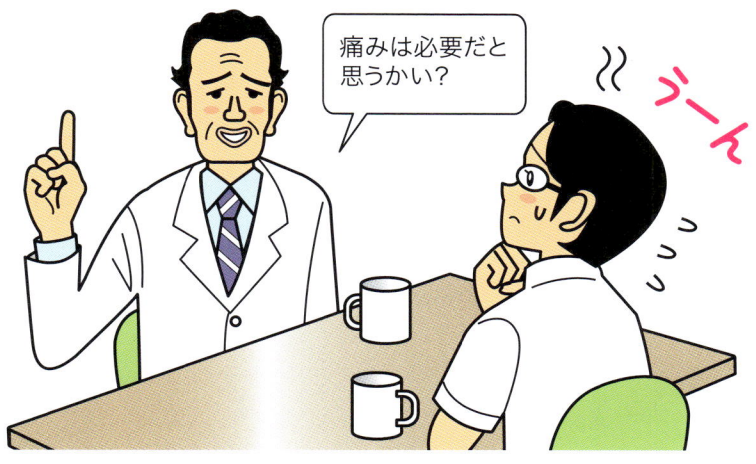

 ……言えないですね。

 それに、警告っていうのは、危険の度合いに合わせて、危ないときには警告を大きく、大したことないときには小さくっていうのが慣習だ。人で言えば、命に関わるほど痛みがより大きくなるのだったら、その痛み具合で危険度を察知できるよね。でも、尿管結石なんて気絶しそうに痛いのに、石が出たらおしまい。命に関わるとはとても言えないようなものに、あんなにひどい痛みは必要ないと思うんだよ。もう1つ言えば、火事が鎮火したらサイレンが止まるように、回復したら痛みがなくなることが必要だと思うんだけど、帯状疱疹は皮膚の疱疹が治ってから神経痛が出てくるんだよ。その他にも、陣痛や出産の痛みは？　生理痛は？　筋肉痛は？などと考えると、何のための痛みなのかわからないものがいっぱいある。

 本当ですね。

 実のところ、痛みっていうのは、今の医学でまだ解明されていないことが多いんだ。解剖・生理はある程度わかったとしても、痛みの感じ方はその人しだいで、客観的にとらえることは難しいからね。
　でもまぁ、そんなこと言ってても始まらないから、ここでは今わかっている範囲で「痛み」とはどういうものなのか、我々はなぜ痛みを感じるのか勉強していこう！

Ⅰ. 痛みとは

　国際疼痛学会では、痛みを「組織の実質的あるいは潜在的な傷害に結びつくか、このような傷害を表す言葉を使って述べられる不快な感覚、情動体験」と定義しています。
　わかりやすく言い換えると、組織に実際に傷害がある時、あるいは傷害が起こりそうな時に感じる不快感と、それに伴うつらさ・苦しさなどの情動を含めたものが痛みであるとされています。また、原因となる傷害が見当たらなくても、このように表現される訴えも痛みとして認めましょうと言っています。

 今、患者さんが痛みを訴えて来たとしよう。その時、その痛みがどこから発生しているものなのか、何が原因で起こっているものなのか、病態を見極めるために推察する必要があるよね。
　例えば、針を指先に刺した時の痛みと、下痢の時のお腹の痛み。両方とも、一言で言えば「痛い」でお

しまいだけど、その感じ方は全然違うだろう。

はい。針の痛みは「チクッ！」とした鋭い痛みだけど、お腹の痛みは「キリキリ」だったり「シクシク」だったり、場所もどこだかはっきりしないですねぇ。

そう。そんなふうに部位や原因によって痛みの性質が違うんだ。だから、それぞれの痛み方の特徴をきちんと知った上で、患者さんにどんなふうに痛いのか細かく確認していくと、原因が追究できるんだ。では、さっそくその特徴を見ていこうか。

II. 痛みの分類

1 末梢性の痛み

末梢の侵害受容器に刺激が加わることによって起こる痛み、いわゆる「ふつうの痛み」のことです。これは、次のように分けられます。

(1) 表在痛

皮膚に分布している侵害受容器が受ける刺激による痛みのことです。皮膚の痛覚を起こす侵害受容器には高閾値機械受容器とポリモーダル受容器があり、高閾値機械受容器の情報はAδ繊維によって伝えられて、刺すような速い痛みを感じます。ポリモーダル受容器の情報はC繊維によって伝えられて、うずくような遅い痛みを伝えます。 p.016～017 その特徴は、痛みの部位がはっきりしていることです。

患者さんに「どこが痛いの？」と聞いたら、「ここです！」って指でピンポイントに示せる痛みだってこと。この痛みに関しては、傷ができていたりアザになってたりすることが多いから、患者さんも鍼灸師も見たら原因がわかるだろう。見極めも難しいものではないし、予後を心配するようなものは、まずない痛みだね。

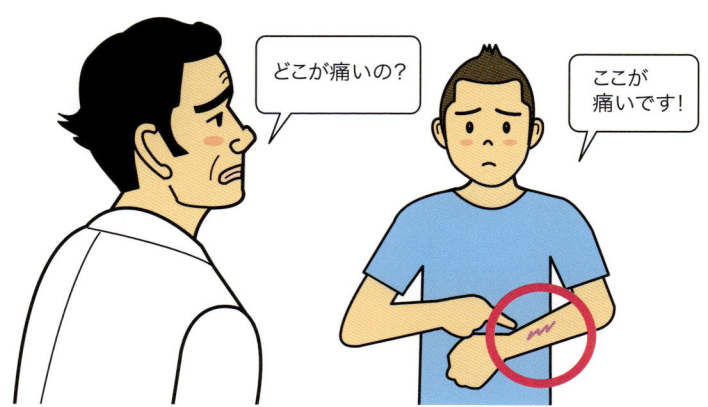

(2) 深部痛

皮下組織・骨格筋・腱・骨膜・関節などに存在する受容器に加えられた刺激による痛みです。主にC繊維によって伝えられます。その特徴は、表在痛に比べると鈍い痛みになり、痛みの部位もやや局在性に乏しくなります。

患者さんに「どこが痛いの？」と聞いたら、手のひらで触って「この辺です」って表現するかんじかな。

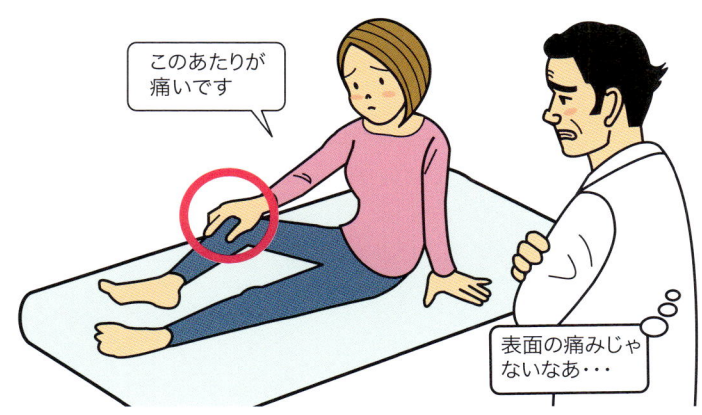

（3）内臓痛

臓器にも知覚神経の自由終末が存在しています。ですが、その分布は少ないため、臓器自体が切られたり潰されたりしても痛みは起こりません。☞ p.077、079、093

内臓痛を発生する侵害刺激は、臓器の拡張・伸展・閉塞・充血・炎症などですが、はっきりした痛みはなく、それらが腸間膜や腹膜など他の知覚神経の分布する部位を刺激することによって痛みが感じられるのです。

その特徴は、表在痛や深部痛よりもさらに鈍く、局在性が悪くなります。また関連痛や自律神経反射症状を伴うこともあります。

臓器自体は切られても痛みが起こらないんだあ。
だから手術が可能なんですね。

術後痛むのは、切られたことによる表在痛・深部痛がほとんどだね。
さて、この3つの痛みのうち(1)(2)の痛みと(3)の痛みをしっかり見分けなきゃいけないよ！

> **memo** 痛みの局在性
> 「皮膚Aδ繊維 ＞ 皮膚C繊維 ＞ 表層の筋・腱 ＞ 深層筋 ＞ 内臓痛」

2 神経障害による痛み

痛みを伝える神経経路☞ p.018 のどこかに器質的・機能的障害があって起こる痛みのことです。侵害受容器を興奮させるような侵害刺激がないにもかかわらず痛みが起こります。

その特徴は、焼け付くような痛みや締め付けるような痛みが続くことや、間欠的＊・発作的に強烈な痛みが神経に沿って走ることがあります。また痺れや知覚過敏・鈍麻などが伴うこともあります。

＊間欠的：一定の時間をおいて、繰り返し起こったりやんだりするさま。

第1章 痛み

> これは痛みを伝える神経そのものの障害だから、やっかいだよ。経験上の話だけど、神経障害の痛みは治療をしても中々治らない頑固な痛みだったり、とにかく痛みが激しいことが多いなぁ。椎間板ヘルニアや、みのもんたさんが手術をしたことで有名になった脊柱管狭窄症のような整形外科的な疾患のほかに、帯状疱疹後神経痛とか幻肢痛とか糖尿病性神経障害などもこれにあたる。

> 昔、近所のおばあちゃんが帯状疱疹後神経痛になって、痛みが四六時中ひどいのと、そのせいで寝られないのとで、食欲がなくなって体力が弱って亡くなってしまったことがあります。

> 神経障害の痛みの場合、多くは痛み止めを飲んでも効かないからね。まったく止むことのない痛みはつらいだろうなぁ。

❸ 心因性の痛み

器質的な損傷がないにもかかわらず、精神不安・躁うつ状態・ヒステリー・神経症などが原因となって痛みを生じることがあります。この成因については、大脳皮質からの直接刺激や下行性抑制機構が障害されることが考えられていますが、詳細は不明です。

◆矛盾があったら要注意！

> 心の病では、どんなことが起こっても不思議じゃないと思っていた方が良い。頭が痛い、お腹が痛い、手足が痛いなど、その訴えは様々だし、本人が言葉だけの嘘をついているのではなく、熱が出たり、脈が速くなったり、下痢したり、手や足が動かなくなったり、実際に身体の症状が出てきたりもするんだ。

> でも先生、訴えがあって、その訴えを証拠付ける身体症状もあると、本当の病気なのか心因性なのかわかりません。どうすれば見分けられるんでしょう？

> １つは直感だな。問診で話しているうちにわかるよ。その人の性格傾向で、あ〜危ないなぁ、気を付けなきゃなぁ〜とわかる。経験を積めば、治療院に入ってくる姿を見ただけでも、いや、予約の電話を受けただけでもわかるようになるよ。

> 経験の少ない私達にもわかるようなポイントはないんですか？

> 矛盾点があったら要注意だな！　これから病態生理を勉強していくと、「こんな時にはこんな特徴の痛み方をする！」というのがわかってくる。それと違う時に、「あれっ？　おかしいぞ！」って思えればＯＫ。例えば、「お腹が痛い」って言われた時、内臓自体の痛みだったら、「部位のはっきりしない鈍い痛み」と言っただろう。自分が腹痛の時を考えてごらん。「どの辺りが痛みますか？」って聞かれたら、手のひらで腹を触りながら、「おへその周りが〜」とか「下っ腹が〜」って説明しないかい？　それをピンポイントに指で差して「ここが痛いんです！」って言われたら、内臓じゃないなって思うだろう。で、その部分を見て傷も何にもなかったら、「矛盾してる！　おかしいぞ？」って思うだろう。簡単に言うと、ピンポイントで痛む部位を示せて、動かすことで痛みが増悪しなければ、心因性の可能性が大！だな（表1-1）。

> それに、その時々で痛い部位や症状がコロコロ変わっていくときにも要注意！　実際何らかの障害があって痛みが出ているのだとしたら、その日によって痛みに多少の良悪があっても、痛む場所が日によって変わっていくことはないし、ましてや症状そのものが変わるなんてねぇ……。「一昨日はお腹が痛かったけど、

昨日は胸が痛くて今日は右腕が痛くて動かせないんです」なんて、おかしいぞ！って思うだろう。そんな疑問が湧いた時に「心因性」というのを原因の1つとして考えられればOKだよ。

それともう1つ。診察で得られる所見に比べて、患者さんの訴えが大きい場合も心因性を疑うこと！こういった患者さんは、性格傾向から心因性の病態を起こしやすいんだよ。まぁ、これだけではわかりにくいかもしれないから、実際の症例があった時にまた話をしようね。

表 1-1 痛みの見分け方

体動痛＼局在性	あり	なし
あり	表在痛・深部痛	深部痛
なし	心因性	内臓痛

> **memo 心因性疼痛を疑う時**
> ❶ 局在性あり ＋ 体動痛なし
> ❷ 症状の変化が激しい
> ❸ 臨床所見以上に訴えが強い

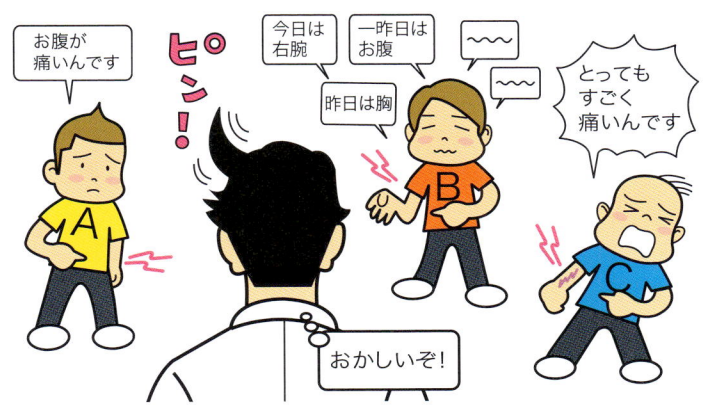

Ⅲ. 痛みの原因

1 外部からの刺激

皮膚は外界と直接接触している私たちのもつ最大の感覚器官で、以下のような刺激が痛みの原因になります。

▶ 強い圧迫や鋭い物体からうける圧力または強い伸展を生じさせる張力などの<u>機械的刺激</u>
▶ 低温(17℃以下)あるいは高温(43℃以上)の<u>温度刺激</u>
▶ 強い電流が流れる<u>電気的刺激</u>
▶ 液体と組織の細胞内液との浸透圧の差異などの<u>物理的刺激</u>
▶ 刺激性物質による<u>化学的刺激</u>

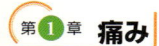

2 内部からの刺激

また、先の**1**で挙げたような外部から皮膚表面へ加えられる刺激のほか、炎症箇所で生じるブラジキニンやプロスタグランジン、出血箇所で生じるヒスタミンやセロトニン、血流停滞箇所で生じる乳酸といった、私達の身体の中で合成された物質が痛みの原因になります。これらの物質を、<u>内因性発痛物質</u> ☞ p.023〜030 と呼びます。

 人は痛みの原因になる物質を自分で作っているんですね。痛みはつらいし嫌なものなのに、何でわざわざそんなものを作るんでしょう？

 良い質問だね。最後に少し考えてみようか。

Ⅳ. 炎症

1 炎症の機序　☞ p.023〜030

組織が傷害されることによって、または強い刺激によって侵害受容器が興奮して、そのインパルスが脳に達すると痛みが認識されます。

その時、傷害された局所では、中枢へ向かうインパルスの一方で軸索反射が起こり、末梢でサブスタンスP・CGRPが放出されます。壊された細胞からはK^+やH^+が出てきて侵害受容器を興奮させます。血管が傷つけられたり出血したりしているところでは血液凝固反応が起こり、ブラジキニンが作られたり、血小板が活性化してセロトニンが放出されます。それらの内因性発痛物質の作用で血管拡張・血管透過性亢進が起こるため、局所が赤くなり、しばらくするとだんだん熱をもって腫れてきます。これが急性炎症のメカニズムです。

これら内因性発痛物質は細胞膜のホスホリパーゼA_2を活性化するので、損傷後1〜2時間経過するとアラキドン酸の代謝産物であるプロスタグランジン・ロイコトリエンなどが発生し、さらに炎症が持続します。

◆炎症の5大徴候はなぜ起きる？

 さて質問。炎症の5大徴候とは？

 「疼痛・発赤・腫脹・熱感・機能障害」です！

 では、その症状が起きるメカニズムはわかる？

 はい。発赤・熱感は血管拡張によって血流が増えるから、腫脹は血管透過性が亢進するからです。疼痛は腫れて内圧が高まることが原因の1つだし、発痛物質によって侵害受容器が過敏になることも原因です。機能障害は、痛みや腫れのために動かせなくなるということですね。

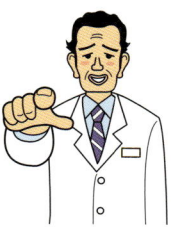

Good！ その通り！

2 炎症の意義

　血管が拡張することで損傷部位の血流が増え、酸素や栄養によって細胞の代謝が良くなります。血管透過性が亢進することで白血球が血管外へ滲出し、損傷部位へ遊走することで感染を防ぎ、また不必要な物を貪食します。内因性発痛物質は、これらを誘導する働きを持ちます。

　このことから、「炎症は、損傷部位を修復するための反応」と言えるでしょう。

 そっかあ、今まで炎症を「痛くてつらいよ〜」としか思ってなかったですけど、身体ががんばって治してくれてる証拠だったんですね。

 そうだよ。そう思うと、炎症部位を応援したくなるだろう。

 炎症に痛みが伴わなければ応援しますけど、やっぱり痛いのはつらいです。

 まあね。でも痛かったら動かせないだろう。腫れてると動きにくいよね。それは患部を安静にするという意味で、大切なことなんだよ。

まとめ

◆痛み止めについて

 では先生、痛いのは我慢するべきですか？　痛み止めは使わない方が良いですか？

 大したことなければ、なるべく痛み止めを使わない方が治りが早いよ。消炎鎮痛剤（NSAIDs）はCOXを阻害してプロスタグランジンなどを作らなくするものだ。 p.031 内因性発痛物質は炎症反応を誘導するものだから、痛み止めを使えば炎症反応が止まってしまうことになるね。ということは、痛みも止まるけど、修復作業も止まるということだ。それに痛みを止めてしまうと、本当ならできないようなこともできてしまうんだよね。

 そうすると、悪化させてしまうかもしれないですね。

 そうなんだ。でも、どうしてもやらなきゃいけないことがある時、痛みがあまりにひどい時には、薬を使っても止むを得ないね。

◆痛みの悪循環

痛みを我慢していて、かえって悪化してきたり、精神的に参ってくることがある。これを痛みの悪循環というんだ。

どういうことですか？

「痛い！」というのは身体にとってはストレスだろう。その反応として交感神経が緊張するんだ。交感神経は血管を収縮させる働きがあるから、局所での血流は低下することになる。刺激を受けた瞬間のこの反応は、傷口からの出血が少なくなるから、身体にとっては有利な反応と言えるだろう。けど、

交感神経の緊張がずっと続くと血流障害を招いて、局所の虚血・酸素欠乏が起きて組織が破壊される。それがまた発痛物質を生み出すから痛み刺激になって、痛みによるストレスでまた交感神経が緊張する、という具合に痛みが悪循環してしまうことがある。

 そんな時どうすれば良いんですか？

 悪循環の鎖をどこかで切ってあげなければいけないね。あまり長く続くと精神的に弱って、うつになってしまうからね。そうしたらまた悪循環だ。

 鎖を切るとは具体的に？

 痛みを止めて、ストレスを取り除いてあげるということだ。そのために、一時的に痛み止めを使うのは止むを得ないね。けど、鍼灸師なら鍼で痛みを止めてあげようよね！

◆痛みの可塑性

 最近の学説で、「持続的な強い痛みが長期間続くと、神経経路や神経そのものが変性して、慢性痛になる」という考え方が出てきている。これを痛みの可塑性（Plasticity）と言うんだ。

 可塑性ってどういう意味ですか？

 強い力が加わったとき、形が変わってしまい元に戻らなくなる性質のことを言うんだ。例えば、プラスチックの下敷きを軽く押した時には、曲がるけどすぐ元に戻る恒常性維持機能があるよね。けど、強く押したり何度も繰り返し押したりしてると、ペキッと折れて元には戻らなくなる。このような性質のことだ。

　こういった現象はヒトの脳にも起きるんだ。衝撃的な出来事は、いつまでも忘れず記憶に残る。何度も繰り返し練習すると上手くなるとか、単語を繰り返し読むと覚えるといった学習法は、良い意味で脳の可塑性を利用しているものだ。これと同じことが「痛み」でも起こり、強い痛みの情報が繰り返し脳に入力されると、一種の記憶のようになって慢性痛になってしまうと言われている。この予防には、神経が変性しないうちに、早く痛み刺激を止めることが重要だと言うんだけどね……。

 ということは、我慢せず早く鎮痛剤を飲むなり、痛み止めの注射をするなりした方が良いってことですか？

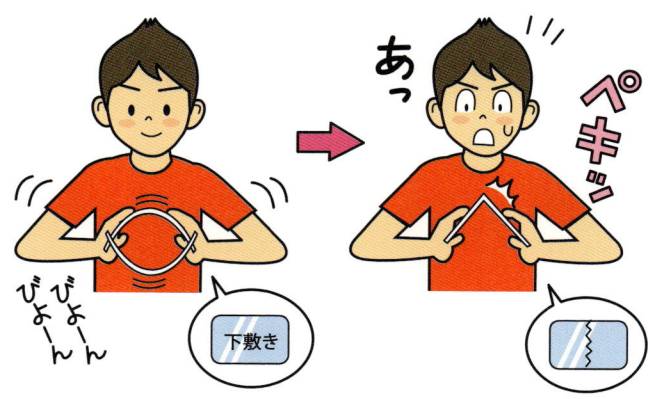

そうなんだよ。それが今、医者がすぐに鎮痛剤を処方する根拠の１つになっているんだ。けどさ、ただ痛みを止めれば良いという考え方はおかしいよ。神経を変性させないために、早く痛みを止めるよう、「早く治すこと」が重要だと私は思うよ。そのために鍼灸が役立つんだ！

◆鍼と炎症

転んで足首を捻ったっていう患者さんが来た時、見たら少し腫れてるくらいで大したことなかったので患部に鍼をしたんですけど、その晩にひどく腫れて痛くて寝られなかったと言われました。炎症箇所に鍼をしてはいけなかったでしょうか？

鍼には代謝を高めたり、免疫力を高めたりする（白血球を活性化する）働きがあるからね。炎症反応が促進されるのは当たり前。炎症は修復活動なんだから、これは急ピッチで作業にあたってるって証拠で、逆に治りは早くなる。けど、そんな炎症の意義を知らなければ、ただ悪化したように見えてしまうよね。患者さんには事前にこのような話をしておくと良いよ。ちなみに、足首を捻ったのはいつのことだったの？

治療をした日です。

そりゃあ腫れるよ。炎症過程のどの時点で治療するかで反応は違ってくるからね。これから炎症が始まろうって時に治療したら、火に油を注ぐようなもんだ。炎症の過程と程度によって、刺激量や治療部位を考えなきゃね。受傷直後だったり、炎症の程度がひどいようなら、患部への強刺激は避けて遠位部に鍼や灸をして、局所の炎症を他へ引いてあげるような治療法だってあるんだから。

◆冷やすの？　温めるの？

患者さんに「痛いところは冷やしたほうが良いの？　温めた方が良いの？」って聞かれるんですけど、どっちが良いんでしょう？

一言で言えば、血行を悪くするやり方は全部ダメ！　短時間のアイシングは急激に冷やすことで一旦血管を縮めて、その反動で血流を促進させようとするもの。温めるのも血流を促進させようとするもの。悪くはないけど、炎症を促進するから一時痛みが強くなる可能性がある。でも長時間のアイシングは血管を収縮させて透過性亢進を防いで、炎症を止めてしまおうとするものだ。野球の投手が試合後に肩をずっと冷やしているだろう。こうすると確かに痛みも腫れも起きないんだけど、最近では、そうして炎症を抑えてしまうことで、逆に選手生命を縮めてしまうんじゃないかって考えられるようになってきてるんだ。

　まあ、一般の患者さんにやってもらうなら、温めるでも冷やすでもなく、一枚多めに下着を着るとか、タオルを巻いておくとか、とにかく患部が冷えないように「保温」することを心掛けてもらうのが無難だろうね。

さて、これで痛みのことは大体わかったかな？
Any Question?

第1章 痛み

基礎知識 その① 痛みの神経

1 痛点

　皮膚には、触圧覚・温覚・冷覚・痛覚といった皮膚感覚があります。皮膚表面上には、これらの感覚を特に強く感じる部分が点状に散らばって存在しています。その点を、それぞれ触圧点・温点・冷点・痛点と呼びます。

　このうち痛点は皮膚1㎠あたり100〜200存在すると言われ、その他の触圧点25、冷点2〜13、温点1〜4に比べると、はるかに多いことがわかります。

切皮痛は痛点に当たっているから痛いの!?

切皮の時、何にも感じない時と、少しチクッと感じる程度の時と、チョア〜ッ‼ってくらい痛い時とがあるんですけど、あれはこの痛点に当たったってことですか？ 「毛穴に入ったからだ」なんて言われたことありますけど。

よく考えてごらん。私がよく使う鍼は、1寸6分1番 なんだけど、この鍼の直径は0.16㎜。ということは、この鍼の面積は0.02㎟だな。そして、痛点が1㎠に100〜200個ということは、1㎟に1〜2個。ということは、25〜50本の鍼を束ねて刺して1〜2本が当たる計算になる。

狙って当てる方が難しいですね。

そうだよ。それに狙っているんだとしたら、初心者の方が確率の少ない痛点ばかりに当たって、熟練した先生ほど無痛というのは反対だろう。

狙ってはずしてるとか？

痛点を狙う狙わないじゃなくて、技術の問題だよ。しっかり押手が作れているか、鍼管と皮膚はちゃんと接触しているか、リズミカルに素早く安定して鍼柄を叩けているかっていうところで、痛い痛くないは決まってくるんだよ。練習してくださいね！

2 痛みの受容器

　それぞれの感覚は、皮膚や粘膜に存在する受容器が、各々に適した刺激を受けたときに生ずるものです。この刺激のうち、組織を傷害し痛み感覚を引き起こすような刺激を侵害刺激と呼び、この侵害刺激を受け取る受容器を侵害受容器と言います。侵害受容器はほとんどすべての器官に分布していますが、その分布密度は身体の部分によって著しく異なります。

　また、侵害受容器には皮膚に存在し機械的な刺激にのみ反応する高閾値機械受容器と、皮膚および全身に存在し様々な侵害刺激に反応するポリモーダル受容器*とがあります。どちらも特別な装置を持たず、組織中に神経繊維がそのまま終わる自由神経終末と言われる形をとります。

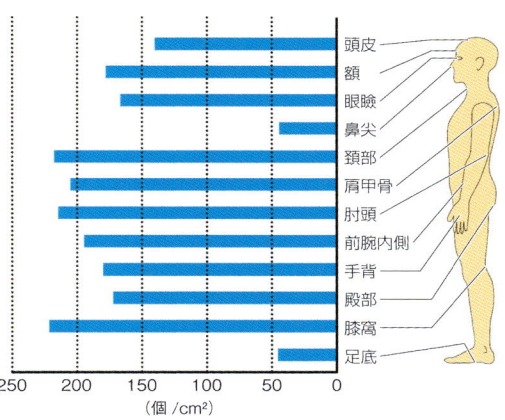

*ポリモーダル（polymodal）＝多くの（poly）、様式（mode）

図・基 1-1　痛点密度の部位差

山内昭雄、鮎川武二. 感覚の地図帳. 2007. p.36 を許可を得て改変

3 痛みの神経繊維

　神経繊維はその太さと髄鞘の有無によってA・B・Cの3群に分けられ、Aはさらに Aα・Aβ・Aγ・Aδの4種類に分類されます。このうち **Aδ繊維**と**C繊維**が痛みを伝えます。

　Aδ繊維は、主に高閾値機械受容器が受け取った刺激を伝える繊維で、チクッとした鋭い痛みをすばやく伝えます（**一次痛**）。C繊維は、主にポリモーダル受容器が受け取った刺激を伝える繊維で、鋭い痛みの後に起こる、うずくような鈍い痛みを伝えます（**二次痛**）。

　また、Aδ繊維とC繊維の細胞体、すなわち一次侵害受容ニューロンは脊髄後根神経節にあって、軸索の一方を末梢の受容器へ、もう一方を中枢へ伸ばしています。中枢側へ伸びた軸索は脊髄後根から後角に入り、後角内にある二次ニューロンに伝達します（図・基 1-2）。

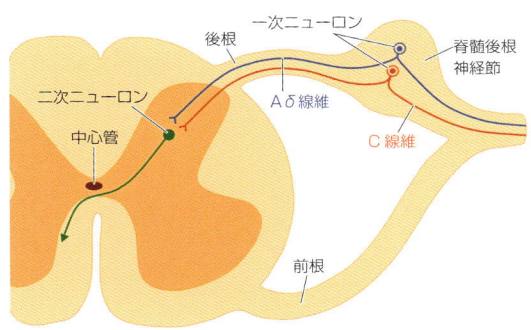

図・基 1-2　一次侵害受容器ニューロン

線維？　繊維？

　先生、「せんい」って漢字が間違ってますけど。

第1章 痛み

 これで合ってるよ。「せんい」の漢字は「繊維」が正しい。辞書、引いてごらん。いつの頃からか医学の世界だけ「線維」という漢字が使われるようになっちゃってるだけだ。きっとどこかの偉い先生が間違えて「線維」って書いちゃって、それを周りが真似ちゃったんだよ。私は好かーん!!

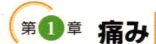 そんなにこだわることもないと思いますけど……。わかりました。今後は「繊維」と書くようにします。

表・基 1-1　神経繊維の分類

神経繊維		直径（μ）	伝導速度（m/秒）	機能
A	α	12-20	70-120	筋紡錘からの求心性情報、骨格筋支配
	β	5-12	30-70	触覚、圧覚
	γ	3-6	15-30	筋紡錘への遠心性情報
	δ	2-5	12-30	痛覚、温冷覚
B		1-3	3-15	交感神経節前繊維
C		0.4-1.2	0.5-2.0	痛覚、温冷覚
		0.3-1.3	0.7-2.3	交感神経節後繊維

 毛髪の太さが 80μ 前後だから、Aδ 繊維は毛髪の 1/20、C 繊維は 1/100 の太さだね。伝導速度は Aδ 繊維が 1 秒間に 12～30m、C 繊維は 50㎝～2m の速さで伝わるわけだ（表・基 1-1）。

 脳から一番遠い足先でも、ケガした瞬間とほぼ同時に脳に届きますね。C 繊維だって、そんなに何十秒も遅れて届くわけじゃないんだぁ。

4 痛みの脊髄伝導路

　脊髄後角内の二次ニューロンは、一次ニューロンから受け取った情報を上位中枢に送ります。その経路には、右図のように**脊髄視床路**と**脊髄網様体路**とがあります。

　脊髄視床路は、後角から出た二次ニューロンが脊髄を上行し、視床に終わります。脊髄網様体路は、後角から出た二次ニューロンが脊髄を上行し、延髄網様体で中継して三次ニューロンが視床に終わります。いずれも視床でもう一度ニューロンを乗り換え、様々な部位へ投射します。

　この時、視床の外側部から伸びる繊維は大脳皮質体性感覚野に投射し、痛みの感覚や識別に関与します。視床の内側部から伸びる繊維は大脳皮質・視床下部・大脳辺縁系・中脳水道周辺灰白質など広い範囲に投射し、痛みの感覚や逃避反射・自律神経反射・情動・痛覚抑制に関与します。

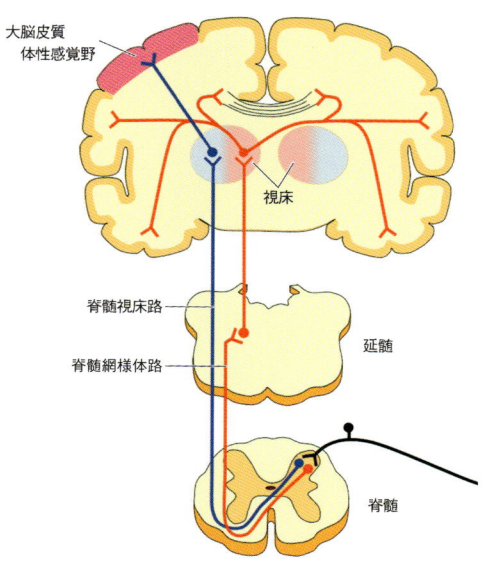

図・基 1-3　痛みの脊髄伝導路

一次痛と二次痛

①視床の外側部には、Aδ繊維からの情報が多く届く。
②中継するニューロンが少ない。
③それに感覚野に投射される。
このことから考えて、伝わりが速く部位がはっきり感じられる痛みだと言える。とするとこれは？

一次痛ってことですね。

それに対して、
①内側部はC繊維からの情報が多く届く。
②中継するニューロンが多い。
③広範囲に投射される。
ということは？

伝わりが遅くて、部位がはっきりしないから、二次痛ってことですね。

そう。それと、痛みに伴ういろいろな現象もこっちの系統から出るものだ。例えば、大脳皮質の運動野に投射するから逃避行動が起きるし、視床下部に投射するから自律神経反射が起こる。だから痛いときに交感神経部が興奮して、血管が収縮して顔色が白くなったり、脂汗が出てきたりするんだ。それに、大脳辺縁系に投射するから、痛みには情動が関わってくる。痛いとき、不安になったり、不快に感じたり、怒りっぽくなったりするのはこのためだ。それと、中脳水道周辺灰白質には痛覚の下行性抑制系のニューロンが数多くあるんだよ。

基礎知識 その❷ 情報伝達の機構

1 神経系

　神経伝達物質は、神経終末のシナプス前終末からシナプス間隙に放出され、次の細胞（シナプス後細胞）の受容体に結合して作用を発揮します。放出された神経伝達物質は、速やかに分解されます。

　神経伝達物質は、このシナプス間隙（20〜50㎜）の「極めて狭い間で行われる一瞬の情報伝達」を担っています。

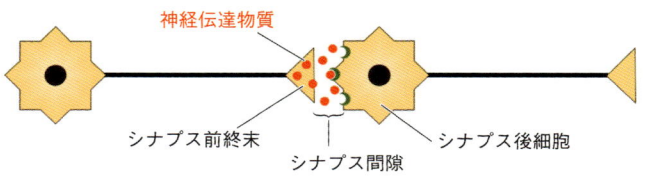

図・基 2-1　神経伝達物質

2 内分泌系

　ホルモンは分泌細胞から直接血液中に分泌され、しばらくは分解されず血液循環に乗って流れていき、そのホルモンに受容体を持つ細胞（標的細胞）があったところで、その受容体に結合して作用を発揮します。

　ホルモンは「遠距離間で行われる比較的長い期間の情報伝達」を担っています。

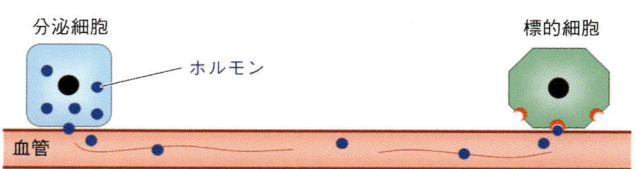

図・基 2-2　ホルモン

3 オータコイド（autacoid）

　オータコイドは、生体内に出現する微量の活性物質を総称したもので、神経伝達物質やホルモンと並んで生体機能を調節する働きを持ちます。

　オータコイドは、「autos（オート）＝自分」・「akos（アコス）＝薬」というギリシャ語が由来になっています。それに「〜oid＝〜のような」という接尾辞をつけた言葉で、「自分自身を調節する薬のような物質」という意味を持ち、別名「局所ホルモン」と呼ばれます。

その名の通り、オータコイドには分泌細胞自身が持つ受容体に結合して作用を発揮するオートクリンと、すぐ傍の細胞が持つ受容体に結合して作用を発揮するパラクリンがあり、比較的局所での情報伝達を担う傾向があります(図・基2-3)。

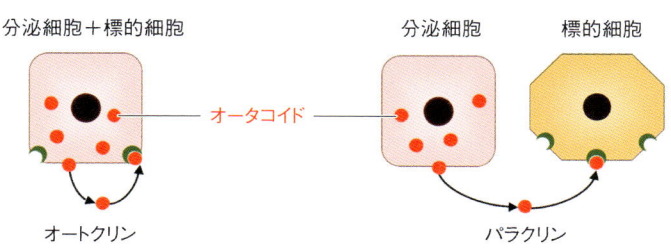

図・基2-3　オータコイド

　オータコイドは、その作用が及ぶ範囲・時間において、「神経伝達物質とホルモンの中間に位置する情報伝達」を担っていると考えれば良いでしょう。ただし、一部のオータコイドでは神経伝達物質としての働きもあるものや、ホルモンと区別がつかないものもあるため、神経伝達物質やホルモンと厳密に区別されるものではありません。
　オータコイドには、以下のようなものがあります(表・基2-1)。

表・基2-1　オータコイドの種類

モノアミン系	：ヒスタミン、セロトニン **特徴**）分泌細胞で合成されて、あらかじめ貯蔵されている
ペプチド系	：アンギオテンシンⅡ、キニン類（ブラジキニン）、サブスタンスP、VIP、CGRP、エンドセリン **特徴**）通常は前駆体＊として存在し、必要に応じて合成されるものが多い
不飽和脂肪酸	：プロスタグランジン(PG)、ロイコトリエン(LT) **特徴**）刺激に応じて細胞膜リン脂質が分解されて合成される 　　　　細胞によって最終の合成酵素が異なるので、できる物質は細胞によって違う
その他	：一酸化窒素(NO)

＊前駆体：一連の生化学的反応の過程の中で、ある物質が作られるより前の段階の物質のこと。

神経伝達物質・ホルモン・オータコイドの違い

　いずれも「情報を伝達する物質」という点では同じだね。大きく違うのは、その作用が及ぶ「範囲の広さ」と「時間の長さ」だ。それと、分泌される「TPO」にも違いがある。

　TPO？

　「Time, Place, Occasion」の略。時と場所と場合という意味だね。
　つまり、神経伝達物質やホルモンは、身体の機能が正常な時（T）に全身のいろいろなところ（P）で分泌されていて、ホメオスターシスを維持する場合（O）に働くものだ。それに対して、オータコイドっていうのは、外部から侵襲が加わった時や身体に異常が起きた時（T）に分泌されることが多い。

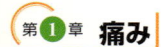

 というと、例えば風邪のウイルスが身体に入ってきた時とか、ケガをして血が出たって時ですか？

 そう。そしてそんな時に、異常事態の起きている局所（P）に分泌されて、その状況を修復・改善する場合（O）に周辺に働きかけるものだ。そんな違いがある（表・基2-2）。
　ただ、そんなオータコイドの作用は、逆に新たな病態を引き起こすことがあって、実は僕達が自覚する症状とオータコイドとは関わりが深いんだよ。

表・基2-2　神経伝達物質・ホルモン・オータコイドの違い

	神経伝達物質	ホルモン	オータコイド
作用する範囲	極めて狭い	遠距離	中間
作用する時間	一瞬	比較的長い期間	中間
時	身体の機能が正常な時		異常が起きた時
場所	全身のいろいろなところ		異常が起きた場所
場合	ホメオスターシスを維持する		状況を修復・改善する

基礎知識 その❸ 内因性発痛物質

傷害を受けると、傷害された組織の細胞から局所的に化学物質が放出されます。この化学物質は侵害受容器を興奮させたり（発痛作用）、受容器の感受性を高めたり（発痛増強作用）する作用を持つため、「内因性発痛物質」と呼ばれます。そのような物質には表・基 3-1 のようなものがあります。

表・基 3-1　内因性発痛物質

アミン類	：ヒスタミン、セロトニン、アセチルコリン、ノルアドレナリン
ペプチド類	：ブラジキニン、サブスタンス P、CGRP
脂　　質	：プロスタグランジン、ロイコトリエン
電解質	：K^+、H^+
その他	：サイトカイン（インターロイキン 1、6）

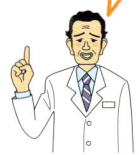

オータコイド類 p.020 が多いね

1 ヒスタミン

ヒスタミンは、結合組織では肥満細胞＊、血中では好塩基球・血小板の中に含まれています。アレルギー反応を起こしたり、火傷・炎症の時に出現するブラジキニン p.026 や一部の薬物によって刺激された時に放出されます。ヒスタミンが放出されることを脱顆粒と呼びます。

＊肥満細胞：組織中に存在し、好塩基球の前駆細胞から分化したもの。その性質は血中の好塩基球と同様、刺激を受けると炎症を引き起こす物質を放出し、異物の侵入を防いでいる。

表・基 3-2　ヒスタミンの作用

① 血管拡張
② 血管透過性亢進
③ 平滑筋（気管支・消化管）の収縮
④ 胃酸分泌亢進
⑤ 発痛作用・かゆみ
⑥ その他

ヒスタミンはアレルギーの主役！

これをそのまま丸暗記するのはつらいだろう。アレルギーのとき、炎症のとき、どんな反応・症状が表れてくるかを考えれば、自然に覚えられるよ。
まずは、①血管が拡張するとどうなる？

赤くなります。

そうだね。痛い部分・かゆい部分が発赤しているのは、その部分の血管が拡張しているからだ。
じゃあ、②血管透過性が亢進するとどうなる？

浮腫みます。

 そうだね。痛い部分・かゆい部分が腫れ上がってくるのは局所的な浮腫みだね。医療者らしく言うと腫脹だ。次に、③平滑筋の収縮。まずは気管支平滑筋が収縮すると？

 咳？ 呼吸困難かなぁ？

 気管支喘息の機序はこれだよ。細い気管支を取り巻いている平滑筋が収縮して気道を細めてしまうから、気道抵抗が増して喘鳴・呼吸困難を起こすんだ。
消化管の平滑筋が収縮すると、胃・腸の動きが異常に高まって痙攣状態になる。するとどうなる？

 胃痛・腹痛・嘔吐・下痢が起きると思います。

 よし。
じゃあ、④胃酸分泌が亢進すると？

 胸焼けがしたり、胃炎になったり、ひどかったら潰瘍になりますね。

 そう。胃潰瘍薬に『H_2ブロッカー』ってのがあるだろう。今では市販もされているね。あの「H」はヒスタミンのこと。胃酸を分泌させるヒスタミンに先回りして、ヒスタミン受容体（H_2レセプター）に取り付いて、ブロックしてしまう薬だ。

アレルギーで死ぬ！？

さて、今までのは部分的な話だけど、そんなことが全身に起こったらどうなると思う？
①全身の血管が拡張したら、血圧が下がるだろう。しかも、②血管透過性が亢進すると血管内のたんぱくが漏れ出る。それに引きずられて水分も出ていくと、循環血液量が減るからますます血圧が下がる。浮腫みが粘膜で起これば気道が狭くなるし、③気管支の平滑筋が収縮すれば、ますます塞がれてしまう。消化管平滑筋の痙攣、④胃酸分泌亢進が起こったら、胃痛・腹痛・下痢になる。
「アナフィラキシー」って聞いたことないかい？

 あります。命に関わるアレルギーだって。

そう。急激な全身性のアレルギー反応で、ヒスタミンが広範囲に放出されると、皮膚では蕁麻疹とか紅潮＊といった症状も起こすけど、消化器では胃痛・腹痛・下痢・嘔吐を起こすこともある。それに、呼吸器・循環器では、気道閉塞のために呼吸不全を起こしたり、急に血圧が下がることで循環不全（ショック）を起こしたりして、悪くすると死んでしまうこともある。あのアレルギーの機序はこれなんだよ。

＊紅潮：顔が赤くなること。

2 セロトニン

その90％は小腸のエンテロクロマフィン細胞＊に存在します。小腸で作られたセロトニンが血液中に入ると血小板に取り込まれ蓄えられます。また、中枢神経系などにも存在します。

＊エンテロクロマフィン細胞：エンテロ（entro：腸の）、クロマフィン（chromaffin：クロム親和性）の意。

表・基3-3　セロトニンの作用

① 血管収縮
② 血管透過性亢進
③ 気管支平滑筋の収縮
④ 腸管の運動促進
⑤ 発痛作用・発痛増強作用
⑥ その他

セロトニンは脳でも働く

セロトニン（serotonin）は、血清（serum）中に存在する血管収縮物質として発見されたので、この名前がついたと言われている。血小板に含まれるセロトニンは血小板凝集の時に放出されて、その働きを増強するように作用したり、血管を収縮させて止血に役立ったりする。その血管に働く作用では、片頭痛の原因物質にも挙げられている。その他、中枢神経系に存在するセロトニンは脳内の神経伝達物質として働いていて、下行性疼痛抑制系・睡眠・体温調節・嘔吐・性行動・精神機能等の作用がある。こんなふうに、痛みに関するもの以外にもいろ〜んな作用が知られているけど、まだまだすべてを把握できていない物質の1つだ。この先、さらに新しい働きが発見されていくだろうね。

3 アセチルコリン

副交感神経節後ニューロンや運動神経末端から放出される神経伝達物質の1つです。それ自体の発痛作用は弱いですが、ヒスタミンによって発痛作用が増強されます。

4 ノルアドレナリン

交感神経節後ニューロンから放出される神経伝達物質の1つです。組織損傷時に侵害受容器を感作させて痛覚過敏を起こします。

「過敏になる」って、こういうこと！

感作ってどういう意味ですか？

免疫の世界では、「一度侵入した異物を免疫系細胞が記憶していて、次に同じ異物が入ってきた時に即座に反応できる」ことを言うんだけど、この場合の感作っていうのは、「先に受けた刺激によって反応性が高まっている状態」のことを言っている。要するに、受容器の閾値が下がっている、興奮（脱分極）しやすくなっているということだ。こうなると、普段は感じないようなほんの少しの刺激でも、痛く感じてしまうようになる。

5 ブラジキニン

血漿中に存在する前駆体のキニノゲンから、酵素のカリクレインの作用によって、ブラジキニンが合成されます（図・基3-1）。

表・基3-4　ブラジキニンの作用
① 血管拡張
② 血管透過性亢進
③ 平滑筋（気管支・消化管）の収縮
④ 発痛作用・発痛増強作用・かゆみ
⑤ その他

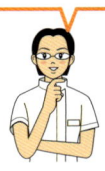

ブラジキニンの作用は、ヒスタミンと同じものが多いですねぇ

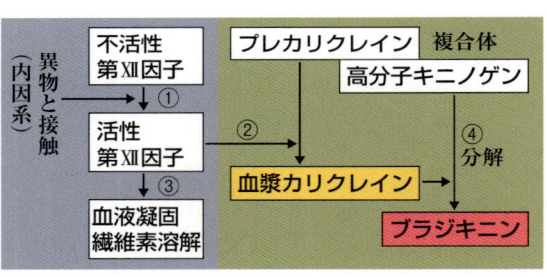

図・基3-1　ブラジキニンの合成

① 血液が異物と接触すると第XII因子＊が活性化され、内因性の血液凝固機序が働き始める。
② 活性化された第XII因子は、プレカリクレインを血漿カリクレインにする。
③ 同時に第XII因子は次の因子を活性化し、血液凝固反応を進める。
④ 血漿カリクレインはリンパ液や血液中で高分子キニノゲンを分解して、ブラジキニンを産生。

＊第XII因子：別名ハーゲマン因子と呼ばれ、第Ⅰ因子（フィブリノゲン）・第Ⅱ因子（プロトロンビン）と同様、血液凝固因子の1つ。内因系血液凝固反応における一番初めの因子。

血液凝固反応が起きる時

この合成経路を丸々覚える必要はないぞ。ここで大事なのは、血液凝固反応の一端で、炎症メディエーター（mediator：仲介役）として機能するブラジキニンが生成されるということだ。

だから、血液の凝固反応が起きるようなときには、浮腫や発痛といった炎症症状が現れるんですね。

6 サブスタンスP、CGRP（カルシトニン遺伝子関連ペプチド）

脊髄後根神経節にある一次侵害受容ニューロン（C繊維）の細胞体で産生されます。侵害受容器が興奮し、一次侵害受容ニューロンの脊髄内終末までインパルスが到達すると、後角で神経伝達物質と

して放出されます。また、このとき同時に軸索反射性（図・基3-2）に末梢終末からも放出され、炎症を生じさせる原因になります。

表・基3-5　サブスタンスP、CGRPの末梢での作用（その1）

① 強い血管拡張
② 血管透過性亢進
③ 肥満細胞を脱顆粒化 p.023 させる

鍼・灸の治効理論だよ！

軸索反射って覚えているかい？

教科書の『はりきゅう理論』で習った気がします。鍼をした部分にフレアができるのが軸索反射だったと思います。

なんとなく頼りないけど、合ってるよ。正確に言うと、軸索反射っていうのは「侵害受容器が興奮してインパルスが中枢へ送られる時に、枝分かれしている軸索の方へも興奮を伝えてしまうために、逆行してインパルスが末梢に伝わり、その神経末端からも神経伝達物質が放出される」という現象のこと。なぜ、『はりきゅう理論』で習ったのかというと、鍼や灸の治効理論だからだな。

鍼や灸の刺激はポリモーダル受容器 p.017 を興奮させるから、この軸索反射が起こるんだ。そうすると、鍼や灸をした周囲でサブスタンスP、CGRPが放出されて、その部分で血管拡張が起こるから、発赤してその部分の血行が良くなるというわけだ。ただし、血管透過性亢進・肥満細胞の脱顆粒というオマケも付いてくるので、アレルギー体質の人は過敏だから、蚊に刺されたみたいに膨れてきたり、かゆくなったりもするわけだ。

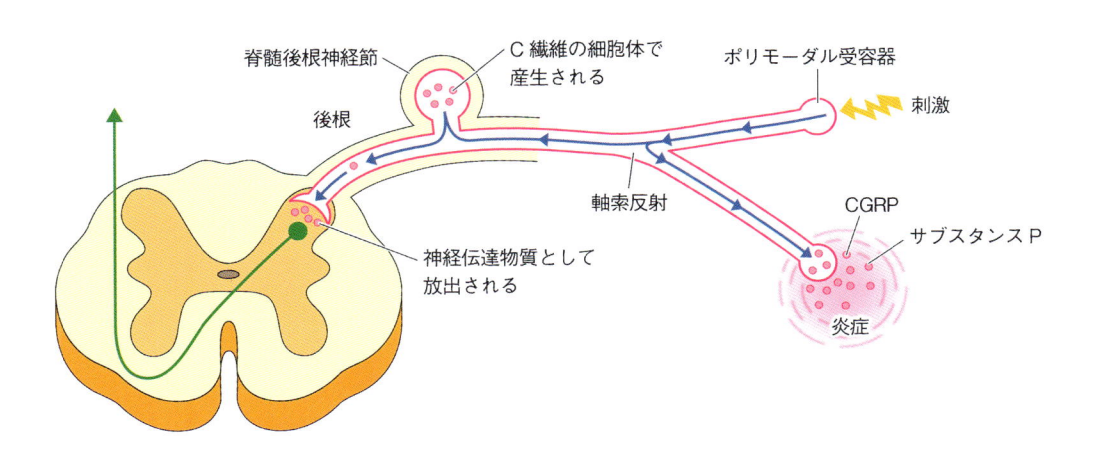

図・基3-2　軸索反射

7 カリウムイオン（K$^+$）

侵害刺激によって傷ついた細胞から遊離されて、侵害受容器を興奮させます。

8 水素イオン（H$^+$）

侵害刺激によって傷ついた細胞から遊離されて、侵害受容器のイオンチャネルに作用して、興奮を起こさせます。

9 疼痛関連サイトカイン：インターロイキン（IL）1、6

炎症局所の白血球、マクロファージで産生されます。ポリモーダル受容器の興奮を増強させたり、PGE$_2$ や PGI$_2$ ☞ p.030 の産生を促すことで、炎症を増悪させ、痛覚過敏を引き起こします。

情報の運び屋さん

　サイトカインとか、インターロイキン（IL）とかって初めて聞くんですけど、何ですか？

　サイトカインは、細胞間の情報伝達に使われるたんぱく質のことで、いろいろな細胞で作られているんだ。放出されると、そのサイトカインに対するレセプターを持つ細胞に働きかけるパラクリン的作用を持っている。
　インターロイキン（IL）は、リンパ球・マクロファージで作られているサイトカインのことだ。

10 プロスタグランジン（PG）、ロイコトリエン（LT）

　発痛増強作用があります。直接的発痛作用は非常に弱いですが、侵害受容器の感受性を高めて痛みを増強する働きがあります。
　生体組織の傷害によって細胞膜が破壊されたり、内因性発痛物質が放出されたりすると、その刺激によって細胞膜に存在するホスホリパーゼA$_2$という酵素が活性化されます。すると細胞膜に結合しているアラキドン酸＊が細胞質内に遊離され、その遊離アラキドン酸から「アラキドン酸カスケード」と呼ばれる代謝経路で様々な代謝産物が作られます（図・基3-3）。
　その代謝経路は大きく分けると2つあります。1つは5-リポキシゲナーゼによって代謝され、ロイコトリエン（LT）が作られる経路です。もう1つはシクロオキシゲナーゼ（COX）によって代謝され、プロスタグランジン（PG）が作られる経路です。

＊アラキドン酸：必須脂肪酸の1つ。植物油に多く含まれる。リノール酸を原料として体内で合成される。

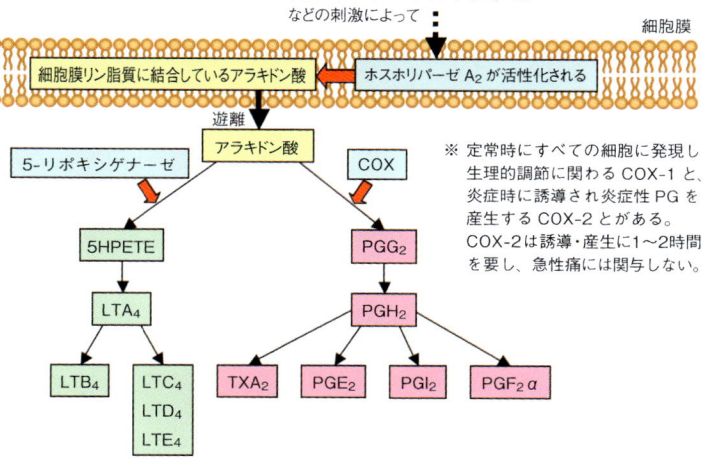

図・基3-3　アラキドン酸カスケード

細胞膜破壊、ヒスタミン、セロトニン、ブラジキニン、ノルアドレナリン、Ca^{2+} などの刺激によって

細胞膜リン脂質に結合しているアラキドン酸 ← ホスホリパーゼA_2が活性化される

遊離 → アラキドン酸

5-リポキシゲナーゼ / COX

※ 定常時にすべての細胞に発現し生理的調節に関わるCOX-1と、炎症時に誘導され炎症性PGを産生するCOX-2とがある。COX-2は誘導・産生に1〜2時間を要し、急性痛には関与しない。

5HPETE → LTA_4 → LTB_4 / LTC_4 LTD_4 LTE_4

PGG_2 → PGH_2 → TXA_2, PGE_2, PGI_2, $PGF_2α$

できるものは、その場しだい！

「カスケード」っていうのは「小さい滝」という意味なんだ。ある物質が何かに刺激されることで違う物質になり、またそれが何かに刺激されて違う物質が作られていくというように、次々と連鎖されて起こる反応がまるで滝のようなのでそう呼ばれるんだ。アラキドン酸カスケードが代表的だけど、ちょっと前に出てきた血液凝固の反応もカスケードの1つだよ。 p.026

この図を見て誤解しないでほしいんだ。図・基3-3は反応を1つにまとめたものだから、代謝産物がすべて書かれているけど、1つの細胞からすべてのものが作り出されるということではないんだよ。最終的に何が作り出されるかは、各細胞・臓器によって違うからね！　間違えないでね!!

代謝産物と作用をチェック

さて、ここからはアラキドン酸カスケードで作り出される代表的な代謝産物とその作用を見ていくよ。本当はもっとたくさんあるんだけど、まぁこのくらい押さえとけば大丈夫だろう。どういった細胞・臓器で作られるのかも確認しながら見ていってね！

LTB_4の作用（肥満細胞などから産生される）

1. 強力な白血球遊走能亢進作用
2. 白血球活性化作用

$LTC_4・D_4・E_4$の作用（肥満細胞、好酸球、好中球、単球・マクロファージなどから産生される）

1. 気管支・血管・消化管の平滑筋収縮作用（ゆっくりと持続的な収縮）

気管支平滑筋の収縮作用は、最初に出てきたヒスタミンにもあるけど、LTの収縮作用はヒスタミンよりだんぜん強力なんだ。しかもその作用は持続する。気管支喘息の気道炎症には、LTのこんな作用も大きく関わっているんだよ。

トロンボキサンA_2（TXA_2）の作用（血小板などから産生される）

1. 血小板凝集作用
2. 血管平滑筋収縮作用

血が出た時にカサブタができて血が止まるのはTXA_2のお陰だな。血管が損傷を受けた時に、血小板からTXA_2を放出させて、血小板凝集や血管収縮を起こさせて止血しようとするんだ。

PGE_2の作用（腎・胃・肺・肝臓などから産出される）

1. 炎症を促進する
   ・血管透過性亢進　・発痛増強作用　・血管拡張作用　・発熱作用
2. 炎症を抑制する
   ・他の炎症メディエーターの産生抑制　・細胞膜の安定化作用
   ・副腎皮質刺激ホルモン（ACTH）の分泌促進
3. その他
   ・血管平滑筋弛緩　・血小板凝集抑制　・胃粘膜保護　・気管支平滑筋弛緩

PGE_2は、炎症の初期に分泌されて炎症を促すように働く一方で、炎症を鎮める働きもあるんだよ。

PGI_2の作用（血管内皮細胞、腎、胃、肺、などから産生される）

1. 血小板凝集抑制作用
2. 血管拡張作用
3. 気管支拡張作用
4. 肺血管拡張作用
5. 胃粘膜保護作用

血小板凝集抑制作用と血管拡張作用は、さっきのTXA_2とまったく正反対の作用だろう。PGI_2は血管を構成している内皮細胞から放出されて、血管が詰まらないように血小板の凝集を抑制して、なおかつ血管を拡張させて、血流を維持するよう働いているわけだ。この2つはそれぞれ自分が必要な時に働いていて、正常時にはバランスが取れている。それで血管の恒常性が維持できてるわけだな。

血液は固まるように、血管は固まらないように働いているってわけですか。
うまいこと合理的にできているんですねぇ。身体ってすごいなぁ。

$PGF_2\alpha$の作用（マクロファージ、白血球などから産生される）

1. 血管・腸・気管支・子宮の平滑筋収縮作用

子宮を収縮させる作用があるから、陣痛誘発や分娩後の子宮弛緩出血時に使うことがあるよ。

ちょっとだけクスリの話　消炎鎮痛剤

では、アラキドン酸カスケードのまとめとして、いくつか質問してみよう。

アスピリンジレンマって何？

心筋梗塞や脳梗塞を起こした患者さんが、回復後にバイアスピリン（低容量アスピリン）を服用していることがよくあるんだけど、その理由はわかるかい？　ヒントは TXA_2 に関係する。

アスピリンて痛み止めですよねぇ。え～？　わかりません。

アラキドン酸カスケードの図を見てごらん。p.029　アスピリンは、この中の COX を阻害する作用がある薬なんだ。COX を阻害するということは、アラキドン酸から PGG_2 が作られなくなるということだ。すると、それ以下の物質はすべて作られなくなる。

本題に戻ろう。心筋梗塞や脳梗塞は血栓が血管に詰まって起こる病気だよね。TXA_2 は血小板を凝集させる働きがあって止血には必要だけど、過剰になると血栓ができやすくなる。そこで COX を阻害するアスピリンを投与すると TXA_2 が作られないから、血小板が凝集せず血栓が形成されない。だから梗塞を予防できるというわけだ。

でも先生、それだと PGI_2 も作られなくなるから、血小板凝集を抑制する作用もなくなっちゃいますよ。

おっ！　えらい。よく気がついた。そうなんだ。それを「アスピリンジレンマ」と言うんだよ。それを解決するための「低容量」なんだ。

血小板に含まれる COX は、ちょっとのアスピリンでもその働きが阻害されて、しかも元に戻らないけど、血管壁に含まれる COX の働きは、たくさんのアスピリンでないと阻害されず、しかもその働きが短時間のうちに回復するんだ。だから、アスピリンを低用量で使うと PGI_2 の抑制は軽度で、TXA_2 はしっかり抑制されるというわけだ。

さて、こんな患者さんへの治療上の注意事項だ！　こんな薬を飲んでいる患者さんは、血が止まりにくい。つまり出血・内出血しやすくなっているわけだ。だから、不必要に太い鍼を使わない、乱暴な手技をしない、というようなことは当然だけど、鍼を抜く時、押手で抜いたところに蓋をするよう押さえること。このとき少し長く強めに圧迫すると良い。こうすると出血を防げるし、たとえ出血しても最小限に止めることができるよ。

痛み止めを飲むと喘息発作が起きる！？

喘息患者がアスピリンを服用すると、喘息発作が誘発されることがある。この理由はわかるかい？

PG 以下が作られなくなるのだから……、PGE_2 の気管支拡張作用がなくなるからですか？

それもある。肺に分布する PGE_2 が作られなくなるから、気管支拡張作用・細胞膜安定化・炎症メディエーター（ヒスタミン）の産生抑制といった効果が期待できなくなるよね。

それと、アスピリンは COX を阻害して PG を作る経路を抑制するけど、リポキシゲナーゼ経路には影響しないので、PG 経路が阻害された分、こちらの経路がより盛んになるということがある。気管支を拡張する物質が作られず、強力な気管支収縮作用のある LT（LTC_4・LTD_4・LTE_4）がより多く産生されるので、元々喘息がある人では発作が誘発されてしまうんだよ。

第1章 痛み

湿布薬を貼ってたら胃がシクシクと……。これって関係ある？

病院で、痛み止めと一緒に胃薬が処方されるのはなぜだと思う？

COXを阻害してPGG$_2$が作れなくなってPGE$_2$・PGI$_2$の胃粘膜保護の働きがなくなるからですね。

OK、正解！　あまり意識されてないけど、飲み薬だけじゃなくて、痛み止めの坐薬や消炎鎮痛剤が含まれてる湿布薬でも胃腸障害は起きるんだよ。

ステロイドは魔法のクスリ！？

今までずっとアスピリンの話をしてきたんだけど、このアスピリンをはじめとしたステロイドでない消炎鎮痛解熱剤のことを、非ステロイド系抗炎症薬（NSAIDs：non steroidal anti inflammatory drugs）と言うんだ。わざわざ「非ステロイド系」の抗炎症薬と言うからには、「ステロイド系」の抗炎症薬もあるわけで、これは副腎皮質ホルモンの糖質コルチコイドのことだ。

副腎皮質ステロイドは、ホスホリパーゼA$_2$を阻害するリポコルチンというたんぱく合成を促進させるんだ。さて、ホスホリパーゼA$_2$が阻害されると、どうなる？

PGもLTも、アラキドン酸の代謝産物すべてが作られなくなってしまいますね。

その通り。炎症を起こす作用のPGが作られなくなるから、潰瘍性大腸炎・リウマチ・膠原病など、炎症性の強い疾患でステロイドがよく使われるんだ。それにLTも作られなくなるから、気管支喘息にも使われる。皮膚疾患にもステロイドがよく使われる。どれも根本治療が難しい病気ばかりで、その症状に苦しんでいる患者さんにとって、つらい症状を消し去ってくれるステロイドは魔法の薬なんだ。

でも先生、ステロイドは副作用が怖いって聞きますよ。

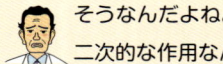

そうなんだよね。そこが大問題。通常のPG・LTは恒常性を維持するために働いているもので、炎症は二次的な作用なんだよ。そんな必要なものまで作られなくなってしまうから、その副作用は大きい。

それと副腎皮質ホルモンは元々自分の身体で作られていて、ストレスに応答して出てくるものだっただろう。その作用はた〜くさんあって、代表的なのは肝臓での糖新生を促進して血糖値を上げるとか、たんぱく分解とか、カルシウムの吸収抑制・排出促進とか、白血球の働きを抑制する（抗炎症・抗アレルギー作用）とかだけど、それらが行き過ぎると糖尿病、筋無力症、骨粗鬆症、免疫力低下が起きてしまう。もっと厄介なのは、外から副腎皮質ホルモンが与えられていると副腎が萎縮してしまって、自分ではホルモンが作られなくなってしまうことなんだ。

ステロイドを治療に使う代表疾患に、膠原病の1つSLE（全身性エリテマトーデス）がある。これは若い女性に多く発症する病気で、免疫複合体＊が組織に沈着して全身性の炎症を起こす自己免疫疾患だ。この病気のかつての死因は免疫複合体が糸球体に沈着して起こる腎不全で、多くは5年以内に死亡する怖い病気だったんだよ。でも、1950年代にステロイドが登場してから生存率・生活の質ともに劇的に改善されて、腎不全での死亡もほとんどなくなったんだ。ただし、今の死因は感染症。これは20歳頃からの長期間ステロイド使用で、免疫力が低下してしまうためだろう。他にも40歳代で大腿骨骨頭壊死が起こったり、糖尿病性合併症が出てきたりといった薬の副作用で苦しむことになった。

＊免疫複合体：抗原と抗体が抗原抗体反応によって結合したもの

やっぱり怖いじゃないですか。ステロイドは使わないほうが良いですね。

こんな副作用が出てくるのは、大量投与・長期間投与の場合だよ。本当に必要な時に、きちんと用法を守って使うなら、効果の高い良い薬だよ。
　ただ、どんなに良く効く薬だとしても、病気を治してくれるわけじゃない。症状を抑えているだけ。所詮「対症療法」でしかないことを知っておかなければいけないね。

第2章 頭痛

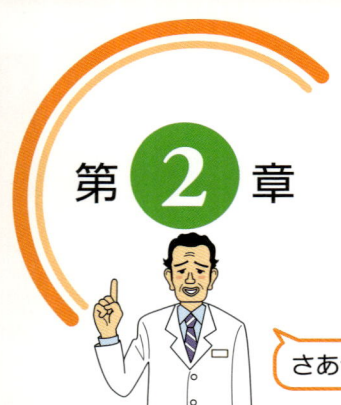

さあ今度は頭痛だ！

> 2人とも頭痛の経験はあるかい？

> あります。

> 私はしょっちゅう頭が重いです。たぶん頚肩のこりから来るんだと思うんですけど。

> 僕は時々ガッツンガッツン痛みます。

> あれあれ、2人とも可哀想に。頭痛はよく見られる症状の1つで、ほとんどの人が日常経験しているものだ。だから、患者さんもいつもの頭痛は危険性がないということを、経験上わかっているんだよね。けど、時には頭痛の原因が脳腫瘍やクモ膜下出血のような重大な疾患の場合もあるから、いつもと様子が違う頭痛だと不安になることもある。
> そんな時、的確に見極めて、必要なら「脳神経外科に行きましょう」、心配ないなら「心配ないです」と患者さんに説明できるように、また重大な疾患を見逃さないように、頭痛について勉強していこう！

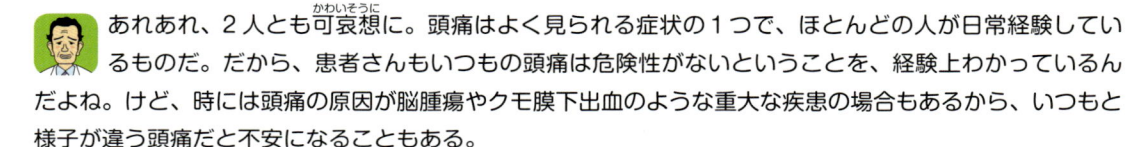

I. 頭痛とは

頭痛とは、頭部の不快感や痛みの総称です。厳密には、頭蓋内外の痛覚感受域に刺激が加えられて感じる深部痛ですが、国際頭痛学会による頭痛分類では、頭部神経痛・顔面痛を含めた頭部全体の痛み、圧迫感、不快感もすべて頭痛として扱っています。

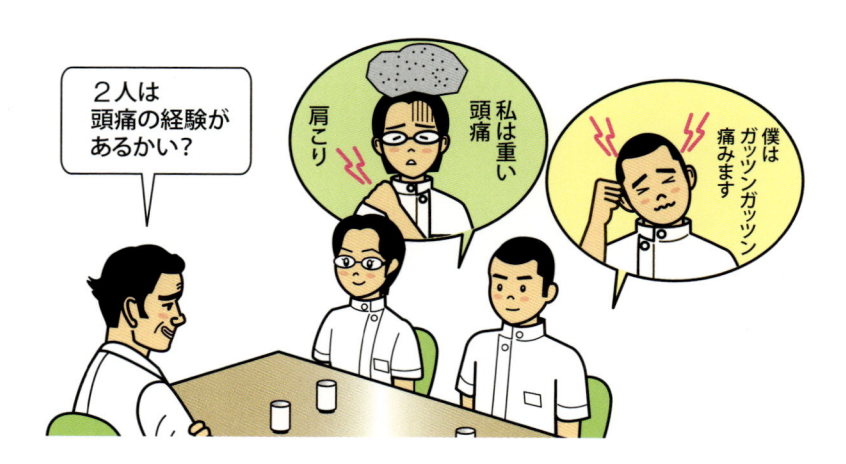

II. 頭痛の分類

　世界共通の頭痛の分類として、国際頭痛学会によって国際頭痛分類がまとめられ、2004年に新たに同第2版(International Classification of Headache Disorders 2nd Edition)が発表されました。この分類はWHOの国際疾病分類第10版・神経疾患群(ICDHD-10NA)に対応するよう作られています。それをもとに頭痛を大まかに分類したものが下記の表です。

頭痛の分類（国際頭痛分類 第2版〔ICHD-II〕2004をもとに作成）

〔1〕一次性頭痛
　① 片頭痛
　② 緊張型頭痛
　③ 群発頭痛及び他の三叉神経・自律神経性頭痛
　④ その他の一次性頭痛
〔2〕二次性頭痛
　① 頭頸部外傷による頭痛
　② 頭頸部血管障害による頭痛
　③ 非血管性頭蓋内疾患による頭痛
　④ 物質またはその離脱による頭痛
　⑤ 感染症による頭痛
　⑥ ホメオスターシスの障害による頭痛
　⑦ 頭蓋骨、頸、眼、耳、鼻、副鼻腔、歯、口あるいはその他顔面・頭蓋の構成組織の障害に起因する頭痛あるいは顔面痛
　⑧ 精神疾患による頭痛
〔3〕頭部神経痛、中枢性・一次性顔面痛及びその他の頭痛
　① 頭部神経痛及び中枢性顔面痛
　② その他の頭痛、頭部神経痛、中枢性あるいは原発性顔面痛

　　国際頭痛分類では、それぞれの項目ごとに、さらに細かく分類されているけれど、僕達がそこまで知る必要はないと思うよ。興味があるなら自分で調べてごらん。

III. 頭痛の原因

▶ 頭蓋の外の動脈が拡張すること
▶ 頭蓋の中の組織が引っ張られたり、圧迫されたりすること
▶ 頭蓋の中の血管が拡張したり、引っ張られたりすること
▶ 頭蓋内組織の炎症によって知覚神経が刺激されること
▶ 頭頸部の骨格筋が持続的に収縮すること
▶ 頭部のどこかに有害刺激があって、その痛みが放散すること

　以上のようなことが、知覚神経が分布するところ p.053 で起きた時に、頭痛が起こります。ただし、頭部の知覚神経分布と頭痛の原因を合わせて考えると、「頭部の痛みは、必ずしも原因がある部位に痛みを感じるとは限らない」と言えます。

> どういうことですか？　先生。

> 脳腫瘍の場合を考えてごらん。脳にできた腫瘍がまだ小さい時は、脳実質には知覚がないので何も感じない。腫瘍が大きくなると、知覚神経が分布している周りの血管や硬膜を圧迫して、引き伸ばしたり位置がズレたりするようになる。そうなって初めて頭痛が起こるんだ。
> 　このことからわかるだろう。腫瘍ができたって、その部分が痛むわけじゃないんだ。頭の痛みは、「病巣部位」と「痛みを感じる部位」とが必ずしも一致しないことに注意しなきゃいけないよ。患者さんからよく「頭が痛いんだけど、中がどうかなってるんじゃないかと思って心配」って言われるんだけど、これがわかれば、「違いますよ」って説明してあげられるよね。
> 　さて、次の「一次性頭痛」は、鍼灸治療だけで対応できる頭痛だから、きちんと見極めて正しく対応できるように、しっかり覚えておくんだよ！

> ここからはいろいろな頭痛を1つずつ見ていくよ

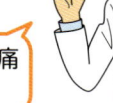

Ⅳ. 一次性頭痛

　一次性頭痛とは、頭痛以外に原因がない頭痛のことを言います。原発性または機能性頭痛とも言います。

1 片頭痛（Migraine）
（1）症状の特徴
　月に数回、発作的に起こる、日常生活に支障をきたすズキンズキンする痛みです。吐き気を伴うこともある頭痛です。

片頭痛の診断基準（国際頭痛学会による診断基準をもとに作成）

```
A．「前兆を伴わない片頭痛」の場合
  1．いままで 2～5 を満たす頭痛発作が5回以上あった
  2．頭痛発作が4～72時間持続する
  3．少なくとも次の2項目を満たす頭痛（ズキンズキンしなくとも、他の項目を満たしていればよい）
    ・片側が痛む
    ・ズキンズキンする
    ・かなり強い痛み（日常生活が妨げられる）
    ・階段の昇降など日常的な動作により頭痛が増悪する
  4．発作中、次のうち1項目を満たす頭痛
    ・吐き気か嘔吐がある
    ・光過敏や音過敏がある
  5．症候性頭痛を否定できる
B．「前兆を伴う片頭痛」の場合
  閃輝暗点が2回以上あれば片頭痛と診断できる
```

> 先生、今まで私が思い描いていた片頭痛の臨床像とはちょっと違うんですけど。

ん〜？　どんなものを思っていたんだい？

ズキンズキンしたっていうのは拍動性のことでしょうから良いんですが、片頭痛なのに「片側だけの頭痛」とか、前兆の「閃輝暗点」とかが、絶対条件じゃないのが不思議です。

片頭痛のメカニズムがだんだん解明されてきて、昔と定義が少しずつ変わってきているんだよ。今は、**発作的に起きる、日常生活に支障をきたすくらいひどい頭痛**ってことが重視されているようだね。

　そんな今の基準で片頭痛を見ていくと、血管拍動性でない頭痛が10〜20％あるし、両側の頭痛が40％ある。閃輝暗点なんて片頭痛を特徴付ける症状なのに、実はそんな前兆があるのは、たった10〜20％しかないんだよ。これらの症状は重要な要素なんだけど、今まではそればかりが重視されていたために、その条件がないものは片頭痛とは見なされなかったんだ。今はそれらの条件がないものでも片頭痛と認められるようになったということだ。

じゃあ、この先メカニズムがさらに解明されたら、また診断基準は変わるってことですか？

うん。まぁそうなるだろうね。片頭痛だけじゃないさ。日々研究が進められて、新しいことが発見されていく医学の世界では、昨日の常識が今日の非常識なんて、当たり前にあることだよ。

とすると、私達も日々医学の知識を新しいものに塗り替える努力をしていないと、時代遅れの非常識人になっちゃいますね。はぁ、大変だなぁ〜。

（2）発生機序

　血管の反応が原因とする「血管説」が、一般にも広く知られています。この説ではセロトニン、血小板、血管（浅側頭動脈を含む頭蓋外血管）が主役となります。詳細は以下のとおりです。

〜「血管説」〜

　ストレスなどによってカテコールアミンが分泌され、それが脂肪細胞に結合すると、脂肪が分解されて、遊離脂肪酸（FFA）として血中を循環する。その遊離脂肪酸は血小板を活性化させる物質の1つであるため、活性化された血小板からはセロトニンが放出されるが、セロトニンには血小板を活性化する作用があるため、急激にセロトニンが増加する。 p.025 このセロトニンの作用で脳血管が強く収縮されることになり、それは脳の血流を減少させ、片麻痺や閃輝暗点などの前兆を引き起こす。そしてセロトニンが代謝されると急激に血管収縮が開放されるので、異常な血管拡張が起こり、拍動性頭痛が起こる。これが片頭痛の発生機序である。

　また、セロトニンには血管透過性亢進・ホスホリパーゼA_2活性化などの作用があるため、アラキドン酸代謝物が産生され、浮腫や無菌性の血管炎が起こる。このため痛みが持続するのである（図2-1）。

片頭痛の発生機序として、わかりやすい説明だとは思いますが、セロトニンがなぜ頭の血管にだけ作用するのかがわかりません。同じことが身体のどこで起こっても良いはずですよね？

その通りだよ。だから、これはあくまでも1つの有力な説にすぎない。その他にもいろいろ説があるけど、どれにもそれぞれ不備があって、まだ解明されていないというのが本当のところなんだよ。

第2章 頭痛

図2-1 片頭痛の「血管説」

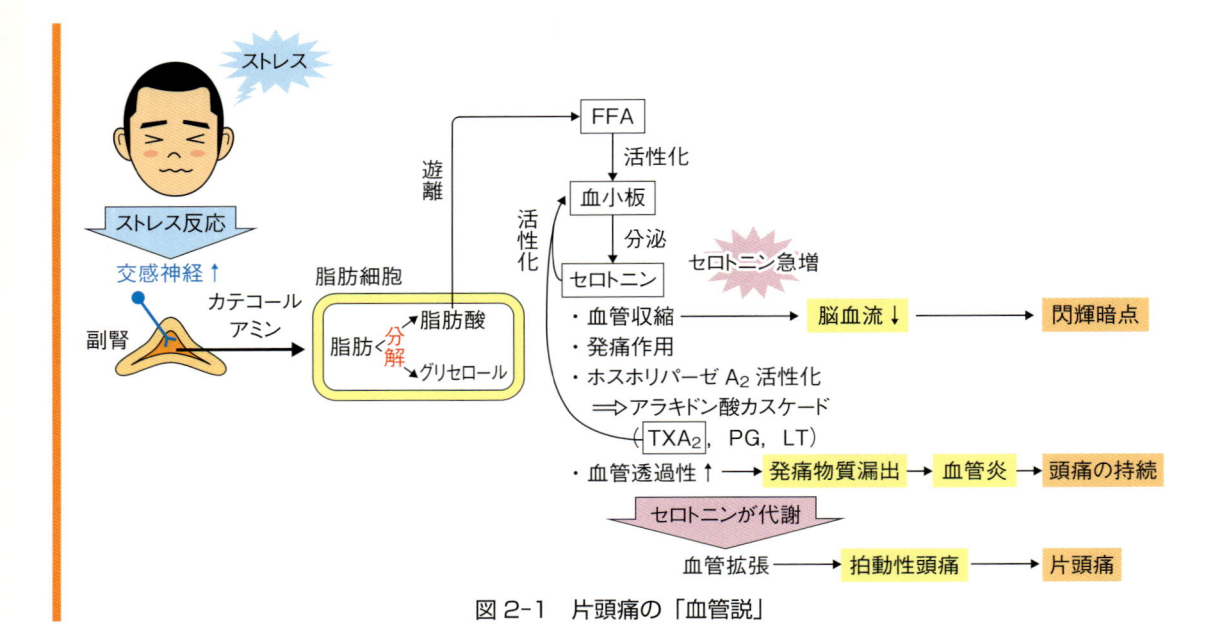

◆片頭痛は気が緩むと起こる

どうやら僕の頭痛は片頭痛のようですが、片頭痛発作が起きるきっかけって何かありますか？ それがわかれば予防できますよね。

あっそう、珍しいね。片頭痛は男性に比べて女性が4倍も多いんだけどね。
きっかけは、ホッと気が緩んだ時に起こることが多いかな。ストレスが解けると交感神経の緊張も解けるから、血管が拡がりやすいんだろうね。その典型例は「毎週末、仕事が休みっていうと、決まって片頭痛が起きるんです」なんていうものだ。

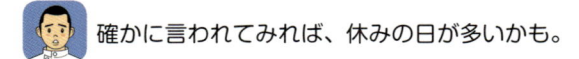

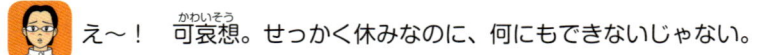

確かに言われてみれば、休みの日が多いかも。

え～！ 可哀想。せっかく休みなのに、何にもできないじゃない。

ということは、僕は休んじゃいけないってことですか？

そんなことは言わないよ。

◆予防のための鍼灸治療

日頃の緊張が強いほど、緩んだ時の反動が大きいから、普段あまり頑張りすぎないようにすることだ。片頭痛発作の原因には、肩こりやストレス、睡眠不足が根底にあるんだよ。仕事の手を抜かれちゃ困るけど、夜更かししてないで睡眠をきちんととって身体を休めなさい。身体の緊張と心の緊張は互いに関連し合うものなんだから。

どういうことですか？

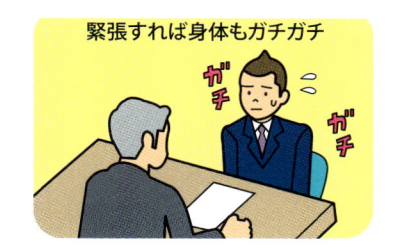

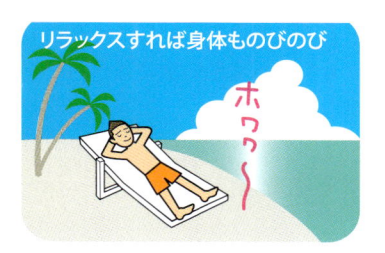

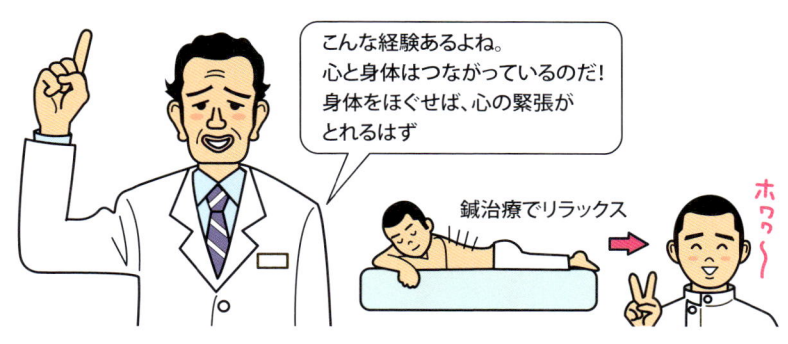

精神的に緊張していると、自然に身体も固く縮こまってしまうだろう。それと同じ原理で、反対に身体の緊張をほぐしてあげれば、精神的な緊張もある程度ほぐれるんだ。

結論を言うと、身体の緊張をほぐせば、精神的なストレスも和らいで、過度な交感神経緊張を起こさなくなる。だから、片頭痛持ちの患者さんには「普段から鍼灸治療を受けて心身の緊張をほぐしておくと、片頭痛発作が起こりにくくなります。予防のために来てくださいね！」と言おう!!

◆発作時の鍼灸治療

今のお話は、鍼灸治療は予防に良いということでしたけれど、片頭痛が起きている時に治療をしても効果はありますか？

効果はある。だけど、患部・頭頚部への強刺激は、悪化させる原因になるからダメだよ！ ほんの少し鍼を当てる程度の刺激なら、痛みのある拍動部に置鍼すると楽になる。その他には、手足など他へ血流を誘導してあげるような治療法ならＯＫ。特に四総穴の列欠は、「頭項は列欠に尋ね」と『鍼灸聚英』にあるように、片頭痛に著効することが多いよ。

◆セルフケア

発作時に自分でできて楽になることってありますか？ 逆にやっちゃいけないことってありますか？

発作の時には光や音に過敏になっているから、暗い静かな所で安静にするのが一番間違いのない方法だ。寝られる状況なら、ひと寝入りすると治まることが多いよ。やっちゃいけないことは、患部の血管を拡張させること、血行を促進させることだな。例えば、運動や入浴だ。患部・頭頚部のマッサージも、発作中は悪化原因になるからやめた方が良い。

冷やすのはダメですか？

第2章 頭痛

患部を冷やすと血管が収縮して一時楽になるけど、その後リバウンドで悪化する可能性があるから△かな。それなら常温の水で濡らしたタオルを当てるのが、少し楽になるだけだけど、リバウンドも少ないから無難だよ。

◆発作を誘発する飲食物

普段気をつけることって、何かありますか？

飲食物の中には血管を拡張させる作用のものがあるので、そういったものを多く摂り過ぎないよう注意が必要だよ。

具体的にどんなものですか？

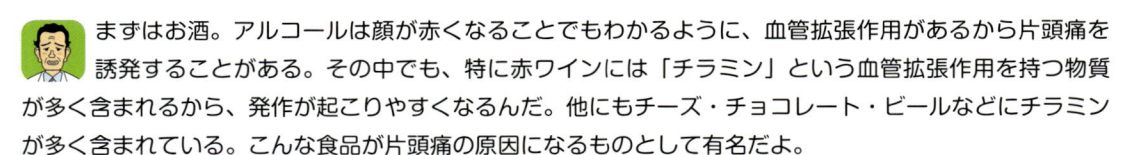

まずはお酒。アルコールは顔が赤くなることでもわかるように、血管拡張作用があるから片頭痛を誘発することがある。その中でも、特に赤ワインには「チラミン」という血管拡張作用を持つ物質が多く含まれるから、発作が起こりやすくなるんだ。他にもチーズ・チョコレート・ビールなどにチラミンが多く含まれている。こんな食品が片頭痛の原因になるものとして有名だよ。

うわ〜、僕、赤ワイン大好きです。ワインにはチーズって、決まり物のように食べてました。それが良くなかったんですね。

患者さんは知らずに食べていることが多いから、問診で食べ物の嗜好を聞くと良いよ。この時に注意することは、「食べ物の好き嫌いがありますか？」と聞くと、たいていの人は嫌いな物を答えるんだけど、それよりも好きでたくさん食べている物を聞く方が重要だ。

「好んで多く食べているものはありませんか？」と聞くほうが効果的

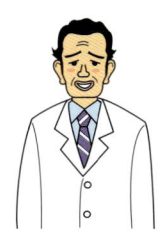

◆鎮痛剤は良い？ 悪い？

鎮痛剤を使うのは良くないことですか？

使い方による。ちゃんと用法・用量を守るなら良いけど、片頭痛持ちの人は薬に依存しやすくって、濫用するようになるからなぁ。

どういうことですか？

片頭痛は、発作が起きてから薬を飲んでも効かないことが多いんだ。だけど痛み出す前に飲むと、あのひどい発作が起こらなくなる。だから起こりそうだなって思った時に、薬を飲むようにするんだよ。

そうしてますけど、それがいけないことなんですか？

いや、そこまでは良いんだ。ただ、その先がいけない。薬を飲むタイミングを失敗して発作が起きてしまうってことを何度か経験すると、ちょっとでもおかしいと思ったら、それが片頭痛の前兆か

どうかわからなくても、薬を飲んでしまうようになるんだ。そうして必要以上に飲んでるうちに、だんだん薬が効かなくなってくるから、薬の量や種類、飲む回数を増やすようになる。

身体に悪そうですね。副作用だってあるだろうし。

そう、その副作用が問題。鎮痛剤を濫用すると、効きが悪くなるだけじゃなくって、鎮痛剤による頭痛を起こすようになってしまうんだよ。普段薬で抑えていると、効果が切れた時にひどい頭痛に襲われる。だからまた飲むの繰り返し。こうなると悪循環だね。

痛いから鎮痛剤を飲むのに、その鎮痛剤のせいで頭痛が起きてしまうんですか。

そうなった場合、どうすれば良いんですか？

まずは薬をやめることだね。つらいけど、1〜2週間我慢すれば薬の影響が消えてくる。だからと言って片頭痛が治るわけじゃないけど、その後はきちんと用法・用量を守って、本当の前兆の時だけ使うようにすること。あとは、さっき言ったように発作を予防する生活を心掛けることだね。

2 緊張型頭痛（TTH：Tension Type Headache）

（1）症状の特徴

重苦しく締め付けられる感じがする頭痛です。俗に「おわんをかぶったような」とか「ハチマキを絞められたような」と表現されます。

（2）発生機序

緊張型頭痛は「筋の収縮」が原因で起こる筋収縮性頭痛と、「精神的な緊張」が原因で起こる緊張性頭痛の2つのタイプをまとめた頭痛であると認識しておくと良いでしょう。

筋の収縮が原因で起こる頭痛は、純粋に姿勢の異常などによる筋肉へのストレスによって、頚や頭の周りを取り巻く筋肉が収縮して凝り固まるため重圧感が生じてくるものです。

精神的な緊張が原因で起こる頭痛は、緊張した時、身体が硬くなって上手くしゃべれないことや手足が思うように動かないこと、怖い時やびっくりした時に無意識に頚や肩をすくめることからわかるように、精神的緊張によって頭蓋を取り巻く筋肉の持続的収縮が起きることが原因です。

いずれの場合も精神的・身体的ストレスが原因です。両者ははっきりと分けられるものではなく、お互いに関連し合って頭痛を起こします。また、不安、抑うつ、神経症、妄想などの精神的な因子によっても緊張型頭痛が引き起こされますが、この時、必ずしも筋収縮が伴うとは限りません。

◆緊張型頭痛の鍼灸治療

私はこのタイプの頭痛ですね。片頭痛みたいな発作はなく、いつとはなしに始まって、何となくず〜っと重いような痛いような状態が続きますから。薬を飲むほどではないけど、ヤル気が起きなくて困ります。でも先生に鍼をしてもらうとスッキリするから、鍼灸治療は間違いなく良いですよね!!

第2章 頭痛

もちろんだ。予防として普段から治療をするのも良いし、頭痛の起きている時にやるのも OK だ！血行を良くして、筋の緊張をほぐしてあげて、精神的な緊張もとれれば良いね。

◆セルフケア

頭痛のある時に自分でできて楽になることってありますか？　逆にやっちゃいけないことってありますか？

自分がリラックスできるようなことをすると良い。それに入浴や体操など、血行を良くするようなことをすれば良い。やっちゃいけないことは特にないけど、緊張するようなこと、こりを溜めるような作業は悪化させるよね。

◆予防法

普段気を付けることってありますか？

精神的な緊張を避けられないなら、自分なりの楽しいことやリラックスできることを見つけて、心を休める時間を作るようにしよう。筋の緊張は、こりが溜まるようなこと、例えばパソコンや読書や書き物など、同じ姿勢を長時間続けないこと。せめて 30 分〜1 時間おきに休憩して、頸や肩を動かすようにしよう。

でも集中すると、途中で止めたくないんですよね。2時間くらいアッという間に過ぎちゃうんですよ。

気持ちはわかるけど、こりは日頃の積み重ねだから、治療をして楽になっても変わらない生活をしていたら同じことだ。
　それに運動習慣をつけると、心身共に良いよね。君はだいたい運動不足なんだよ。鍼に頼るだけじゃなくて、生活習慣を自分でも改善しないとね。

3 群発頭痛

（1）症状の特徴

　ある期間、毎日のように、片目周辺に耐え難い強烈な痛みが起こる頭痛です。片側が痛むので片頭痛と似ていますが、全く違う頭痛です。片頭痛は平均月2回の頭痛ですが、群発頭痛は年に1〜2回あるいは2〜3年に1回の群発期があり、その間は毎日あるいは1日に何度も頭痛が起きます。また、片頭痛は4割が両側ですが、群発頭痛は厳密に片側です。
　その痛みは眼窩を中心に側頭部や前額部にかけて、眼球をえぐられるような、焼けるような強烈な痛みであると言われます。悪心嘔吐は比較的少ないですが、発作には自律神経症状（流涙・鼻汁・発汗・縮瞳など）が随伴します。
　片頭痛が女性に多いのに対し、群発頭痛は男性に多いのも特徴です。

（2）発生機序

　不明ですが、頭蓋血管の拡張によって起こると考えられています。特に内頚動脈の無菌性炎症による血管拡張、浮腫、発痛物質説が有力です。

◆群発頭痛のセルフケア

> 発作時に自分でできて楽になることってありますか？
> 逆にやっちゃいけないことってありますか？

> 発作の時、酸素をたくさん吸うと多少楽になることがあるらしい。応急対策として、深呼吸を何度も繰り返すとか、市販の酸素を吸うとかしてみると効果があるかもしれない。
> やっちゃいけないことは飲酒。群発期のアルコールは頭痛のきっかけになるから絶対ダメ！　でも、群発期じゃない時には、飲んでもぜ〜んぜん平気なんだよ。これも片頭痛との違いだね。群発期の間は禁酒するように！

◆鍼灸治療

> 鍼灸で何か手立てはありますか？

> 発作時は頭を抱えて転げまわるような痛みだから、治療をしている場合じゃないね。あまりの痛さに、自分で頭を壁に打ちつけて、血みどろになる人がいるくらいだから。
> これは、発作が起きたらどうにもならないやっかいな頭痛だから、群発期が来ないように予防するのが一番の治療だな。その群発期を引き起こす原因の60％は「肩こり」なんだよ。ということは、鍼灸治療でこりを溜めないように、普段の体調を整えておくことが一番の治療！ということになるね。

Ⅴ. 二次性頭痛

二次性頭痛とは、原因のある頭痛のことを言います。続発性または症候性（器質性）頭痛とも言います。

> 二次性頭痛は重篤な疾患による頭痛が含まれるから、見極めに十分注意しなきゃいけないよ。

① 頭頚部外傷による頭痛

(1) 急性頭蓋内血腫

外傷によって頭蓋内の動・静脈 p.054 に出血が起こり、急激に血腫が大きくなって、数分〜数時間で脳圧亢進症状が現れてきます。早期に手術をすれば完全回復が可能ですが、血腫が大きくなると脳を圧迫し、後遺症が残ったり、死亡する恐れがあります。
例：急性硬膜外血腫、急性硬膜下血腫、脳内血腫など。

(2) 慢性硬膜下血腫

アルコール依存者や高齢者に多くみられます。外傷によって頭蓋内に出血が起きますが、症状は数日〜数週間、あるいは数カ月もたってから現れます。症状の出現が遅いのは、細い静脈からの出血である場合など、血腫が非常にゆっくりと大きくなるためです。
慢性硬膜下血腫では、脳圧亢進症状がはっきりせず、特に高齢者では錯乱・記憶喪失などの精神状態の変化が強く表面に出ることもあり、そのため痴呆や精神病と間違えられることもあります。

第2章 頭痛

◆頭をぶつけた後に……

（1）（2）ともに問診に注意すること。頭が痛いと言われた時、頭をぶつけた記憶がないか、最初にちゃんと聞かないといけないよ。

急性頭蓋内血腫を起こすくらいの外傷は、衝撃が大きいから本人も自覚があるし、数日中のことだから覚えているよ。ただ、子供や痴呆気味の高齢者だとわからないこともある。いずれにしろ、頭痛の他に悪心嘔吐があったら、すぐ病院に行ってもらった方が良い。

慢性硬膜下血腫はちょっと転んだくらいの軽い外傷で起こるものだから、本人に自覚がないことが多いし、数カ月前のことだと覚えてないよね。特に酔っ払ってる時のことなんて覚えてないから、困っちゃうんだよね。酔っ払ってると、ぶつけたり転んだりケガをしやすい。しかも、軽く頭をぶつけたくらいのことは気にしないか覚えてないからね。

それと、高齢者の場合は脳が萎縮して小さくなっているから、脳と頭蓋骨との隙間が若い人より広くなっている（図2-2）。隙間は血管がムキ出しになるから、ちょっとぶつかって脳が揺れると、細くて弱い静脈は引っ張られて切れちゃうんだ。高齢者は治癒力も衰えているから、血が止まらずジワジワと出血が続いて、少しずつ血腫が大きくなってくる。だけど、脳と頭蓋骨との隙間が広いから、かなり大きくなるまで脳を圧迫することがない。だから、何カ月もたってから症状が出てくるんだ。

本人に外傷の覚えがない場合、慢性硬膜下血腫をどう見極めたら良いんでしょう？

頭痛の他に、悪心嘔吐・めまい・痺れ・麻痺などがあったら、病院に行ってもらったほうが良い。それと、ご高齢の患者さんが転んだって言った時には、検査で異常がなくても、その後2〜3カ月の間は慢性硬膜下血腫が起こる可能性があるから、「今後もし頭痛・悪心嘔吐・めまい・痺れ・麻痺が起きたら、すぐに脳神経外科に行ってください。特に、気持ち悪さもなしに突然吐くようなことがあったら、下手に動かず救急車を呼んでください」と言っておこう！

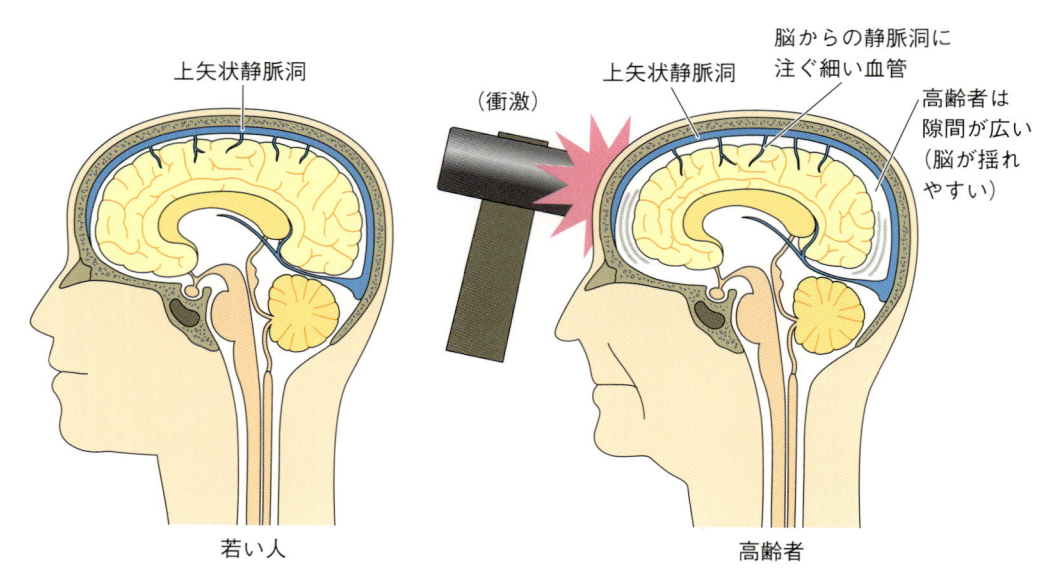

図2-2 頭蓋腔

気持ち悪さがないのに突然吐くのは「噴吐性嘔吐」と言って、脳圧が亢進して延髄の嘔吐中枢を直接刺激している証拠だから危険なんだ！

慢性硬膜下血腫 ⇒ 高齢者は転んでから２～３カ月間、観察が必要！

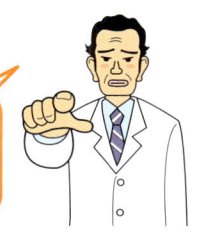

（3）頭部外傷後遺症の頭痛、鞭打ち症の頭痛

頭部打撲や鞭打ちによる頭痛は、長く続くことがあります。追突事故の場合、追突時のショックにより頸の筋肉が最大限に緊張することが発端で、これがもとで緊張型頭痛を起こします。

また、損傷による痛みのストレスから筋が緊張し、痛みの悪循環ができてしまい、慢性長期化することがしばしばあります。

◆心の問題も大きい鞭打ち

後ろから追突されると、自分に過失がないもんだから、被害者意識が育ちやすいんだよね。具合の悪さと、やられた！って恨みの意識とで、マイナス思考に陥りがち。実はそれがストレスになって、頭痛を慢性化させてることもあるんだ。

起こってしまったことは仕方がないと諦めること、頭痛と加害者に対して寛容であること、こんな気持ちの切り替えが治る近道になることもあるから、患者さんに言ってあげるといいよ。

そうですよね、いつまでも恨んでいたって状況は変わらないですもんね。結果、明るく過ごせず痛みが治らずじゃあ、結局は自分がもっと損しちゃいますよね。

2 頭頸部血管障害による頭痛

（1）くも膜下出血

くも膜下腔で脳動脈瘤あるいは動静脈奇形が破裂することによって起こります。破裂した時には、「ハンマーで殴られたような」と表現されるほどの激しい頭痛が起こり、緊急な処置を要しますが、このような大きな発作の前に「ウォーニングサイン」という警告発作が起きると言われています。風邪など思いあたることがないのに頭痛が続いたり、だんだんひどくなるような時には要注意です。

◆くも膜下出血は遺伝的素因がある

頭痛ってよくある症状なのに、いつもの頭痛か、くも膜下出血の前兆の頭痛か、見分けられるんですか？

実のところ、後で考えれば「あれがそうだったのかな？」という程度で、気がつかないことの方が多い。くも膜下出血は、「脳ドック」を受けることが有効だよ。特に、脳動脈瘤のできやすさは遺伝する傾向があるから、血縁の家族にくも膜下出血になった方がいる場合は、脳動脈瘤ができていないか定期的に調べておくと良いよ。

見つかった脳動脈瘤が大きくて破裂の危険性が高いなら、根元をクリップでつまんで動脈瘤自体をなくす「クリッピング」や、金属性のコイルで動脈瘤を内側から埋めてしまう「血管内治療」と呼ばれる手術を受ければ、破裂を未然に防ぐことができる。脳動脈瘤が小さければ、破裂する危険性が低いから経過観察で良

第2章 頭痛

いだろうし、自分に脳動脈瘤があることを知っていれば、頭痛への気にかけ方が変わってくるだろう。

(2) 側頭動脈炎
側頭動脈が炎症を起こすもので、高齢の女性に多い膠原病の一種です。こめかみの頑固な痛みに伴い、微熱や疲労・倦怠感があります。放置すると他の血管まで炎症が及び、失明の危険があります。

(3) ゴルフ頭痛
ゴルフで球を打った瞬間、後頭部に激痛が起こり、めまいや悪心嘔吐、ふらつきが現れるというのがこの頭痛の特徴です。原因は、首を急にひねったことによって椎骨動脈が裂けることによります。他に、急に振り向いた瞬間、カイロプラクティックでひねられた場合にも起こすことがあります。ただし、極めて稀な疾患です。

3 非血管性頭蓋内疾患による頭痛

(1) 脳腫瘍
脳実質にできる腫瘍のことです。初期には無症状ですが、腫瘍が大きくなるにつれ徐々に症状が現れます。頭痛がだんだん悪化する場合、脳腫瘍を疑います。また、手足の痺れや麻痺、複視、記憶障害などの症状が出現することが多く、頭痛は必ずしも先行しません。腫瘍が大きくなると脳圧が亢進し、危険です。

◆脳腫瘍には頭痛がある！？

脳腫瘍では頭痛は必ずしも先行しない、というより、初発症状が頭痛なんてことは、まぁまずないと言って良い。しかも、脳腫瘍で頭痛が主訴のものは1/3、全経過を見ても頭痛があるのは2/3程度なんだよ。

> 脳腫瘍に頭痛がつきものと思うのは、間違いのもと！

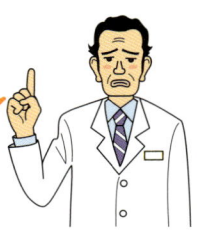

(2) 頭蓋内圧亢進症（脳圧亢進症）
頭痛、嘔吐、うっ血乳頭（眼底のむくみ）が3大徴候です。

頭蓋内に腫瘍や血腫などができて脳の容積が増えると、頭蓋骨という硬い骨で覆われた閉鎖空間では圧の逃げ場がないので、頭蓋内の圧力が高まることになります。頭蓋内の圧が高まると、脳が圧の低い方へ押し出されます。これを脳ヘルニアと呼びます。

頭蓋内での圧の逃げ場は限られており、側頭葉が小脳テント*から脳幹を圧迫しながら落ち込むテント切痕ヘルニアや、小脳が大後頭孔から頭蓋外へ飛び出す大後頭孔ヘルニアを起こします。

いかなる原因であるにせよ、脳圧亢進から脳ヘルニアを起こすと、脳幹を圧迫することから、頭蓋内圧亢進症は急性・慢性を問わず、命に危険があります。

*小脳テント：大脳と小脳とを隔てている硬膜のこと。☞ p.056

◆悪心嘔吐に要注意！

頭痛の他に悪心嘔吐があるときには要注意！　特に、気持ち悪さもなしに突然吐く「噴吐性嘔吐(ふんとせいおうと)」が起きたら、下手に動かず、すぐ救急車を呼ぶように！　これは延髄の嘔吐中枢が直接刺激されて起こる症状だから、すごく危険だ。

> 頭痛＋嘔吐 ⇒ 命が危ない！
> すぐに脳神経外科へ
> 行くべし！

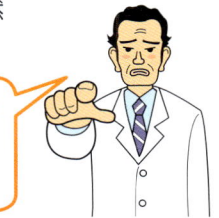

（3）脳脊髄液減少症

起きあがると15分ほどで痛み、臥位(がい)になると15分ほどで痛みが治まる頭痛が特徴です。また頭を振ったり気張(きば)ったりした時にもガンガン痛みます。

脳は髄液に浮かんでいるので、その髄液が減ると、立位では脳が沈下し、脳をつなぎ止めている神経や血管が引っ張られるために頭痛が起こります(図2-3)。髄液の減少は腰椎麻酔や髄液検査で腰椎に針を刺したりすると起こりますが、下痢や飲水不足による脱水でも起こり、また原因不明のこともあります。

最近では、事故の衝撃によって硬膜に小さな傷がつき、少しずつ髄液が漏(も)れ出していることが、鞭打(むちう)ち症による頭痛が長引く原因の1つと考えられています。

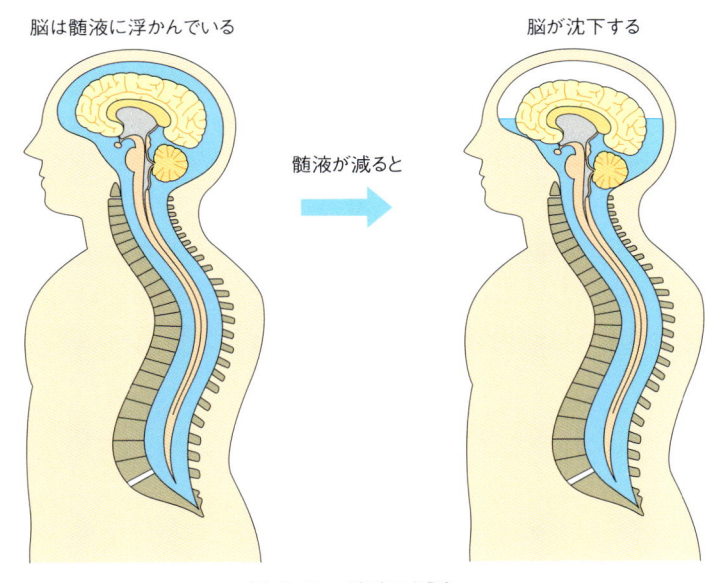

脳は髄液に浮かんでいる　　髄液が減ると　　脳が沈下する

図2-3　髄液の減少

4 物質またはその離脱による頭痛

（1）一酸化炭素（CO）

COは血管を拡張させる作用のある物質です。よって血管性頭痛を起こします。

第2章 頭痛

◆一酸化炭素中毒

給湯器の不完全燃焼で、一酸化炭素中毒を起こして亡くなった事故があったの覚えてる？ インターネットで知りあった人たちが、閉め切った車の中で練炭を炊いて集団自殺を図ったっていうニュースもあったよね。あれも一酸化炭素による中毒死だ。

COは空気よりやや軽い、無色・無味・無臭の気体だから、その場に充満してもわからない。こいつが酸素の200倍以上もヘモグロビンとくっつきやすいから危険なんだ。ほんの少しでもCOを吸い込むと、酸素より先にどんどんヘモグロビンにくっついてしまう。すると血液が流れても酸素が運ばれてこないから、組織は酸素不足になってしまうんだよ。初期の段階だと、組織は酸素を欲しがるから、もっとたくさん血液が送られるように血管が拡がる。だから血管性頭痛が起きるんだ。重症になると脳細胞が酸素欠乏で破壊されて、意識不明や死亡に至る。たとえ助かったとしても、重度の障害が残る場合があって、COによる中毒は怖いんだよ。

(2) アルコール

すべてのアルコールには血管を拡張させる作用があるため、片頭痛や群発頭痛を誘発することがあります。中でも、赤ワインにはチラミンという血管拡張作用のある物質が大量に含まれるため、血管性頭痛を起こす原因になります。

(3) カフェイン

カフェインには血管収縮作用があるため、片頭痛を抑える働きがあります。ですが、日頃カフェインを大量に摂取していると、止めたときにリバウンドを起こして血管が拡張し、血管性頭痛を引き起こすことがあります。コーヒーにカフェインが含まれていることは有名ですが、その他にも緑茶、紅茶、コーラ類、ドリンク剤、鎮痛剤などにも含まれています。

(4) シックハウス症候群

建材や部材などに使われている揮発性の有機化合物が原因とされています。その中には、ホルムアルデヒドのように粘膜刺激症状などの健康障害を引き起こす化学物質や、トルエンのように頭痛やめまい、意識障害といった中枢神経障害を引き起こす化学物質があります。いずれも高濃度での曝露を受けた場合に発症しますが、化学物質に対する感受性は個人によって異なります。

発生機序の1つとして、例えばホルムアルデヒドの場合、皮膚・粘膜系において求心性無髄神経繊維を介してサブスタンスP☞p.026が分泌され、これによって肥満細胞の脱顆粒化が起こり、内因性発痛物質が放出されることがわかっています。また、嗅粘膜を介した大脳辺縁系の情動反応のメカニズムについても、米国を中心として数多く報告されています。ですが、症状と化学物質との因果関係や発生機序については未解明な部分が多く、今後の研究の進展が期待されています。

5 感染症による頭痛

(1) 風邪に代表される全身性感染症

風邪をひくと、血液中の白血球(マクロファージ)からインターロイキン1(IL-1)というサイトカイン☞p.028が誘導されます。IL-1は視床下部に作用して、様々なホルモンと自律神経の反応を引き起こします。発熱や食欲低下もその1つです。

また、IL-1自体が発痛増強物質であり、さらにプロスタグランジンE_2やI_2の産生を促す

作用を持つため、全身的に作用して、痛みの感度を上げ、頭痛や筋肉痛、関節痛を起こします。

(2) 髄膜炎

　脳を包む膜である髄膜の炎症性疾患です。ウイルス性と細菌性に大きく分けることができます。ウイルス性髄膜炎は、風邪に引き続いて起こります。細菌性髄膜炎は、呼吸器や尿路感染が血行性に、副鼻腔炎や中耳炎など脳に近い所の炎症が直接頭の中へ入っていくことで起こります。 p. 055

　髄膜炎の3大症状は頭痛、発熱、嘔吐です。それに項部硬直(頸を前屈させてアゴの先を胸につけることができない)が加われば、間違いないでしょう。さらに意識低下や痙攣があれば、脳炎を起こしていることが強く疑われます。たとえ軽くても脳炎に移行してしまうと、後遺症を残す可能性が出てくるので、早期発見・早期治療が大切です。

◆ウイルス性と細菌性

　ウイルス性の場合は症状が軽くて、風邪との区別がつきにくい。でも、軽いから脳炎に移行することも少ない。だから、たとえ見逃したとしても、あまり問題はない。それに対して、細菌性の場合は、ウイルス性よりずっと症状が激しく重症で、脳炎に移行しやすい。だから、ただの風邪と診誤ることは少ないけど、見逃すと後遺症を残すことになりかねないから、気をつけなきゃね。

> 頭痛＋熱 ⇒
> 髄膜炎を疑え！

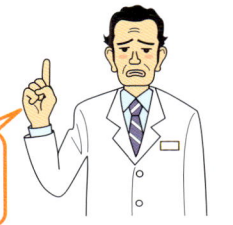

6 恒常性の障害による頭痛

(1) 低酸素血症と高二酸化炭素血症

　酸素が不足すると血管が拡張します。二酸化炭素は血管を拡張させます。そのため低酸素血症や高二酸化炭素血症では、血管性の頭痛が起こります。低酸素症と高二酸化炭素血症は、生理的意味合いとしては同じです。例：人ごみ、高地、睡眠時無呼吸など。

　質が悪けりゃ量でカバー！　だから血管が拡張するって考えると合目的だろ。

(2) 低血糖

　エネルギー源である血中のグルコースが少なくなると、脂肪細胞に貯えられている脂肪が分解され、脂肪酸となって血中に遊離し、エネルギーとして使われるようになります。その**遊離脂肪酸(FFA)**は片頭痛の誘発物質 p. 037 であるため、飢餓や絶食、糖尿病治療薬の誤使用によって低血糖が引き起こされると、頭痛が起きることがあります。

◆朝食抜きは片頭痛のもと

　1日のうち特に朝食を抜くと、夜食から昼食までの時間が長いから、低血糖になりやすい。朝食をとらないで起こる頭痛は、低血糖性の頭痛の可能性があるぞ。朝ごはんは、少しでも良いからちゃんと食べよう！

（3）高血圧
　発生機序は血管性頭痛ですが、軽〜中等度の高血圧では頭痛は起きません。しかし収縮期圧 220mmHg、拡張期圧 120mmHg を超えるような血圧の場合、高血圧による頭痛が起こることがあります。

◆高血圧と肩こり・頭痛
> 例えば 220mmHg を超えるような血圧だったとしても、頭痛がない場合が多いんだよね。逆に血圧が上がってる時は、頭痛がするほど肩がこっていたり、緊張していたりすることが多いんだよ。

memo　高血圧と肩こり・頭痛の関係
『 肩がこるから頭痛・高血圧になる ⇒ ○ よくあることだ！ 』
『 高血圧だから肩こり・頭痛がする ⇒ △ めったにないぞ！ 』

（4）低血圧
　低血圧症は、血管が拡がりやすく、血圧調節機能が低下しているものなので、血管の緊張が不安定で片頭痛を起こしやすくなります。また、血圧が低いと血液の循環が悪くなるため、筋肉の血流が不足し、緊張型頭痛も合併しやすくなります。

7 頭蓋骨、頚、眼、耳鼻、副鼻腔、歯、口腔などによる頭痛・顔面痛
　頭蓋骨、頚、眼、耳鼻、副鼻腔、歯、口腔などに何らかの疾患があると、周辺の筋緊張を起こし緊張性頭痛の原因になったり、炎症などが疾患部位を支配する神経を刺激し、それが頭部・顔面に放散することによって頭痛・顔面痛を起こします。
　いずれも頭部・顔面部に近いところにあり、筋や支配神経に共通するものが多いことから、症状が関連し合います。

VI. 後頭神経痛、中枢性・一次性顔面痛

1 後頭神経痛
　後頭神経とは、大耳介神経、小後頭神経、大後頭神経といった後頭部〜耳の後ろ辺りの知覚を司る神経の総称で、これらの神経に沿ってキリキリと痛くなったり、時には毛髪に触れただけで異常感覚が起こったりする頭痛です。
　これは、上部頚椎周辺の血管によって神経が圧迫されること、頭をぶつけたなどの外傷によって上部の頚神経が傷ついて炎症を起こすこと、上部頚椎の異常によって神経が刺激されることが原因で起こります。
　大耳介神経、小後頭神経は頚神経叢（C1〜C4）の枝 p. 057、大後頭神経は C2 p. 056 の枝ですから、いずれの場合も、上部の頚椎・頚神経の障害で起こります。

◆頭頚部の神経

　この3つの中では、大後頭神経痛が一番多いんだ。大後頭神経はC2の後枝が特に発達したもので、後頭部〜頭頂部の皮膚知覚を司っている。この神経が、後正中線より2〜3cm外側の僧帽筋起始腱を貫いて皮下に出てくるんだ。この出口部分で絞扼が起こりやすい。経穴で言うと**上天柱**あたりかな。臨床で、圧痛のよく見られるところだよね。

　あとの2つ、小後頭神経は側頭部〜耳の後ろ、経穴では**風池**あたり、大耳介神経は耳介の後ろ〜耳下腺、経穴では**完骨**あたりの知覚を司っているよ。

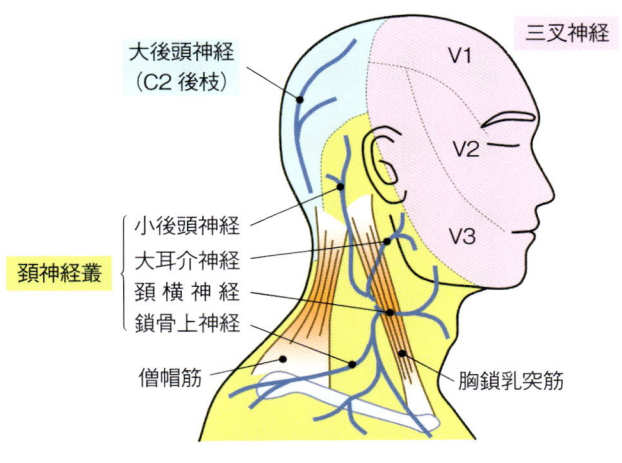

図2-4　頭頚部の皮膚の支配神経

2 大後頭三叉神経症候群(GOTNS：Great Occipital Trigeminal Nerve Syndrome)

　温痛覚を伝える三叉神経脊髄路はC2〜4まで下降して、頚神経の一部の繊維と同じニューロンに接続します。そのため、上位頚髄の損傷や、頚部の過度な伸展・屈曲など上部頚神経への刺激によって、三叉神経領域である顔や口唇、眼の奥などに痛みや痺れをきたします。

　また、大後頭神経と三叉神経の分枝である眼神経には連絡があるので、上頚部が障害されると後頭部痛と同時に、眼痛や顔面にも痛みが起こります。この症状を特に「大後頭三叉神経症候群」と呼んでいます。

◆目と首のつながり

　患者さんに「この首のこり、目からきていると思うんですけど……」って言われて、「そうですね」って答えてました。目が疲れるような作業って首や肩がこりやすいものだと思うし、姿勢も良くないんだろうなって思ってたんですけど、実は解剖学的なつながりのあるものだったんですね。

　そうなんだね。目の疲れで後頭部が重くなったり、首がこると目の奥が痛くなったりするよね。その根拠だけじゃなく、頚に鍼をすると目がスッキリする理由もこれでわかったよね。

Ⅶ. その他

1 女性の頭痛

　閉経前の女性は、月経周期に関連して頭痛を起こすことがあります。詳しい機序は解明されていませんが、女性ホルモンのエストロゲンには、血管の緊張を調節する働きがあるので、エストロゲン分泌が急に減るような時（排卵時、月経前）には血管が不安定になり、血管性頭痛を起こしやすくなります。

　また、エストロゲン分泌の減少に伴ってセロトニンが減るため、血管が拡張して片頭痛が起こるとされています。

◆妊娠すると片頭痛が治る！？

　あ～だから女性の方が片頭痛持ちが多いんですね。

　メカニズムは解明されてないけどね。
　妊娠中のホルモンが安定している時期には片頭痛発作がなくなって、出産するとまた再発するとか、閉経すると 2/3 は片頭痛が治るなんてデータからも、女性ホルモンが関与していることが考えられるよね。

まとめ

　さて、長かったけど、いろいろな頭痛があることがわかったかな？

　はい。

　どうして頭痛が起こるのか。
　命に関わる危険性のある頭痛とない頭痛、その症状の特徴と見極め方 etc. も、わかったかな？

　はい。

　緊急性のある頭痛の場合、治療院に来られるような症状じゃないものがほとんどだっただろう。ということは、治療院に来られる患者さんの頭痛は、原因疾患のない一次性頭痛がほとんどだ。だから、その治療方法やアドバイスを間違えないように、しっかり見極められるようになることが重要だよ。

　だけど、そんな中でも、時には危険な頭痛もあるぞ！ということを忘れずに治療にあたって、見逃すことのないようにすること。そして、頭の中に異常が起こっていることを心配している患者さんには、頭痛のメカニズムを正しく説明して、その不安を解消してあげられるようになること。これが大切だ。

さて、これで頭痛のことは大体わかったかな？
Any Question?

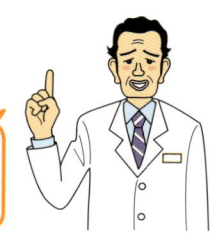

基礎知識 その❹ 頭頸部の解剖

1 頭部の知覚神経分布

脳実質には知覚神経は分布していません。ですから脳自体を損傷しても痛みは起こりません。

実際に痛みを感じるのは、頭頸部の皮膚・筋肉などの頭蓋の外側の組織と、頭蓋の内側では**太い血管・脳神経・静脈洞とそれに注ぐ静脈・頭蓋底の硬膜**などの限られた部分です。脳の実質・脳室内・穹窿部*の硬膜のほとんどは痛みを感じないのです。

*穹窿:半球形またはそれに近い形。

頭蓋の内側		頭蓋の外側	
分布あり（痛みを感じる）	分布なし（痛みを感じない）	分布あり（痛みを感じる）	分布なし（痛みを感じない）
硬膜動脈	脳実質	頭皮	頭蓋骨
頭蓋底主幹動脈（内頸・椎骨動脈）	硬膜の大部分 大脳鎌	血管（動脈＞静脈）（外頸動脈）	板間静脈
静脈洞・流入静脈	軟膜・くも膜	頭頸部筋・筋膜	導出静脈
頭蓋底部の硬膜	脳室上衣	上部頸神経	
脳神経（Ⅴ、Ⅸ、Ⅹ）	脈絡叢	粘膜	
頸神経（C2、C3）		骨膜	

医学部 解剖学教室 頭部の疼痛感受性部位より　Webサイト「頭痛大学」間中信也より作成

2 頭部の痛覚伝達神経

部位	頭蓋の内側		頭蓋の外側	
	テントの上	テントの下	頭・顔面	外耳道・鼓膜
支配神経	Ⅴ（三叉神経）	Ⅶ（顔面神経）	Ⅴ（三叉神経）	Ⅶ（顔面神経）
		Ⅸ（舌咽神経）	大後頭神経	Ⅸ（舌咽神経）
		Ⅹ（迷走神経）	小後頭神経	
		第1、2、3頸神経	大耳介神経	

※ 第1、2、3頸神経は、迷走神経と合流して迷走神経の穴から頭蓋内へ入ってくる。

3 頭部の動脈

頭蓋の内側には総頸動脈から分かれた内頸動脈が側頭骨の頸動脈管から、椎骨動脈が大後頭孔から頭蓋腔に入ります（図・基4-1）。頭蓋の外側は総頸動脈から分かれた外頸動脈が走行します（図・基4-2）。

第2章 頭痛

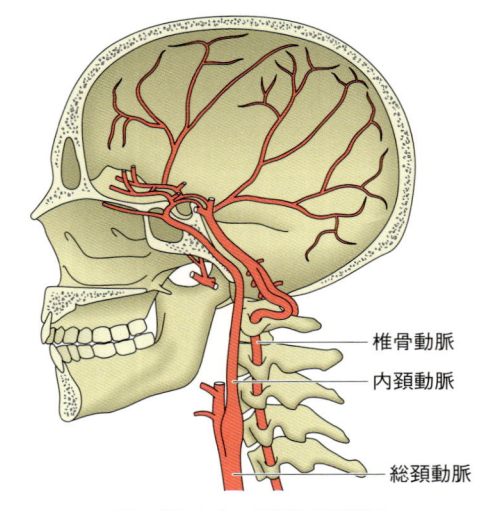

図・基 4-1　頭部の静脈 1

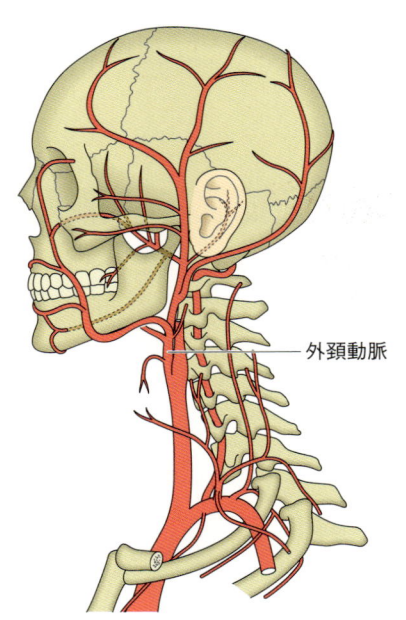

図・基 4-2　頭部の静脈 2

4 頭部の静脈

　頭蓋と脳の血液は、主に内頚静脈とその根に注ぎ、一部は椎骨静脈と外頚静脈に注ぎます（図・基4-3）。

　また、頭部の静脈は他の静脈と異なり、次の4つの特殊な構造を持ちます。

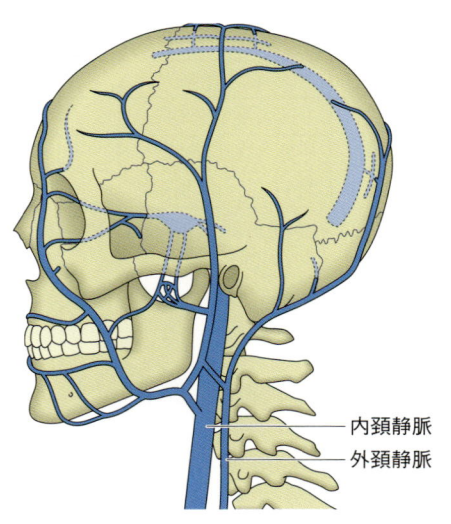

図・基 4-3　頭部の静脈 1

> 導出静脈：頭蓋骨を貫いて頭蓋の内外にある静脈を連絡する短い吻合路。
> 板間静脈：頭蓋骨の海綿質（これを板間層と言う）の中を走る。
> 　　　　　一部は頭蓋の外側にある静脈に、他は頭蓋腔の硬膜静脈洞に注ぐ。
> 硬膜静脈：脳硬膜を走る硬膜動脈に伴行している。
> 硬膜静脈洞：脳硬膜の外葉と内葉（5参照）の間に封じられた空洞で、その中に静脈血を入れる。

　頭部の皮膚はその下にすぐ頭蓋骨が接しているため、皮膚の下を走る静脈は圧迫を受けやすくなります。このため板間静脈が側副路の役割をしています。そして、頭蓋腔内の静脈と外の静脈とは、いくつもの通路で連絡しています。こうしてどこに流通障害が起こっても、他のいずれかの道を通って血液が出て行けるような構造になっています。また、このとき導出静脈と硬膜静脈洞の中を通る血流の方向は一定ではなく、そのときの状況に応じて流れの向きが変わります。このような構造によって、けっして脳にはうっ血が起こらないようにしているのです（図・基4-4）。

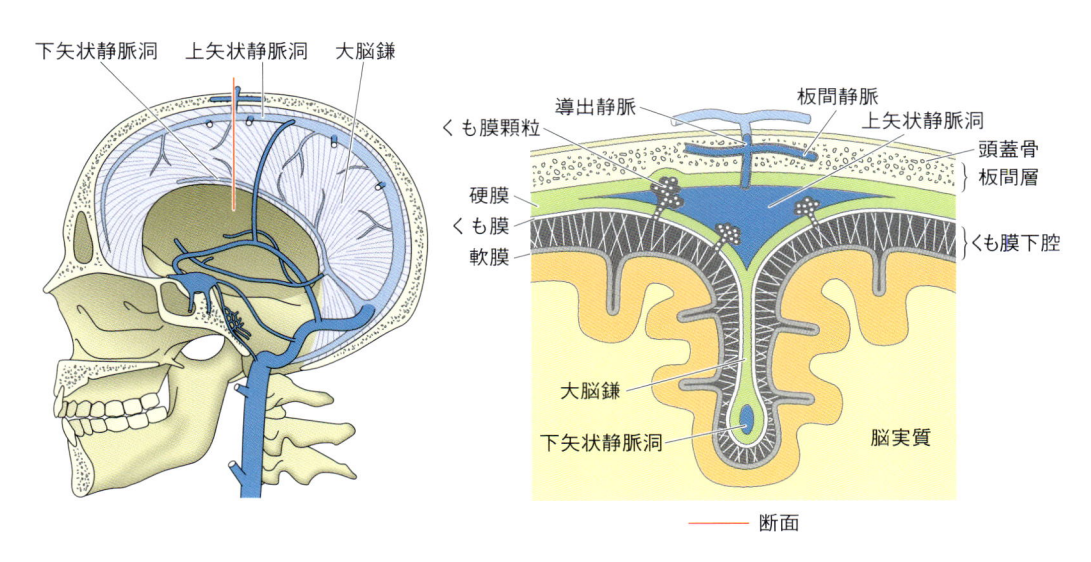

図・基4-4　頭部の静脈2

　導出静脈の流れが一定方向でないことは、脳のうっ血を防ぐ意味ではすごく良い仕組みなんだけど、逆にこの仕組みによって、頭蓋腔の外に起きた病変が導出静脈を通って中に入ってきてしまうことにもなるんだ。

5 硬膜

　硬膜は中枢神経を覆う髄膜*の1つで、外葉と内葉の2葉からできています。脳の硬膜は2葉が固く癒着して1枚の厚い膜になっていますが、一部分では外葉と内葉の間が開いて静脈血を入れています（硬膜静脈洞）。また、内葉はところどころで頭蓋腔に向かってヒダをつくり、脳実質の支柱を成しています。そのヒダには、次の4つがあります（図・基4-5）。

＊髄膜：外側から硬膜・くも膜・軟膜の3層からなる。

第2章 頭痛

> 大　脳　鎌：頭蓋腔の正中面上で矢状溝から垂れ下がって、鎌のような形をしている。
> 　　　　　　大脳縦列の中に侵入して、左右の大脳半球を隔てている。
> 小脳テント：後頭骨の横溝と側頭骨椎体の上稜とから起こり、ほぼ水平に張って、大脳とは直行している。
> 　　　　　　大脳横裂の中に侵入して、大脳と小脳と隔てている。
> 小　脳　鎌：大脳鎌の下に続いている。小脳の左右半球を隔てている。
> 鞍　隔　膜：トルコ鞍を覆って広がっている。下垂体窩を頭蓋腔の他の部分から隔てている。

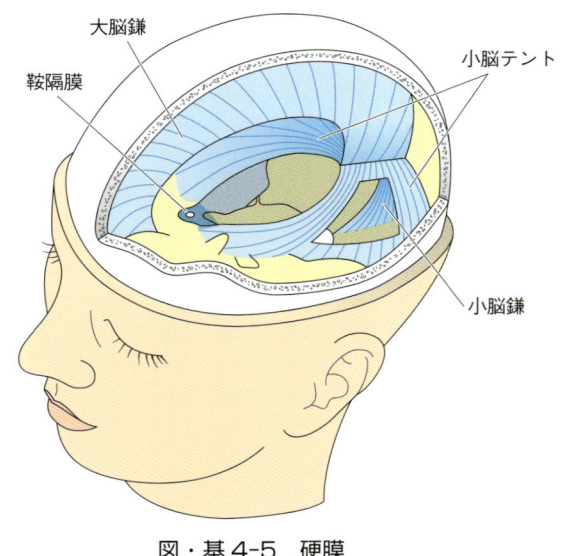

図・基 4-5　硬膜

◀ 6 脊髄神経の後枝

　脊髄神経は椎間孔を出てすぐに前枝と後枝に分かれ、末梢に分布します（図・基 4-6）。この枝の支配領域ははっきりと決まっていて、前枝は体幹の外側部と腹側部、後枝は体幹の背部（手のひらくらいの広さ、脊柱起立筋）を支配します。上肢と下肢は前枝の支配領域に属します。

　このことからわかるように、一般に後枝よりも前枝のほうが強大なのですが、C1 と C2 は例外で、C1 は前枝と後枝がほぼ同じ大きさ、C2 では前枝より後枝の方が強大になっています。また、後頭部から項部を支配している脊髄神経の後枝は、次の名称で呼ばれます。

> C1 の後枝：「後頭下神経」 …… 純運動性で、項部の諸筋の運動を支配。
> C2 の後枝：「大後頭神経」 …… 後頭部の皮膚に広く分布する。
> C3 の後枝：「第三後頭神経」 … 項部から後頭隆起にかけて分布する。

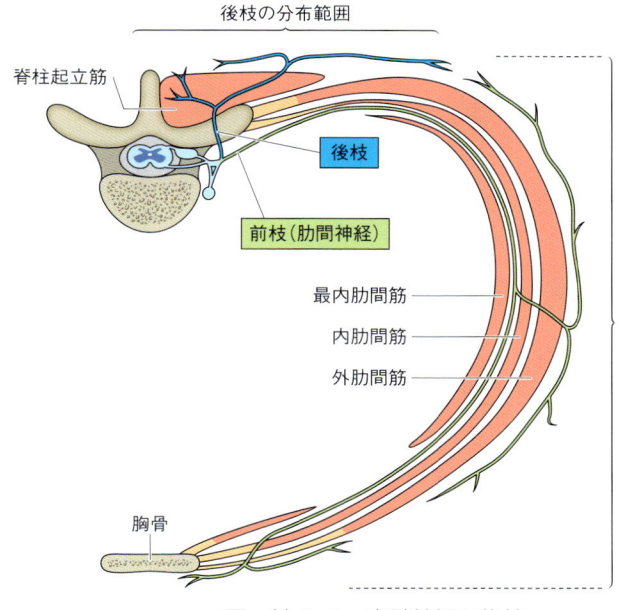

図・基 4-6　脊髄神経の後枝

7 頚神経叢

　頚神経叢は C1～C4 の前枝が吻合してつくられ、胸鎖乳突筋の深部にあります。その枝には皮膚知覚を司る皮枝と、筋の運動を司る筋枝があり、それぞれ頚部とその隣接部に分布します。頚神経叢から発する皮枝の主な枝には次の4つがあり、頭部から頚肩部に分布します（図・基 4-7）。

> 小後頭神経：後頭部に分布する。
> 大耳介神経：耳介の後部及び耳下腺の付近に分布する。
> 頚 横 神 経：側頚部及び前頚部に分布する。
> 鎖骨上神経：鎖骨の上下及び骨に分布する。

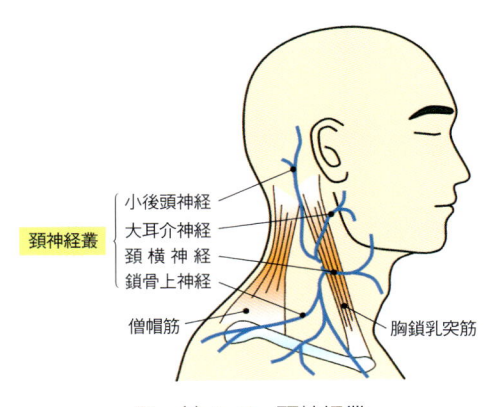

図・基 4-7　頚神経叢

第 3 章

胸痛

◆**胸の痛みは心因性が多い！？**

　八の字先生、昨日のご報告なんですが、「近頃、心臓が痛む」って言ってみえた患者さんに、すぐ病院へ行くことを勧めました。

　ん〜？　それは本当に心臓の痛みだったのかい？　他にも話は聞いた？

　それが、ちょうど問診を始めた時にその痛みが出てきて、心臓の辺りを指差して「ここが刺されるように痛む」ってかなりつらそうだったので、緊急性を要するものだと思って、あまり話は聞いていません。はじめて出くわしたので、びっくりしましたけど、速やかな対応ができたと思います（得意気）。

　は、はぁ〜ん。心臓がねぇ、刺されるようにねぇ、指まで差したのぉ（イヤミ〜）。

　はい……（不安）。

　失敗したねぇ、石田君。

　どういうことですか？　先生。

　内臓痛の特徴を思い出してごらん。お腹の臓器だけじゃなくて心臓だって内臓だぞ。

　あっ！　内臓は痛みがないか、あっても鈍くて部位がはっきりしてないんでしたっけ……。

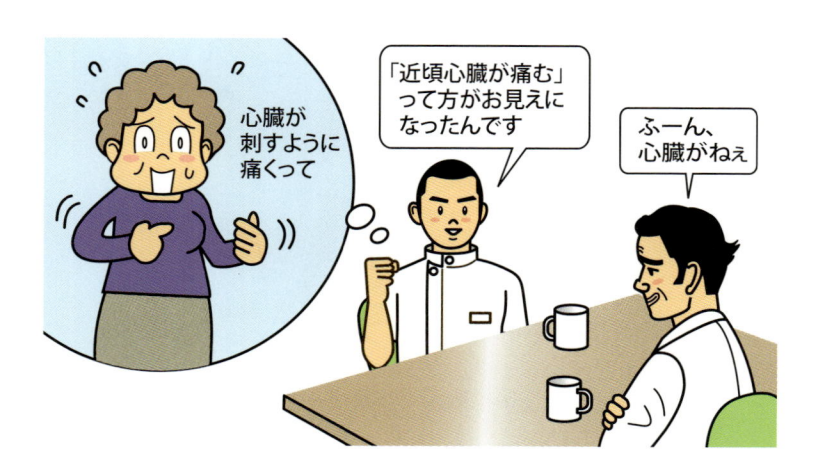

胸が痛い時、そこには心臓や肺といった命に直結するような臓器が含まれているから、その痛みに対して患者さんは非常に敏感になるし、強い不安を抱くことが多いんだよ。だから、「心臓が！」なんて大げさな表現になることがよくあるんだけど、実際心臓に異常がある時に、刺されるような痛み方はしないよ。重要臓器という意味では、前に話した頭痛も同じなんだけど、頭の痛みは日常経験することが多いから、多少のことでは心配しないんだよ。

　　　だけど、胸の痛みはあまり経験することがないから、ちょっとのことでも不安になるんだね。だから、胸の痛みは他の部位に比べて、心因性の痛みを起こすことが多いんだよ。心因性の痛みは検査しても異常が見つからないし、何件も病院を回ったり、病院で「異常ありません」なんて言われるから、わかってもらおうとして訴えが大げさになったりする。胸の痛みでは、不安で心臓ノイローゼになることだってあるんだよ。

　　　もしかして、昨日の方は心因性だったんでしょうか？

　　　今となってはわからないけど、可能性は高いね。じゃあ、その確認のために、今日は胸痛の見極め方を見ていこうか。

Ⅰ. 胸痛とは

　一言で言うと、胸が痛いということですが、その原因には肋間神経痛のような軽症のものから、心筋梗塞のように緊急を要する重大な疾患まで含まれます。また、胸痛の原因によっては、「痛み」ではなく「圧迫感」や「絞扼感」などの症状が現れることもあり、これらも含めて胸痛と考えます。

　　　前に、痛みの分類 p.008 を見たよね。胸の痛みもそれを踏まえながら分類してみよう。

Ⅱ. 胸痛の分類

1 末梢性の胸痛

(1) 表在性胸痛

❶ 表在痛

　胸部の皮膚に分布している痛覚受容器に与えられた刺激が、脊髄神経から脊髄後根、外側脊髄視床路を通り、視床を経て大脳皮質感覚野で感知される、最も局在性が明瞭な痛みです。
　胸部の皮膚の外傷や火傷、放射線治療による皮膚炎や皮膚の瘢痕などが原因で痛みが起こります。手術創からの痛みも、これに含めることができます。

　　◆放射線の後遺症は10年後!?
　　　放射線治療による皮膚炎は10年以上経って出てくることがあるんだ。
　　　放射線治療の痕は、はじめ軽い火傷みたいに赤くなって、その後黒ずんだ色になって消えていく。これだけ見るとふつうの火傷と同じようだけど、放射線の場合は、その後もわずかに皮膚の萎縮が続いて、10年以上経ってから傷が治りにくくなったり潰瘍ができてきたりするんだよ。

❷ 深部痛

胸部の筋・筋膜・腱・骨膜などに存在する受容器に加えられた刺激が、脊髄神経を通って中枢に伝えられる、表在痛に比べるとやや局在性に乏しい痛みです。

筋・筋膜からの痛みは、過度な運動や、筋肉が引き伸ばされたり痙攣したりすることで起こる場合が多く、局所の炎症とそれによって起こる浮腫、また乳酸などの代謝産物が蓄積することによって痛みが起こります。骨膜では、外傷による骨折や打撲、炎症、**腫瘍の転移や浸潤**などが原因になります。

> 骨性の痛みの原因に、がんの転移があることを忘れないように！

（2）内臓性胸痛

胸腔内臓器が傷害されることによって生じる痛みで、次のように分けられます。

❶ 内臓痛

内臓痛は内臓自身から起こる痛みです。臓器は一般に切られたり、潰されたり、焼かれたりなどの刺激に対しては痛みを感じません。内臓痛は、臓器の拡張や伸展といった力学的刺激、血管閉塞による局所の酸素欠乏と、それによって産生される乳酸などの代謝産物といった生理活性学的刺激によって起こります。

そのような刺激に対する胸腔内臓器の知覚は、主に**自律神経求心路** p.092 を介して感知されます。このうち、交感神経は内臓痛覚を伝えます。胸腔内の副交感性繊維は迷走神経に含まれており臓器感覚を伝えますが、**食道・気管**からの内臓痛覚にも関与します。

このように自律神経求心路によって伝えられる胸腔内臓器からの痛みは、表在痛や深部痛とは異なり、**鈍くて局在性のはっきりしない漠然とした痛み**で、時には感じられないこともあります。

❷ 関連痛

原因となる胸腔内臓器からの求心性繊維が入る脊髄と、同じ高さの皮膚分節上に痛みを感じます。また、胸腔内臓器だけでなく、腹腔内臓器からの関連痛が胸部に現れることがあります。

腹腔内臓器からの痛みは、交感神経の求心路を通って脊髄に入ります。その脊髄レベルはおおよそ胃・腸管：Th6 〜 11、肝臓：Th6 〜 10、膵臓：Th6 〜 10、脾臓：Th5 〜 12 ですから、これら臓器からの刺激によって胸部に関連痛が現れることがあると考えられます。

❸ 体性痛

体性痛は壁側胸膜・横隔膜などから起こる痛みです。壁側胸膜・横隔膜とわずかですが心膜には脊髄神経（体性知覚神経）が分布しているため、非常に敏感で、弱い機械刺激でも容易に痛みを起こします。また、これらの部位で受けた刺激は主にAδ繊維によって伝達されるので、局在性の明確な鋭い痛みとして感じます。

❷ 神経障害による胸痛

胸腔内臓器や胸壁を支配する知覚神経の経路のどこかに器質的・機能的障害があって起こる痛みのことです。その障害部位によって分節性神経痛、肋間神経痛、頚腕神経痛、中枢痛に分けられます。

(1) 分節性神経痛

脊髄神経が前枝と後枝に分かれるまでの部位（図3-1）に障害があって、その支配領域に分節的に神経痛が起こるものを言います。ですから、痛みはデルマトームに沿って存在します。原因として、帯状疱疹にみられる胸部脊髄神経根の障害や、変形性脊椎症によって胸椎が胸神経を圧迫することや、大動脈瘤などが脊椎を圧迫することがあります。

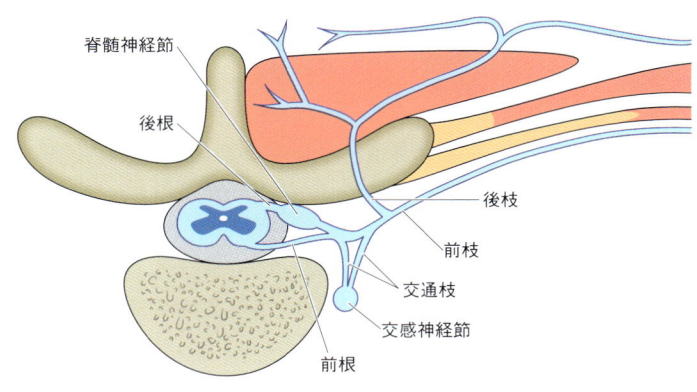

図 3-1 脊髄神経

(2) 肋間神経痛

肋間神経（胸神経前枝）が障害されるものを言います。肋骨骨折、外傷などによる圧迫や刺激、胸膜炎が原因で起こります。

◆肋間神経痛の正体は？

診断のつかない原因不明の胸の痛みを、肋間神経痛と言ってることがよくあるんだ。それだけ聞くと「いい加減だなぁ」って思えるけど、原因不明の胸痛には心因性の場合が結構多くて、診断がついて「心配ないですよ」って言われると、患者さんは安心してそれだけで治っちゃうこともあるんだ。まぁこれも治療手法の1つと言えなくもないね。

(3) 頚腕神経痛

頚部脊髄神経が障害されるものを言います。頚部や上肢の痛みの他に、胸膜や前胸部に痛みが生じることがあります。椎間板症、頚椎関節炎、腕神経叢の刺激によって起こります。

(4) 中枢痛

脊髄から視床に至る脊髄視床路と、視床から大脳皮質に至る視床皮質放線のどこかに障害があるものを言います。脳血管障害の後遺症として起こることが多いですが、脳腫瘍や脳軟化症などでも起こることがあります。脊髄性のものでは脊髄空洞症や脊髄腫瘍などが原因になります。

3 心因性の胸痛

特に原因が認められないのに痛みを感じるものを言います。いずれも胸痛を起こすメカニズムは解明されていません。

第3章 胸痛

◆神経症と精神病は違う！

はじめに先生が言われた心臓ノイローゼはここに分類されますよね。具体的にどういうものですか？

医学的には「心臓神経症」って言われるね。この病気の根本は「神経症」なんだけど、心臓とか循環器の症状が現れてくるもの、もしくは訴えられるもののことだ。

痛みのところでも、少し話がありましたけど☞p.010、その「神経症」がよくわかりません。具体的にどういうものですか？　精神病とは違うんですよね？

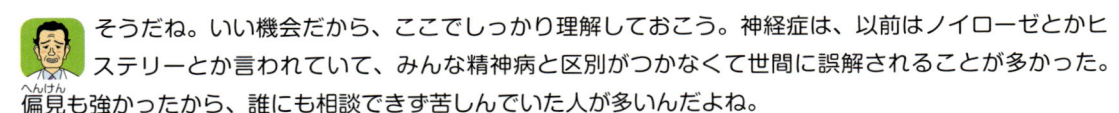

そうだね。いい機会だから、ここでしっかり理解しておこう。神経症は、以前はノイローゼとかヒステリーとか言われていて、みんな精神病と区別がつかなくて世間に誤解されることが多かった。偏見(へんけん)も強かったから、誰にも相談できず苦しんでいた人が多いんだよね。

　神経症っていうのは、心理的な原因で心と身体に機能障害が起こるもので、脳の仕組みや神経伝達物質に異常がある精神病とはまったく質の違うものだ。わかりやすく言うと、神経症は器質的な病気によるものではなくって、健康な人がふだん体験するような心や身体に対する感覚や感情が、行き過ぎてしまった状態と考えられるんだ。

先生、あまりわかりやすくないんですけど。

ん～、じゃあ、こう言えばわかるかな？　どんな人でも人前に立った時、緊張して手や声が震えることがあるだろう。知らないところへ行くのは不安になるし、すごく高いところでは怖くて膝がガクガクするよね。これがふだん体験するような心や身体に対する感覚や感情ってものだけど、それが緊張や不安の度が過ぎて、人前に出られない、外出できない、階段すら高くて昇れないとなったら神経症と言える。汚いものが嫌だと思うのは普通だけど、自分の手が汚いように思えて、ず～っと手を洗い続けるようになったら神経症。

　それに、人にはそれぞれ自分のこだわりややりたいことがあるだろう。でも、他人との関わりの中で生活している以上、みんな自分のやりたいこととやれることの折り合いをつけながら生きてるんだよね。それが大人になっても自分の欲求を抑えられないとか、自分の思うようにならないと泣いたり、人を責(せ)めたり、ヒステリーを起こすようだと神経症と言えるだろうね。

今度はわかりました。

◆心臓神経症は訴えだけじゃない！

では心臓神経症の場合は、具体的にどのようなことが起こるんですか？

たとえば不安や緊張が強過ぎて、動悸がして胸が痛むとか、ひどくなると息ができなくなって失神してしまうというように、他覚的に認められる症状を伴うタイプもあるし、実際は異常がないのに胸の圧迫感を訴えるとか、自分は狭心症だと思い込んでいるというように、他覚的症状を伴わないタイプもある。痛みは脳で感じるものだから、局所に異常がなくても、思い込みの強さによって脳の中で痛みを作り出してしまうことがあるんだよ。

はぁ〜（落ち込み）。話を聞いてると、昨日の患者さんは神経症だったと思います。すいませんでした。

まぁしょうがないさ。本当に心臓が悪い人に「大丈夫です！」なんて言ったんじゃなくて、良かったじゃないか。

　さて、患者さんにとっても、我々治療家にとっても、一番気になるのは心臓とか肺とか、胸腔内臓器に何か重大な疾患がないかってことだよね。最後に、実際そんな疾患があったらどんな症状が起きるか見ておこうね。

Ⅲ. 内臓性胸痛の原因

1 心臓からの痛み

（1）機序

　心臓は拍動や圧迫によって痛みを感じることはありません。心臓が痛みを感じる確定的な機序は不明な点が多いのですが、その原因としては次のような刺激が考えられています。

- ▶ 冠状血管の攣縮や閉塞による**虚血**
- ▶ 心筋の**酸素欠乏**
- ▶ 虚血や酸素欠乏によって生じる乳酸や内因性発痛物質などの**代謝産物**の蓄積
- ▶ 大動脈壁や冠状血管の急激な**伸展**

（2）原因疾患

　狭心症、心筋梗塞などが代表的です。

　心臓は休みなく動き続けているため、たくさんの酸素と栄養を必要とします。このため、心臓の周りには、心筋に十分な血液を送るための冠動脈と呼ばれる血管が張り巡らされています。狭心症、心筋梗塞は、この冠動脈の障害が原因で起こる「虚血性心疾患」と呼ばれるものです。

◆虚血性心疾患のメカニズム

狭心症と心筋梗塞は、君も知っているだろう。

はい。

じゃあ、この疾患のメカニズムはわかっているかな？　原因となる冠動脈の障害とは何だ？

冠動脈の動脈硬化が原因で、血液の通り道が狭くなり、血流障害を起こすものです。血管の詰まりが不完全なものが狭心症で、完全に詰まって心筋が壊死したものが心筋梗塞です。

ん〜、それだと30点。

えっ!!
じゃあ、あと70点分は何ですか？　教えて下さい。

第3章 胸痛

◆狭心症の場合

まず、狭心症には「労作型」と「安静型」の2つのタイプがあっただろう？ 両方とも心筋への血液不足が原因で痛みを起こすんだけど、その機序はそれぞれ違う。

「労作型狭心症」は、労作時、つまり何かした時に発作を起こすものだ。これは、石田君の言ったとおり、動脈硬化が原因で冠動脈が狭くなってしまい、心臓が動くのに必要な量の血液を供給できないことが原因だ。身体が動いてない時は、通常の拍動で良いから、狭くなった血管でも必要量の血液を送れる。ところが、階段を昇ったり走ったりして身体を動かした時には、全身の筋肉に血液を送るため心臓はたくさん働かなきゃいけない。たくさん働くためには、たくさん酸素と栄養が必要なのに、血管が狭いと心筋に十分な血液が送れない。そこで心筋の血液不足が起きて、狭心症発作が起きるわけだ。

これに対して「安静型狭心症」は、何もしていない安静時に突然発作を起こすものだ。こちらは、冠動脈の痙攣が原因で、血管の拍動が阻害されて、血液が上手く流せなくなることで起きるんだ。夜寝ている時、特に明け方、寝ている状態から覚醒の準備を始める自律神経が一番不安定な時間帯に発作が起きることが多いんだよ。それに午前中、まだ身体の活動態勢が整ってない時にも多いんだ。

発作が起きた時には、どうすれば良いんですか？

機序は違っても、どちらの狭心症も、完全に血管が詰まったわけではないから、労作型はその動作を中止してしばらく静かにしていれば治まるし、安静型もしばらくして痙攣が止まれば、発作も治まる。時間にして数十秒から、長くても数分間だな。

狭心症の痛みには、どのような特徴がありますか？

狭心症の痛みは、1点の狭い範囲ではなくって、手のひらを当てるくらいの範囲に起こる。「痛い」というよりも、「圧迫感」や「締め付けられるような感じ」と表現されるね。

◆心筋梗塞の場合

これに対して心筋梗塞はどういう状態かというと、動脈硬化がさらに進んで冠動脈が極端に狭くなっている部分で、血流が悪くなって血液が固まって血栓ができたり、他でできて流れてきた血栓がそこに詰まったりして、冠動脈が完全に詰まってしまった状態だ。すると、その先へは血液が行かなくなるから、酸素欠乏や栄養不足になった心筋細胞が死んでいく、というのが心筋梗塞のメカニズムだ。この時、冠動脈が完全に詰まって血液が流れなくなった瞬間から胸痛が起こりだす。

心筋梗塞の痛みは狭心症の痛みと違いますか？

心筋梗塞の痛みは、部位こそ狭心症と同じだけど、狭心症発作とは比較にならない激しい痛みだ。「石で胸が潰されたような」「胸の中をえぐられるような」と表現される強烈な痛みで、死の恐怖を感じることもあるらしい。

狭心症との違いは、痛みの程度だけじゃなくて、冠動脈が完全に塞がっているために安静にしても胸痛が治まらず、発作の時間が長いということと、ニトログリセリン（血管を拡張させる薬）が効かないということがある。

どのように対処すれば良いのでしょう？

安静にしても治まらない激しい胸痛の場合には、すぐに救急車を呼ぶようにしよう。心筋梗塞は発症するとすぐに次々と心筋が壊死していく。壊死の範囲が広ければ、心臓が動けなくなって死んでしまう危険性がある。対応の早さが勝負なんだ。いかに早く処置するかで、命や後遺症の程度が大きく変わってくるからね。

それに狭心症発作が度々(たびたび)起きるのは、心筋梗塞の危険が近づいているってことだから、注意信号だ。この時、どちらかというと安静型狭心症の方が、労作型狭心症より心筋梗塞のリスクが高いそうだ。

表 3-1 狭心症と心筋梗塞

	狭心症		心筋梗塞
	労作型	安静型	
痛み方の表現	圧迫感 締めつけられるような		石で潰されるような えぐられるような
発症	労作時	安静時	突然
緩解・増悪	動くのをやめて 安静にすると治る	しばらくして血管の 痙攣が止まれば治る	安静にしても治らず どんどん悪化する
発作時間	数十秒から数分間		30 分以上
ニトログリセリン	効果あり		効果なし

◆狭心症や心筋梗塞の既往(きおう)がある人は、運動しちゃダメ？

では先生、狭心症や心筋梗塞の既往がある患者さんは、発作を起こすから運動はダメですね。

それがそうとは限らない。確かに運動は発作を起こす危険性があるけど、動脈硬化の原因は偏(かたよ)った食生活と運動不足、早い話が肥満だろう。とすれば、大事にして動かずにいたら、ますます太って動脈硬化が進んじゃうよ。

「本質的な治療」を考えるなら、野菜や魚中心の食生活にして、カロリーを控(ひか)える。それと身体に溜(た)まった脂肪を燃やすために運動をするべきだよ。

じゃあ、ジョギングなんてどうでしょう？

実は、動脈硬化のある冠動脈に適度な負荷を与えると、つまり運動すると、心臓に十分な血液が来ないので、血管を新たに作り出して血液の流れを良くしようとする働きが起こるんだ。それにはジョギングがとても効果的なんだけど、急性心不全で倒れる危険性が増大するから、患者さんには勧めない方が良い。

では、どのようなものを勧めたら良いですか？

ウォーキングが良いね。歩くくらいなら発作の起きる危険性は少ないからね。と言ったって、散歩のようにゆっくり休み休み歩いていては意味がないよ。ひとまずスピードは気にしなくて良いから、大股(おおまた)で手を振って歩くことを意識すると良い。

慣れてきたら、平常より少し心拍数が高くなるくらい(100〜120 回/分)の速さで 30 分以上、できれば 1 時間休まず歩くことを毎日でも続けるようにすると、痩(や)せてきて動脈硬化も改善されるよ。隣の人としゃべりながら歩いても苦しくならない程度の速足っていうのが目安だ。

第3章 胸痛

👤 狭心症でも安静型の場合は血管の痙攣が原因だから、運動の必要はないですね？

👤 そんなことはない。血管の痙攣は若い人にも起きているけど、狭心症の発作は起こさない。というのは、安静型狭心症の人は、動脈硬化がベースにあるから血管の痙攣で発作を起こすんだ。
だから、安静型でも運動は必要だよ。

◆鍼灸治療

👤 鍼灸治療で何かできることはありませんか？

👤 鍼治療は、血行改善したり、交感神経の緊張を抑制したりするので、いずれの狭心症にも心筋梗塞にも効果が期待できるよ。
西篠一止先生の研究によると「灸治療は副交感神経を抑制する働きがある」ということだから、副交感神経の過緊張で起きる安静型狭心症には効果があると思う。ただし、昭和大学医学部の坂本浩二先生の研究では、「大きい灸や数多くすえる灸は血液凝固反応を亢進させる作用がある」ということなので、多壮灸はしない方が良いんじゃないかな。

◆「A型性格」って、血液型じゃないよ！

👤 運動以外に患者さんがふだん心掛けることってありますか？

👤 リスクファクター（危険因子）に挙げられているようなことは避けるべきだね。

👤 具体的には何がリスクファクターになるのですか？

👤 タバコ、肥満、ストレス、運動不足、糖尿病、高血圧、高脂血症などが挙げられる。それに、せっかちですぐイライラする、上昇志向が強い、攻撃的、競争心が強いといった性格傾向、こんな人をA（aggressive：攻撃的な）型性格と言うんだけど、これもリスクファクターだよ。これらの因子が多ければ多いほど狭心症・心筋梗塞の危険性が高くなる。

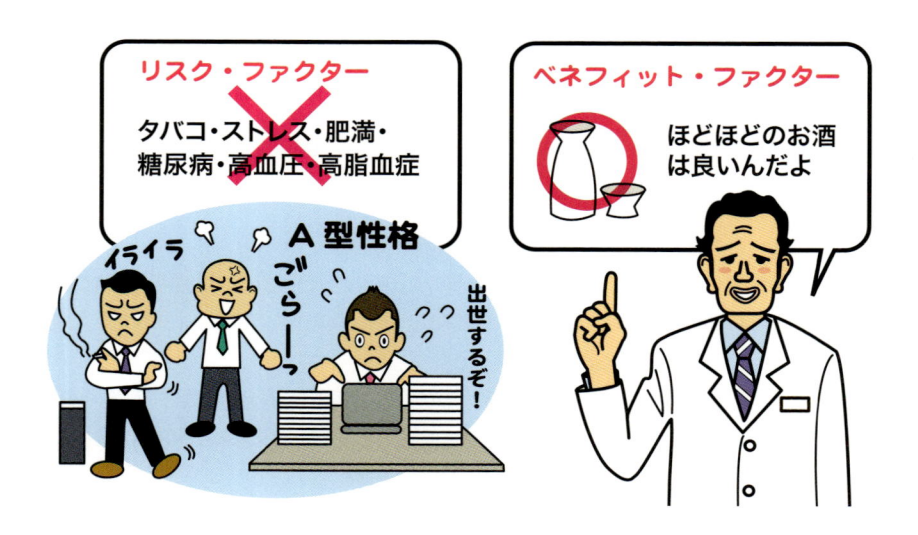

リスク・ファクター
タバコ・ストレス・肥満・糖尿病・高血圧・高脂血症

ベネフィット・ファクター
ほどほどのお酒は良いんだよ

A型性格　イライラ　ごらーっ　出世するぞ！

要するに、動脈硬化を進めるようなこと、心臓に余計な負担をかけるようなこと、血管痙攣を誘発するようなこと、これらの元になることは全部リスクファクターだよ。

◆お酒は良いの？

お酒はリスクファクターじゃないんですか？

酒はむしろベネフィットファクター（利益因子）だよ。

えっ？　本当ですか？　ご自身が飲みたいから言ってるんじゃ……。

違います！　酒を飲む人と飲まない人では、酒を飲む人の方が虚血性心疾患の有病率・死亡率が少ないって、ちゃんと統計で出ています！
ただね、だからと言って毎日大量に酒を飲んでいたら肝臓・膵臓などいろいろな病気になっちゃうから、せいぜい1日1合以内に留めておくべきだろうね。

2 大動脈からの痛み

（1）機序

血管壁の拡張や解離による伸展によって、血管壁に分布する交感神経が刺激され痛みが起きます。あるいは、拡張・伸展した血管が周囲の脊髄神経を圧迫することによって起こります。

上行大動脈の神経支配は主に右側から、弓部及び下行大動脈は主に左側から支配されています。したがって、上行部に異常があれば右側の胸・頚部に痛みを感じることが多く、弓部及び下行大動脈の場合は左側に痛みを感じることが多くあります。

（2）原因疾患

胸部大動脈瘤、大動脈解離、解離性大動脈瘤などが代表的です。

動脈の血管壁は、基本的に内膜・中膜・外膜の3層からできています。動脈瘤は、血圧に押されて血管壁が3層とも膨らんで瘤状になったものです。これに対して、血管壁が層状に裂けることを解離と言い、何らかのきっかけで大動脈の内膜に傷がつき、そこから血液が血管壁内に流れ込み、中膜が2層に裂けることを大動脈解離と呼びます。また、裂けた隙間に血液が溜まり、膨らんで瘤状になったものを解離性大動脈瘤と呼びます。

いずれも主な原因は、動脈硬化によって中膜が弾性を失って脆くなり、血圧に耐えられなくなることにあります。

◆解離性大動脈瘤を持ったまま？

1981年に俳優の石原裕次郎さんが解離性大動脈瘤の手術を受けたことで、病名が世間に知られたんだけど、知ってるかい？

すいません。その頃、僕まだ生まれてないので知らないです。

えっ！　あ〜そう、生まれてないの。
ふつう、動脈瘤の場合、小さいうちは無症状だ。大きくなって周りを圧迫するようになって、はじ

めて症状が出てくる。これに対して、解離性大動脈瘤は、解離の瞬間に痛みがあるんだ。「引き裂かれるような」とか、「焼け火箸を突っ込まれたような」と表現されるんだけど、激烈な痛みが胸から背中にかけて突然起こるので、時々、心筋梗塞と間違われることがある。

　どちらも破裂する前に、人工血管に置き換える手術をすることが多いけど、大動脈の手術はリスクが高いから、解離性大動脈瘤では解離した部位と範囲によって、処置や予後は変わってくるんだ。中には徐々に少しずつ解離する人もあって、そんな人は無症状のこともある。知らぬまま天寿をまっとうすることもあるからね。

　もしも解離性大動脈瘤を手術せず保存的治療をされている時には、マッサージや整体のように身体を揺さぶったり、捻ったりするようなことは禁忌だよ。瘤が破裂する危険があるからね。破裂した時には当然だけど胸に激痛があって、命に関わる。

　心筋梗塞だか、大動脈解離だか、大動脈瘤破裂だか、何だかわからなくても、胸の激痛は危険！ってことですね。

　そう。動かず、すぐに救急車を呼ぶべきだ。というより、とても動けるような痛みじゃないけどね。

3 呼吸器系からの痛み
（1）機序
　炎症、異物、腫瘍などによる刺激によって、痛みが起きます。ただし、肺実質、小気管支、臓側胸膜には痛覚神経の分布がないので、この部位の病変では痛みを感じません。

　気管・気管支、壁側胸膜には痛覚神経の分布があり、気管・気管支への刺激は交感神経と迷走神経によって伝えられます。壁側胸膜の肺尖部は腕神経叢、外側部は肋間神経、横隔胸膜の中心部は横隔神経、周辺部は肋間神経の支配を受けており、体性知覚神経の終末が豊富に存在しているので、この部位の病変では支配領域にはっきりとした強い痛みを感じます。また、縦隔胸膜や心膜には横隔神経がわずかに分布していると考えられています。

　風船にグーでパンチをした時のように（図3-2）、こぶしを肺とすると、ピッタリくっつくのが臓側胸膜。手首のところが肺門（気管や動静脈の入口）にあたって、ここで胸膜は折れ返って外側の壁側胸膜に移行していると考えるとわかりやすいかなぁ。

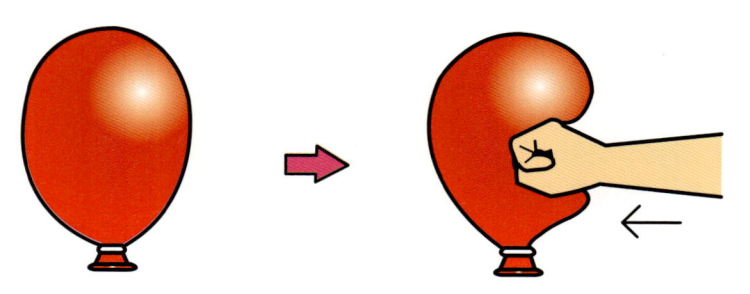

図3-2　臓側胸膜と壁側胸膜のイメージ

（2）原因疾患
　気管支炎、肺炎、肺結核、肺がんなどが代表的です。

気管・気管支の炎症では、頸部及び胸部に痛みを感じます。また、肺実質・小さい気管支には痛覚神経が分布していないので、この部位に炎症や腫瘍があっても初期には痛みを感じません。ですが、病変が気管支や壁側胸膜、横隔膜などの痛覚神経が分布するところまで及ぶと、その支配神経の領域に痛みを起こします。

◆肩こり？　頸椎症？　もしかして肺がん!?

　肺がんが初期には全く無症状なのはこのためですね。

　そうだね。それに、肺尖部のがん（パンコースト腫瘍）の場合には、がんが壁側胸膜まで広がって、その部位を支配している腕神経叢を侵すと、腕に痛みや痺れが出てくる。これが初期症状になることもあるから、整形外科疾患と間違われやすいんだ。誤診しないように、問診できっちり見分けよう。

　見極めのポイントは何ですか？

　腫瘍の場合、きっかけなく発症して徐々に悪化していくこと、首や肩の動きによる痛みの増悪がなく、逆に安静時や夜間の方が痛みがひどくなることが特徴になってくる。整形外科疾患だったら、何か原因やきっかけが思い当たるだろうし、何より動いたら痛いというのが特徴になる。それに時間の経過で、発症当初よりマシになることが多いよね。
　もしパンコーストが疑われるなら、緊急性があるわけではないけど、手遅れにならないうちに病院に行くことを勧めた方が良いね。

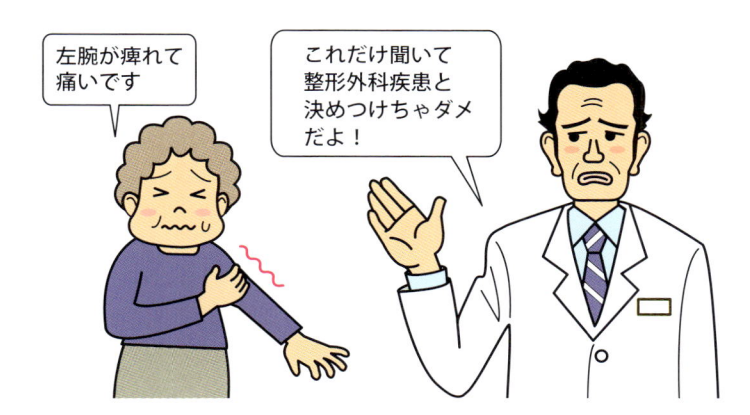

「左腕が痺れて痛いです」

「これだけ聞いて整形外科疾患と決めつけちゃダメだよ！」

4 食道からの痛み

（1）機序

　食道の炎症、潰瘍、腫瘍や周囲の病変による圧迫などの刺激によって痛みが起きます。
　食道からの痛みは、交感神経と迷走神経によって伝えられます。そのため部位の限局した痛みはなく、痛みよりむしろ異物感や胸焼け、嚥下時の引っかかりとして感じられることが多くあります。

（2）原因疾患

　食道炎、食道潰瘍、食道がん、噴門痙攣（アカラシア）などが代表的です。
　食道の炎症や潰瘍の場合、痛みより胸焼けが症状になります。食道がんでは、痛みよりも

第3章 胸痛

嚥下障害や異物感が先行します。食道の内腔側に腫瘍ができると、食べ物が食道を通過するときに引っかかるようになるからです。

噴門痙攣では、飲み込んでも噴門部が開かないため食べ物が食道に溜まり、口に近い食道が異常に拡大します。そのため周囲を圧迫して胸痛を起こし、また嚥下障害を起こします。

◆食道がん？　疑わしきは即、専門医へ！

ここで気を付けなければならないのは食道がん。食道がんはヒジョ～に性質の悪いがんで、進行がものすごく早いんだ。症状が出て1カ月後に検査したら手遅れだったってこともあるくらいだ。

がんは、基本的には予後不良だから西洋医学と併療すべき疾患だけど、緊急を要するものではない。初診で判断がつきにくければ、何回か治療して、その経過を見て判断しても構わないものだ。だけど、この食道がんに関してはそんな悠長なことはしていられない。患者さんが「何か飲み込むのに引っかかりを感じる」とか、「胸に異物感がある」と言った時には、無駄になっても良いから早く検査を勧めた方が良い。

とくに辛い食べ物のような刺激物が好きだったり、タバコを吸ってたりすると、食道・咽頭・喉頭がんになりやすいから、そんな生活歴の問診にも注意してね。

> 食道がんは進行が早い！疑わしい症状があったらすぐ検査へ！

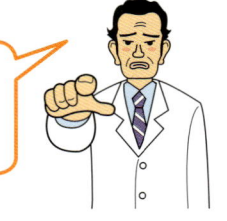

◆引っかかるのは固形物？　流動物？　それとも両方？

嚥下障害を起こすものに、食道がんと噴門痙攣が挙げられていますが、症状に違いはありますか？

がんの時の嚥下障害は、まず固形物が引っかかるようになって、腫瘍が大きくなると流動物も通りにくくなるんだけど、噴門痙攣の時には、固形物も流動物もどちらも通らなくなるんだ。ここが見分けるポイントだね！

> **memo　食道がんと噴門痙攣の初期症状**
> 固形物は引っかかるけど、流動物はスムーズに通る　⇒　食道がん
> 固形物も流動物もどちらも引っかかる　⇒　噴門痙攣

5 横隔膜からの痛み
（1）機序

炎症、周囲の組織からの圧迫または神経への刺激によって痛みを起こします。横隔膜の周辺部は下6本の肋間神経、中心部は横隔神経の支配を受けるので、はっきりとした痛みが各神経の領域に起こります。

横隔膜周辺部の病変では、下胸部や上腹部に痛みを感じます。また、横隔神経は頚神経叢からの枝でその中心はC4から出るため、横隔膜中心部の病変では頚や肩に痛みが現れることがあります。

（2）原因疾患
横隔胸膜の炎症、横隔膜下膿瘍、横隔膜炎などが代表的です。
いずれも臓器の炎症が拡がり、横隔膜まで及んだ時に起こるものです。

> 横隔膜に炎症が起きたということは、臓器の炎症がそこまで進行してしまった、重篤な状態だ！と言えるよね。

まとめ

> さて、胸痛の話はここまで。
> 今の話を踏まえて、患者さんが胸の痛みを訴えてきた時には、痛みの原因を正確に見極めて、即座にそれが生命に危険を及ぼすかどうかの判断をしなければいけないし、危険のない痛みの時には、危険がないことを患者さんが納得できるように説明してあげることが必要だ。胸の痛みでは、この「説明」がとても大事だ。説明が治療になることもある。安心させてあげることが、他の愁訴以上に必要なんだよ。
>
> 胸痛は、「正確な見極め」と「早い状況判断」、そして「的確な説明」が必要だ。
>
> 次は失敗しないように！　ねっ、石田君。

> はい！

> これで胸痛について大体わかったかな？
> Any Question?

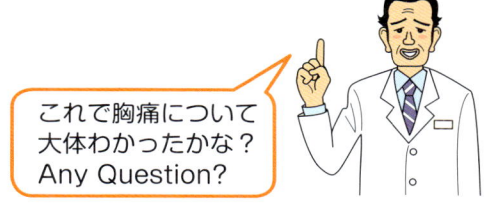

第4章

腹痛

◆右下にして丸くなって寝ると楽。……もしかして!?

　グッモーニング！

　はっ、八の字せんせいぃぃ……。

　おおっ！　なんだ⁉　どうした？

　具合がメチャメチャ悪いです。

　なんだなんだ？　どうしたんだ？　顔色もおかしいし、どこがどう悪いんだ。

　今朝6時くらいに吐き気で目が覚めたんです。トイレで吐いたら昨日食べたものが出たんですけど、吐いても気持ち悪いのが全然治まらなくって、その後もずっとトイレにこもってたんですけど、それ以上は出ないし、でも気持ち悪いし。そうこうしているうちに家を出る時間になっちゃったから何とか出てきたんですけど、さっきから若干胃が痛いような、お腹が痛いような、なんかますます具合が悪いんです。

　仕事はいいからちょっと寝てごらん。（脈を診る）そんなに高くないけど、熱があるな。（腹を診る）腹も少し緊張してるなぁ。ん～、まぁちょっと待ってて。先に患者さんを診てくるから。君は寝てて良いよ。

　はい。すいません。

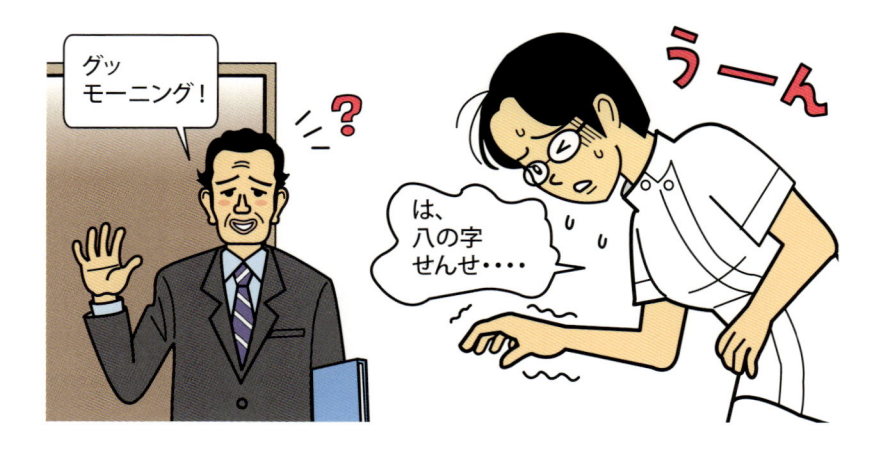

072

… 昼頃 …

- さ〜て、やっと手が空いた。北乃君、どうだ〜？
- うううぅ……。うぅ〜ん。んん〜。（右側臥位で丸まっている）
- なんだっ！　どうした。つらいのか？
- 先生、おっ、お腹が……痛いです。さっきから何回か痛いのが襲ってきて、しばらくすると治まるんですけど、今また……ううぅ〜ん。
- 下痢か？　今朝からウンチは出たの？
- 楽になるかと思って、さっきトイレに行ってきたんですけど、出なかったです。
- あ〜そう。まぁ、腹を診よう。ちょっと仰向けになって。
- （仰向けになる）イテテッ！
- なんだ、仰向けになると痛いのか？
- はい。右下にして丸くなってると、ちょっとマシなんです。
- ん〜？　もしかして…。（右下腹を押しながら／図4-1）大して硬くないなぁ。これ痛いか？
- いえ、別に。
- （手を放す／図4-2）これも大丈夫そうだなぁ。
- 痛くないです。
- （右の膝と股関節を90度屈曲させて股関節を内旋する／図4-3）……どこか痛むか？
- ん〜、右の下腹が突っ張るような気がしますけど。
- 他には？　何かつらいとこある？
- 背中が痛いです。
- あっそ。じゃあ、今度は左を下に寝てごらん。
- イテテテッ!!

4

腹痛

第4章 腹痛

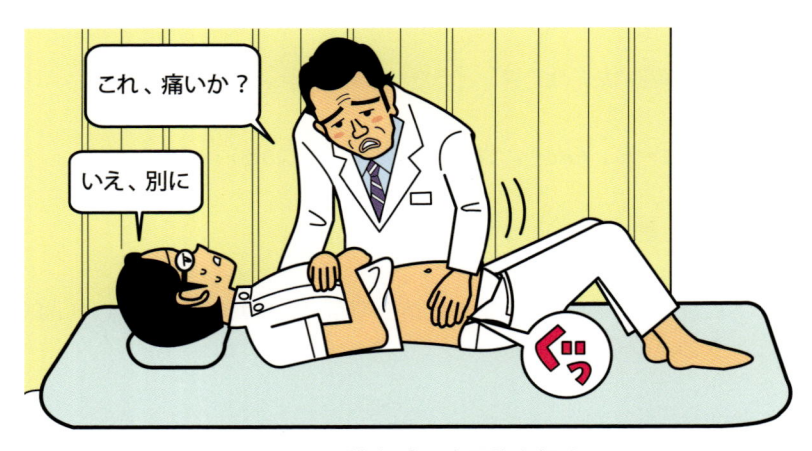

図4-1　検査①：右下腹を押す

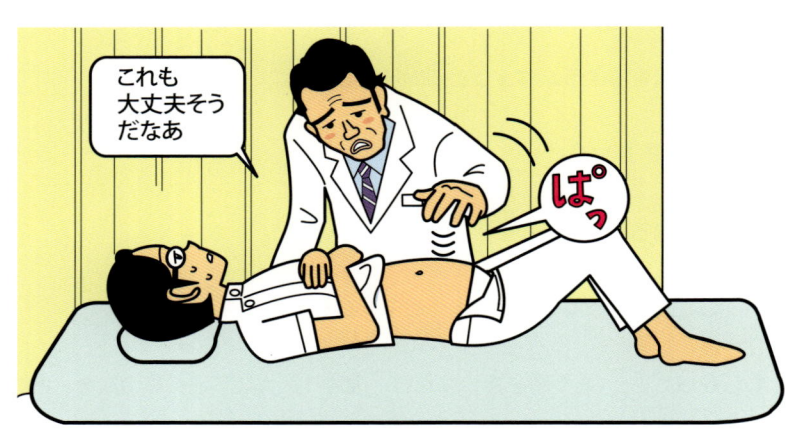

図4-2　検査②：その手を離す

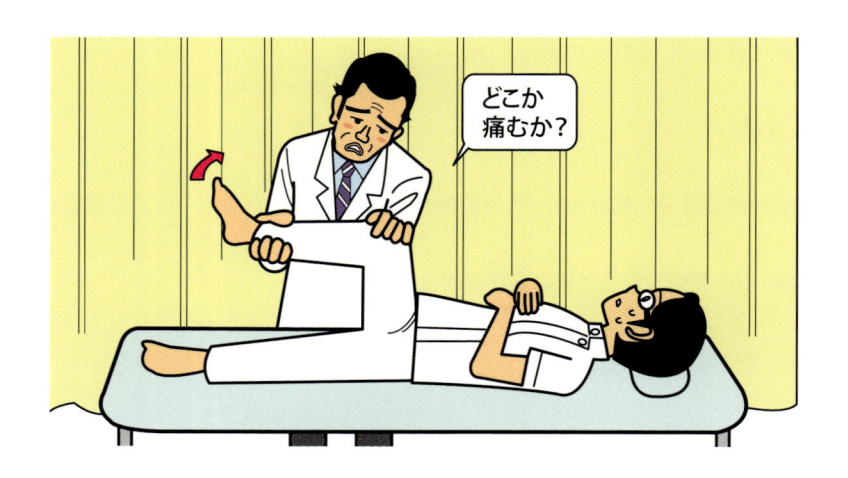

図4-3　検査③：右股関節の内旋

この方が痛いか？　ふ〜ん、やっぱり。とすると、これは？（右足をまっすぐ伸ばして、後ろへ引っ張って股関節を伸展させる／図4-4）

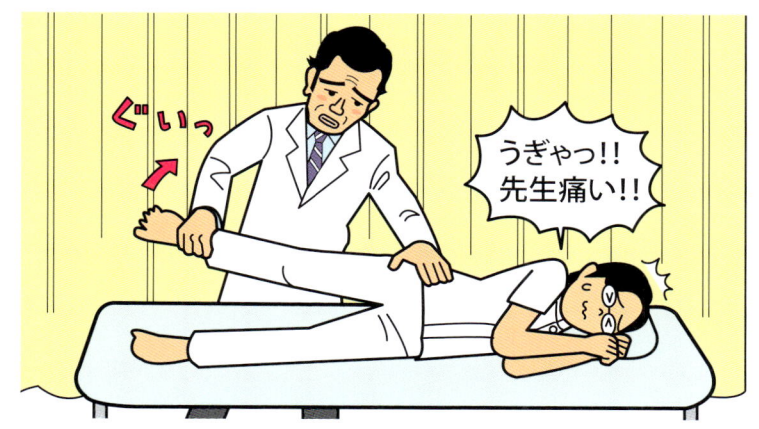

図 4-4　検査 ④：右股関節の伸展

🟧 ウギャッ！　先生、痛い!!

🟩 あ〜、これは多分、虫垂炎だなぁ。

🟧 え〜、お腹切るのは嫌です〜。

🟩 今ならまだ鍼灸で大丈夫！　治療するから、もう一度仰向（あおむ）けになって。

… 刺鍼中 …

🟩 石田くーん、お灸してー!!

🟦 はい。どこにしますか？

🟩 **行間**に多壮灸。始めは熱いだろうから小さくて良いけど、だんだん小豆（あずきだい）大くらいまで大きくしていって。

🟦 はい。

… 置鍼＆お灸。そして1時間後 …

🟩 どうだ？　腹の痛いのは少し落ち着いたか？

🟧 少しマシになってきました。

🟩 じゃあ今度は背中だ。うつ伏せになって。

… 刺鍼中 …

🟩 石田くーん、通電してー!!　少し速めの Hz（ヘルツ）数にしてやってね。

第4章 腹痛

> はい。

… 置鍼＆通電中。そして30分後…

> 大分楽になってきました。

> そうか。できる元気があるなら、このあと帰ってからも自分でガンガンお灸をすえなさい。でも、もし悪化してくるようなら、すぐ病院に行きなさい！

… 1週間後…

> どうだ〜、具合は？

> はい、ありがとうございます。あの日以降も石田君がお灸をしてくれましたし、先生にも治療していただいて、お陰様で良くなりました。もう大丈夫だと思います。
> 　けど、今回はつらかったです。ぎっくり腰で痛いのは、つらくてもじっとしていれば我慢できるのに、お腹が痛いのはじっとしてても痛みが襲ってくるし、不安になるっていうか切なくなるっていうか、つらさの質が違うんですよね。

> 痛みに情動が伴うのは二次痛の特徴だっただろう。
> よし！ ちょうどいいじゃないか。その体験を忘れないうちに、腹痛の勉強をしてみよう。

I. 腹痛とは

　腹痛とは、腹部に感ずる痛みの総称です。腹痛というと一番に消化器系疾患を考えがちですが、それだけとは限りません。腹痛を起こす原因には様々なものがあります。
　腹痛の原因には軽症のものから命に関わるようなものまでありますが、痛みの程度が原因となっている疾患の深刻さをそのまま表しているとは限りません。

II. 腹痛の分類

1 末梢性の腹痛

（1）表在性腹痛

❶ 表在痛
　腹部の皮膚に分布している痛覚受容器に与えられた刺激によって起こる、最も局在性が明瞭な痛みです。

❷ 深部痛
　腹部の筋、筋膜、腱、骨膜などに存在する受容器に加えられた刺激によって起こる、表在痛に比べるとやや局在性に乏しい痛みです。

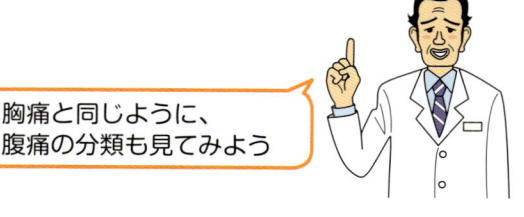

> 胸痛と同じように、腹痛の分類も見てみよう

◆お腹を押してわかること

「お腹が痛い」と言われると、すぐに「内臓」と思ってしまうけれど、表在性腹痛のことも案外多いんだよ。その腹痛が内臓性か表在性か見分けるには、仰向けに寝てもらってお腹を押してみよう。この時、息をいっぱい吸い込んでお腹を膨らませてもらった時や、ヘソを見るように頭を持ち上げてもらって腹筋に力が入った時にお腹を押した方が、痛みの程度が軽くなるなら内臓痛。これがふつうに仰向けの時にお腹を押したのと変わらなければ表在痛と判断することができる。

（2）内臓性腹痛

腹腔及び骨盤内臓器が傷害されることによって生じる痛みで、次のように分けられます。

❶ 内臓痛

内臓痛は内臓自身から起こる痛みです。腹腔及び骨盤内臓器の知覚は主に自律神経求心路 p.092 を介して感知されます。このうち、交感神経は内臓痛覚を伝えます。腹腔内の副交感性繊維は迷走神経に、骨盤内の副交感性繊維は仙骨神経（骨盤内臓神経）に含まれており臓器感覚を伝えますが、仙骨神経（骨盤内臓神経）は骨盤内臓器からの内臓痛覚にも関与します。

自律神経求心路によって伝えられるので、表在痛や深部痛とは異なり、鈍くて局在性のはっきりしない漠然とした痛みで、時には感じられないこともあります。

❷ 関連痛

原因となる腹腔及び骨盤内臓器からの求心性繊維が入る脊髄と、同じ高さの皮膚分節上に痛みを感じます。

❸ 体性痛

壁側腹膜、腸間膜、横隔膜が刺激されて起こる痛みのことを言います。これらの部位には脊髄神経（体性知覚神経）が多く分布しているため、非常に敏感で、弱い機械刺激でも容易に痛みを起こします。また、ここで受けた刺激は主にAδ繊維によって伝達されるので、局在性の明瞭な鋭い痛みとして感じます。

❷ 神経障害による腹痛

腹腔及び骨盤内臓器や腹壁を支配する知覚神経の経路のどこかに器質的・機能的障害があって起こる腹痛のことです。原因になる疾患には、肋間神経痛、腰部神経痛、帯状疱疹、多発性神経炎、脊髄腫瘍、視床症候群などがあります。

❸ 心因性の腹痛

末梢の刺激や器質的な異常が認められないのに、神経症、ヒステリー、うつなど精神異常や心因性の場合にも、腹痛を訴えることがあります。いずれもそのメカニズムは解明されていません。

多少の違いを除いては、ほとんど胸痛と腹痛の分類は共通しているね。
以前、痛み p.009 のところでも、胸痛 p.060 のところでも、臓器は切られたり潰されたりしても痛みは起きないと説明されていたよね。
じゃあ、臓器にどんな刺激があると痛みを感じるのか、ここでまとめておこう。

第4章 腹痛

Ⅲ. 内臓性腹痛の原因

通常、臓器は切断したり熱を与えたりしても痛みを感じませんが、次のような刺激で内臓痛が引き起こされます。

▶ 炎症、化学的な刺激

局所の炎症、pHの変化、浸透圧の変化が内臓痛を起こす刺激になります。また、病変に伴って産生される内因性発痛物質による化学的刺激と、それらの作用によって起こる血管収縮やうっ血性変化などが刺激になります。

▶ 組織の酸素欠乏（虚血）

酸素欠乏によって乳酸などの代謝産物が蓄積し、受容器の興奮性を高め、内因性発痛物質を産生することになり痛みが起こります。

▶ 内臓平滑筋の伸展または強い収縮

消化管のような管腔臓器では、平滑筋の強い収縮や異常な拡張によって痛覚受容器が興奮し、痛みが起こります。また、通常の収縮・弛緩では、正常な内臓器官は痛みを起こしませんが、上記のような炎症・充血あるいは虚血がある時には、通常の収縮・弛緩によって痛みが起こります。

さて、胸痛と同じように、腹痛の場合も内臓に何か重大な疾患がないかってことが気になると思う。

はい。がんとか、心配になります。

でも、それよりもっと身近で大変な腹痛があるんだよ。

何ですか？

「急性腹症」と言われるものだ。北乃君の虫垂炎もその原因の1つだよ。

えっ？　虫垂炎ががんより大変なんですか？

そうだよ。これを見逃して処置が遅れると命に関わることになる。治療院でも時折見られるものだから、見極められるよう急性腹症について見ておこうね。

> がんよりも身近で危険な「急性腹症」。これはしっかり理解してね！

Ⅳ. 急性腹症

1 急性腹症とは

腹部の激痛を主症状とし、急性の経過をとる疾患の総称で、早急に手術を行う必要があるか専門医による判断が必要な疾患群を表わす便宜的な診断名です。また、外見からでは判断しにくい疾患を急性腹症としているため、見てすぐに判断できるような腹部の外傷は急性腹症に含めません。

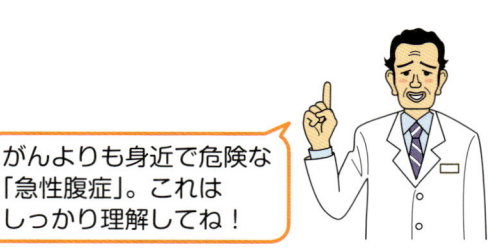

この急性腹症の原因には、急性虫垂炎・胆のう炎・急性膵炎や、胃・十二指腸・腸管・胆嚢の穿孔・破裂、腸管イレウスの他、子宮外妊娠・卵管炎などの婦人科疾患や、内科・泌尿器科・小児科的疾患などもあり、多岐にわたります。

◆腹痛の時、臨床家が判断すべきこと

原因が多すぎて、私には何の病気だか見極めが難しいです。

心配しなくても、僕だって無理。僕達の臨床で、急性腹症の原因疾患を正確に診断することは難しいよ。そんな詳細な診断や手術をするかしないかの判断は専門医に任せれば良いんだよ。ただね、急性腹症は場合によって、数時間の遅れが致命的な状況になることがあるんだ。だから、たとえ原因疾患はわからなくても、臨床家としてその腹痛が早急な処置（多くの場合は手術）を必要とするかもしれない腹痛だと判断できて、専門医に委ねられるようにすべきだ。

それにはどうすれば良いんでしょう？

急性腹症の見極めには、内臓性腹痛をしっかり理解すること。内臓性腹痛が内臓痛・関連痛・体性痛に分けられる p.077 ことは、もうわかってるよね。

はい。

今起きてる腹痛が、その3種類のどれかを見極めることが、手遅れにしないポイントだ！
次は内臓性腹痛の3種類について、それぞれの起こるメカニズムや痛み方の特徴を、北乃君が先日苦しんだ虫垂炎の症状と照らし合わせながら見ていこう。

2 腹痛の起こり方

内臓性腹痛は先の説明にあるように、内臓痛、関連痛、体性痛に分けられます。それぞれの腹痛の機序や特徴は次のようになります。

(1) 内臓痛

痛みを伝える神経繊維には、鋭い痛みを伝え、部位の明確なAδ繊維と、鈍い痛みを伝え、部位感に乏しいC繊維がありますが、内臓痛を伝える知覚繊維は分布がまばらで、そのほとんどがC繊維です。しかも、1つの神経繊維は枝分れして多くの脊髄分節に終わることと、それが受け持つ末梢範囲も皮膚に比べ大変広いことから、内臓痛は部位不明瞭な鈍痛として現れます。

また、腹腔及び骨盤内臓器は左右からの両側性支配を受けているため、心窩部、臍の周り、下腹部といったように正中線上に対称に痛みが出現します。ただし、腎臓、尿管、卵巣、卵管は片方からの支配なので、片側性に痛みを感じます。

管腔臓器が原因の場合には、管腔壁を構成する平滑筋の痙攣や蠕動運動に伴って、痛みが起こったりやんだり繰り返すように表れます。このような間欠的な痛みを「疝痛」と呼びます。

その他、内臓痛の特徴として、痛みの伝導路が自律神経遠心路と密接に関係するため、悪心、嘔吐、発汗、顔面蒼白、血圧低下などの自律神経反射症状を伴うことがあります。

第4章 腹痛

◆初期には無症状

> 同じ腹部の臓器でも、肝臓や脾臓の実質には侵害受容器の分布がないんだよ。だから障害があっても、はじめは痛みが起こらないんだ。

> 肝臓が「沈黙の臓器」って呼ばれる所以ですね。

> でも、臓器を包む被膜には知覚がある。だから、病状が末期になると痛みが出てくるんだ。

◆管腔臓器疾患に見られる「疝痛」とは？

> さて、この間の腹痛を思い出してごらん。はじめの悪心嘔吐は？

> 自律神経反射症状だったということですね。

> 若干、胃だか腹だかが痛いような……と言ってたのは？

> 正中線上の部位不明瞭な鈍痛は、内臓痛の特徴ですね。

> そう。ここまでは虫垂が炎症を起こし、内圧が亢進したことによる痛みだね。その後、虫垂の炎症がだんだんひどくなって、管腔臓器特有の症状である「疝痛」が起こってきたんだよね。

> 私、「疝痛」って油汗たらすようなすごい痛みのことだと思ってたんですけど、違うんですか？

> そうだね。たとえば胆道とか尿路の結石だと、疝痛がキョ～レツな痛みになることが多いから、そんなイメージがついちゃうのかもね。痛みの強さは絶対条件ではないんだよ。陣痛みたいに、痛みが襲ってくる時期と治まっている時期が交互に繰り返すことが疝痛の条件で、これが管腔臓器の疾患である特徴になるんだ。

> そっかぁ。わ～すごいなぁ、私ってば、きれいに説明どおりの体験してる。

> 良い経験になっただろう。

（2）関連痛

　腹腔及び骨盤内臓器に分布する痛覚繊維が刺激された時、その原因部位から離れた体壁に痛みが現れます。
　関連痛は、臓器に病変があるとき、臓器からの情報が入るのと同じ高さの脊髄分節に入る、体性求心性繊維の支配領域（皮膚分節体表面）に痛みが感じられる現象で、その発生機序には、代表的な説として「収束投射説」や「収束促進説」があります。
「収束投射説」
　末梢から大脳へ痛みを伝える経路において、脊髄視床路を通る二次ニューロンの神経繊維の数より、末梢の一次ニューロンの神経繊維の方が多いことが証明されている。そのため収束投射説では、

一次ニューロンが二次ニューロンに伝達する脊髄後角では強く収束※しているにちがいない、という考えが前提になっている。

※収束：多数の神経繊維が、同じ1個のニューロンにシナプスを形成すること。

収束投射説とは、「脊髄後角の同じ二次ニューロンに、内臓からの求心性繊維と体壁からの求心性繊維が収束している。日頃、体壁からの痛みは、内臓痛よりはるかに多く遭遇するので、脳はこの二次ニューロンの活動を体壁からの痛み刺激によって引き起こされたものだと学習している。そのため、たまたま内臓に異常が起きて、そのインパルスが送られてきて二次ニューロンを興奮させたとしても、脳にはいつもの体壁からの信号となんら変わりがない。このため、過去に学習した体壁の痛みと感じてしまう」という考え方である。

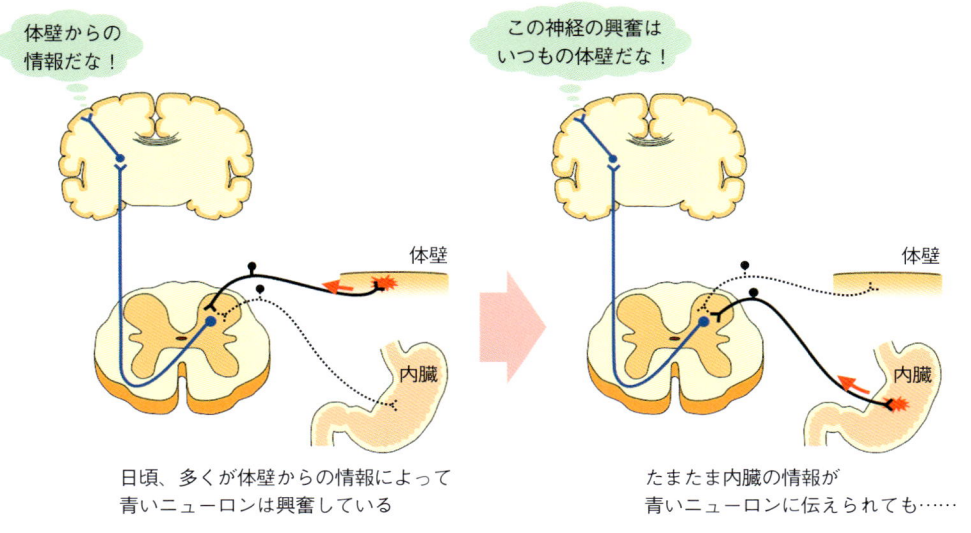

図4-5　収束投射説

「収束促進説」

収束促進説とは、「内臓からの求心性繊維の側枝が、体壁からの痛みのインパルスを受ける二次ニューロンにも連絡している。そのため、内臓に異常が起きてインパルスが送られてくると、体壁からのインパルスを受ける二次ニューロンを興奮させる、もしくは興奮性を高める（閾値を下げる）ことになる。このため体壁に弱い刺激を加えただけで痛みを感じたり（知覚過敏）、体壁に持続的な痛みを起こしたりするようになる」という考え方である。

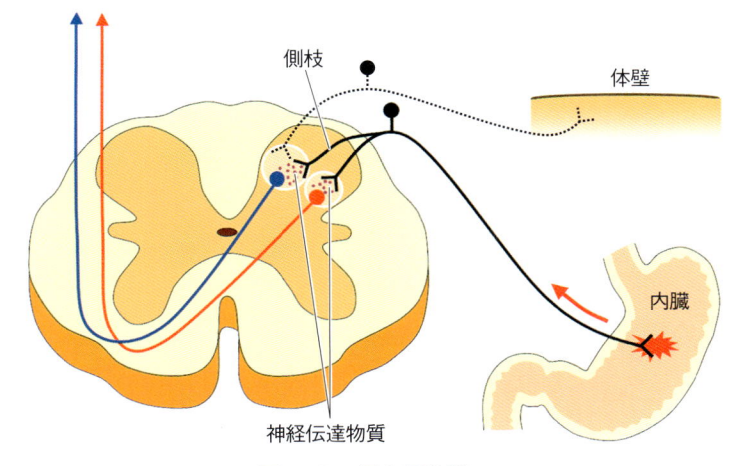

図4-6　収束促進説

第4章 腹痛

◆関連痛は、時に予想外のところに現れる!?

🧑‍⚕️ 私の背中の痛みは関連痛だったんでしょうか？

👨‍⚕️ ん～虫垂炎の関連痛は心窩部に現れるのが典型例なんだけど、あれもそうだったかもしれないね。あの時、いくつかテストをやっただろう。仰向けで右股関節を内旋させたのは、「閉鎖筋徴候」を診たんだ（図4-3）☞p.074。骨盤内腔に虫垂先端が下降して炎症を起こしていると、内閉鎖筋が緊張するから、右股関節を内旋させると右下腹部が痛むんだよ。左側臥位で右股関節を伸展させたのは、「腰筋徴候」を診たんだ（図4-4）☞p.075。炎症を起こした虫垂が後腹膜に密接していると、腸腰筋が緊張して、右股関節を伸展させると右下腹部が痛むんだ。君は腰筋徴候が陽性だっただろう。虫垂が後腹膜を刺激すると、背中に関連痛が起こることがあるんだよね。

だけどまぁそんな感じで、関連痛っていうのは、それぞれの臓器に対応して決まった部位に現れることが多いから、診断の目安になると言われてるけど、必ず現れるってものではないし、時として全然予想もしてないところに現れることがあるから当てにはできないんだよ。

🧑‍⚕️ 予想してないところに現れるっていうことは、関連痛の発生機序がまだ完全には解明されてないってことですか？

👨‍⚕️ そのとおり。前の説明も、1つの有力な説にすぎない。それぞれ間違いではないだろうけど、十分ではないんだよね。今は、絶対的な1つの機序があるのではなくて、いろいろな複数の機序がいくつか合わさって働いた結果、関連痛が発生していると考えられているんだ。

（3）体性痛

壁側腹膜、腸間膜、横隔膜が刺激されたときに起こる痛みのことです。腹腔及び骨盤内臓器の病変が周りの壁側腹膜にまで及んで腹膜炎を起こした時、消化管穿孔や動脈瘤破裂によって消化液や血液でこれらが刺激されたり、そこに細菌が感染して炎症を起こしたりした時などに体性痛が見られます。

壁側腹膜、腸間膜、横隔膜には脊髄神経（体性知覚神経）が分布しているので、これらが刺激されると、原因臓器のある部位や腹膜の炎症範囲とほぼ一致した**持続的**な痛みが現れます。しかも、ここで受けた刺激は主にAδ繊維によって伝達されるので、**局在性の明瞭な、鋭い痛み**として感じられます。

またこの時、**局所の圧痛**が明確に現れ、**筋性防御**や**反跳痛**といった腹膜刺激症状が見られるようになります。通常、体性痛に自律神経反射症状は伴いません。

多くの体性痛は臓器の病変が周りに拡がったことを意味し、内臓痛の起きている状態よりも病態が進行したと考えられます。体性痛が起きた時、多くの場合は早急な手術を必要とします。

👨‍⚕️ あの時、北乃君が右側臥位で丸くなって寝ていたのは、左を下にすると腸間膜が引っ張られて牽引痛が出るため、自然に痛みから身を守る姿勢だったんだよね。
さて、ここから大切な話をするよ！　腹膜炎を起こす前までなら、抗生物質と安静で炎症が治まる。鍼灸治療もここまでなら適応になるんだよ。

🧑‍⚕️ よく「薬で盲腸を散らした」って言ってるのは、そのことなんですね。

でも腹膜炎を起こしているようなら、それは急性腹症の範疇だから、手術の適応になる可能性が高い。鍼灸治療をやってる場合じゃないよ。腹膜炎を起こしているかどうかが、鍼灸適応かどうかの判断点だ！

急性の激しい腹痛の場合、その病気が何であろうとそれさえ判断できればOKだ！　僕達は、緊急に専門医に見てもらうべきかどうかを判断できれば良い。病名まで診断する必要はないからね。

---

memo　腹痛の鍼灸適応・不適応

腹膜炎（体性痛）を起こしていない腹痛 ⇒ 〇 鍼灸適応

腹膜炎（体性痛）を起こしている腹痛 ⇒ △ 急性腹症、鍼灸不適応

局所的な鋭い腹痛、局所の激しい圧痛、筋性防御、反跳痛があったら緊急に西洋医学的治療を要する病態だ!!

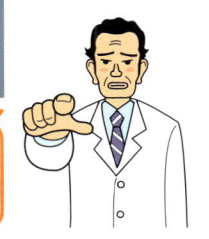

◆腹膜刺激症状って何だ？

この中の、「局所の圧痛」だけど、虫垂炎で有名なのはマックバーネー点とかランツ点だよね。それくらいは知ってるだろう？

はい、右下腹部の虫垂の位置のところですよね（図4-7）。

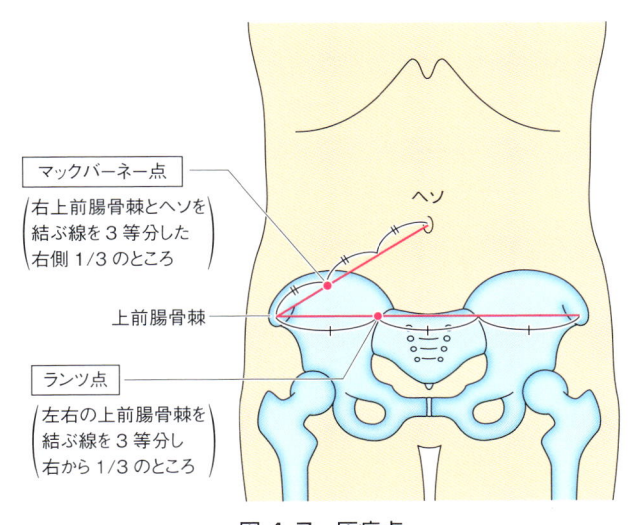

マックバーネー点
右上前腸骨棘とヘソを結ぶ線を3等分した右側1/3のところ

ヘソ

上前腸骨棘

ランツ点
左右の上前腸骨棘を結ぶ線を3等分し右から1/3のところ

図4-7　圧痛点

「筋性防御」は、デファンス（Defence）とも呼ばれるね。炎症範囲の腹壁が異常に緊張して触れるもののことだけど、その機序はわかるかい？

内臓-体性（運動）反射によって起こる現象だったと思います。内臓からの情報が脊髄に入ると、その刺激が同じ脊髄分節内の体性運動ニューロンを興奮させて、骨格筋を収縮させることによって起こります（図4-8）。

第4章 腹痛

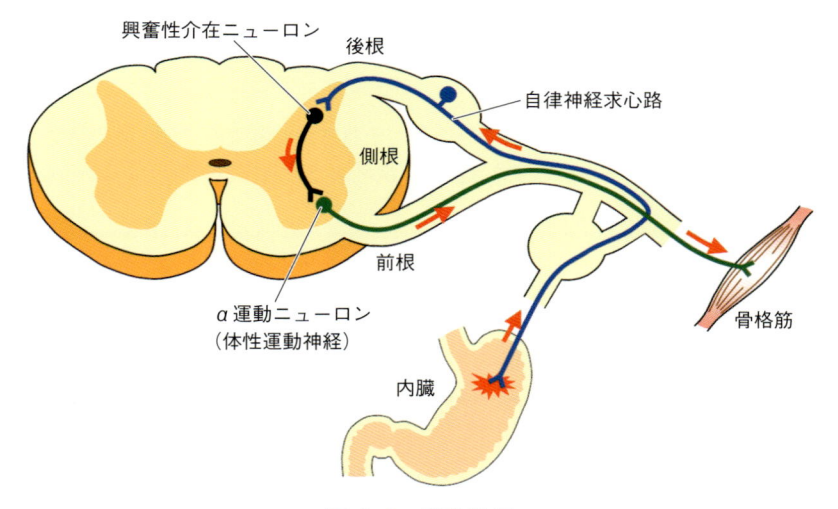

図4-8 筋性防御

🧑‍⚕️ OK! That's right! 腹筋の反射性緊張亢進は、内臓を防御する意味で合目的だよね。
「反跳痛（はんちょう）」は、ブルンベルグ徴候（Blumberg's sign）とも呼ばれる。これは、腹を押さえた時の痛みより、急に手を放した時の方が痛みが強いもののことだ。
筋性防御と反跳痛は腹膜刺激症状と言って、腹腔内に炎症があることを示す現象だから重要だ。しかも、**筋性防御の範囲の広さは、病態の重篤度と比例する**から、我々にとって診断的価値がヒジョ〜に高い。以前、『正直な誤診の話』の著者である川人明先生が、講演の中で「手のひらくらいの範囲の筋性防御だと手術を考えなければならないけど、それ以下なら手術をしなくても治せる」と言ってらしたよ。
　この間の北乃君は、内臓痛がだんだんひどくなってはきてたけど、局所の圧痛も筋性防御も反跳痛もなかったから、腹膜炎は起こしてないと判断して、鍼灸治療をやったんだよ。

🧑 はい、手術をしなくて済んでよかったです。ありがとうございました。

🧑‍⚕️ これで先日の解説ができたけど、わかったかな？

🧑 はい。実体験（もと）に基づいていたので、わかりやすかったです。

🧑‍⚕️ いずれにしろ、腹痛では **緊急に開腹手術が必要な可能性のある病態を見逃さないこと** が最低限必要だ。虫垂炎だけじゃなく、どのようなものが原因の腹痛でも、「局所的な鋭い腹痛、局所の激しい圧痛、筋性防御、反跳痛」のいずれかがあったら、すぐ病院に行ってもらおう！

---

memo　早急に専門医に診てもらうべき腹痛のポイント

1. 局所的な鋭い腹痛
2. 局所の激しい圧痛
3. 筋性防御
4. 反跳痛

まとめ

🧑‍⚕️ 最後に先生、あの時していただいた治療について質問があるのですが、よろしいですか？

👨‍⚕️ もちろん。何だい？

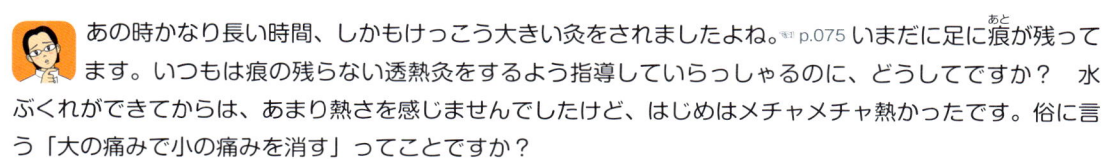

🧑‍⚕️ あの時かなり長い時間、しかもけっこう大きい灸をされましたよね。☞p.075 いまだに足に痕が残ってます。いつもは痕の残らない透熱灸をするよう指導していらっしゃるのに、どうしてですか？ 水ぶくれができてからは、あまり熱さを感じませんでしたけど、はじめはメチャメチャ熱かったです。俗に言う「大の痛みで小の痛みを消す」ってことですか？

👨‍⚕️ 違うよ。まずは灸をした理由から説明すると、灸は免疫機能を高め、副交感神経を抑制する働きがあるから、腸管の動きを抑制するために使ったんだ。なぜ、大きく多壮にしたかというと、火傷にして白血球の活動を、特に好中球やマクロファージの貪食能を高めたいからということと、全身の炎症反応を鼓舞して早く敵をやっつけたいということからだ。

🧑‍⚕️ **行間**を選んだのはなんですか？

👨‍⚕️ 灸の場合、鍼と違って特異的な効果（経穴の効果）よりも、灸をするということ自体の非特異的効果（経穴にとらわれない効果）の方が大きいと考えられているんだよ。だから、実を言うと**行間**でなければ効かないというわけではないんだ。

そんな、ある意味どこでも良い中で、**行間**を選んだのには5つ理由がある。1つ目は、美容上の問題。灸痕がなるべく目立たない場所という理由。2つ目は、服・靴・カバンなど、身につけるもので灸痕が擦れない場所という理由。3つ目は、灸の誘導作用を期待して、腹部の強い炎症反応を遠くへ誘導したいという理由。4つ目は、古典には炎症性疾患には火穴を使うとあるので、1、2、3の条件を満たすところから選ぶのなら、せっかくだから滎火穴である**行間**を使ってみようという理由。5つ目は、このお灸の場合大きくっても構わないんだし、何しろ多壮にしたいので、患者さんが自分でもできる場所にしておこうという理由。こんな理由から**行間**を選んだんだよ。

というわけで、この前の治療はお灸がメインだったんだ。後の鍼治療は補助的なもので、腹が緊張してたから緩めようとしたのと、背中を痛がってたので鎮痛の意味で通電しただけだよ。

🧑‍⚕️ ありがとうございました。よくわかりました。

> さて、これで腹痛について大体わかったかな？
> Any Question?

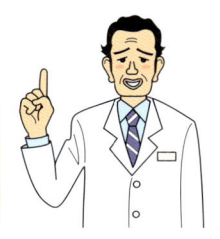

第4章 腹痛

基礎知識 その5 自律神経系① 遠心路

　自律神経は、主に平滑筋と腺に分布して、その運動と分泌を調節しています。よって、自律神経の支配範囲は主に血管と内臓、そのほか汗腺、脂腺、立毛筋、内眼筋*などになります。

　自律神経系の伝導路は、脳幹と脊髄から始まります。大脳皮質とは直接の連絡をもたず、脳幹や脊髄のなかで求心性伝導路と連絡して反射弓*をつくっています。これは自律神経系の興奮がすべて反射性であることを意味します。これが自律的なゆえん、平滑筋の運動や腺の分泌が私たちの意思に随わず無意識的に起こる理由なのです。

　また、自律神経は交感神経と副交感神経とに区別されます。この2つは、同じ器官に分布します。その違いと共通点は以下の通りです。

*内眼筋：眼球の中にある筋。瞳孔を拡大・縮小する瞳孔括約筋・瞳孔散大筋と水晶体の厚さを変えてピントを調節する毛様体筋からなる。

*反射弓：刺激に対して無意識に起こる反応を反射と言い、その経路（受容器→求心性繊維→反射中枢→遠心性繊維→効果器）を反射弓と言う。

表・基5-1　交感神経と副交感神経の違いと共通点

> 1. 生理学的な違い
>   及ぼす作用が反対である。
> 2. 形態学的な違い
> - 交感神経
>   交感神経幹*、交通枝（白交通枝・灰白交通枝）、末梢枝の3部から構成され、脳脊髄神経とは独立した1つの系統を作っていて、脳脊髄神経とは交通枝で連絡している。
>   その末梢枝は、ほとんどの血管（外膜の中）を走行する。
> - 副交感神経
>   脳神経および脊髄神経の中に混入している。
>   血管との関係は認められない。　　※一部例外あり
> 3. 共通の特性
>   末梢部が原則として2個のニューロン（節前ニューロン・節後ニューロン）からなる。

*交感神経幹：交感神経の本幹で、頭蓋底から尾骨の脊柱の両側にあり、その中に20数個の幹神経節が存在する。

1 交感神経

　交感神経の節前ニューロンは、Th1〜L2の側角にあります。
　ここから発する節前繊維は、まず脊髄神経の前根、次に白交通枝*を通って交感神経幹に入ります（図・基5-1）。

*白交通枝：節前繊維の通り道。節前繊維は有髄なので白っぽく見える。

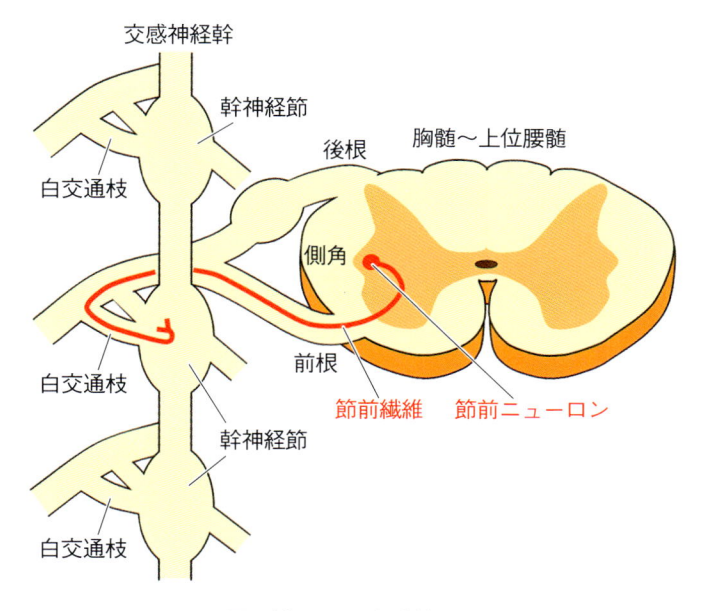

図・基5-1　交感神経1

　ここから先、末梢への分布には、大きく分けて次の3つの経路があります。
　まず1つ目は、幹神経節で節後ニューロンに交代し、節後繊維が灰白交通枝*を通って脊髄神経に混入して、末梢に分布する経路です（図・基5-2）。このような経路をとるものは、体幹や上・下肢などの皮膚（汗腺・立毛筋・血管）に分布する交感神経です。

＊灰白交通枝：節後繊維の通り道。節後繊維は無髄なので灰色に見える。

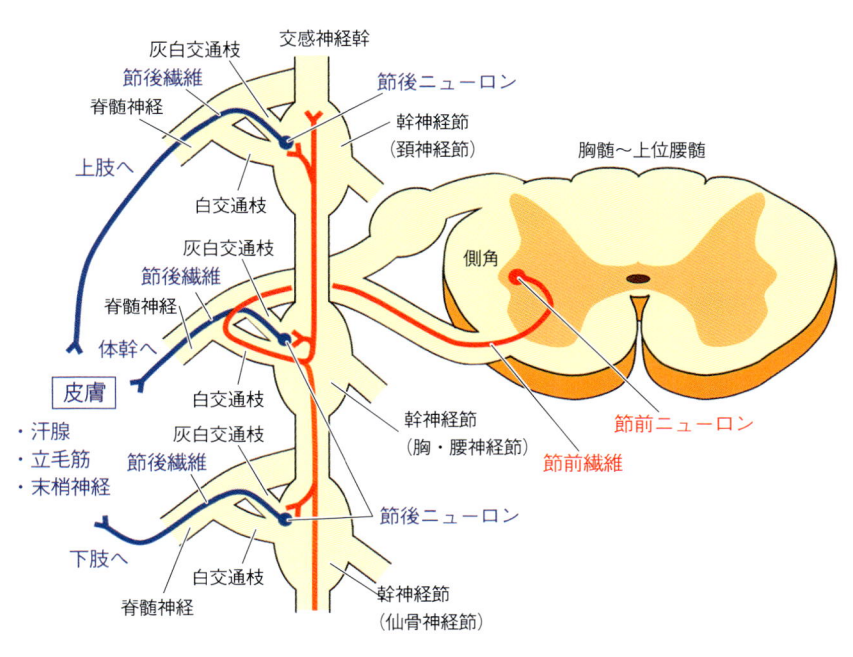

図・基5-2　交感神経2

4　腹痛　基礎知識　その❺　自律神経系①　遠心路

2つ目は、同じく幹神経節で節後ニューロンに交代し、節後繊維が交感神経の末梢枝となって器官に分布する経路です（図・基5-3）。このような経路をとるものは、頭頚部または胸腔内臓器に分布する交感神経です。

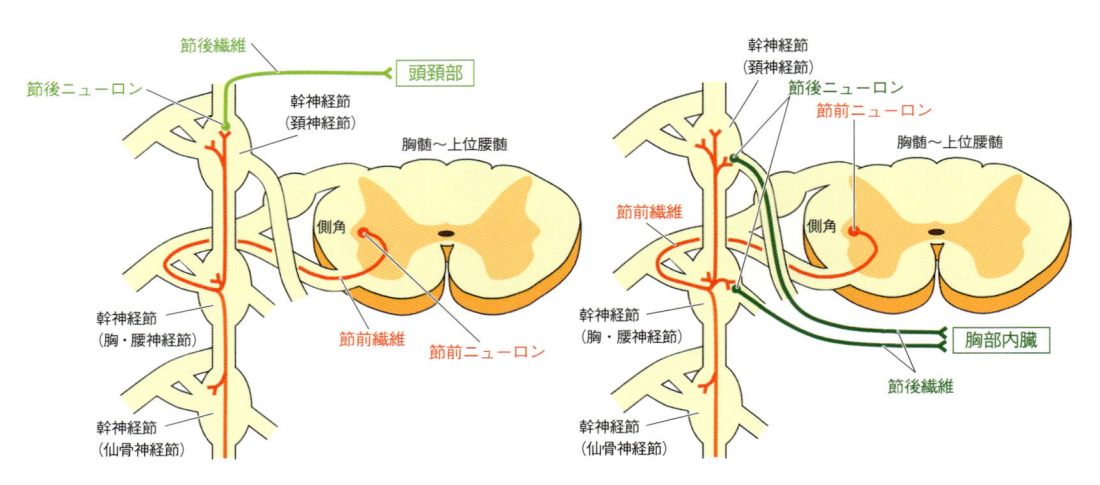

図・基5-3　交感神経3

3つ目は、幹神経節ではニューロンを乗り換えず、節前線維がそのまま通過して、臓器の傍の神経節で節後ニューロンに交代し、節後繊維が交感神経の末梢枝となって器官に分布する経路です（図・基5-4）。このような経路をとるものは、腹腔内臓器および骨盤内臓器に分布する交感神経です。

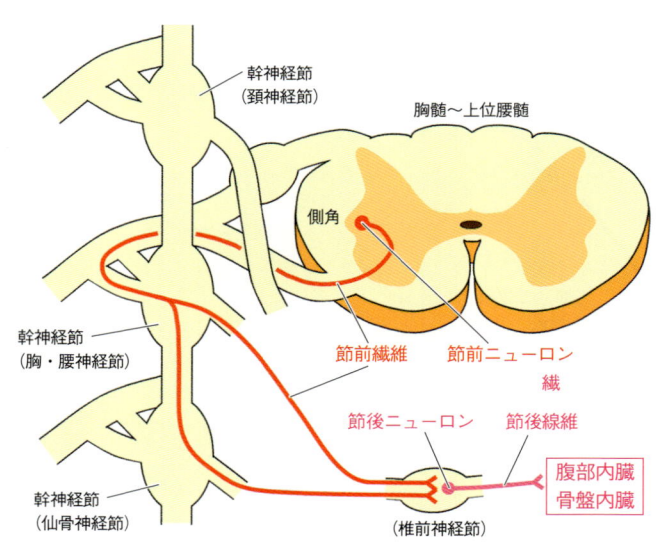

図・基5-4　交感神経4

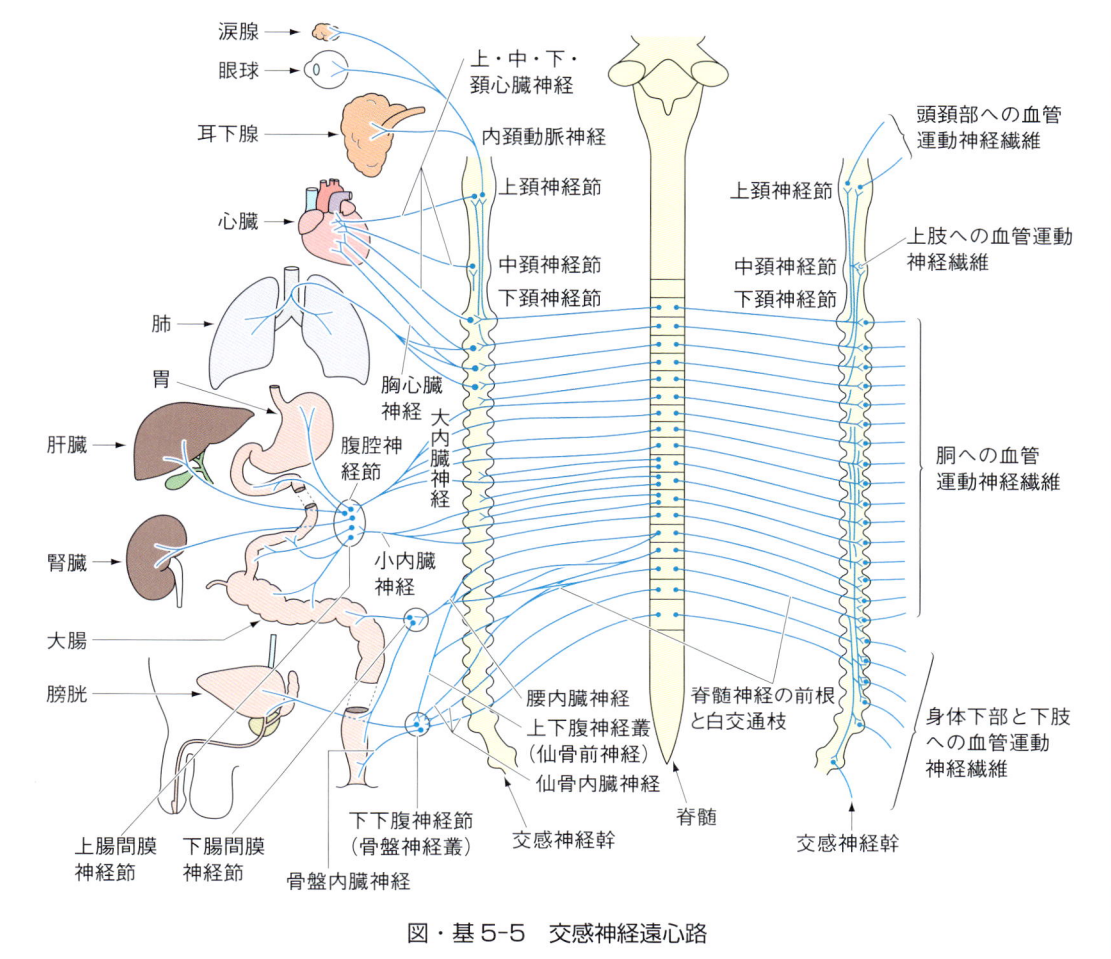

図・基 5-5　交感神経遠心路
藤田恒太郎．人体解剖学．2003．図425（Larsell，改変）を許可を得て一部引用・改変

2 副交感神経

　動眼神経、顔面神経、舌咽神経、迷走神経の4つの脳神経と、脊髄神経の仙骨神経に含まれます。
　動眼神経内の副交感性繊維は毛様体と虹彩に分布して、毛様体筋と瞳孔括約筋の運動を支配し、レンズの調節と瞳孔の収縮を行っています。顔面神経内の副交感性繊維は涙腺、顎下腺、舌下腺に、舌咽神経内の副交感性繊維は耳下腺に分布して、それぞれの分泌を調節しています。
　迷走神経は大部分が副交感性の繊維から成る神経で、頸部・胸腔内・腹腔内（骨盤内を除く）のすべての臓器に分布して、その運動と分泌を調節しています。
　仙髄には、古くから知られている特殊な副交感神経系があります。仙髄（S2～S4）から起こった節前繊維が、仙骨神経の臓側枝（骨盤内臓神経）になり、支配器官の傍にある神経節で節後ニューロンに中継します。節後繊維は骨盤内臓器と外陰部、すなわち膀胱・直腸・生殖器に分布して、その運動と分泌を調節しています。
　［補足］消化管の副交感神経支配は横行結腸の中央より口側は迷走神経支配で、肛門側は仙骨神経（骨盤内臓神経）支配。

第4章 腹痛

臓器に分布する副交感性繊維

これを踏まえて大雑把に見渡してみると、臓器に分布する副交感性繊維は「迷走神経」と「仙骨神経（骨盤内臓神経）」だ。このうち、**骨盤内臓器だけが仙骨神経（骨盤内臓神経）**に調節されていて、**それ以外の臓器はすべて迷走神経**が調節しているんだね!!

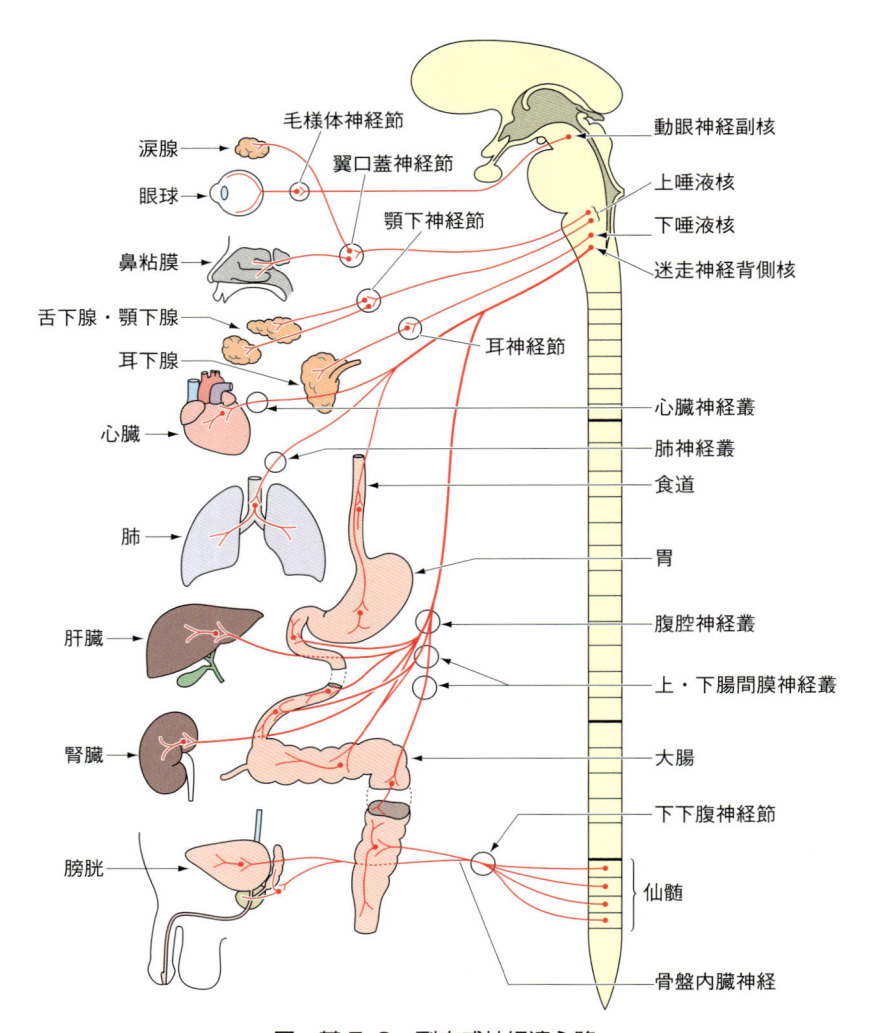

図・基5-6　副交感神経遠心路

藤田恒太郎．人体解剖学．2003．図426（Larsell, 改変）を許可を得て一部引用・改変

表・基 5-2 参考：自律神経の作用

□ 交感神経の作用　□ 副交感神経の作用

効果器		アドレナリン作動性		コリン作動性
		α受容体	β受容体	ムスカリン様受容体
眼	瞳孔散大筋	収縮（瞳孔散大）		
	瞳孔括約筋			収縮（縮瞳）
	毛様体筋		弛緩	収縮
	涙腺			分泌↑
鼻	鼻腔腺			分泌↑
口	唾液腺	粘液分泌↑	液分泌↑	漿液分泌↑
心臓	洞房結節		心拍数↑	心拍数↓
	房室結節		伝導速度↑	伝導速度↓
	心房筋		収縮力↑	収縮力↓
	心室筋		収縮力↑	収縮力やや↓
気道・肺	平滑筋		弛緩	収縮
	腺	分泌↓	分泌↑	分泌↑
肝臓		グリコーゲン分解	グリコーゲン分解	グリコーゲン合成
脾臓		収縮	弛緩	
副腎髄質				カテコールアミン分泌 （交感神経節前繊維による）※ニコチン受容体
胃・腸	平滑筋	弛緩（運動性↓）	弛緩（運動性↓）	収縮（運動性↑）
	括約筋	収縮		弛緩
	腺	抑制		分泌↑
膵臓	腺房	膵液分泌↓		膵液分泌↑
	ラ氏島	インスリン分泌↓	インスリン分泌↑	インスリン分泌↑
腎臓			レニン分泌	
膀胱	排尿筋		弛緩	収縮
	括約筋	収縮		弛緩
生殖器		射精		勃起
血管	平滑筋	収縮	弛緩 （骨格筋・腹部内臓・冠状血管で著明）	弛緩 （骨格筋血管）
皮膚	汗腺	局所的発汗		全身的発汗
	立毛筋	収縮		
脂肪細胞			脂肪分解↑	

基礎知識 その6　自律神経系② 求心路

　通常よく知られている自律神経系とは、「基礎知識　その5」p.086 にあるような、自律神経がどこの臓器、どこの腺に分布していて、その運動や分泌を亢進あるいは抑制させる、といった自律神経の遠心路のことでしょう。これは19世紀末に英国のラングレーが自律神経系を『末梢性の遠心路』と定義してしまったために、自律神経が遠心路に限定して考えられてきたからです。

　しかし、自律神経系の機能が詳細に研究されてくると、自律神経には内臓感覚を伝える求心性の神経繊維も存在することがわかってきました。そこで、現在では自律神経系に求心路を含める傾向にあり、これを「自律神経求心路」と呼びます。ただ、その正確な神経経路やニューロンの中継点についてはわかっていないことが多く、またその求心性繊維がどのような種類の知覚を伝えているのかも十分にはわかっていません。

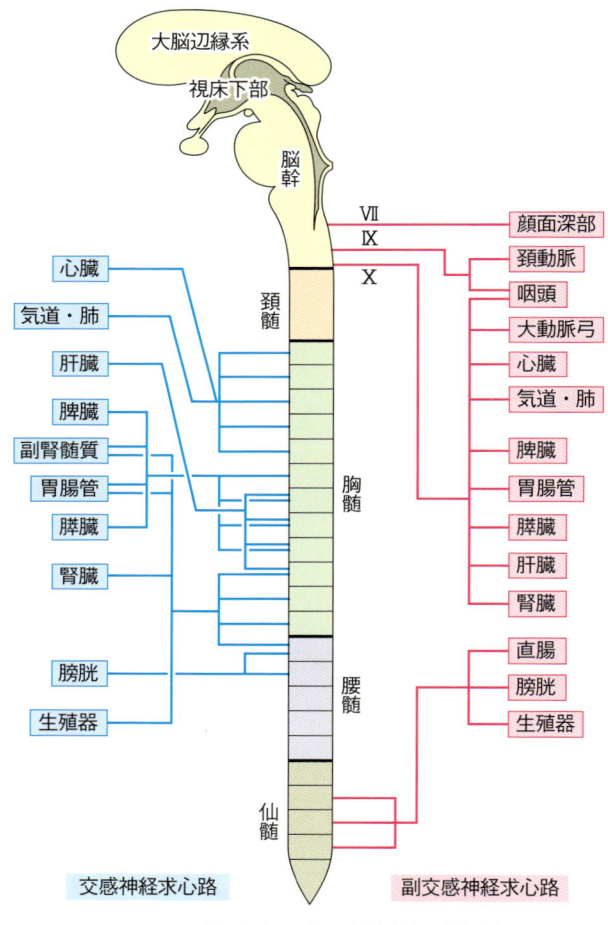

図・基6-1　自律神経求心路

1 内臓感覚

　内臓感覚と呼ばれるものには、内臓痛覚と臓器感覚の2つがあります。内臓痛覚とは、主に病的状態において、内臓に分布する感覚神経が刺激を受けて起こす痛みの感覚のことです。臓器感覚とは、身体内部の状況や変化を、内臓に分布する感覚神経が感知して起こる空腹感・満腹感・尿意・便意・渇（かわ）きなどの感覚のことです。

2 自律神経求心路と内臓感覚

　内臓感覚を伝える求心性繊維は、交感および副交感神経とほぼ並行に走行して、それぞれ脊髄と脳幹に入力します。脊髄に入る内臓求心性情報は、その臓器を支配する遠心性の節前ニューロンがある分節とほぼ同じ分節に入ります。また脳幹に入る求心性情報は、迷走神経などの脳神経を通って入ってきます。

　このうち、内臓痛覚に関係する情報は主に交感神経を通り、臓器感覚に関係する情報は主に副交感神経（迷走神経・骨盤内臓神経）を通って伝えられます。ただし、骨盤内臓器と食道・気管の内臓痛覚は、副交感神経も関与すると言われています。

> 「腹減った〜」は副交感神経、「腹痛いよ〜」は交感神経が伝えている！

3 自律神経求心路の役割

　自律神経求心路を介して伝えられる情報によって、内臓感覚を起こします。このうち、内臓痛覚は臓器の異常を察知するのに役立ちます。臓器感覚は食事や排泄など生きるために欠かせない日常の活動に役立つほか、私達の意識には上りませんが、血圧の変化や酸性度・電解質濃度の変化など様々な情報も伝えています。これらの情報によって、内臓-内臓反射、内臓-体性反射などの反射を起こして、生命の維持、内部環境の恒常性の維持、すなわちホメオスターシスに役立っています。

内臓感覚
- 内臓痛覚
  - 痛みの感覚のこと
  - 臓器の異常を察知するのに役立つ
  - 主に交感神経を通る
  （骨盤内臓器と食道・気管では副交感神経も関与する）
- 臓器感覚
  - 空腹感、満腹感、尿意、便意、渇きなどの感覚のこと
  - 食事や排泄など日常の活動に役立つ
  - ホメオスターシスに役立つ
  - 主に副交感神経を通る

第 5 章 疲労

◆寝ても取れない疲れには要注意！

　ふ〜、今日も1日疲れたね〜。

　はい〜。

　なんだ2人とも、若いのに情けないなぁ。私が君達くらいの年には「疲れた」なんて言ったことなかったぞ。と言いつつ、最近私も疲れがとれないなぁ〜。

　先生の場合は、連日飲み過ぎだからでしょう。

　いや〜疲れたなぁと思ってても、飲むと元気になっちゃうからさ〜。

　でも、たまには肝臓を休めないと、本当に病気になっちゃいますよ。

　まぁまぁ、そのうちね。
　疲労っていうのは生理的な現象だからさ、寝たらとれるような一過性の疲れは全然心配いらないけど、中には病気の徴候の場合があるからね。君達みたいに若いのが、寝ても疲れがとれないなら、心配だぞ？

　それはないです。大丈夫です。

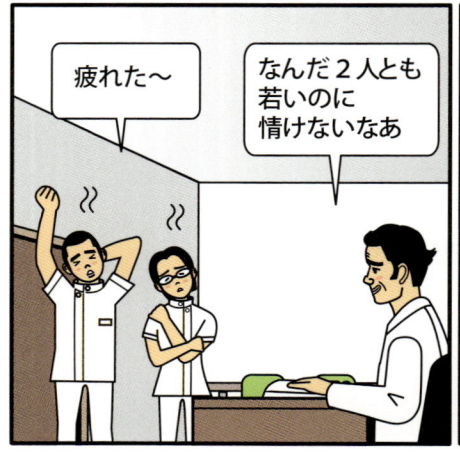

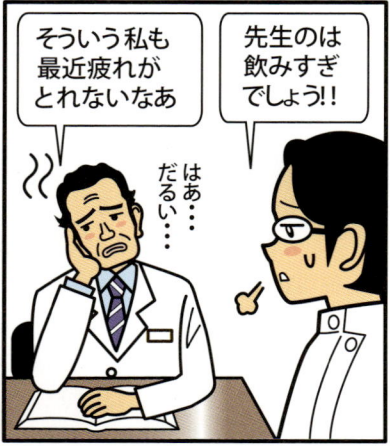

寝れば元気になります。

ところで先生、病気の徴候って、どんな病気の時に疲労が出てくるんですか？

病名はいっぱいありすぎて一口（ひとくち）には言えないよ。どんな病気というより、どういう状態の時に疲労感が出てくるのかってことなら話ができる。よし、今日は疲労について考えていこうか。

Ⅰ. 疲労とは

疲労の概念や定義はまだ統一されていませんが、一般的には、作業の能率や作業量が低下した状態のことです。特に器質的な変化を伴わない、回復可能な機能低下の状態と考えられています。

臨床の場では、「疲れやすい」「だるい」「力が入らない」「身体が重い」「気分がすぐれない」「気力がない」「無関心」など、様々な訴えで表現されます。こうした訴えを「易疲労性」「倦怠感（けんたいかん）」と呼んでいますが、このうち医学では、「十分に休息をとったにもかかわらず、なお疲労感・倦怠感を強く感じるもの」を病的な疲労として扱っています。

◆疲労も一種の防衛反応

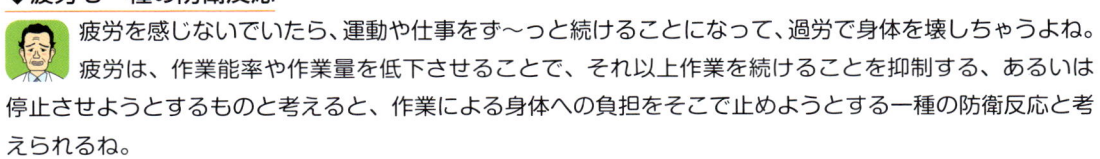

疲労を感じないでいたら、運動や仕事をず〜っと続けることになって、過労で身体を壊しちゃうよね。疲労は、作業能率や作業量を低下させることで、それ以上作業を続けることを抑制する、あるいは停止させようとするものと考えると、作業による身体への負担をそこで止めようとする一種の防衛反応と考えられるね。

Ⅱ. 疲労の分類

疲労は次のように対比して分類されることが多いのですが、臨床上これらは組み合わさって現れてくるのが一般的です。

- ▶ 急性疲労：一般に肉体疲労時に見られる一過性の疲労で、適度な休息をとることによって速やかに回復するもの。
- ▶ 慢性疲労：一般に肉体的あるいは精神的な疲労が完全に回復されず、徐々（じょじょ）に蓄積されていくものを言い、蓄積疲労とも言われる。
- ▶ 精神疲労：精神的な作業を続けた時に出現する疲労。脳が感じる疲労として、中枢性疲労とも言う。
- ▶ 肉体疲労：身体を動かす肉体的な作業を続けた時に出現する疲労。身体が感じる疲労として、末梢性疲労とも言う。
- ▶ 全身疲労：走る、泳ぐなどの全身的な運動あるいは重作業によって、疲労が全身に及（およ）んだもの。
- ▶ 局所疲労：手首、腕など身体のある一部のみを使用する作業により、使用された部位あるいはその付近の筋肉や関節などの局所に疲労が見られるもの。

第5章 疲労

◆疲労で死ぬなんて!?

例えば、水泳は全身運動だけど、手や足など局所的にも疲れるだろう。ギターを弾くのは指先だけど、長時間演奏してれば全身も疲れるよね。勉強したあとは頭を使った精神疲労があるけど、ずっと座っていることで腰が疲れたり、うつむき姿勢なので首や肩がこったりと肉体疲労もあるだろう。逆に、20kgの荷物を1階から5階まで運ぶ作業は肉体疲労と考えられるけど、それが割れ物だったらどうだろう？

気を使って精神的に疲れますねぇ。

実際には、こんな具合にいろいろな疲労が相互に関連し合って出てくることが多いので、それぞれを完全に分けることは難しい。それに、はじめは休めば回復する純粋な肉体疲労だったとしても、疲労が慢性化して高度になってくると気力が低下してきて、だんだん不安や不眠といった精神症状が出てくるし、自律神経が失調してくる。このような状態を「疲労困憊」と呼んでいて、さらに自律神経失調が高度になって臓器や組織の器質的な変化が加わってきた状態を「過労」と言っているんだ。

その先に待つのは過労死ですね。

そう。疲労って言っても軽く見ちゃいけないよ。無理をすると身体に大きなダメージを残すことになるからね。

Ⅲ. 疲労の原因

疲労は激しい運動や精神的緊張の結果起きるものですが、様々な疾病の症状の1つとして現れてくることもあります。患者の訴えが一様でないことからもわかるように、原因の特定が難しく、機序のよくわかっていない現象の1つです。

そんな未解明の疲労ではありますが、今のところその原因として、**エネルギー源の枯渇**、**疲労物質の蓄積**、**ホメオスターシスの失調**といったものが考えられています。

さて、ここからはいろいろいろな疲労を見ていこう。

Ⅳ. 器質的原因のない疲労

1 筋疲労

筋運動のエネルギー源は **ATP(アデノシン三リン酸)** です。生物は、ATPからリン酸が切り離される時に放出されるエネルギーを使って、運動や細胞活動を行っています。p.113

運動や作業を持続した時、筋肉中にATPから切り離されたリン酸が蓄積することや、ATPを作り出すために解糖系でのグルコース分解が高まり一時的に乳酸が作られること、またATPの原料となる筋グリコーゲンが枯渇することなど、様々な要因によって、刺激に対する筋の収縮速度の低下や弛緩時間の延長などの疲労症状が出現してきます。

◆乳酸は本当に疲労の原因か!?

先生、長年「疲労の原因は乳酸だ」って言われてきましたが、それだけではないんですね。

運動をして乳酸が生じると筋肉内が少し酸性になる。酸性になると筋収縮が悪くなるから、運動開始時のような能力が発揮できなくなる。その点では乳酸が疲労に関わっていると言えるだろうね。ただ、できた乳酸はそのまま溜まり続けるわけではなく、運動中からどんどん代謝されているんだ。だから、運動のあと何時間も続く疲労、ましてや翌日以降の疲労や筋肉痛、日常的な疲れや肩こりの原因は、乳酸では説明がつかないね。しかも、ある運動生理学者からは「運動中にできた乳酸は、代謝され筋収縮のエネルギー源になる」という報告もされていて、近年「疲労の乳酸説」は否定されつつあるんだよ。今では疲労症状を起こす物質や原因は、乳酸以外にもあると考えられている。

リン酸がその1つなんですね。
でも、なぜリン酸が増えることが疲労につながるんですか?

リン酸はカルシウムイオン(Ca^{2+})と結合しやすい性質がある。筋収縮のメカニズムを思い出してごらん。筋肉内では、筋原繊維を取り囲む筋小胞体にCa^{2+}が蓄えられていて、刺激によって筋小胞体からCa^{2+}が放出されると、アクチンとミオシンが結合して筋収縮が起こる。そして、Ca^{2+}が筋小胞体に

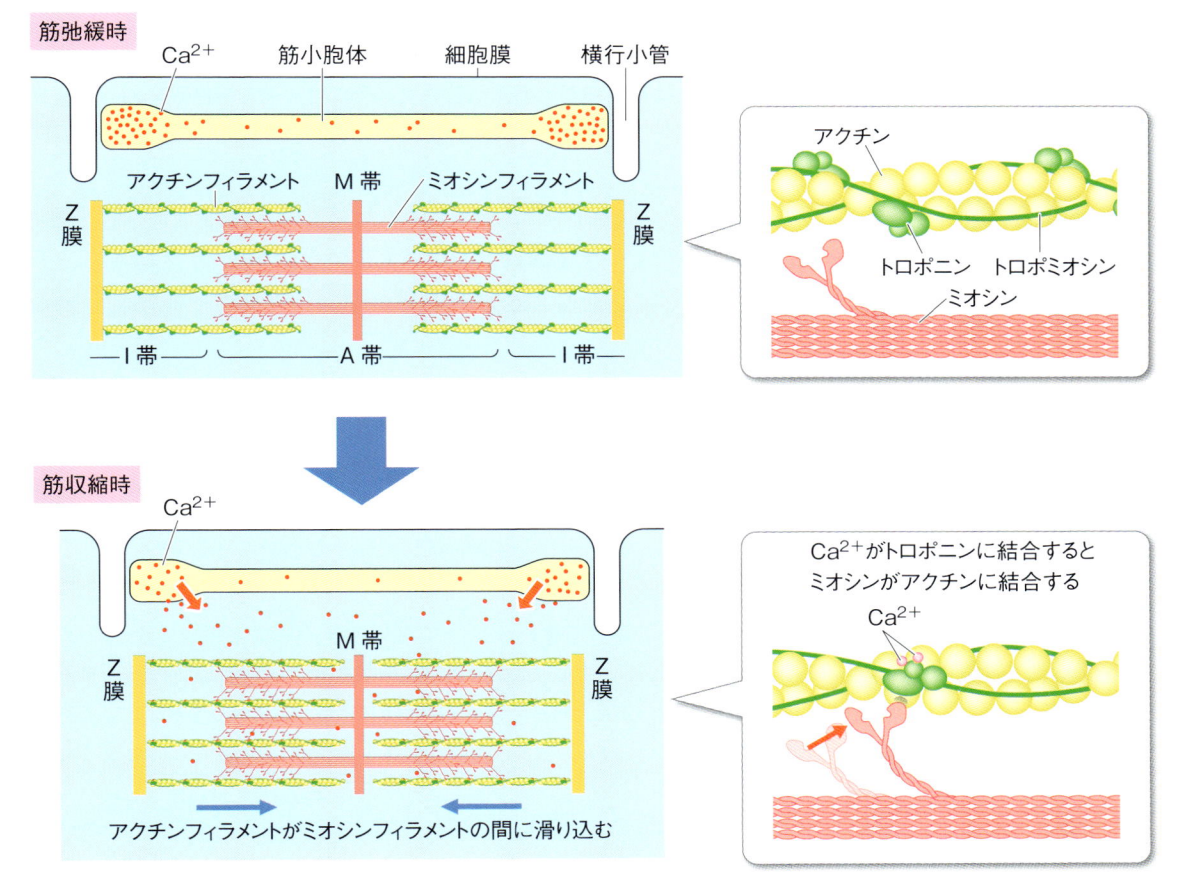

図5-1 筋収縮

第5章 疲労

戻ると、筋の弛緩が起こるんだったよね（図5-1）。この時リン酸が蓄積しているとCa^{2+}と結合してしまい、Ca^{2+}の働きが阻害されることになる。だから筋の収縮が低下して、疲労の原因になるんだよ。

この他にも、活性酸素の発生、筋や靭帯の弾力の低下、体温の上昇、発汗による電解質喪失・脱水など、筋疲労の原因として考えられているものはたくさんある。今までのように、乳酸だけではとても説明しきれるものではないと思うよ。

2 神経疲労

一般に、興奮の伝導速度などの神経繊維自体の機能が原因となって疲労を起こすことはほとんどありませんが、神経細胞接合部であるシナプスの伝達では、シナプス前ニューロンを高頻度で繰り返し刺激すると、疲労してシナプス伝達の中断が起こります。

これは筋疲労と同様に、神経伝達物質の枯渇、エネルギー源の不足、電解質バランスの失調など、様々な要因が考えられています。

◆神経はすり減る!?

車の運転を考えてみて。流れる景色の中で、信号とか周りの車とか歩行者とかいろいろなことに気を配って、状況判断をしてアクセルやブレーキやハンドルを操作しているんだよね。これはずっと目からの刺激を脳に伝達して、脳からの命令が末梢に伝達されているということだ。だから運転が長時間になれば、シナプス伝達の疲労が起こって、目からの刺激が大脳に伝達されるのが遅くなるし、脳からの命令が末梢に届くのも遅れる。ということは、突然子供が飛び出してきた時、子供を認めてブレーキを踏むまでの反応に時間がかかるということだ。

教習所で、長距離ドライブでは小まめに休憩をとるよう言われるのには、そんな生理学的な根拠があったんですね。

3 内臓疲労

飲みすぎ食べすぎなど、消化や代謝といった内臓の負担が大きいと内臓疲労を起こし、その機能が低下します。さらにそれが長期にわたると能力の限界を超え、糖尿病や肝硬変といった病気を引き起こします。

また、そのような内臓への直接的な原因の他に、中枢神経系が疲労することによって、視床下部から自律神経系を介して、その支配下にある内臓が影響を受けることがあります。その場合、呼吸器系・循環器系・消化器系などの変調として呼吸数・心拍数の増減、血圧の変動、胃腸運動の異常などの機能的な変化が現れてきます。

◆楽しいと疲れない？ つまらないと疲れる？

今までの説明を踏まえて何かをする時の疲労を考えると、「空腹＞満腹」「時間が長い＞短い」「作業の負担が大きい＞小さい」「作業環境が悪い＞良い」という条件に一致すると思われるだろう。だけど、実際にはそれだけではなくて、仕事の熟練度、作業に対する意欲や興味の有無とか、その仕事に対する責任の度合いなんかも、疲労感に関わってくる。

作業に慣れてくるとそんなに疲れなくなるし、楽しいことならいつまででもできますよね。責任の大きい仕事は、人によってはやりがいがあるだろうけど、逆にプレッシャーになって精神的にまいってしまう人もいますね。

このように、疲労と疲労感は必ずしも一致するものではないんだ。
最近の報告に、「疲労神経回路説」というのがある。これは「脳に疲労を感じる中枢があって、免疫系や内分泌系が複雑にからんで疲労感が起きる」というものなんだ。この中で「疲労回路のある脳の領域は意欲や集中力を司る部分でもあり、好きなことや達成感が得られた時に疲れを感じないのは、この回路の働きが関係しているからだ」と説かれているよ。

へぇ〜、本当にいろいろな原因が考えられているんですねぇ。

まだ真実は解明されていないけど、いくつも挙げられているものの中のどれか1つというのではなく、様々な要素が複合して疲労を起こしていると考えた方が良いだろうね。
さて、次は背景に何らかの異常があって疲労が起きてくる場合だ。

V. 器質的原因のある疲労

1 筋組織の機能的・化学的変化による疲労

筋繊維の破壊・変性(筋壊死)と再生を繰り返す遺伝性筋疾患である**筋ジストロフィー**では、筋萎縮と筋力低下が進行していきます。また、アセチルコリン受容体に対する抗体が循環血漿中に形成されるために筋膜のアセチルコリンレセプターが壊されてしまい、神経筋接合部での情報伝達ができなくなる**重症筋無力症**では、全身の筋力低下、易疲労性をはじめとして、眼瞼下垂や複視などの眼の症状を起こしやすいことが特徴になります。筋運動を反復するとすぐに筋力が低下するため(易疲労性)、日常動作の洗髪や歯磨き、あるいは階段をのぼるときに異常に疲れることで気が付きます。

2 脱水症による疲労

脱水とは総体液量が不足した状態、またはこれによって生じた症候群のことを言います。体液には水と電解質が含まれているので、正確には水と電解質(特にナトリウム)の不足と言えます。

水分の摂取が不足すること、暑さや発熱、運動などによって発汗・不感蒸泄が増加すること、激しい下痢や嘔吐によって水分摂取ができないことや消化液中の電解質が失われること、糖尿病や尿崩症によって多尿になること、副腎皮質機能低下症、塩類喪失性腎炎によってナトリウムが失われること、また利尿剤の服用などが原因で起こります。

この時、血液(細胞外液*)の電解質組成によって次のように分類されます。

*細胞外液：細胞の中に含まれる水分を細胞内液、細胞の外にある水分を細胞外液という。細胞外液は血漿と間質液とに分けられる。

(1) 高張性脱水症

主に水が不足した脱水症を言います。血液の水分が失われ濃くなる(高張になる)ため、浸透圧によって細胞内の水が血中へ移動します。その結果、循環血液量は比較的良好に保たれ、脱水が顕著であってもショック*に陥ることがありません。血漿浸透圧が上昇するため、自覚症状として口の渇きがあります。口腔粘膜や皮膚の乾燥が見られ、不感蒸泄が減少するため体温が上昇します。

また、脳細胞からも水が移動するため、脳が縮小します。その結果、中枢神経の機能不全が起こり、錯乱状態や神経・筋の興奮性亢進が現れ、重症になると痙攣や昏睡を起こします。

*ショック：末梢組織への血流量が減少し、臓器・組織の生理機能が障害される状態。

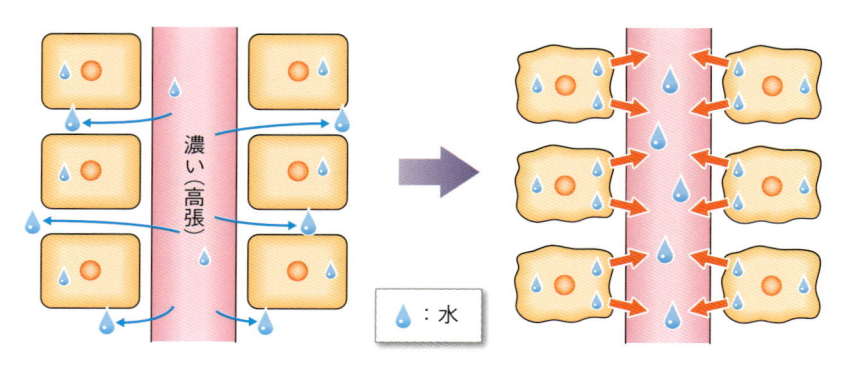

図 5-2　細胞と血管の間での水の移動（細胞内→外）

（2）低張性脱水症

　主にナトリウムが不足した脱水症を言います。血液からナトリウムが失われ薄くなる（低張になる）ため、血中の水分が細胞内へ移動します。その結果、循環血液量が減少し、血圧低下や頻脈がみられ、脱水が顕著になるとショックに陥ります。血漿浸透圧が上昇しないため口の渇きは感じにくく、粘膜や皮膚の乾燥も少なく、体温上昇はあまり見られません。

　また、脳細胞内へ水が移動するため、細胞内の電解質濃度が低下します。その結果、細胞活動が低下し、全身倦怠感や傾眠*をはじめとする意識障害が現れ、重症になると脳浮腫が起こり、悪心嘔吐、昏睡などの脳神経症状を起こします。

*傾眠：うとうと状態。意識低下の初期の段階。

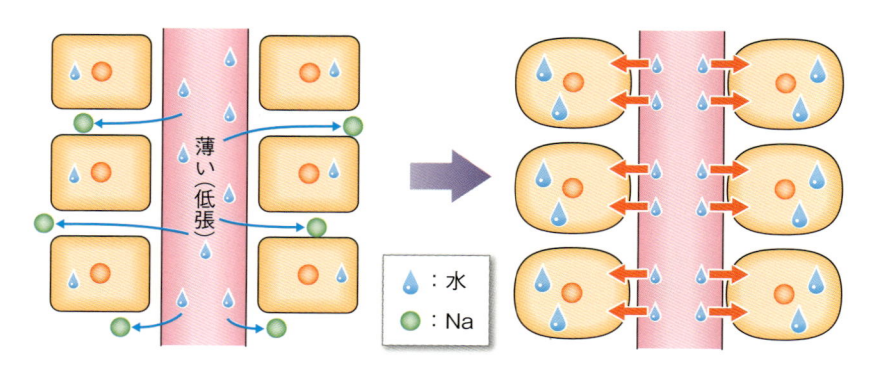

図 5-3　細胞と血管の間での水の移動（細胞外→内）

◆高齢者はノドの渇きを感じない!?

　もともと身体の水分量が少ない高齢者と、身体の小さな子供は脱水を起こしやすいから要注意。特に、高齢者は感受性も鈍いから、重症になってしまうことがある。

　感受性が鈍いとは、どういうことですか？

耳が聞こえにくくなるとか味が感じにくくなるのと同じように、いろいろな感覚が鈍くなるということ。ふつうは身体の水分が減ったら、ノドが渇いて水を飲むから脱水になったりしないけど、高齢者はノドの渇きを感じにくいために、水を飲むことが少なくなる。だから脱水になりやすいんだ。

しかも、どんな病気でも言えることだけど、高齢者は身体の反応も衰えてるから、はっきりした症状が現れにくい。何となく元気がないとか、食欲がないとか、ボ〜っとしているなんて当たり前にありそうなことが症状だったりする。

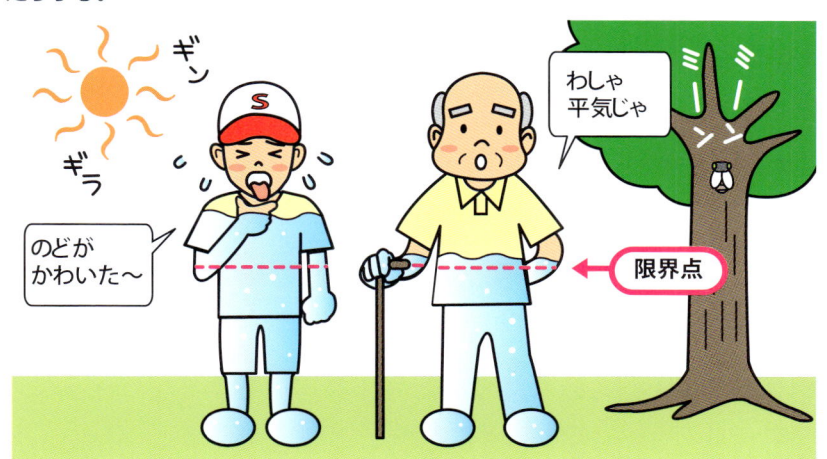

わかりにくいですね。

そうなんだ。だから気付くのが遅れて、悪くすると亡くなってしまうことがあるんだよ。高齢の患者さんには、ノドが渇いたと思わなくても、水分補給を頻繁にするようアドバイスしておくと良い。水分補給は脱水の予防だけじゃなくて、体液量が減ると、血液が濃くなったり循環が悪くなったりして血栓ができやすくなるから、脳梗塞や心筋梗塞の予防のためにも大切なんだよ。

ご家族の方には、いつもより何となく元気がないと思った時には、放っておかないで脱水を疑うよう言っておくと良いよ。

高齢者が元気をなくす最も多い原因は、脱水症！

❸ 低血糖症による疲労

血中グルコース（ブドウ糖）濃度が50mg/dl以下になった状態を低血糖と呼び、低血糖に伴う症状が出現した場合を低血糖症と言います。グルコースは細胞活動のエネルギーになります。なにより脳細胞はグルコースを大量に消費し、その活動を維持しています。ですから、血糖値を下げるホルモンがインスリンだけなのに対して、低血糖による生命の危険を防ぐため、血糖値を上げるホルモンはグルカゴン、カテコールアミン、成長ホルモン、コルチゾールなどいくつもあります。

したがって、胃全摘術後やインスリンを過剰分泌する膵β細胞腫瘍（インスリノーマ）といった特殊な疾患と、糖尿病治療のためのインスリンや血糖降下剤を誤って投与した場合を除けば、人が低血糖になることはほとんどありません。

血糖値が下がってくると、最初は血糖値を上げるためのホルモンの作用で、発汗（冷汗）、

第5章 疲労

手足の震え（振戦）、頻脈（動悸）、空腹感、悪心嘔吐などの交感神経刺激症状が現れます。時には「死ぬかもしれない」という不安感も生じます。これらの症状は、脳機能に影響が出る前に発せられる警告症状と言えるでしょう。

この時点で適切な処置がされず血糖値が50mg/dℓを下回ると、脳のエネルギー代謝が維持できなくなり、ひどい疲労感や脱力感、めまい、眼のかすみ、頭痛、集中力の欠如などの症状が現れます。さらに重度の低血糖になると、不明瞭な話し方、錯乱や不可解な行動が現れます。血糖値が30mg/dℓ以下になると意識レベルが低下し、昏睡から死に至ることもあります。

◆低血糖発作は低下速度が速いほど激しい！

血糖値の低さと症状の激しさは、必ずしも比例するものではないんだよ。

低い方が重篤なんじゃないんですか？

もちろんそうだけど、脳に障害が出てくるまでの症状が、激しい時と無症状に近いような時があるんだ。

症状の激しさは、何によって決まるんですか？

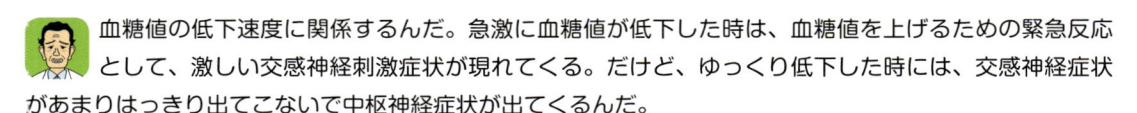

血糖値の低下速度に関係するんだ。急激に血糖値が低下した時は、血糖値を上げるための緊急反応として、激しい交感神経刺激症状が現れてくる。だけど、ゆっくり低下した時には、交感神経症状があまりはっきり出てこないで中枢神経症状が出てくるんだ。

じゃあ、ゆっくり低下した時には、気が付きにくくて危険ですね。

そうなんだ。特に、糖尿病の合併症で自律神経障害があると、低血糖になっても交感神経系ホルモンやグルカゴンが分泌されないことがある。それに、低血糖発作を一度でも経験すると、低血糖に対する感受性やホルモンの分泌反応が鈍くなってしまって、交感神経系の警告症状が現れないまま低血糖が進行していることがあるから危険なんだ。

糖尿病のある人はご自身でも注意が必要だけど、周りの人も病識をもって緊急対応ができるようにしておかなきゃいけないね。患者さんにも糖尿病の人は多いから、心積もりは必要だよ。

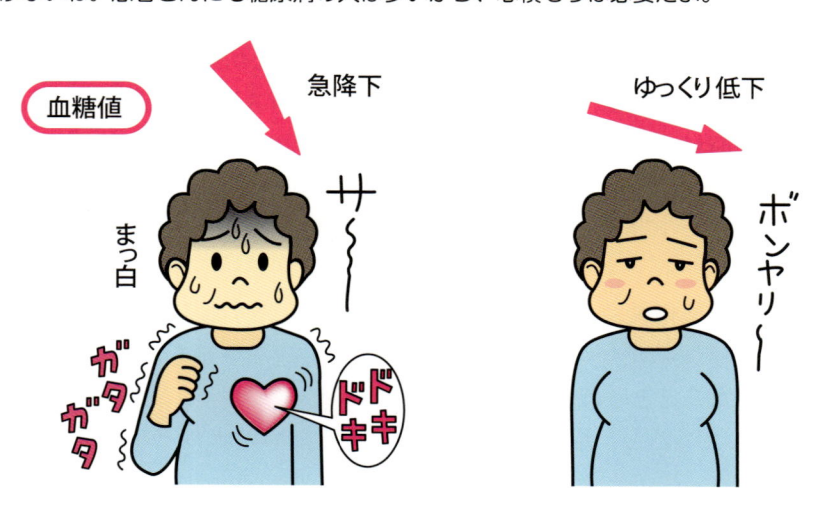

◆糖尿病性昏睡。原因がわからなければ、とりあえず糖の補給！

🧑 どんな対応をすれば良いんでしょうか？

👨‍⚕️ 実は糖尿病で倒れる原因は、今話した低血糖の場合と、血糖値が上がりすぎてる場合と2通りある。

🧑 低血糖だったら糖を補給すれば良いんでしょうけど、血糖値が上がってるんだったら、そんなことをしちゃマズイですよね。どう見分ければ良いんでしょう？

👨‍⚕️ 高血糖の場合は、息が果実のような臭いになるっていう特徴があるけど、初めてだったらそれがその臭いかどうかなんてわからないよね。わからなければ、とりあえず糖を補給しよう。

🧑 えっ！ 良いんですか？

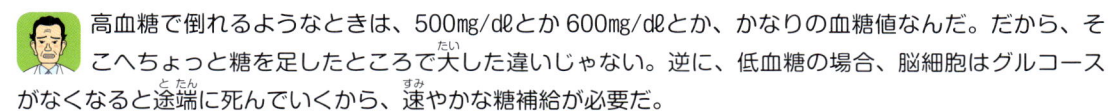

👨‍⚕️ 高血糖で倒れるようなときは、500mg/dlとか600mg/dlとか、かなりの血糖値なんだ。だから、そこへちょっと糖を足したところで大した違いじゃない。逆に、低血糖の場合、脳細胞はグルコースがなくなると途端に死んでいくから、速やかな糖補給が必要だ。
　どちらがより危険で早い対応が必要なのかを考えれば、低血糖を改善する処置の方が優先される。だから、糖尿病で倒れている時に、血糖が高いか低いかわからなければ、糖を補給しよう！

🧑 糖は具体的に何を取らせれば良いですか？ よく患者さんは飴玉を持ち歩くよう言われますけど。

👨‍⚕️ 飴はないよりマシだけど、吸収に時間がかかるし、意識が朦朧としているときに患者さんが口の中で溶かすのは難しいよ。意識があれば砂糖を口に入れるか、ブドウ糖が入ったジュースを飲ませると良い。でも、意識がないときにジュースを口の中に流し込んじゃダメだよ。誤嚥して危ないからね！ そんなときには砂糖を歯茎と唇の間に擦り込むようにするんだ。

◆ダンピング症候群は2つある！！

🧑 それと先生、胃を全摘した人が低血糖を起こすのはなぜですか？

👨‍⚕️ 胃はどんな働きをしてるんだったかな？

🧑 胃は食べた物を貯めておく袋の役目をしています。それと、胃液と混ぜ合わせて浸透圧やpHを調節した糜粥にして、小腸の消化吸収のスピードに合わせて、少しずつ送っていくのが働きです。

👨‍⚕️ その通り！ その胃がないと、食べた物が一気に小腸に入ることになる。そうすると、急激に小腸で消化吸収されて血糖値が急上昇する。それに反応するから過剰にインスリンが分泌されて、逆に血糖値が下がりすぎてしまうんだよ。こういう反応によって、食べてから2〜3時間くらい経った頃に、さっき説明した低血糖症状が出てくるんだ。
　これは後期ダンピング症候群と言って、予防するためには、まずはゆっくり食べること。そして少量ずつ何回かに分けて食事をすること。それが難しければ、食事と食事の間におやつを食べるようにすると良い。それと、低血糖発作に備えて、常に飴やジュースを持ち歩くことも重要だ。

第5章 疲労

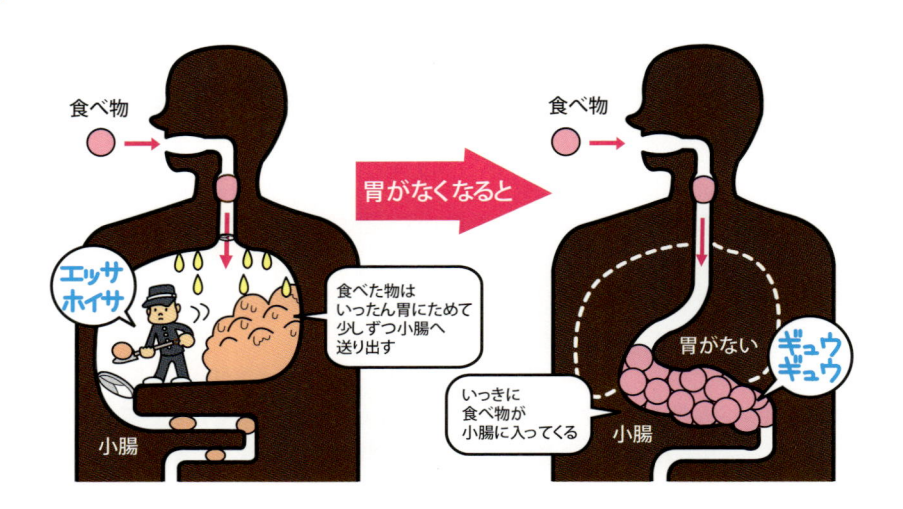

【図】食べ物 → 胃がなくなると → 食べ物

- エッサホイサ：食べた物はいったん胃にためて少しずつ小腸へ送り出す（小腸）
- ギュウギュウ：いっきに食べ物が小腸に入ってくる（胃がない／小腸）

👨‍🎓 先生、今のを「後期」というのであれば、違うダンピング症候群もあるということですよね？

👨‍⚕️ 早期ダンピング症候群というのがある。これは後期よりもっと早く、食事を始めて10～30分で起こってくるものだ。

👨‍🎓 それはどういったものなんですか？

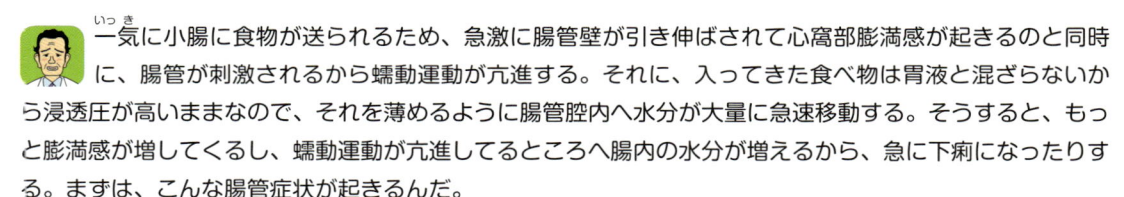

👨‍⚕️ 一気に小腸に食物が送られるため、急激に腸管壁が引き伸ばされて心窩部膨満感が起きるのと同時に、腸管が刺激されるから蠕動運動が亢進する。それに、入ってきた食べ物は胃液と混ざらないから浸透圧が高いままなので、それを薄めるように腸管腔内へ水分が大量に急速移動する。そうすると、もっと膨満感が増してくるし、蠕動運動が亢進してるところへ腸内の水分が増えるから、急に下痢になったりする。まずは、こんな腸管症状が起きるんだ。

さらに続いて、そのあと循環失調症状が出てくる。これは、腸管腔内へ水分が大量に急速移動するために、循環血漿量が減少してしまい、血圧が下がって脱力感が起こる。すると自律神経反射が起こって、発汗（冷汗）、手足の震え（振戦）、頻脈（動悸）、悪心嘔吐といった交感神経刺激症状が出てくるんだ。これが早期ダンピング症候群のメカニズムと症状だ。

👨‍🎓 この予防はどうすれば良いですか？

👨‍⚕️ 「低糖・高たんぱく・適度な脂肪」といった、浸透圧は高くないけど栄養価の高いメニューにして、食べたものが水を吸って膨れないよう、食事中の水分はなるべく少なくすること。そして、少しずつ食べることだね。ただ、ゴムが引っ張ってるうちに伸びちゃうように、腸管も引き伸ばされれば多少は緩むし、何度も刺激を受けるうちに反射も鈍るから、少しは我慢して膨満感の出るまで食べることも大切だよ。

4 貧血症による疲労

貧血とは、血液の中に含まれるヘモグロビン※p.115の量が減って足りなくなった状態を言います。ヘモグロビンが減少する原因には、赤血球の数（ヘマトクリット）が減少することと、赤血球数は正常でも含まれるヘモグロビンが減少することが考えられます。

赤血球の寿命は約120日ですから、毎日全赤血球の1/120ずつ壊れています。ですが、通

常は壊れた数に見合う赤血球が毎日作られているので、赤血球の数やヘモグロビン濃度が減ることはありません。大量に血液が失われたり、赤血球の生成から破壊の過程※2 p.115に何らかの異常があったりすると、ヘモグロビンが減少して貧血が起こります。

　ヘモグロビンの働きは、肺で酸素と結合し各組織に酸素を運ぶことです。ですから、ヘモグロビンが減ると十分に酸素が運べなくなり、臓器・組織に酸素欠乏が起こります。それによって、めまい、立ちくらみ、頭痛、易疲労感、全身倦怠感、息切れ、筋力低下など、様々な症状が出現します。

　また、他覚的には顔面・眼瞼結膜、爪甲が蒼白くなったり、血液浸透圧の低下による浮腫などが認められます。さらに酸素欠乏の代償として、1回心拍出量が増大し、心拍数も増加するため、頻脈（動悸）になります。

5 代謝障害による疲労
（1）代謝低下

　代謝が低下する原因は、甲状腺ホルモンの分泌が低下することにあります。甲状腺ホルモンの合成に不可欠であるヨードの摂取不足や利用障害、また甲状腺ホルモンの合成過程のいずれに異常があっても甲状腺ホルモンの分泌が減少します。その原因のほとんどは、炎症性疾患による甲状腺の障害と、外科的な切除ですが、稀に下垂体障害による甲状腺刺激ホルモンの分泌低下や視床下部病変による甲状腺刺激ホルモン放出ホルモンの分泌低下によるものもあります。

　甲状腺ホルモンには、熱産生、たんぱく・糖・脂質・ビタミンの代謝、カテコールアミンの作用促進などの働きがあるので、分泌が低下すると代謝と熱産生が低下し、冷え感を訴えるようになります。また、酸素消費、換気、造血が低下すると同時に、鉄・葉酸・ビタミンB_{12}の吸収も低下し貧血症状が起こります。その他、糖代謝の低下（グリコーゲン分解と糖新生の低下による低血糖）、肝機能の低下（たんぱく合成低下、ステロイドホルモンや薬物の分解が低下）、心機能の低下（心拍数・1回拍出量・血圧が低下）、神経・筋の興奮性低下（知覚異常、反射の低下、食思不振、記憶の減退、うつ、意識水準の低下）、腎機能の低下（尿生成が低下、むくみを生じる）、消化管平滑筋の機能低下（便秘）、自律神経の調節機能低下など様々な症状を呈します。

　　代謝低下の症状は、今まで疲労の原因で話してきたものが多いよね。ここでは説明しないけど、もうわかるね？

　　はい。

◆ヨードは摂取不足も摂取過剰も害になる！

　　ところで先生、肝心の「ヨード」って何ですか？

　　土壌などに含まれる元素のことだよ。これは体内で合成できないから、外から摂取する必要があるんだ。別の言い方で「ヨウ素」とも言うけど、これなら聞いたことがあるんじゃないか？

第5章 疲労

さぁ〜？

小学生の頃、「ジャガイモにヨウ素液を垂らしてみましょう！　紫色になったら、ジャガイモにデンプンが含まれている証拠ですよ〜！」なんて、実験やらなかった？　あの時、ジャガイモに垂らした液体の成分がヨードだよ。消毒液のヨードチンキ（ヨーチン）は、ヨウ素のアルコール溶液だね。

あ〜、それなら聞いたことがあります。でも、そんなもの、どうやって摂取するんですか？

ヨードは土に含まれているから、そこで育った作物にはヨードが含まれている。それに、陸の土は川に流されて海にたどり着くよね。だから海水にもヨードが含まれていて、海の中で育つ海草にはヨードが濃縮されて含まれている。それらを食べれば良いのさ。

なんだ〜。それならたくさん食べてますよ。

そうだろうね。日本では、普通の食事で十分なヨードが摂取できる。でもね、世界の山岳地域は土壌がやせているし、大雨・洪水などの多い地域は土壌が流されてしまって、土にヨードがほとんど含まれていないんだよ。だから、そこで採れる作物にはヨードが含まれていない。それに、海から遠い地域では海草を食べる習慣がない。そんなところに住む人達は、ヨード欠乏症になることがあるんだよ。そういった国では食塩にヨードを添加して販売しているんだって。

じゃあ、ヨードをたくさん摂取している日本では、甲状腺機能低下症は起こりませんね。

ところがね、日本では、海草を多く食べる地域で、甲状腺機能低下症が見られるんだ。機序はよくわからないけど、ヨードをあまり多く取りすぎても甲状腺ホルモンが合成できなくなるんだよ。この場合、昆布などの海草の摂取を控えれば、甲状腺機能は回復するけどね。

ヨードは、多すぎても少なすぎてもダメなんですね。

（2）代謝亢進

　代謝が亢進する原因は、甲状腺ホルモンの分泌が過剰になることにあります。その原因には、甲状腺にある甲状腺刺激ホルモン受容体に自己抗体が結合して、甲状腺ホルモンが過剰に分泌されるバセドウ病が最も多く見られます。その他、甲状腺腫瘍、甲状腺の炎症、甲状腺刺激ホルモンの分泌亢進などによるものがあります。

　甲状腺ホルモンの分泌が過剰になると、代謝活性のある組織のほとんどすべてで酸素消費が増え、代謝が促進され、熱産生が亢進します。エネルギーと酸素の消費が多く、疲労を生じます。

症状は、低下症のほぼ反対だと思っていいよ。

常に急いでるような状態ですね。そりゃあ疲れますよね。

6 電解質のバランス異常による疲労

カリウムイオン(K^+)は細胞内の主な陽イオンで、神経や筋肉の興奮性に関与し、細胞機能を維持するために欠かせないものです。また、ブドウ糖やアミノ酸を細胞内へ取り込むときや、グリコーゲンを形成する時にも必要です。

カルシウム(Ca)は骨や歯を作るだけではなく、血液中ではイオン化したCa^{2+}の形で筋収縮や血液凝固反応、正常な神経機能を維持するよう働いています。また、最近ではCa^{2+}の細胞内伝達物質として働きが解明され、神経伝達物質の放出、ホルモンの分泌や作用、多くの酵素活性に関わっていることがわかってきました。

このようにカリウムやカルシウムは細胞の生理機能に大きな影響を与えることから、血中濃度は一定範囲に保たれていますが、そのバランスが崩れるようなことがあると神経・筋の興奮性をはじめ様々な症状を呈し、時には重篤な状態に陥ることもあります。

◆汗をかくとカリウムが失われる！

電解質は食べ物にも含まれているミネラルだけど、実はとっても大切な働きをしているんだよ。上に書いてある働きを見て考えてごらん。
カリウムが神経細胞の活動電位(図5-4)を生じさせるのに重要なイオンだったことは覚えているかい？

はい。神経細胞は閾値に達すると、細胞の中へナトリウムが流れ込み活動電位を生じさせて、その後カリウムが細胞の外へ流出することで静止膜電位に戻ります。その後ナトリウム・カリウムポンプによって、入ってきたナトリウムを外へ汲み出し、出て行ったカリウムを中へ汲み入れて、細胞内液と細胞外液のバランスを元に戻していくんでしたよね。

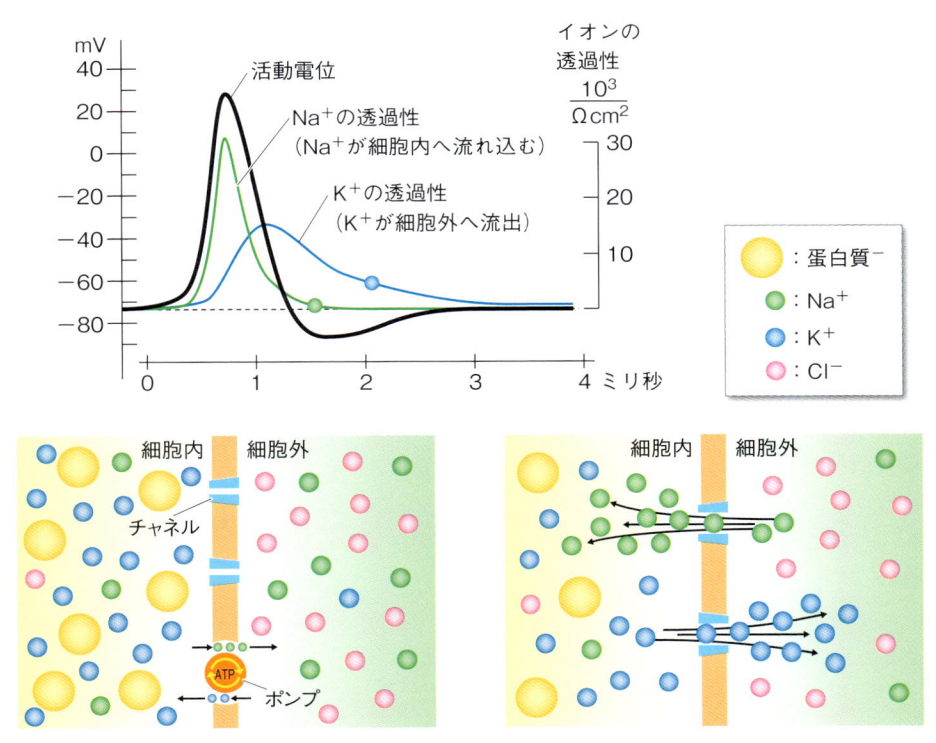

図5-4 活動電位

第5章 疲労

> その通り。その働きが正常に機能しなくなったら、大変なことになるだろう。血液中のカリウムのバランスが崩れると、神経・筋が興奮しすぎたり興奮しなかったりするということだ。高カリウム血症・低カリウム血症ともに、その程度によって興奮性が亢進する時と低下する時の両方がある。

> それは、痙攣(けいれん)が起きたり、逆に麻痺が起こったりするということですね。

> そうだね。マラソン選手がレースの途中で足がつったり、思うように足が動かなくなったりするだろう。あれはただの疲労ではなくて、運動して汗をかくことで、その中に含まれるカリウムを失ってしまい、そんな症状が起きるんだ。

◆カリウムは生野菜で摂ろう！

> だからレース中、カリウムが多く含まれるバナナをジュースにして補給したり、汗と同じ成分のスポーツドリンクを飲んだりしてるんだよね。患者さんでも、よく足がつるって言われる方はカリウムが不足している可能性があるから、生野菜を摂るようにするか、ほんの少しスポーツドリンクを飲むようにアドバイスすると良い。

> バナナはダメなんですか？

> ダメじゃないけど、カロリーが高いからね。バナナだけじゃなく果物はカリウムを多く含んでいるけど、甘いだろう。果物に含まれる糖は果糖といって、特に脂肪になりやすい糖だから、たくさん食べると太っちゃうのさ。野菜ならそんな心配いらないからね。
> 　そういう意味で、スポーツドリンクも1日コップ1杯くらいにしておかないとね。あれには糖も塩分も入ってるからね。

> 野菜なら火を通した方がたくさん食べられますけど、生じゃないとダメなんですか。

> カリウムは熱に弱いから、生じゃないとダメ。
> 特に夏の野菜は生で食べられて、カリウムが多く含まれているものが多いよ。

◆余分なカリウムは尿へ排出

> では反対に、カリウムが多くなるのはどんな時ですか？

> 余分なカリウムは大部分が尿の中に排出されるんだ。普通の食生活をしている分には、その排出能力を超えることはありえない。ただ、最大の排出路である腎臓が障害されると、カリウムが排出できなくなって高カリウム血症になることがあるね。
> 　さて、もう1つの大事な電解質、カルシウムの話もしておこうか。Ca^{2+}が筋収縮に関わっていることは筋疲労 p.097 のところで話したよね。血液凝固反応に関係するCa^{2+}は、図5-5を見てどこに関与しているかを確認しておいて。

> はい。Ca^{2+}は第IV因子、何カ所も関わってますね。

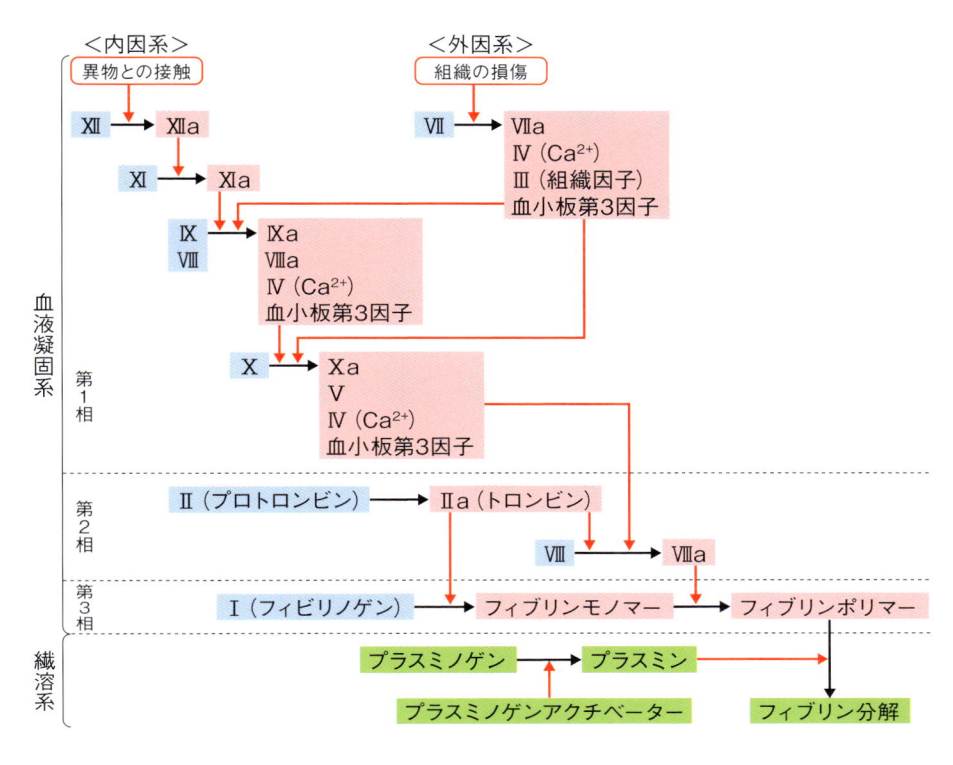

```
                    <内因系>              <外因系>
                    異物との接触          組織の損傷

                    XII  →  XIIa          VII  →  VIIa
                                                  IV (Ca²⁺)
                    XI   →  XIa                   III (組織因子)
                                                  血小板第3因子
                    IX       IXa
                    VIII     VIIIa
                             IV (Ca²⁺)
                             血小板第3因子

                         X  →  Xa
                               V
                               IV (Ca²⁺)
                               血小板第3因子

第2相            II (プロトロンビン) → IIa (トロンビン)
                                            VIII → VIIIa

第3相            I (フィビリノゲン) → フィブリンモノマー → フィブリンポリマー

繊溶系                             プラスミノゲン → プラスミン
                                   プラスミノゲンアクチベーター → フィブリン分解
```

図 5-5　血液凝固反応

◆イライラするのはカルシウム不足？

カルシウムバランスで問題なのは、Ca^{2+} は生体のあらゆるシナプスにおいて伝達物質の輸送に関与しているため、そのバランスが崩れると正常な神経機能が営めなくなるということだ。

具体的にどんな症状が起きるんですか？

例えば、低カルシウム血症だと神経・筋の興奮性が亢進して、手足の痺れや筋痙攣を起こすようになるし、神経症状として苛立ちなんかも見られる。

イライラしてると、よく「カルシウムが足りないんじゃないの？」って言われるのには根拠があったんですね。

まぁ、それは冗談だけどね。カルシウムは骨にたくさん蓄えがあるから、血液中のカルシウムが少なくなったら骨から補給されるさ。副甲状腺疾患でパラソルモン*が分泌されないとか、腎不全でリンが排出できないと Ca^{2+} と結合しちゃって、イオンとしての働きができないとかっていうことでもない限り、あまり臨床では見られないなぁ。

*パラソルモン：骨からのカルシウム遊離を促進するホルモン。

骨からのカルシウム遊離を抑制している甲状腺ホルモンのカルシトニンの分泌が亢進している、というのは原因にはならないんですか？

第5章 疲労

> 確かにカルシウムの遊離を抑制することで血清カルシウム濃度を低下させるけど、その調節作用はパラソルモンに比べると非常に小さいものなんだよ。

> そうなんですか。カルシウム調節の主導権はパラソルモンにあるんですね。

◆がんで高カルシウム血症になる!?

> では、高カルシウム血症はどんなことで起こりますか？

> 副甲状腺の機能亢進でパラソルモンが分泌過剰になるとか、悪性腫瘍の時にはその進行に伴ってかなりの確率で高カルシウム血症になるよ。

> がんですか？　どうしてですか？

> がんの骨転移があると、破骨細胞が刺激されて骨から溶け出すカルシウムの量が増えるからだよ。たとえ骨転移がなかったとしても、がん細胞から産み出される物質によって、破骨細胞の働きが活発になって、やっぱり骨からカルシウムが溶けだすんだ。

> 高カルシウム血症になると、どうなりますか？

> 神経・筋の興奮性が抑制されて、筋弛緩や全身倦怠感、便秘を起こすようになるし、神経症状として食欲不振、うつ状態なんかが見られるようになる。

◆たかがミネラルと侮るなかれ！

> さて最後に、カリウム・カルシウム両方に共通することだけど、これらは神経や筋の機能に関係するので、その程度が重度になると、最終的には脳や心臓の機能にまで影響が出てくるということだ。昏睡に陥ったり、最悪の場合は心臓が止まって死んでしまうこともあるんだよ。

> たかがミネラルだと思ってたら、怖いですね

> えっ、そんなことまで起こるんですか！

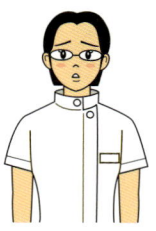

7 炎症・組織壊死による疲労

結核やインフルエンザ、ウイルス性疾患などから風邪まで、すべての感染症は生体の機能を変化させます。また、全身性の炎症性疾患である膠原病、組織崩壊を起こす悪性腫瘍、脳血管障害などによっても、今まで述べてきたようなものを含め、発熱や疼痛、栄養障害といった様々な病態を引き起こすことによって、結果的に疲労感や倦怠感を生じます。

> 最後に、1988年に米国で提唱された「慢性疲労症候群」というものを紹介しておこう。

Ⅵ. 原因不明の疲労

「突然原因不明の強い疲労感に襲われ、日常生活に著しい障害をきたす状態が長期間（一般的に6カ月以上）継続するもの」を**慢性疲労症候群**と言います。

長期間の疲労感の他に、微熱、咽頭痛、頚部あるいはリンパ節の腫張、原因不明の筋力低下、羞明、思考力の低下、関節障害、睡眠障害などの症状が繰り返され、時期によって現れる症状が異なる場合も多く見られます。

1984年にアメリカで集団発生がみられ、病態の解明に向けての診断基準が1988年にアメリカで定められました。その症状が疲労感、微熱、リンパ節腫大など、風邪の症状に似ていたことから、当初はウイルスが原因ではないかと言われていましたが、現在では否定的な意見が多く、未だ原因のわかっていない病気です。

◆慢性疲労症候群に鍼灸治療が効く！

なんですか、この病気。慢性疲労とは違うんですか？

「日常生活が障害される」という点で、ふつうの慢性疲労とは違うね。疲労の度合いは人それぞれだけど、中には起き上がれないとか、寝返りも打てない程ひどい疲労感のこともあるみたいだから。
ただ、診断基準には症状など細かくあげられているけど、結局のところ、いろいろな全身検査で異常がなくて、精神疾患でもないから、慢性疲労症候群を疑うっていう除外診断なんだよね。日本でも、1990年に国際的診断基準による最初の症例が報告されていて、推定約38万人が慢性疲労症候群に罹っていると考えられているね。

え〜、そんなにいるんですか？　私、病名すら今初めて聞きましたよ。

診断された人はそんなにいないよ。
医療者にも知識を持った人があまりいなくて、日本ではうつ病・神経症・更年期障害・自律神経失調症と言われて誤診されているから、ということらしい。

治療法はあるんですか？

なにせ原因がわからないからね。消炎鎮痛剤、抗ウイルス薬、免疫抑制剤、ビタミン剤の他、抗精神薬、睡眠導入剤が使われたり、カウンセリングをしたり……など、いろいろ試しているみたいだよ。回復は人それぞれで、数年で回復する人もいるけど、完治は稀で、回復しないまま同じ状態が数十年続くこともあるそうだ。
けど、アメリカではこの慢性疲労症候群に対して盛んに鍼灸治療が行われていて、かなりの成果をあげているようだよ。それにアメリカの鍼灸院で、患者さんが来院される理由の一番は、この慢性疲労症候群やそれに似た疲労なんだって。

腰痛・肩こりが多い日本とはずいぶん違いますね。

アメリカでは、「疲労回復に鍼が効く！」という認識が定着してるってことだよね。

第5章 疲労

まとめ

さて、疲労についてはこのくらいかな。長かったけど、今話してきたように、疲労は、一過性の生理現象で回復するものなら全く心配ないけど、実は何かの疾患の症状の一部だった！という危険性も含んでいる。痛みだと警戒するけど、疲れというだけでは油断しがちになるのでね。休んでも回復しない疲労、異常までの疲れには注意が必要だよ。

はい。患者さんの中には、「疲れが溜まっちゃって、寝てもとりきれない」っておっしゃる方がいますよね。その方に鍼をした場合、疲労の原因が器質的なものなら、それを正さなければ回復しないでしょうし、たとえ治療で一時的に良くなったとしても、だんだん悪化してきますよね。
　でも、ただの生理的な疲労なら、鍼が良く効きますよね！

そうだね。鍼をすると、血行が良くなるから、老廃物を除去できるし、新しい血液が供給されるから代謝が良くなる。疲労が回復されるよね。
　それに鍼をすると、心身の緊張がとれて、良い睡眠がとれるようになる。この効果は大きいね。疲労回復の基本は、寝る！ことだからね。

へ〜、鍼をすると、良い睡眠がとれるようになるんですか。それは何でですか？

おいおい、これから睡眠の話をしてたら大変だよ。そろそろ私も話し疲れたから、今日はこの辺で勘弁。睡眠の話は、また日を改めてね。

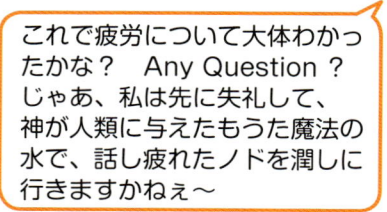

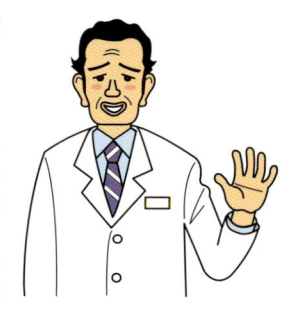

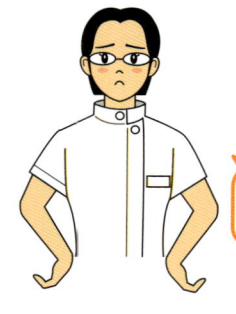

これで疲労について大体わかったかな？　Any Question？　じゃあ、私は先に失礼して、神が人類に与えたもうた魔法の水で、話し疲れたノドを潤しに行きますかねぇ〜

え〜、またですか!!
ンも〜!!

基礎知識 その❼ ATP

1 ATP（アデノシン三リン酸）

ATPは塩基（アデニン）と糖（リボース）からなるアデノシンに、リン酸（P）が3つ結合した化合物のことです。このATPから1つリン酸（P）がはずされたものをADP（アデノシン二リン酸）、ADPからさらに1つリン酸（P）がはずされたものをAMP（アデノシン一リン酸）と呼びます。（図・基7-1）

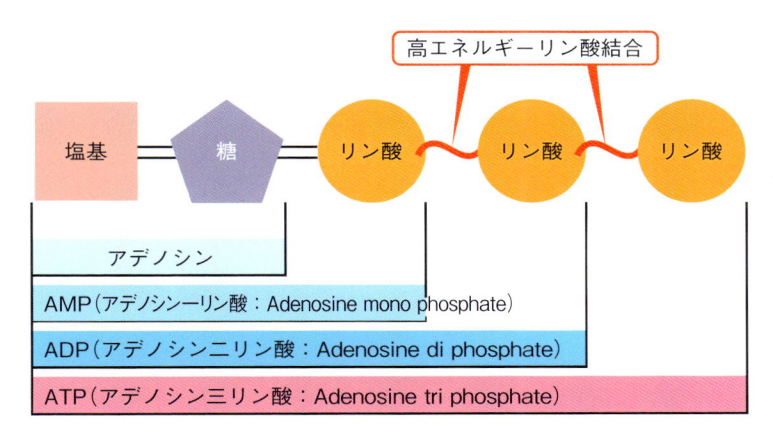

図・基7-1　アデノシン三リン酸

糖や脂肪が分解されてエネルギーが作られる時、それはATPという化合物に形を変えて貯められます。ATPは、分解酵素の働きによってリン酸（P）が1つはずされる時、約8kcal/molのエネルギーを放出します（図・基7-2）。

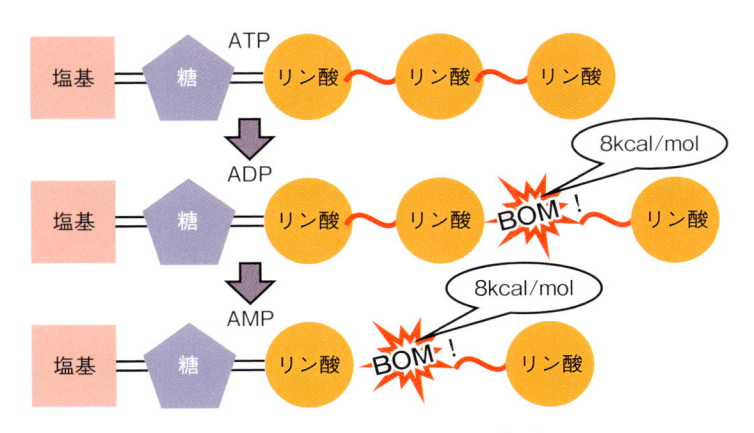

図・基7-2　ATPのエネルギー放出

生物は、このエネルギーを運動や細胞活動に使っているんだよ。

第5章 疲労

2 ATP合成と筋活動

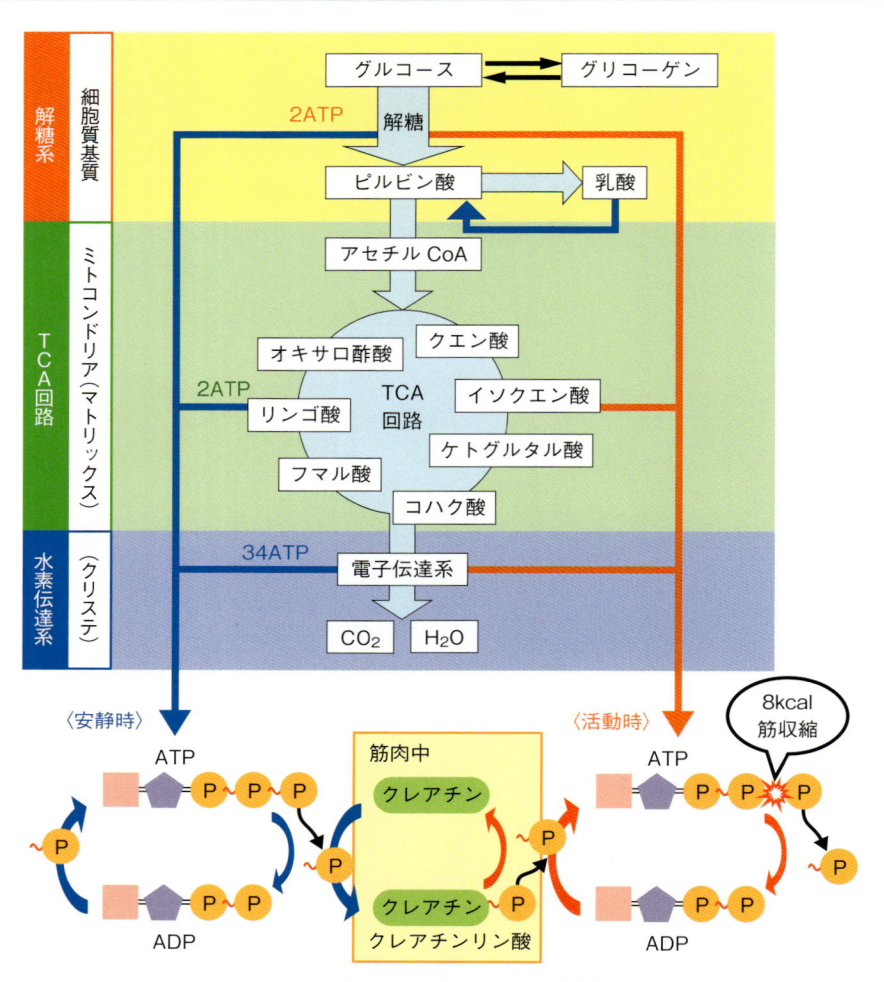

図・基 7-3　ATP合成と筋活動

　筋活動のエネルギーもATPです。筋肉中にもATPは存在していますが極わずかであるため、それだけでは筋収縮を維持できません。そこで、ATPレベルを維持するために筋肉中には**クレアチンリン酸（クレアチン＋P）**という物質が多く存在し、活動時に筋肉中のATPが不足すると、クレアチンリン酸からリン酸（P）がはずされてADPと結合し、急速にATPが再合成されます。さらにクレアチンリン酸では賄えなくなると、解糖系、TCA回路、電子伝達系の働きによって血中のグルコースや筋肉中のグリコーゲンから作り出されたATPが供給されます。

　逆に安静時には、使われないATPからリン酸（P）がはずされてクレアチンと結合し、クレアチンリン酸の形でエネルギーが蓄えられます。また、活動時にATPを作り出すため、解糖系でのグルコース分解が高まることによって一時的にできてしまった乳酸を、TCA回路で分解してATPを作ります。

> こんなふうに、ATPはリン酸（P）をくっつけたり離したりしてエネルギーのやり取りができるので、「エネルギーの通貨」とも呼ばれるんだよ。

基礎知識 その ❽ 赤血球

1 ヘモグロビン

　ヘモグロビンは赤血球に含まれる色素たんぱくで、ヘムという鉄を含む分子と、グロビンというたんぱく質が結合してできています。血液が赤い色をしているのはヘモグロビンの色です。

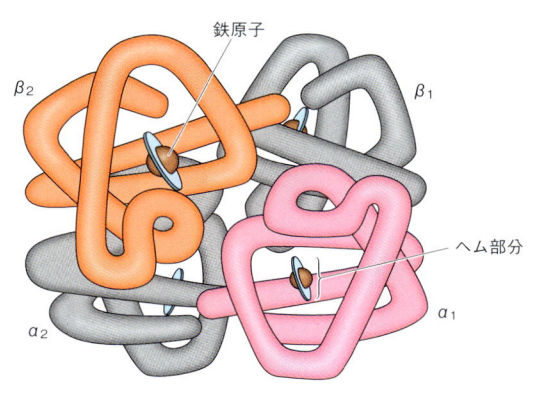

図・基8-1　ヘモグロビンの構造

2 赤血球の一生

　赤血球は主に骨髄で作られます。骨髄の多能性幹細胞から → 骨髄系幹細胞（CFU-GEMM）→ 前期赤芽球系前駆細胞（BFU-E）→ 後期赤芽球系前駆細胞（CFU-E）→ 前赤芽球 → 赤芽球（塩基性 → 多染性 → 正染性）と分化し、このあと核が抜けて網状赤血球になった段階で血液中に出ます。それから2～4日で赤血球になり120日余り血管内を循環すると、古くなった赤血球は脾臓で破壊され、ヘモグロビンは鉄・たんぱく質・色素に分解されて、体外へ排出されたり、体内で再利用されたりします。

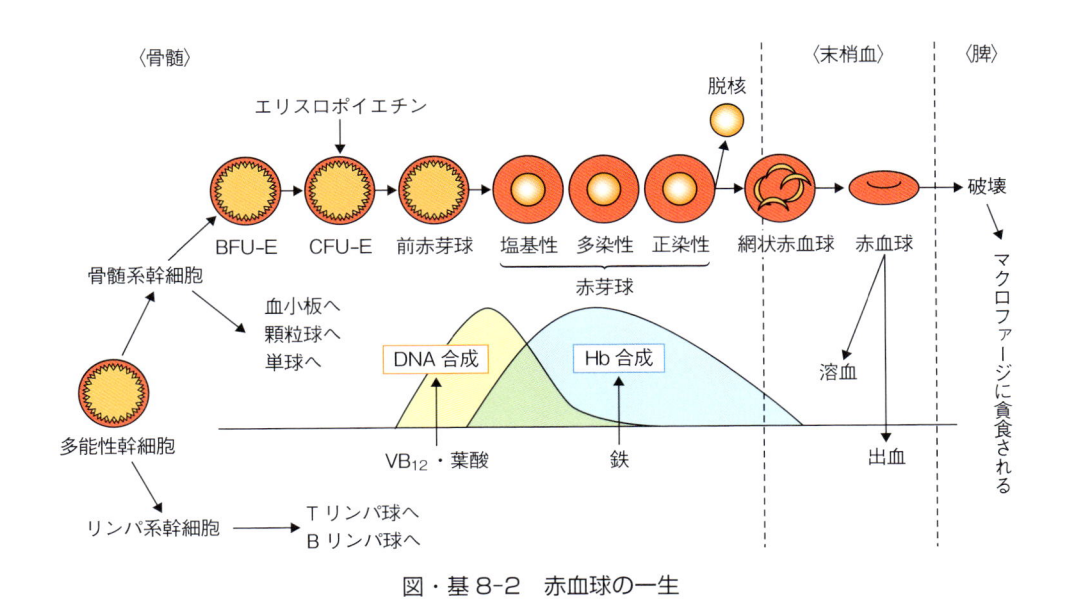

図・基8-2　赤血球の一生

3 貧血の機序・種類・原因

表・基8-1　貧血

機　序	種　類	原　因
赤血球の生産低下	腎性貧血	エリスロポイエチンの産生低下
	再生不良性貧血	多能性幹細胞の障害
	赤芽球癆	赤芽球系前駆細胞（BFU-E、CFU-E）の障害
赤血球の成熟障害	巨赤芽球性貧血	ビタミン B_{12}・葉酸の欠乏
		内因子に対する自己抗体産生（悪性貧血）
ヘモグロビンの合成障害	鉄欠乏性貧血	鉄の欠乏
赤血球の破壊亢進	溶血性貧血	内因性：赤血球の形態異常
		外因性：赤血球に対する自己抗体産生など
失血		慢性出血：子宮筋腫や月経過多など
		急性出血：胃潰瘍や食道静脈瘤の破裂など

高地トレーニングは何のため？

先生、エリスロポイエチンて何ですか？

エリスロポイエチンは、腎臓で分泌される赤血球生成促進因子と呼ばれるものだ。これは、血液中の酸素が少なくなると分泌が増えるんだよ。
　そして、後期赤芽球系前駆細胞（CFU-E）は、細胞表面にエリスロポイエチンに対する受容体を持っていて、これが刺激されると赤血球の分化が亢進されて赤血球が増えるんだ。運動選手が高地トレーニングをするのは、これが理由だよ。酸素の薄いところに行くことで、赤血球を増やしたいからだ。

赤血球が増えれば、酸素運搬能力が高まるってことで、運動能力が上がりますね。

血液検査の数値に注目！

再生不良性貧血は、多能性幹細胞に障害があるので、赤血球だけじゃなくて他すべての血液細胞が作られなくなりますね。

そうだよ。だから、症状は貧血だけじゃなくて、白血球が障害されれば感染しやすくなるし、血小板が障害されれば紫斑ができるようになる。この原因は、放射線や薬による骨髄障害を除いて、多くは不明なんだ。
　それに対して赤芽球癆は、赤芽球系の前駆細胞だけが障害されて、赤血球だけが作られなくなる稀な貧血だ。先天性のものと、後天性では自己免疫疾患の可能性が考えられている。

ビタミン不足で貧血!?

ビタミン B_{12} や葉酸が欠乏すると、なぜ貧血になるんですか？

この２つは、DNA 合成過程で補酵素として働いているんだ。だから、ビタミン B_{12} や葉酸が欠乏すると DNA 複製が障害されて、前赤芽球は分裂できずに大きくなってしまい、巨赤芽球が作られる。この異常

な赤芽球の多くは、成熟過程で破壊されてしまうんだ。

　胃の摘出手術を受けた人にも巨赤芽球性貧血が起こると聞いたことがあるんですけど、それはなぜですか？

　ビタミンB_{12}は小腸で吸収されるんだけど、その時、胃酸に含まれる「内因子」と結合していないと吸収できないんだ。胃を切除してしまうと、この内因子が分泌されないからビタミンB_{12}が吸収できなくなるんだよ。だけど、ビタミンB_{12}は肝臓に蓄積されているから、胃を切ったからってすぐには貧血にならない。術後3〜4年経ったくらいから症状が現れてくるんだ。
　悪性貧血は、この内因子に対する抗体や、それを分泌する胃壁細胞に対する抗体が作られて、ビタミンB_{12}の吸収が障害され、巨赤芽球が作られる自己免疫性の貧血だ。

貧血はなぜ女性に多い？

　女性に多いのが鉄欠乏性貧血だね。鉄はヘモグロビンの材料だから、不足するとヘモグロビン合成が低下して、ヘモグロビンがあまり含まれていない小さな赤血球ができあがってくるんだ。

　とすると、赤血球の数は正常でも、酸素運搬能力は低いですね。でも、なぜ女性に多いんでしょう？

　赤血球は常に入れ替わっていて、新たなヘモグロビンを作るのに1日20〜30mgくらいの鉄が必要なんだ。だけど鉄の吸収・排出量は1日1mgくらいなので、新しいヘモグロビンを作るときには、古くなって壊された赤血球の鉄を再利用しているんだ。だから、出血によって体内の鉄が失われると、鉄欠乏性貧血が起こるんだよ。

　そっか、女性は月経で毎月出血してますもんね。

　1回の月経で約20mgの鉄が失われるそうだよ。それに女性は妊娠すると、胎児の血液を作るためや、分娩時の出血や、授乳のために、さらに鉄が失われるんだ。このように女性は潜在的に鉄の欠乏があるから、鉄欠乏性貧血になりやすいんだね。だけど、常に貧血があると、その状態が普通になってしまって、自覚症状を意識してないことも多いんだよ。

なんで赤血球が壊れるの？

　さて、ここまでは赤血球を作る過程に異常があるものだったけど、溶血性貧血は、赤血球の形が悪かったり、抗体の攻撃を受けたりして、作るよりも壊される方が多いために貧血が起こるものだ。

　赤血球の形態異常って、具体的にどんなものですか？

　代表的疾患は遺伝性球状性赤血球症だな。これは赤血球が球状化するもので、脾臓を通過するときに壊れてしまうんだ。
　他にも赤血球が楕円形や鎌状になる遺伝性疾患があって、いずれの形状も壊れやすい。このように内因性溶血は赤血球自体に問題があるんだけど、外因性溶血は赤血球以外に原因のあるものだ。

　何が原因なんですか？

第5章 疲労

自己免疫性溶血性貧血っていうのがあって、これは自分で自分の赤血球を攻撃する抗体を作ってしまうことによって赤血球が破壊されてしまうものだ。その他には、ABO型の輸血不適合や、母親と胎児の間でRh不適合があると免疫反応が起こって赤血球が破壊されてしまうし、脾機能亢進症によっても破壊が亢進する。

運動選手の貧血とは!?

今言ったもの以外に、病気ではないけど、赤血球がたくさん壊れることがある。わかる？

ん～？？？　わかんないです。

マラソンだよ。靴のクッションが良くないと、走るときの足を地面につく衝撃で、赤血球が潰れてしまうらしいんだ。

足で赤血球を踏み潰しているってことですか？

そんな感じだね。だから、マラソン選手には貧血が多いんだって。最近、健康のためにランニングをやる人が増えたけど、走る時の靴はちゃんとした専用のものを選ぼうね。

　マラソンをはじめとした持久的競技をやっているアスリートは、一般の人より1dℓ中に含まれる赤血球数やヘモグロビン量が少ないことがあるんだ。これは、検査数値が貧血を示すだけの「見かけ上の貧血」で、機能には全く問題ないんだよ。

　というのは、持久的トレーニングによって筋肉が鍛えられて、大きくなっていくよね。それにつれて、大きくなった筋肉のすみずみまで血液を送るために、血管が新しく作られ、結果今までより多くの血液が必要になる。だから、アスリートの血液量は一般人より多いんだよ。

　ただ、この時、血液量の増加に伴って赤血球数も増えてるんだけど、相対的に血漿量の増加の方が多いため、血液が薄くなって「見かけ上の貧血」が起きるんだよ。

第6章 発熱

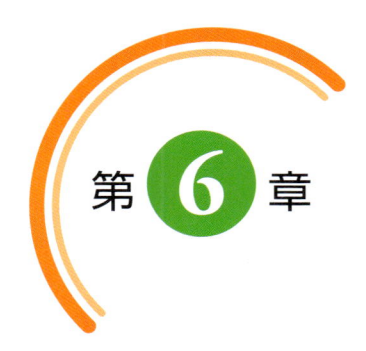

◆熱は自分で作っている？

　ちょっと寒くないですか？

　え〜、別に。どっちかって言うと暑いくらいよ。
　どうしたの？

　なんか朝から頭が痛くて、ボォ〜っとするんですよ。

　ベッドで横になってなよ。先生呼んでくるから、診てもらおう。
　八の字先生、石田君が具合悪いみたいなんですけど、診てもらえますか。

　ん〜、わかった今行く。
　……（脈を診て）風邪だな。熱はあるけど、まだ大したことないなぁ。鍼をしてあげるから、少し寝ていなさい。

…15分後…

　（脈を診て）おっ！　結構熱が出てきたなぁ。よしよし。もうちょっと置鍼しておこう。

　あらやだ、お薬もってきましょうか？

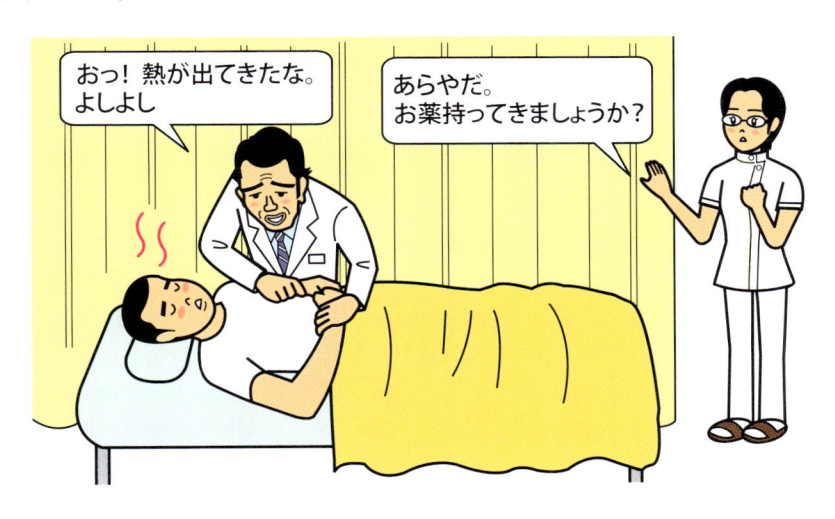

> おっ！熱が出てきたな。よしよし

> あらやだ。お薬持ってきましょうか？

119

第6章 発熱

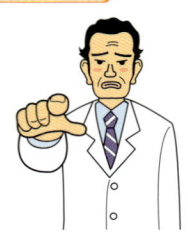

　こらこら、薬なんか飲ませちゃいかん！

　えっ！どうしてですか？

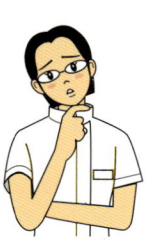

　その熱は必要があって、石田君の身体が作ってるんだから。

　？？？　八の字先生、どういうことですか？

　臨床をやっているくせに、困ったもんだ。
　じゃあちょっと、発熱について話をしようか。

I. 発熱とは

　体温調節中枢の設定温度が何らかの原因によって正常よりも高くなり、その高い設定温度に合わせて体温の調節が行われている状態のことを**発熱**と言います。
　臨床的には、腋窩温 ☞p.129 で 37.5℃ 以上のものを発熱とすることが多いようです。

◆2つの高体温

　発熱以外にも体温が高くなることがあるんだけど、わかる？

　熱射病のようなものですか？

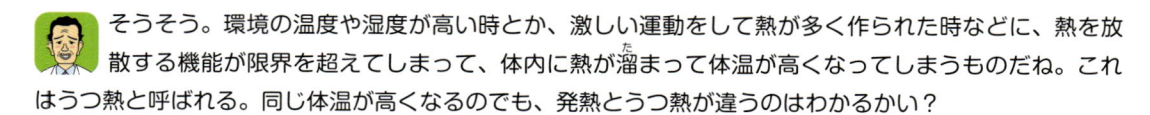

　そうそう。環境の温度や湿度が高い時とか、激しい運動をして熱が多く作られた時などに、熱を放散する機能が限界を超えてしまって、体内に熱が溜まって体温が高くなってしまうものだね。これはうつ熱と呼ばれる。同じ体温が高くなるのでも、発熱とうつ熱が違うのはわかるかい？

　はぁ、なんとなくですけど。

　頼りないなぁ。いいかい！　うつ熱の時、体温調節中枢は平熱でいるようガンバってる。なのに、調節能力を超えた熱が加わるので体温が高くなる。これに対して、発熱は体温調節中枢の設定温度が上がっている。つまり、自分でわざと体温を高くしているものだ。
　僕達の身体はね、41℃以上の高体温が続くと、身体の細胞すべてに何らかの障害が現れてくる。さらに 42〜44℃ の高体温が数時間以上続くと、細胞の不可逆的な障害を起こして、意識障害から死んでしまうこともあるんだ。だから自分で体温を上げている発熱では、自分自身が障害されてしまうような 41℃ を超えることは稀なんだよ。体温調節中枢も細胞だから、正常に働けるのはおおよそ 41℃ まで。それを超えると中枢の機能が障害されて、もっと激しく体温が上がってしまう。
　だから、実際に体温が 41℃ 以上に上昇するのは、うつ熱や脳損傷で体温調節中枢が障害された場合なん

だよ。夏に「部活の最中に生徒の具合が悪くなり……」とよく聞くけど、最近では「猛暑により、高齢者が室内で……」とか「車内に赤ん坊を置いて母親はパチンコ……」なんていうのが、時々ニュースになるよね。

Ⅱ. 発熱の分類

発熱は、体温がどのように変化するか、その経過（熱型）によって以下のように分類されます。以前は熱性疾患、特にいくつかの伝染病では特有の熱型が見られることから、これが診断の決め手になったのですが、最近は発熱が見られると解熱剤や抗菌剤が投与されてしまうため、典型的な熱型を示さなくなり、かえって診断を難しくすることが少なくないようです。

▶ 稽留熱
体温の日内変動が1℃以内で、38℃以上の熱が持続するもの。
例：重症肺炎、脳炎、腸チフスの極期、粟粒結核など。

▶ 弛張熱
体温の日内変動が1℃以上であり、低い時でもほとんど平熱にならないもの。
例：敗血症、化膿性疾患、種々の感染症、悪性腫瘍など。

▶ 間欠熱
体温の日内変動が1℃以上であり、低い時には正常体温もしくはそれ以下になるもの。
例：マラリア発作熱、弛張熱など。

▶ 波状熱
発熱する時期と発熱しない時期があり、それが不規則に繰り返されるもの。
例：ホジキン病、ブルセラ症。

▶ 周期熱
発熱する時期としない時期があり、それが規則的な周期をもって繰り返されるもの。
例：マラリア、フェルティ症候群（フェルティ病）、関節リウマチ、脾腫など。

▶ 二峰性発熱
小児のウイルス性疾患では初期の発熱がいったん解熱した後、再度発熱するものがあり、こう呼ばれる。

Ⅲ. 発熱の原因

発熱の起きる原因物質には、ウイルスや細菌、また体内に侵入した細菌から産生される毒素があります。その他、腫瘍・心筋梗塞などによって破壊された生体内組織や炎症も発熱の原因になります。

そのような発熱の原因物質によって、単球・マクロファージなど種々の免疫担当細胞が刺激を受けると、それらからサイトカイン p.028 が放出され、それが脳に達するとプロスタグランジン p.030 の産生を促します。このプロスタグランジンが視床下部の体温調節中枢に作用すると、設定温度が高いレベルに持ち上げられるのです。

第6章 発熱

◆伝令役の免疫細胞

へぇ〜。免疫細胞って、体温調節中枢へ体温を上げるようシグナルを出しているんですね。侵入した外敵を見つけて、その場で戦うだけじゃないんだぁ。

そこがポイントだ！ 熱が出るのはウイルスや細菌が原因と思っているだろう。だけど、実際それらが熱を作り出しているわけじゃないんだよね。ウイルスや細菌はきっかけ。それらが入ってくることで免疫細胞が働いて、僕達自身が熱を作り出すんだ。

さぁ、ここからが重要だぞ！

熱を作り出すにはエネルギーを消費するし、なにより熱があるとつらいよね。なのに、なぜ人は自ら発熱するんだろう？　発熱の機序も踏まえて考えてみようか！

Ⅳ. 発熱の意義

１ 発熱と解熱の機序

（1）発熱の機序

　たとえば、通常37℃付近にセットされていた体温の設定温度が、発熱の原因物質に侵入されたために突然40℃に持ち上げられたとします。この時、血液の温度は急に上昇できないので、しばらく体温調節中枢は設定温度よりも低い温度の血液にさらされることになります。すると、中枢は「冷たい」「寒い」と感知して、熱放散を抑制し、熱産生を高める反応を起こすのです。

　その反応とは、皮膚血管の収縮、鳥肌（立毛）、アドレナリン分泌、筋肉の震えなどの現象のことです。p.131 これを症状で見ると、顔色が白く、寒気がして、鳥肌が立ち、ガタガタ震えるなど、いわゆる「悪寒戦慄」と言われる症状にあたります。

　この状態は体温が設定温度になるまで続き、40℃に見合う代謝その他が行われるようになると、後はしばらくこれを維持するよう、そのレベルで体温調節が行われるようになります。この頃には悪寒戦慄はなくなり、ボーっとして暑いと感じるようになります。

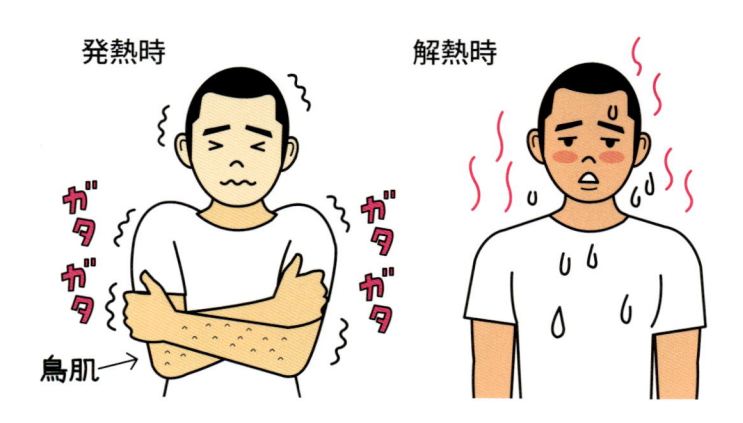

発熱時　　　解熱時

鳥肌

(2) 解熱の機序

　原因物質が消失すると設定温度は元に戻るのですが、この時、血液の温度は急に下がることができないので、中枢は設定温度よりも高い温度の血液にさらされることになり、今度は「熱い！」と感知して、皮膚血管の弛緩、発汗などの反応が起こります。この反応によって体内の熱が放散され、熱が下がります。

　この解熱の機序が急激に起き、続いていた高熱が数時間〜半日のうちに平熱まで急速に下がるものを分利と言います。これに対して、数日の間に徐々に下がって平熱に戻るものを渙散と言います。

◆身体からの合図

- 背筋がゾクゾク寒い時は、これから熱が出るぞ！って合図だ。

- 石田君が寒がっていたのは、悪寒だったんですね。

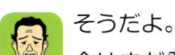

- そうだよ。
今はまだ発熱中だけど、このあと汗が出てきたら、原因がなくなったぞ！って合図だね。それを期待して、いつもより長めにもうちょっと置鍼しておこうって言ったのさ。

- え〜、そんなに早く変化するものですか？

- 石田君は若いから、反応も早いさ。
患者さんだって、風邪の引きはじめには、鍼をしたとたんに熱が出てきて、治療している間に汗も出てきてすっかり治っちゃうことがよくあるよ。

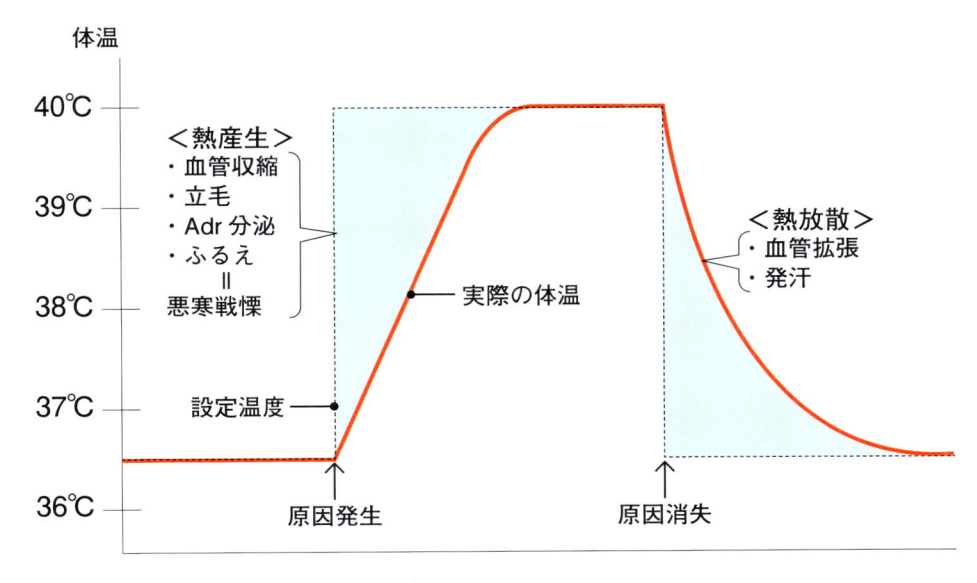

図 6-2　体温の変化

2 動物の発熱実験

次に、トカゲを使った実験を2つ挙げます。細菌を感染させたトカゲの体温と生存率に注目してみましょう。

実験1

トカゲをいろいろな温度の部屋で飼育すると、トカゲは変温動物（外部の温度により体温が変化する動物）なので、その体温は部屋の温度とほとんど同じになる。

このような状態でトカゲに細菌を感染させて生存率をみると、飼育温度（体温）が高いほど生存率が高くなった。

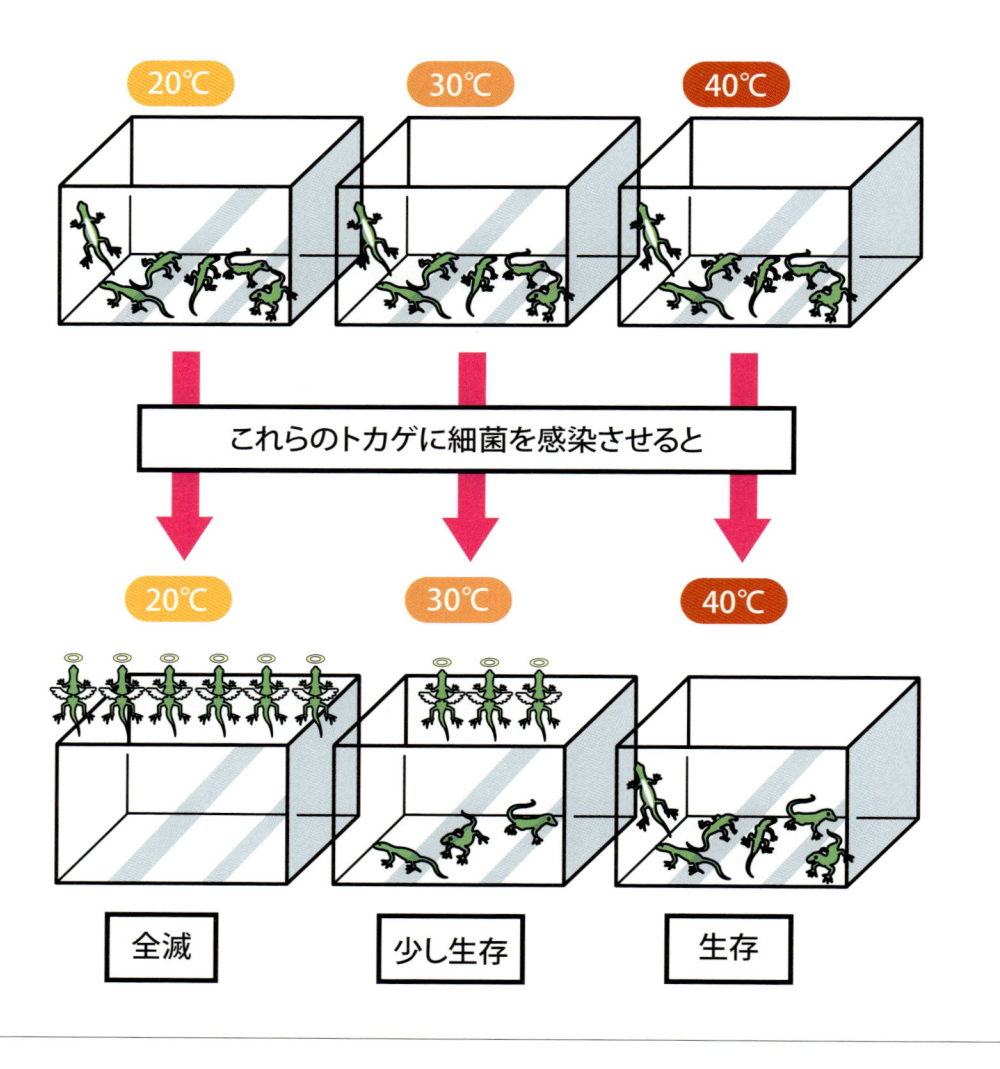

20℃ → 全滅
30℃ → 少し生存
40℃ → 生存

これらのトカゲに細菌を感染させると

実験2

　トカゲに高温と低温の部屋を用意すると、トカゲは2つの部屋を行き来して、体温を一定の範囲に維持するよう行動する。このような状態でトカゲに細菌を感染させると、高温の部屋にいる時間が長くなり体温が上がる。このとき解熱剤を投与したトカゲは、低温の部屋にいる時間が長くなって体温が下がる。

　このように、解熱剤を投与した群と投与しない群の経過を追ってみると、解熱剤を投与した群は3日ですべて死亡し、投与しなかった群は7日後でも90％以上が生存していた。

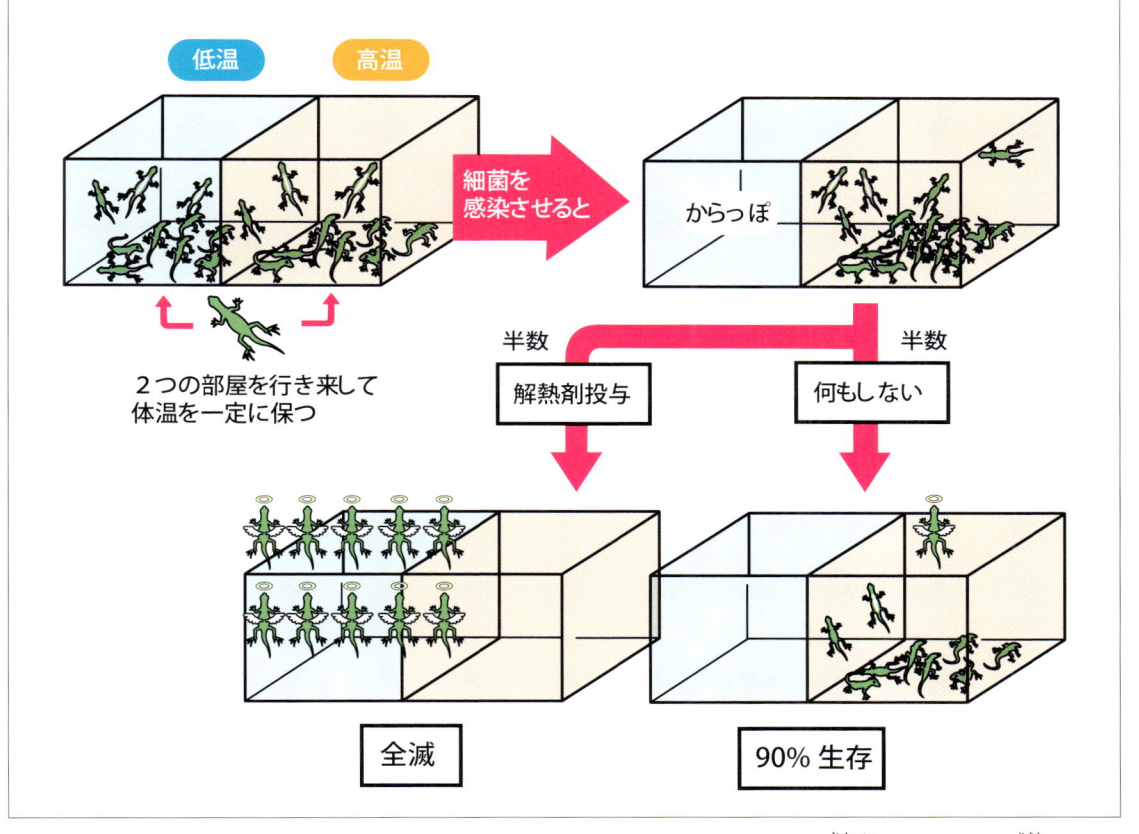

（図：低温・高温の部屋を行き来して体温を一定に保つトカゲに細菌を感染させると、高温の部屋に集まる。半数に解熱剤投与→全滅、半数は何もしない→90％生存）

　実験1では、体温の高いトカゲが生き残っています。実験2では、人為的に発熱を妨げたトカゲは死んでいます。同じような結果は、他の動物、たとえばウサギなどの哺乳類でも得られています。

　これらの実験から、体温が高いことは、生存に有利に働くことがわかります。

3 発熱の意義

　ある種の病原体は高温の下ではその複製が抑制され、またある種の病原体は死滅します。さらに、免疫担当細胞は高温の方が活性化するのです。

　このことから、「発熱は、感染に対抗するための生体反応」と言えるでしょう。

第6章 発熱

ちょっとだけクスリの話　解熱剤と漢方薬

解熱剤の使い方

そっかぁ、ウイルスや細菌が熱を作り出してるんじゃないんだぁ。
敵に不利で、自分に有利な戦いやすい環境にするために、私たちの身体が自ら発熱しているんですね。

そうだよ。だから風邪の熱くらいで無闇に解熱剤を使うと、敵に有利な環境を与えることになるから、戦いが長引いてしまうね。ただし、どうしてもやらねばならない用事がある時には、服薬もやむを得ないだろうし、高熱が数日続いて体力が消耗してきた時には、薬で熱を下げて戦闘態勢を立て直すのは良い使い方だろう。

うつ熱には効かないの？

でも先生、熱射病などのうつ熱のときには、早めに熱を下げないと危険ですよね？
その時は解熱剤を飲んでも良いですか？

ああ、うつ熱の時に解熱剤は効かないよ。解熱剤は非ステロイド系抗炎症薬のことで、正式には「消炎鎮痛解熱薬」と言われるものだ。痛み p.031 で出てきたけど、覚えてなければ見返してごらん。ウイルスや細菌が入ってくると、免疫細胞からサイトカインが放出されて、プロスタグランジンが作られる。その時のプロスタグランジンは PGE_2 だけど、これには発熱作用があっただろう。p.030 この PGE_2 が体温調節中枢に作用すると、体温の設定温度が上がるんだ。解熱剤は COX を阻害して、体温調節中枢に作用する PGE_2 を作れなくすることで発熱させないようにしている薬なんだよ。だから、発熱の時には効くけど、うつ熱は熱放散が間に合わなくて、身体に異常な熱がこもってしまうものだから、いくら PGE_2 を作れなくしたところでまったく意味がない。

熱射病の時、どうするの？

では先生、うつ熱の時にはどうすれば良いんですか？

涼しいところで休んで、水分を補給して脱水を防ぐこと。熱を下げるには冷たいタオルで身体を拭くとか、氷を袋に入れてを身体にあてがうとか、物理的に身体を冷やすしかないよ。でも、そんな悠長なことをやってられないような状態の時には、乱暴だけど水風呂に身体をつけてしまうのが早い方法だ。

> うつ熱のときには冷やすべし！

風邪の時の漢方薬

では最後に、「風邪」を例にとって考えてごらん。
発熱には意義があることはわかったね。他の風邪症状も同じで、鼻水や痰は異物を絡めとるためのものだし、咳やクシャミはそれを身体から出そうとする反射なので、それぞれに意味がある。だから、風邪薬を飲めば症状は楽になるけど、治るのが遅くなるね。

では先生、漢方薬も飲まない方が良いですか？

126

漢方の基本的な考え方は鍼灸と同じで、風邪の引きはじめに出される湯液は、身体を温めて熱を作る手助けをするもの。それに、漢方はその人に合った処方をしてくれるし、風邪の進行に伴って処方を変えていくんだよ。だからOK！

まとめ

◆鍼灸治療は風邪を悪化させるもの？

ところで、風邪を引いている人に鍼治療をしたら、「帰ってから熱が出て悪化した」と言われたのですが、やってはいけなかったでしょうか？

鍼を刺入するということは、身体にとっては微細な傷がつけられ、異物に侵入されるということだよね。それに反応して、敵をやっつけるため免疫担当細胞たちが活動し始め、傷を修復するための反応が起こる。その免疫・修復機構をうまく誘導して、症状を治すことに利用している、というのが鍼の治効理論の1つだ。

このように鍼は免疫機構を鼓舞するもの。この場合、免疫がより活性化されて、発熱の反応が高まったのだよ。一見悪化したように見えるけど、それだけ敵をやっつけやすくなるわけだから、治りは早くなる。

患者さんには治療が終わった時に、このような説明をしておくと、誤解を受けなくて良いね。

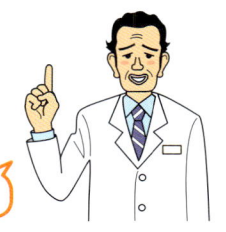

> 事前説明が必要だ！

◆「風邪で治療をお休みします」って!?

よく患者さんから、「風邪を引いたので、治療をお休みします」とキャンセルの電話があるのですが、今の話だと治療したほうが良いのですよね？

そうだね！ ただし、遠くて来院するまでに時間がかかるようだと、せっかく治療しても帰りに身体が冷えて悪化するかもしれないから、その場合は家で暖かくしていたほうが良いね。もちろん近いのならば、暖かい格好をして来てもらうのが良いだろうね。

◆身体の中から温めよう!!

「暖かくする」というのは具体的にどのようにすれば良いでしょう？

寒くないように着込むのはもちろん、身体を温めるような物を食べるのも1つの方法だ。例えば、鍋物、温かいうどん、そば、ラーメンなんか良いよね。もう1つおまけに、その中に生姜、唐辛子、ニンニク、ネギなどの身体を温める作用のある薬味を入れるといっそう良いね。

昔からの民間療法として代表的なものには、生姜湯、葛湯、玉子酒、花梨湯などがある。これは、すべて身体が温まるものだね。

◆風邪の時、風呂に入る？ 入らない？

お風呂に入って直接身体を温めるっていうのはどうでしょう？ 日本では、「風邪の時にはお風呂に入っちゃいけない」ってよく言いますよね？

第6章 発熱

　風呂は、入り方によって良くも悪くもなる。
　熱を与えるために少し熱めの湯につかるのは良い方法だ。ただし、体力のある人に限る！　風呂に入るのは結構体力がいるんだよ。余計に疲れさせて体力を奪うことになりかねない。だから、元気で体力のある人が試してみるのは良いかもしれない。

　でも、入るなら次のことに注意しなければいけないよ！　熱めの風呂に入るということは、湯から上がると身体は冷まそうと反応する。☞p.132　それに身体が濡れていると、それが蒸発して熱を奪われるよね。だから、風呂から出たら、速やかに身体を拭いて、服を着て、布団にもぐり込む。そして、汗が出てくるまで我慢する！　そして、汗が出きったところで、汗で濡れたパジャマや下着を取り替えて寝る。これができるなら風呂も治療の１つになる。

　けど、ここでグズグズして湯冷めしてしまったら逆効果。身体が冷えて、返って風邪が悪化してしまう。入浴前に着替え用のパジャマや下着を用意しておいて、入浴後は速やかに行動すること大切だ！　この時脱水を起こさないよう、事前に水分（冷たいものはダメだぞ！）を十分補っておくことも必要だ。

　う〜ん。なかなか注意事項が多いですねぇ。先生のおっしゃることを考えていくと、言われた通り入るのは難しそうです。

　まあ、そうだね。入らない方が良いだろうね。

> お風呂には入らない方が無難ですね

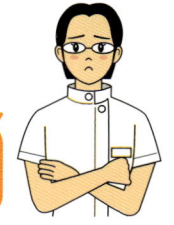

◆風邪の脉って、どんな脉？

　先生は風邪症状の全くない患者さんに、「熱があるなぁ。風邪の引きはじめだから、暖かくして、温かい物を食べて、今日は早く寝たほうが良い」と話されることがありますよね。患者さんは「風邪なんて引いてませんよ」とおっしゃいますけど、次にいらした時「あの日帰ってから寒気がしてきて、本当に風邪引いちゃいました」という会話を度々耳にします。先生には予知能力があるのですか？

　実はあるのだよ！というのは冗談で、脉を診ればわかるんだよ。脉は、患者さんの自覚症状が表れる数時間前から変わり始めるんだよ。

　例えば、風邪の引き始めの脉状は浮き足立った感じで、脉（特に右）が浮や数になってくるんだ。敵が侵入してきて、警報が鳴り響いて慌しくなっている状態だよね。

> 風邪の変化は脉でわかる！

　完全に侵入されて戦闘状態になると、両方の脉が「ダフ！　ダフ！」と脉打つ感じで、実・洪・浮・数になってくる。その脉の状態で、何度くらいの熱があるか予測できるんだよ。

　風邪の時の脉は、その経過による変化が特徴的なのでわかりやすい。練習するための症例も多いから、周りの風邪引きを捕まえて、どんどん脉を診ていくと良い！

> さて、これで発熱のことは大体わかったかな？
> Any Question?

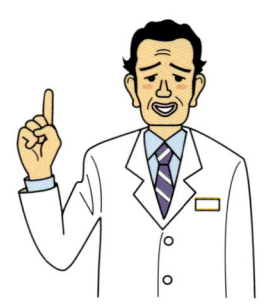

基礎知識 その ❾ 体温

　人が生きていくために必要なエネルギーの産生は、栄養素の代謝によって賄われています。この代謝は酵素の働きによって行われていますが、酵素はある決まった範囲の温度でしか働くことができません。また、最も重要な器官の1つである脳は、温度の変化に非常に弱いのです。

　そのため、私達の身体は外気温や体内の熱産生量の変化とは無関係に、体温をほぼ一定の温度に保っています。これを「**体温調節機能**」と言います。

1 核心温度と外殻温度

　生体内部における熱の産生と放散が集約された結果はすべて**血液**に渡され、血温になって全身に送られていきます。この時、身体はすべて同じ温度ではありません。頭腔や胸腹腔など身体深部は四肢末端より温度が高く、おおよそ一定に保たれています。これに対して体表部や四肢末端は、状況によって体の熱を逃がしたり守ったりするため、皮膚血管を収縮・弛緩させて血流を増減させるので、温度が大きく変化します。

　この身体深部を**核心部**、それ以外を**外殻部**と言い、その温度をそれぞれ**核心温度**、**外殻温度**と言います。

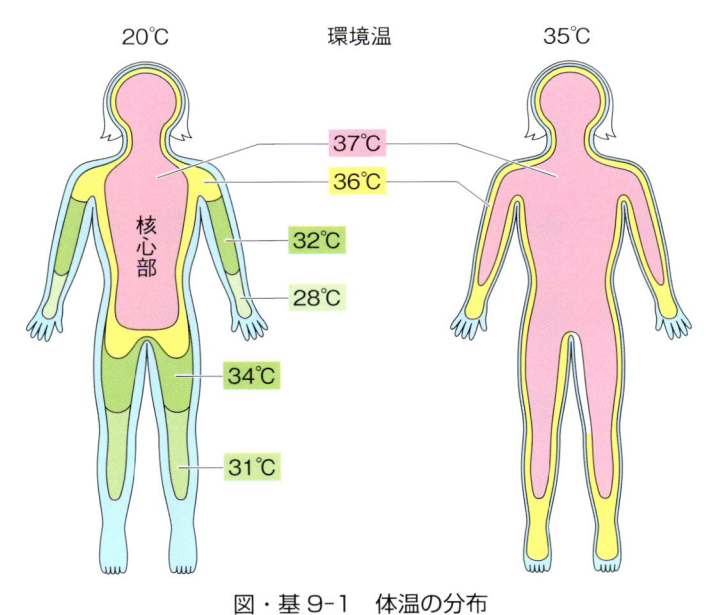

図・基9-1　体温の分布

2 体温の測定

　体温を測る時、一定の温度域内に調節される核心温度の測定が重要となってくるのですが、医療現場では測定しやすく、この温度により近いという理由から**直腸温**、**口腔温**、**腋窩温**が体温として測定されます。ただし、図・基9-1からわかるように直腸・口腔は核心部ですが、腋窩は外殻部になり

第6章 発熱

ますから、この3つの温度は同じではありません。

腋窩温　＜　口腔温は約 0.5℃高い　＜　直腸温はさらに約 0.5℃高い

　これらのうち、外国では口腔温、日本では腋窩温が一般に多く用いられます（日本でも婦人体温計は口腔で測ります）。

正確な体温、測れてますか？

　ここで注意！　みんながよく測る腋窩温。ここは外殻部だね。ということは、腋窩温は皮膚の温度を反映したものだ。

　例えば、タンクトップのシャツを着ている時には、腋の下が外気に触れるから、袖のあるシャツを着てるときより皮膚温が低くなるよね。暑い時でも腋の下に汗をかいていれば、汗が蒸発して皮膚は冷たくなる。このように、腋窩温は環境によって大きく変わるんだ。

　ゆえに、腋窩温は上腕を側胸部に密着してつくられる腋窩腔内の温度が一定して、初めて体温としての意義が生じることになる。それには 10 分以上必要だ！　ちなみに、日本人の平均体温は 36.9℃だよ。

　え〜、ずい分高いですね。

　時々「わたし平熱が低いんです」と言う患者さんがいるけど、ちゃんと 10 分以上測ってみると、実は平均的な体温だったりするんだよ。ただ、36.9℃というのはあくまで平均だから、実際の数値は約 96％が 36.2℃〜 37.6℃の間、約 60％が 36.5℃〜 37.2℃の間にあって、かなりバラつきのあるものなんだ。

　体温って個人差が大きいんですね。

3 体温の変動

　体温は周期的に変動します。その周期は、24 時間周期で変動する日周期と、おおよそ1カ月で変動する女性の月周期がよく知られています。

　日周期：午前中の体温は低く、段々上昇して午後から夕方が最高となる。その後次第に下降して夜間は低くなり、夜中から明け方が最低になる。ただし、健常人の日差は 1℃以下であり、それ以上では病的原因が疑われる（図・基 9-2）。

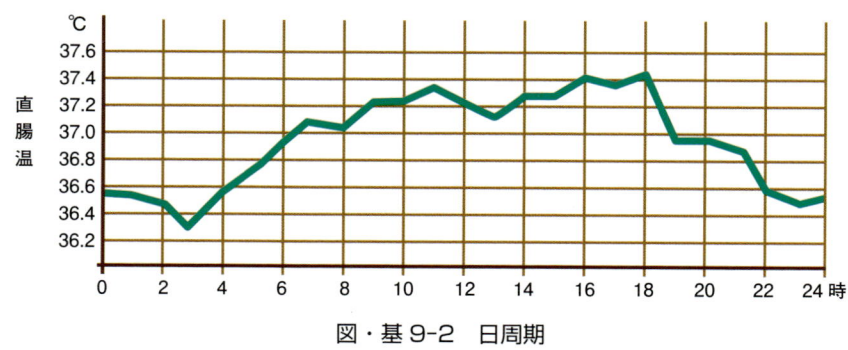

図・基 9-2　日周期

月周期：女性では性周期に伴う月変動がある。月経後の卵胞期には低体温が続き、排卵をきっかけに急に 0.3 ～ 1.0℃ 上昇する。その後の黄体期を通じて高体温が続き、月経開始とともに低下する。しかし、無排卵の場合や月経周期が不規則な場合など、その周期がはっきりしないこともある（図・基 9-3）。

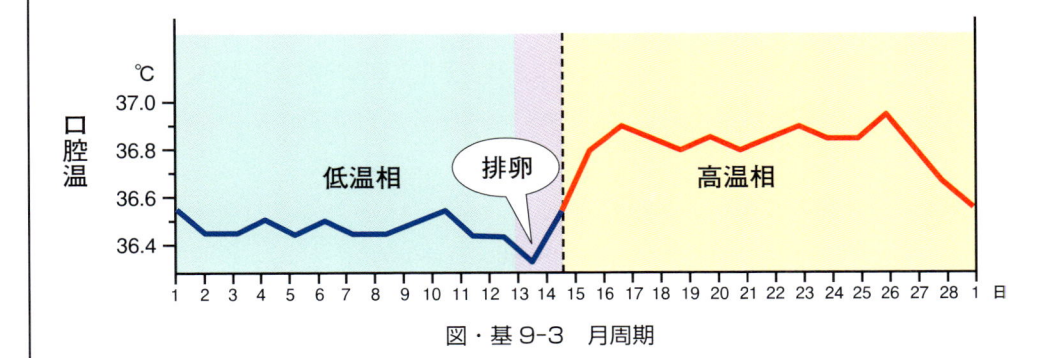

図・基 9-3　月周期

年齢差：乳幼児期は体温調節機構が未発達のため、環境条件の影響を強く受ける。一般に生後 3 日間ぐらいは比較的高温の時期がみられ、4 日目頃からだんだん低下して 7 日目頃まで持続するが、8 日目頃からまた上昇し、体温の変動も少なくなってくる。その後、生後 50 日頃から再び低下し、100 日を過ぎると 37℃ 以下になり、約 120 日で安定する。2 歳頃から日内変動がみられるようになり、10 歳ぐらいで体温調節機構が発達してくる（図・基 9-4）。

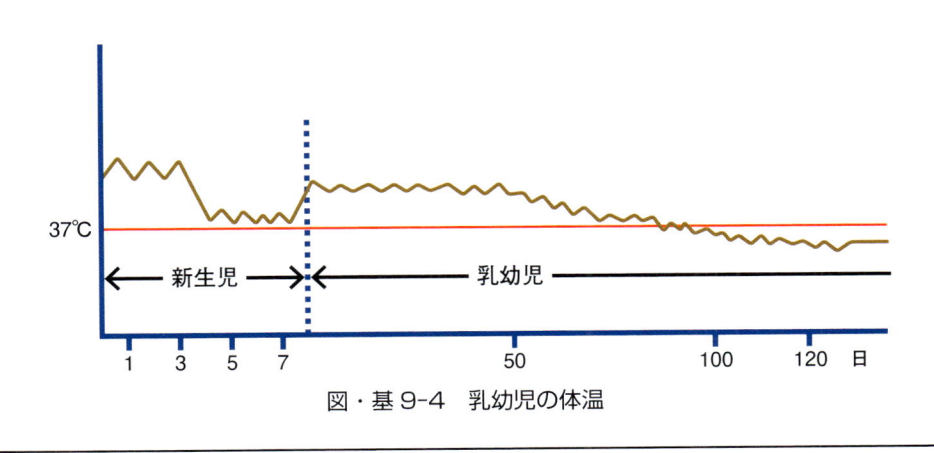

図・基 9-4　乳幼児の体温

4 体温調節中枢とその反応

　体温を調節している中枢は視床下部にあります。中枢への刺激は、皮膚に加えられる温・冷刺激が知覚神経を通じて伝えられるものと、中枢部分を流れる血液の温度が直接中枢を刺激するものとがあります。そして、刺激を受けた体温調節中枢は、次のような反応を起こさせます。
　「冷たい！」という刺激を受けた時には、交感神経が緊張して、まず鳥肌を立てたり（立毛）、皮膚血管を収縮させたりして身体から熱が出て行くのを防ぎます。次にアドレナリンや甲状腺ホルモンが分

泌され基礎代謝が亢進し、体内の熱産生が促進されるようになります。それでも足りない時には、ガタガタと震えて筋運動によって熱を作り出します。

　反対に、「熱い！」という刺激を受けた時には、皮膚血管が弛緩して体表面の血流量を増加させたり、皮膚や呼吸器粘膜を通じて不感蒸泄を増やしたりして、身体から熱を逃がすようにします。それでも体温が上昇すると発汗が起こります（1gの水分が蒸発すると約0.5kcalの気化潜熱が奪われ、体熱が放散されます）。

　このようにして、私達の身体は環境条件に応じて、熱の産生と放散を増減させながら動的な平衡を保ち、体温をほぼ一定に保っているのです。

熱いお風呂は身体が冷える？

　寒い時には顔色が白く、暑い時には赤くなる。この理由はわかるね？

　はい！　熱を逃がさないために体表面に血液が行かないようにしたり、熱を放散するために血液を体表面に送ったりしてるんですね。顔色は血液の色。その様子が皮膚に透けて見えてるんですね。

　That's right！　熱いお風呂から出たときも真っ赤になるね。あれも同じだ。熱いから皮膚の血管を開いて、熱を逃がしているということだね。ということは、皮膚が赤くなるような熱いお風呂に入ると、後で逆に身体が冷えてしまうということだ。要注意!!

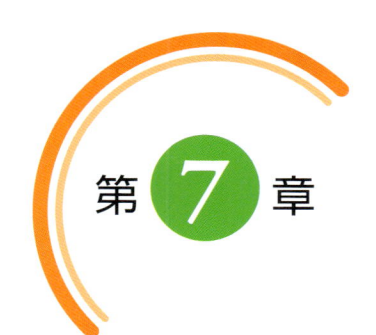

第7章 睡眠障害（不眠症）

◆禁酒をすると眠れない!!

　ふぁあああああ〜。

　おはようございます。八の字先生、朝から随分大きなあくびですねぇ。また、遅くまで飲んでらしたんですか？

　そういう言い方は好きじゃないなぁ。禁酒して3日目だからです。

　えっ！　どこかお悪いんですか？

　どこも悪くないよ!!
　たまには肝臓を休めないとね。本当に悪くしたら酒を飲めなくなるだろう。肝臓は再生能力の旺盛（おうせい）な臓器だから、しばらく休むとすっかりキレイになるんだ。特に、続けて休酒すると効果的なんだよ。

　へぇ〜、さすがは八の字大先生、ちゃんと気をつけていらっしゃるんですねぇ。

　そりゃそうだよ。老後の楽しみがなくなったら、悲しいじゃないか。

　でも、飲みに行かずに早く帰ったのなら、いっぱい眠れたでしょうに。まだ眠いんですか？

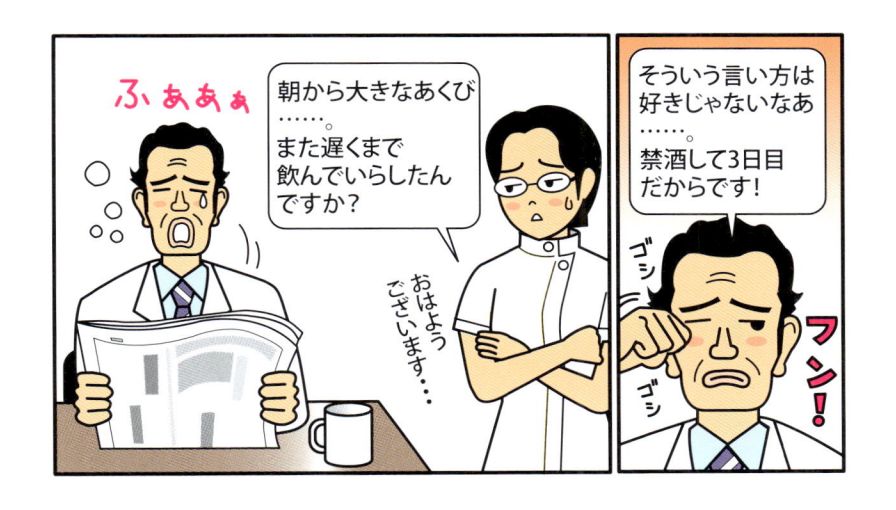

第7章 睡眠障害（不眠症）

　布団には長く入っているけど、実際は急に酒をやめるとリバウンドで不眠症になるんだよ。たとえ寝てもず～っと浅い眠りで、寝た気がしないんだ。ただこのまま1週間くらい我慢していれば、ちゃんと寝られるようになるから、つらくても今が頑張りどころだな。

　え～？　何でそんなふうになるんですか？

　じゃあ、今日は不眠症を中心に睡眠障害について勉強しようか。

　？？　「不眠症を中心に」って、不眠症以外にも睡眠障害があるんですか？

　よし、その辺りも確認しながら見ていこう。

I. 睡眠障害とは

　睡眠障害というと、寝つけない、眠りが浅い、早く目が覚めるというように、不眠を考えがちですが、十分寝たはずなのに日中異常な眠気をもよおしたり、大事な会議中なのに眠り込んでしまうというような、寝すぎてしまう障害もあります。また、このような睡眠の量や質の問題の他にも、イビキが大きい、寝言が多い、睡眠中に呼吸が止まる、異常行動が見られるなど、睡眠障害には睡眠に関するすべての悩みが含まれます。

II. 睡眠障害の分類

　初めて睡眠障害の国際的な分類が作られたのは1979年のことです。その後いろいろな検討が加えられて、1990年に米国睡眠障害連合によって『睡眠障害国際分類（ICSD：The International Classification of Sleep Disorders）』が出版され、これが近代的な国際診断分類の基盤になりました。さらに2005年にはこの第2版『睡眠障害国際分類第2版（ICSD-2）』が米国国際睡眠医学会から出版され、現在では最新版として多く用いられています。
　ICSD-2では、睡眠障害を次の8つのカテゴリーに分類しています。さらに、それぞれのカテゴリーは疾患別に分類され、全部で79種類の疾患に分けられています。

睡眠障害の分類（睡眠障害国際分類 第2版〔ICSD-2〕2005をもとに作成）

　I．不眠症（11種類）
　II．睡眠関連呼吸障害（12種類）
　III．中枢性過眠症（12種類）
　IV．概日リズム睡眠障害（9種類）
　V．睡眠時随伴症（15種類）
　VI．睡眠関連運動障害（8種類）
　VII．孤発性の諸症状、正常範囲内と思われる異型症状、未解決の諸症状（9種類）
　VIII．その他（3種類）

◆多種多様な睡眠障害

😐 睡眠障害＝不眠症と思ってましたけど、他にもいろいろあるんですね。

😟 そう！　不眠症は睡眠障害の極一部なんだよ。

😐 けど、不眠症以外は聞きなれないものが多くて、よくわかりませんねぇ。

😟 そうかい？　Ⅱの睡眠関連呼吸障害は、知ってるんじゃないか？　最近よく問題になっている「睡眠時無呼吸症」なんかがそれだよ。

😐 あ〜、寝ている間に何度も呼吸が止まるアレですね。

😟 そうそう。呼吸が障害されるのには、中枢に障害があるものや上気道が閉塞されるものなど、いくつか原因があるようだね。

　いずれにしろ、呼吸が障害されることで、睡眠の分断や血中酸素濃度の低下が起きて、十分な睡眠が得られないために、日中異常な眠気に襲われて、社会生活に支障が出てくるものだ。2003年に、新幹線の運転手が居眠り運転をしていて、所定の停止位置の手前に停止するという事故が起きたことがあるんだけど、後日の検査で彼が睡眠時無呼吸症だったことがわかって、この病名が世に知れ渡ったんだよ。

😐 睡眠中の無呼吸は、自分では気づかないんですか？

😟 うん。本人の自覚は、日中の異常な眠気だけのことが多いね。大体は、一緒に寝ている人に「イビキがうるさい！」とか、「時々イビキが止まってるよ」なんて指摘されて発見される。

　こんな時、1時間の間に5回以上呼吸が止まってたら、病的と判断したほうが良いだろうね。今では睡眠中につける呼吸器具があるから、専門の医療機関に相談すると良いよ。

😐 Ⅲの中枢性過眠症って何ですか？

😟 「ナルコレプシー」が代表疾患だ。これは夜十分寝ているのに、日中どうにもならない眠気に襲われて、何度も居眠りしてしまうものだ。中には、同時に筋の脱力発作を起こす人がいて、突然眠って倒れるなんてこともある。最近この原因に「オレキシン」という神経伝達物質の伝達異常が関与していることが明らかになって、2005年に改訂されたICSD-2では、ナルコレプシーの診断・分類が大幅に書き換えられたんだよ。

😐 Ⅳの概日リズム睡眠障害とはどんなものですか？

😟 社会通念上望ましいとされる睡眠と覚醒のリズムと、体内時計のリズムが合っていないことが原因で、起きなきゃいけない時間に起きられず、寝るべき時間に寝られないという障害が起こるんだ。そのために、不眠になったり、日中の眠気で社会生活に支障をきたしたりする。

　ただ、こういう人達は、いったん寝ついてしまえば、その後の睡眠は正常なことが多いんだよ。わかりやすい例を挙げると、思春期に多いパターンの睡眠時間が遅れる（夜型になる）ものとか、高齢者に多いパターンの早くなる（朝型になる）ものとかがこれだね。

第7章 睡眠障害（不眠症）

　それに、本来ヒトの体内時計って本当は1日25時間なんだよね。☜p.152 だから放って置くと毎日1時間ずつ後ろへズレていくものなんだ。そうならないのは、朝起きて光の刺激を受けたり、社会的な規制があることで24時間にリセットしているからなんだよ。だから、寝たきりの患者さんのように、光刺激を受けられない、社会規制がないような場合、覚醒と睡眠が不規則に繰り返されるようになるんだ。

　その他にも、誰でも経験する時差ボケでみられる不眠とか、日勤・夜勤が変わる交代勤務の場合に見られる不眠もこれにあたるよ。

　Ⅴの睡眠時随伴症は、どんなものですか？

　ICSD-2 では「入眠時、睡眠中、覚醒時に起こる望ましくない身体現象や経験であり、睡眠に関連した異常な行動、情動、知覚、夢、自律神経異常が引き起こされること」と説明されている。

　例えば、俗に夢遊病って言われる「睡眠時遊行症」とか、金縛りって言われる「睡眠麻痺」がこれにあたる。その他にも、寝ている時に激しい恐怖感に襲われて叫び声とともに起きる「睡眠時驚愕症（夜驚症）」とか、悪夢を繰り返し見る「悪夢障害」とか、睡眠中知らない間に物を食べている「睡眠関連摂食障害」とか、いろいろあるよ。

　Ⅵの睡眠関連運動障害は、どんなものですか？

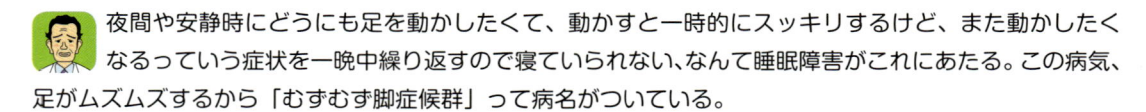

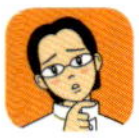

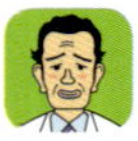

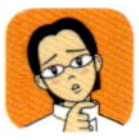

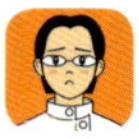

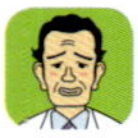

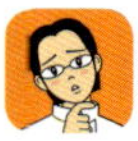

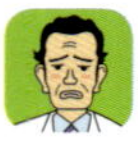

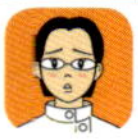

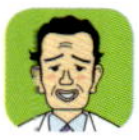

　夜間や安静時にどうにも足を動かしたくて、動かすと一時的にスッキリするけど、また動かしたくなるっていう症状を一晩中繰り返すので寝ていられない、なんて睡眠障害がこれにあたる。この病気、足がムズムズするから「むずむず脚症候群」って病名がついている。

　そのまんまの病名ですね。

　その他、周期的な不随意運動が繰り返し起こる「周期性四肢運動障害」とか、「下肢のこむらがえり」とか「歯ぎしり」もここに含まれる。

　Ⅶは、何ですか？

　例えば、ふつうの人より長く（10時間以上）眠らないと日中眠くなるとか、逆に少し（5時間以下）しか眠れないといったものがこれにあたるんだけど、時間以外は特に問題がないんだよね。

　他には大きなイビキとか、寝言が多いとかだけど、呼吸障害を起こすわけじゃなく、一緒に寝ている人が迷惑なだけで本人の眠りには何の問題もないんだ。

　こんなふうに正常とも言えないけど、異常でもないし、判断がビミョ〜なものがここに分類されているんだ。

◆治療院で見られる睡眠障害は、ほとんどが「不眠症」

　はぁ〜（ため息）、いろいろありますねぇ。

　こんなのを見ちゃうと大変そうに思えるけど、でも実際この中で専門医に一番多く訪れるのは不眠症なんだよ。治療院だって、訴えられる睡眠障害のほとんどは不眠症だ。だからね、特殊なものは専門家に任せるとして、僕らは不眠症についてしっかり学んでおけばいいのさ。

　ということで、次からは「不眠症」を詳しく見ていこう。

III. 不眠症

1 不眠症とは

　不眠症は「 眠る時間や機会が十分にあるにもかかわらず、入眠、睡眠の持続、睡眠の質と量の問題が繰り返し起こり、その結果、日中何らかの障害がもたらされること 」と定義されています。またこの時、多くは寝られないことへの苦痛や不安を伴います。

> 精神的なストレスとか身体的苦痛のために眠れなくなることがあるけど、一時的なものであれば生理反応としての不眠だから、治療の対象にはならない。病的な不眠症として捉えるのは、不眠の症状が週2回以上見られて、なおかつそれが1カ月以上続いた場合だよ。

2 不眠症の種類

　睡眠障害国際分類第2版(ICSD-2)では、不眠症がさらに11種類の疾患に分けられています。それには次のようなものがあります。

不眠症の分類（睡眠障害国際分類 第2版(ICSD-2)2005 をもとに作成）

```
Ⅰ．不眠症
  1．適応障害性不眠症（急性不眠症）
  2．精神生理性不眠症
  3．逆説性不眠症
  4．特発性不眠症
  5．精神疾患による不眠症
  6．不適切な睡眠衛生
  7．小児期の行動的不眠症
  8．薬剤もしくは物質による不眠症
  9．身体疾患による不眠症
  10．物質あるいは既知の生理的条件によらない、特定不能の不眠症
      （非器質性不眠症、非器質性睡眠障害）
  11．特定不能の生理的（器質的）不眠症
```

　これらのうち、ストレスなどの明確な要因によって不眠が起こり、その要因がなくなると治る「1．適応障害性不眠症（急性不眠症）」、最初はストレスなどの明確な要因があって不眠が起こるが、そのうち眠れないことそのものが要因になり、最初の要因がなくなっても1カ月以上不眠が続く「2．精神生理性不眠症」、脳波など客観的には不眠の証拠が見られないのに本人だけが深刻な不眠を訴える「3．逆説性不眠症」、明確な要因はなく子供の頃から現在まで長期にわたって不眠が持続している「4．特発性不眠症」、就寝時間が不規則なことや寝室が暑いなど「6．不適切な睡眠衛生」が原因で起こる不眠症、養育者のしつけが不適切なために寝るのをぐずったり、身体を揺り動かす・車に乗せるなど寝入るための条件がないとなかなか寝なかったりする「7．小児期の行動的不眠症」があります。これらは原因となる疾患がなく不眠が起こるので、原発性不眠症と呼ばれます。

第7章 睡眠障害（不眠症）

　これに対して、うつ・パニック障害・統合失調症などで見られる「5. 精神疾患による不眠症」、アルコール・カフェイン・薬などを不適切に飲んだことで起こる「8. 薬剤もしくは物質による不眠症」、痛み・痒み・呼吸障害・神経疾患・内分泌疾患などで見られる「9. 身体疾患による不眠症」は、何らかの原因疾患があって不眠が起こるので二次性不眠症と呼ばれます。

◆治療院で見られる不眠症は、ほとんどが「精神生理性不眠症」

🧑 これまたいろいろな不眠症があるんですね。

👨 そうだけど、この中で最も一般的な不眠症は「精神生理性不眠症」だ。みんなが不眠症と聞いて思い浮かべるイメージは多分これだと思うよ。

🧑 と言うことは、治療院で見られる不眠症も、ほとんどは「精神生理性不眠症」ですか？

👨 その通り。さて次は、何で不眠症が起こるのか、その原因やメカニズムを見てみよう。

3 不眠症の原因

▶ 身体的要因
　痛み、痒み、頻尿、下痢、呼吸障害、過活動など。
▶ 生理的要因
　時差、交代制勤務、短期入院、睡眠環境（騒音・光・温度）など。
▶ 心理的要因
　ストレス、重篤な病気、人生上の変化（引越し・転職・失業・離婚・伴侶（はんりょ）の死）など。
▶ 精神的要因
　不安、うつ、パニック障害、統合失調症、アルコール依存症など。
▶ 薬剤・物質
　アルコール、カフェイン、ニコチン、自律神経調整薬、中枢神経抑制（刺激）薬 など。

　このように、不眠症は様々な要因によって引き起こされます。ですが、これらの要因によって不眠症になる人がいる一方で、同じ条件・状況下でもまったく気にせずよく眠れる人がいます。このことから、上記の要因は睡眠にとっての「不利な条件」程度でしかないと言えるでしょう。では、なぜ人によってそのような違いが出てくるのでしょうか。

　その原因には性格的な違いが考えられます。一過性のストレスや環境変化によって、一時的な不眠になることは多くの人が経験するものです。普通はその原因がなくなると不眠は解消されるのですが、神経質で完全主義傾向の強い性格の人では、不眠そのものを強く意識して悩み、持続的な不眠症に陥（おちい）ってしまうことがあります。このように、不眠を訴えてくる患者の多くは「性格」が原因だと言われています。

◆不眠への不安で不眠になる！

👨 「精神生理性不眠症」はまさにこれだ。何かのきっかけで一時的な不眠が起きたとき、神経質な人は眠れないことを過度に気にしちゃうんだよ。「寝よう寝よう」と意識したり、「ああもうこんな時間、

> 寝なきゃ〜寝なきゃ〜朝になっちゃう〜

> 今日もまた眠れないのかしら

> こんなふうに眠れないことを気にしすぎるとよけいに眠れなくなるんだよ

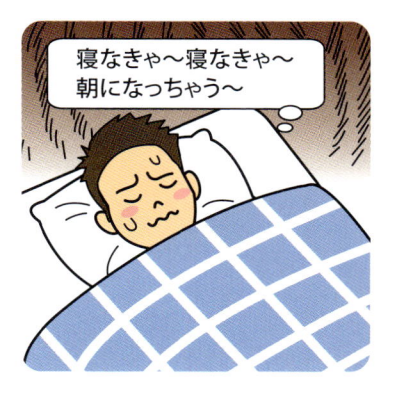

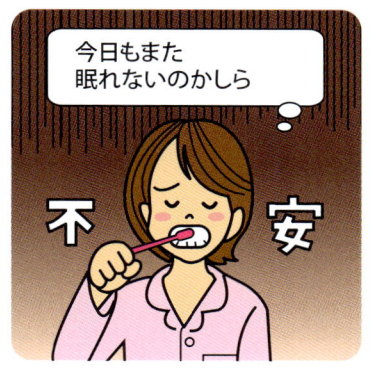

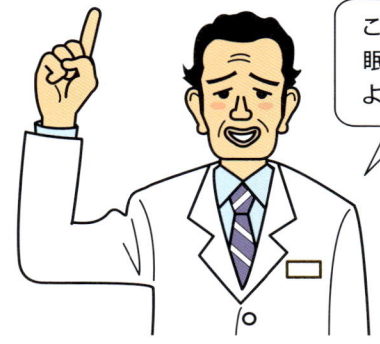

朝になっちゃう」と焦ったりすると、かえって興奮して寝られなくなるものなんだ。

こんなことで不眠を繰り返すと、「また今日も眠れないのだろうか……」と寝る前から不眠に対する不安や恐怖が生まれてくるようになる。そんな精神的な緊張は、慢性的な筋緊張や血管収縮といった身体的緊張を招くことになって、よりいっそう不眠が強化されて持続してしまうんだよ。さらには、ベッドに入るとか、歯磨き、消灯といった睡眠に関連する行動に対しても条件づけされて、知らないうちに緊張してしまっているという現象が見られるんだ。

自分でどんどん悪循環に陥っちゃうんですね。

そうなんだよ。
さて、最後は不眠症の症状を、原因も含めてタイプ別に見ていこう。

4 不眠症の症状
(1) 入眠障害
　寝つきの悪さを訴えるものを言います。いったん寝ついてしまえば朝まで眠れます。また、若年者でも訴えることの多い不眠のタイプです。

　この不眠は多くの場合、心身の緊張や興奮が原因で起こります。

◆寝ようと思うほど寝られない！

テストが終わった日、前日遅くまで勉強して睡眠不足のはずなのに、寝ようとしても頭が冴えて寝付けないとか、大好きな歌手のコンサートに行ってきた時、その晩寝ようとしても興奮してて寝られない、なんて経験ないかい？

第7章 睡眠障害（不眠症）

　あります。

　日中の興奮や緊張が強いと脳の活動が活発になってしまって、寝る時間になってもリラックスできないためにこんな不眠が起こるんだ。
　それに、翌朝早いから早く寝たいと思ってる時に限って寝付けないことがあるだろう。

　ありますねぇ。

　寝過ごさないようにしなきゃって、知らないうちに緊張してるからなんだよね。こんな時に、寝なきゃ寝なきゃって焦ると、脳を使うから余計に寝られなくなるんだよ。
　そんな時には、逆に寝ようと思わないこと。開き直る方が、脳がリラックスして寝やすくなるよ。

　ただ先生、そんな場合は一晩だけの不眠でしょうけど、悩みごとや考えごとがある時には長期にわたって寝付きが悪くなりますよね。そんな時も同じですか？

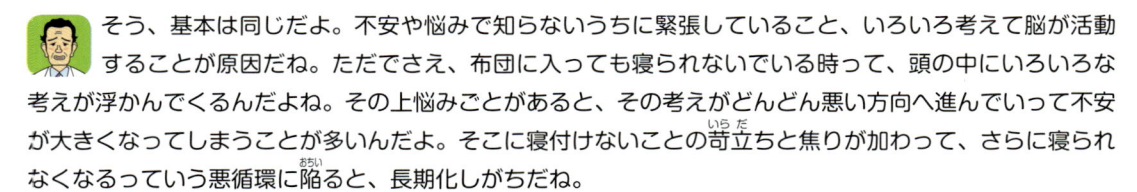

　そう、基本は同じだよ。不安や悩みで知らないうちに緊張していること、いろいろ考えて脳が活動することが原因だね。ただでさえ、布団に入っても寝られないでいる時って、頭の中にいろいろな考えが浮かんでくるんだよね。その上悩みごとがあると、その考えがどんどん悪い方向へ進んでいって不安が大きくなってしまうことが多いんだよ。そこに寝付けないことの苛立ちと焦りが加わって、さらに寝られなくなるっていう悪循環に陥ると、長期化しがちだね。
　アメリカの元国務長官ジャック・パウエルが、「夜中に飛び込んできたニュースを聞いた時には、これで世界は終わりだ！って思ったけど、一晩寝てから考えたら、そんなことはどうにでもなるものに思えた」って言ったんだ。何が言いたいかというと、健全な人でも夜疲れている時には思考が後ろ向きになる。ましてや寝られない時にあれこれ考えたって、良いことは浮かんでこないさ。

「布団に入ってからは、
　考えをめぐらせるのをやめる！
　寝ようと思うことをやめる！
　な〜んにも考えない！」
　　　というのが解決策だ

◆心の緊張と筋緊張は相関する！

　こんな時、鍼灸治療は役に立ちますか？

　鍼をすると緊張がとれるから、よく眠れるようになるよ。
　頭痛 p.039 の時に少し話をしたと思うけど、不安や緊張があると自然に身体が固く縮こまってしまうだろう。行動療法の創始者の1人であるウォルプ（J.Wolpe 1915-1998）は、ネコを使った実験で、「心理的不安はそれに拮抗する反応である筋弛緩を学習することで消去できる」という「逆制止理論」を打ちたてたんだ。要するに、「筋緊張を和らげれば、心の不安や緊張が和らぐ」ということだよ。もう1つ言えば「心と身体がリラックスすれば、よく眠れるようになる」ということだ。
　その考えを元に、今では筋弛緩訓練法という行動療法で、不眠症や心身症の治療が行われているんだよ。鍼も同様の機序で、不眠や心身症の治療ができると思う。

そういえば、置鍼中からすでにグ〜グ〜寝てる方がいらっしゃいますよね。私もですけど、鍼してもらって寝るのって気持ち良いんですよねぇ。
　寝る直前に治療してもらって、置鍼中に寝たらそのまま起こさず抜鍼してもらって、朝までぐっすり！なんてことができたら、最高に幸せだなぁ〜。
　鍼で緊張がとれるからなんですかね？　普段より深く眠れて、身体がスッキリ軽くなるんですよね。

それはあるだろうね。不眠症の患者さんでは1回の治療でそこまでは無理だろうけど、継続しているうちに寝られるようになってくる方が多いんだ。そうするとイライラや寝られないという不安が少し解消されて、それがきっかけで良い方に向かっていくよ。

（2）中途覚醒

　寝付きには問題ありませんが、夜中に何度も目を覚ますものを言います。入眠後2〜3時間で目を覚ますことが多いようです。このタイプの不眠は中高年に多く見られます。
　また、心理的要因や身体的要因で起こることもあります。

◆寝るにも体力が要(い)るのだ！

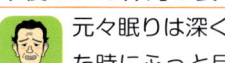

元々眠りは深くなったり浅くなったりを繰り返している ☞p.151 から、夜中に何度か眠りの浅くなった時にふっと目が覚めるのは誰にだってあることだ。その時すぐにまた深い眠りにつければ目が覚めたことを覚えてないけど、眠りが浅い時には目が覚めたことを覚えてて、何度も目が覚めると感じるし、その後なかなか寝付けない時には寝た気がしないと感じるんだ。眠りが浅くなる原因には、考えごとがあって脳がしっかり休まらないということもあるけど、年のせいというのもある。

年をとると眠りが浅くなるんですか？

そうだよ。睡眠っていうのは、脳と身体を休めるためのものだから、昼間の活動量によって睡眠の必要量が決まってくるんだ。若い時には日中の活動量が多いから睡眠量も多く必要だけど、年とともにだんだん日中の活動量が少なくなってくるから、睡眠量も若い時ほど必要じゃないんだ。だけど、寝ている時間の長さは変わらないか、時間的余裕ができてむしろ長くなってるから、ノンレム睡眠 ☞p.148 が総体的に浅くなるというわけだ。☞p.151

寝るにも体力が必要ってことですね。

そう。それに、ご本人は忘れがちだけど、昼寝の習慣も聞くと良いよ。昼間寝ていたら、夜寝られないのは当たり前だからね。

ご高齢の患者さんが若い時に比べて、中途覚醒があったり眠りが浅かったりするのを気にされている場合がありますが、今の説明をしてあげると良いですね。

そうだね。理屈(りくつ)がわかると苦痛に思わなくなるからね。
　その説明に加えて、そんな方には日中少し身体を動かすことを勧めると良いよ。疲れれば、眠りが深くなって目を覚ますことが減るからね。

7　睡眠障害〈不眠症〉

141

第7章 睡眠障害（不眠症）

◆寝返りの時、痛くて目が覚める。これって夜間痛？

それと、何か疾患を持っていると、痛み・痒み・呼吸困難・頻尿などの症状で眠りを妨げられることもある。ぎっくり腰で寝返りのたびに痛くて目が覚めるとか、前立腺肥大で3回も4回もトイレに起きるとか、その原因疾患はいろいろだよね。これに関しては、原因疾患の治療をして症状が改善されれば、自然に睡眠状態も改善されるよね。

先生、夜中の痛みと言えば、「夜間痛は悪性腫瘍の重要な鑑別ポイント」でしたよね。でも、ぎっくり腰で痛くて目が覚めるのとは意味が違いますよね？

ああ、全然違うよ。ぎっくり腰の痛みは寝返りの時の痛みだから「体動痛」だけど、悪性腫瘍の痛みは安静にしていることによって痛むものだから、機序が違うよね。

すいません先生、なぜ悪性腫瘍では夜間痛が起きるんでしょうか？

安静にしている時、さらに夜寝ている時には副交感神経が優位になって、内臓の働きが活発になるんだったよね。ということは、内臓にたくさん血液が送られるということだ。
　その時、腫瘍があると血行を妨げるので、うっ血して臓器が浮腫を起こして拡張したり、それが周りを圧迫したりするので、痛みが出てくるんだ。これが腫瘍による「安静痛」・「夜間痛」の機序だ。

◆じっとしてる時、痛い。これって安静痛？

ということは、ぎっくり腰ではじっとしていても痛いことがありますけど、これは安静痛とは違いますね？

混同して使われてるけど、その2つは全く違うものだ。ぎっくり腰はじっとしていても痛いけど、動けばもっと痛いだろう。安静痛は、じっとしている方が痛いものだよ。ちゃんと区別したほうが良い。

体動痛？　安静痛？　夜間痛？

◆体動痛・安静痛・夜間痛の違いとは？

んん？　自分が「体動痛」と「安静痛」と「夜間痛」がちゃんとわかっているか怪しくなってきました。八の字先生、それぞれの違いを教えていただけませんか？

ん〜睡眠とは関係ないけど、話が出たついでだからね。
　じゃあまず「体動痛」から説明するよ。これは、動くと痛むもの。もしくは、じっとしていても痛いけど、動くとより痛みが増悪するもののことだ。これは筋骨格系の疾患と判断できるだろう。
　次に「安静痛」は、安静にすると痛むもの。もしくは、動いている時も痛いけど、安静にしている方が痛みの強いもの。動くことで痛みが増悪しないもののことだ。これは筋骨格系の疾患ではない、と判断できるだろう。
　「夜間痛」は、寝ている時に痛むもの。もしくは起きてる時、動いてる時も痛いけど、寝ている時の方が痛みの強いもの、動くことで痛みが増悪しないもののことだ。これは内臓器疾患と判断できるだろう。

あれっ？　安静痛では内臓器疾患と判断しないんですか？

痛みの特徴 p.010 で話したけど、心因性の痛みは「ピンポイントで指し示せて、動かすことで痛みの増悪がない」ことが特徴だっただろう。だから、安静痛だけでは内臓疾患とは言い切れない。

心因性の場合、日中意識している時には痛みを訴えるけど、寝て意識しなくなると痛みがないことが多いんだ。なので、夜間痛もしくは安静痛・夜間痛の両方なら内臓器疾患、安静痛だけなら内臓器疾患と心因性も疑うんだよ。

はぁ～、すごいなぁ。体動痛・安静痛・夜間痛の3つで、とても重要なことが判断できるんですね。今まで問診の時に「寝ている時に痛くて起きることがありますか？」って聞いてたんですが、この聞き方だと夜間痛を判断できませんね。ちゃんと区別できるように患者さんに尋ねないと意味ないですね。

そうだね。今度から夜間痛を尋ねるなら、「寝返りが痛くて目が覚めますか。それとも、じっと寝ていて痛みで目が覚めますか」と聞いたほうが良いね。

あと、五十肩の時にも、寝ている姿勢によって痛みで目が覚めることがある。五十肩はぎっくり腰と同じで筋骨格系の疾患だけど、寝返りの時ではなく、じっと寝ていて痛みで目が覚めるんだ。これは一定の姿勢を保持することによって筋疲労や血行障害が起こって、炎症部位に発痛物質が蓄積するために痛みが起きてくるものなんだ。五十肩でも夜間痛という言い方をするけど、本来の夜間痛とは違うから間違えないようにね！

> memo 体動痛・安静痛・夜間痛
> 『体動痛』＝ 動くと痛い、安静時＜運動時
> 『安静痛』＝ 安静にすると痛む、安静時＞運動時、
> 　　　　　　動くことでの増悪なし
> 『夜間痛』＝ 寝ている時に痛む、寝ている時＞起きている時、
> 　　　　　　動くことでの増悪なし

（3）早朝覚醒（早期覚醒）

すぐ入眠し途中で目覚めることなく継続して眠れるのですが、早朝に目を覚まし、その後眠りに戻れないものを言います。このタイプの不眠は高齢者に多く見られます。不安や緊張、興奮が強い場合や、うつでも多く見られます。

◆朝早く目が覚める。年のせい？　うつのせい？

普段は寝起きの悪い子が、遠足の日には起こさなくても起きてきたとか、お父さんがゴルフの日だけは1人でさっさと起きて出て行くとか、よくある話だろう。緊張や興奮が強いと、深く眠れずに早く目が覚めてしまうんだ。でも、こんな楽しいことでの緊張や興奮で早朝覚醒が起きたって、不眠を訴えることはしないだろうけどね。

先生、不眠の訴えによる疾患の見分け方として、「早朝覚醒はうつを疑う」と習いましたが、うつも同様に緊張や不安が強いからと考えれば良いですか？

基本はそう、同じだよ。
うつの場合、緊張や不安で脳が休めない。そのため、ノンレム睡眠がとれなくなるんだ。だからその分だけ睡眠サイクル p.151 が短くなって、目覚めが早くなってしまうんだけど、脳の休息 p.150 が不足

第7章 睡眠障害（不眠症）

しているから頭がボ～っとして倦怠感が出てくるんだよ。特に朝から午前中の倦怠感が強いことが多い。

　高齢者も朝が早いですけど、あれは何でですか？

　年をとるにつれて、だんだん日内変動は朝型に移行していくんだよ。☞p.153 これは動物の持つ体内リズムの自然な変化で、しょうがないことなんだ。そのため起きるのが早くなる。けど、実は寝るのも早くなる。ひどくなると昼夜逆転なんてこともあるくらいだ。
　勤めている時には会社の時間に自分を合わせているけど、退職して強制されるものがなくなると、生物としての本来のリズムが現れやすくなるんだね。
　それに、先にも言ったように活動量が減ると必要な睡眠量が少なくなるから、年をとるとだんだん起きるのが早くなってくる。高齢者の早朝覚醒っていうのは、ある意味当たり前の現象なんだよ。ただ、高齢者でうつを起こすことがあるから、注意しなきゃいけないよ！

（4）熟眠障害

　時間的には十分であっても、眠りが浅かったり中途覚醒があるため休養が不十分になり、深く眠った爽快感が得られないものを言います。睡眠時無呼吸症候群など、特殊な疾患が潜んでいることもあります。
　また、長期間服用していた睡眠薬や、同じく長期間続けている大量飲酒を急に中止した時にも、寝つきが悪くなったり眠りが浅くなったりするため、熟眠障害を訴えます。

◆寝相が悪い方が良い睡眠!?

　熟眠感が得られる条件には、次のようなことがあげられるんだよ。
　まず1つ目は、寝つきが良いこと。
　2つ目に、ノンレム睡眠☞p.148 の4段階が多いこと。これは眠りが深いってことだよね。
　3つ目に、1回の睡眠サイクル☞p.151 の中で、段階の切り替えが多いこと。特に4→3、3→2のように深い段階から浅くなること。これは2つ目の眠りが深いってことがあった上での話だよね。
　最後に、寝返りが多いこと。これはあちこち向くことで、身体をまんべんなく休ませることができるってことだ。子供なんか見てると、ゴロゴロと布団からはみ出て転がってるだろう。あの方が身体には良いんだ。

　寝た時のまんま動かないでいると、手が痺れたり、肩がこったり、腰が痛くなったりしますもんね。

　そう、見た目には良いけど、寝相が良いのは身体にはあまりよろしくない。

ちょっとだけクスリの話　睡眠薬

　ところで先生、睡眠薬を止めると熟眠障害を起こすんですね。ということは、その方たちはずっと飲み続けなきゃならないということでしょうか？
　専門家の中には、「睡眠薬は悪いものじゃない。寝られないことの身体への害を思えば、薬を使ってもちゃんと寝た方が身体には良い。不眠を改善させるために酒に頼るくらいならば、睡眠薬の方がずっと安全で有効だ」

と言う方がいらっしゃいますけど、八の字先生はどう思われますか？

　それは医者らしい意見だよね。でもね、薬はどんなものでも必ず大なり小なり副作用があって、その副作用が少ないから良いというわけではないと思うんだ。

睡眠薬はBBBを通過する！

　薬が絶対的な悪だなんて言わないけど、睡眠薬は脳に直接働きかける薬だから怖い気がするなぁ。

　脳に直接働くとはどういうことですか？

　脳の毛細血管壁には特別なバリア、血液脳関門（BBB：blood-brain barrier）というのがあって、有害物質が簡単に脳実質に入り込めないようになっているんだ。このバリアのおかげで、脳細胞には必要な養分や酸素だけが取り入れられるようになっている。
　だけど、アルコール・ニコチン・麻薬・覚醒剤などは、このバリアを通過して脳の機能に直接影響を及ぼすんだ。だから情動の変化が起こったり、幻覚や妄想が起きるんだよ。
　睡眠薬や精神安定剤もこれと同じ。これらの薬は脳の働きを低下させ、脳を眠りやすい状態に導くものだ。

　一種の麻酔みたいに働いてるってことですね。

　そう。脳の機能って、まだほとんど解明されてないだろう。そこに作用する薬って、な〜んか僕は怖いんだよね。

睡眠薬が原因で不眠症に!?

　そのことは置いといても、少なくとも睡眠薬には依存性があるというところで、私は賛成しかねる。

　睡眠薬の依存性とは、どういったことを言うのですか？

　睡眠薬によって起こる睡眠は、脳を休ませるノンレム睡眠ばかりになるんだ。そのため、十分眠れているように思えても、実はレム睡眠の不足になっている。このとき急に服薬を中止すると、今までは薬の作用でスッと深い眠りにつけたのが、寝付けなくなってしまう。しかも、やっと眠れても、寝てるのか起きてるのかわからないような浅い眠りになってしまうんだ。

　それはなぜなんですか？

　レム睡眠はその不足を深さでカバーすることができないからだ。 p.151 身体が今まで不足していたレム睡眠を取り返そうとして、睡眠のほとんどがレム睡眠になってしまうんだ。だから夢現な浅い眠りになって、ずっと起きているような不眠感を感じてしまうんだよ。
　薬を止めると寝つけない、寝ても眠りが浅いとなると、患者さんはまた薬に手を出して、睡眠薬が止められなくなってしまう。これが依存のメカニズムだ。

第7章 睡眠障害（不眠症）

◆酒は百薬の長？　それとも狂い水？

あと、薬と酒とでは、どちらが良いか悪いかっていう話だったね。アルコールも一種の麻酔薬みたいなものだから、確かに酒を飲むとよく寝られる。けど、だからといって大量に飲むのは良くないだろう。

肝臓に悪いですもんね。

それだけじゃなくて、大量の飲酒は一気に深い眠りに落ちるんだ。ということは、ノンレム睡眠は深ければ時間は短くて良い☞p.151 わけだから、早く目が覚めるという現象が起きる。すると、あとは寝られないか、ダラダラとレム睡眠が朝まで続くことになる。

さらに、長い間大量飲酒を続けていると、睡眠薬と同じ機序でレム睡眠不足になってしまうので、急に禁酒をすると寝つけなくなる。それと同時に眠りが浅くなって、「やっぱり飲まないと寝られない！」ってまた飲むようになってしまうんだ。

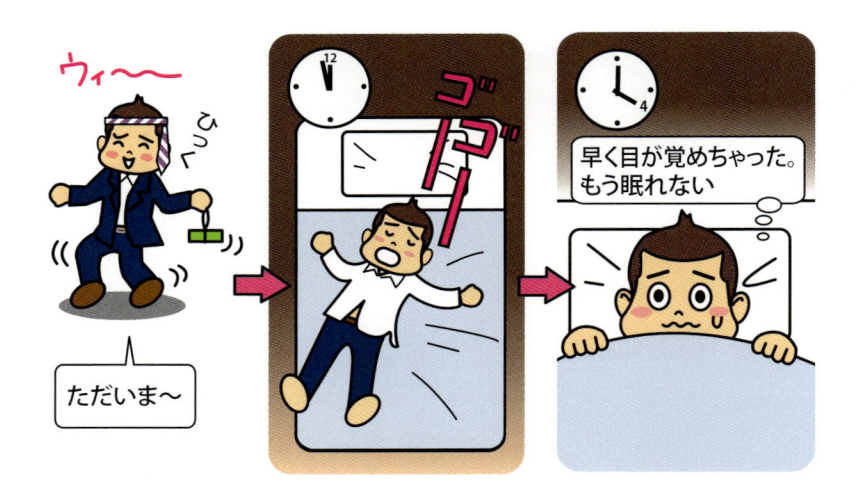

そうなるとアルコール依存症ですね。

ただね、昔から酒は「狂い水」とか「万病源」なんて言われて悪く思われがちだけど、「百薬の長（どんな薬より効き目がある）」とも言われているだろう。胸痛☞p.067 のところでも言ったけど、日本酒に換算して 0.5〜1 合くらいのアルコール摂取だったら、飲まない人より逆に健康で長生きだというデータがあるんだよ。

アルコールには脳の活動を低下させて、心身の緊張をほぐす働きがあるから、ちょっと飲んでほろ酔いになったら、リラックスしてよく寝られるようになる。人肌の燗酒とか梅酒のお湯割りとか、温かいアルコールだと吸収が良いから、少しの量でも早くほろ酔いになるよ。睡眠薬を飲むくらいなら、この方が断然健康に良いと思うよ。

ただし、毎日の習慣にして頼るようにならないこと。だんだん慣れると量が増えて依存症になっちゃうからね。それと、この方法は酒好きには勧めちゃいけないよ。僕みたいな酒好きは1合くらいじゃホロッとも酔わないし、もっと飲みたくなっちゃうからね、逆効果だ。

まとめ

👤 あ〜これで先生の眠い理由がわかりました。けど、寝てなくて大丈夫なんですか？

👤 大丈夫！ ずっと起きているように感じても実際には寝てるし、たとえ寝られなくても横になっているだけで身体は休まるから大丈夫。いまだかつて、不眠が原因で死んだ人は1人もいない！ 本当に睡眠が必要だったら、人間はどんな状況だって寝てしまうものさ。しばらく浅眠が続くのは、今までの自分の行動のツケだから仕方ない。

　もう少し我慢していれば、レム睡眠不足が解消して通常の睡眠が取り戻せるようになる。このメカニズムがわかっているから我慢できるんだ。

👤 もし患者さんで先生のように睡眠薬や飲酒を止めようとしている、もしくは止めたいと思っている方がいらしたら、今の話をしてさし上げると、頑張れるかもしれませんね。

👤 はい。ぜひ話してあげてください。私は今日も飲まずに早く帰って、浅い眠りを楽しむとします。

さて、これで睡眠について大体わかったかな？
Any Question?

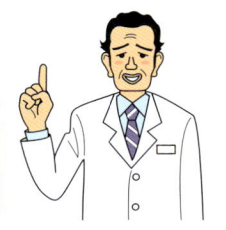

第7章 睡眠障害（不眠症）

基礎知識 その⑩　睡眠

　睡眠とは、「周期的に繰り返される意識喪失に似た状態で、外観的には周囲の環境からの刺激に反応しなくなり、感覚や反射機能も低下しているが、麻酔や昏睡とは異なり、いつでも覚醒できる状態」と定義されます。

　客観的には、ポリグラフと呼ばれる多種の生体電気現象を増幅記録する装置によって、脳波（EEG：electro encephalogram）、眼球の動き（眼電図＝EOG：electro oculogram）、筋肉の緊張（筋電図＝EMG：electro myogram）から判定されます。

1 波形の呼び方

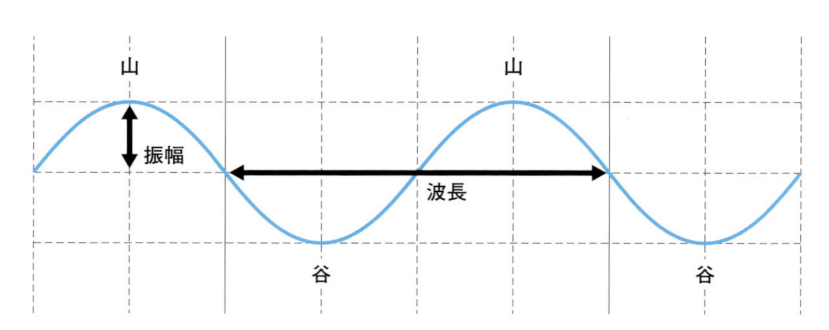

図・基10-1　波形の呼び方

　図7-1に示すように、波の高い部分を「山」、低い部分を「谷」と呼びます。山と谷の長さの半分を「振幅」と呼び、山（谷）から山（谷）までの長さを「波長」と呼びます。1つの波長にかかる時間を「周期」といい、1秒間の波長の数を「ヘルツ（Hz）」と言います。

2 徐波睡眠（ノンレム睡眠）

　脳波は、その状況によって変化します。また各個人、年齢によっても異なります。

　覚醒中、脳が活発に活動しているときには、β波といわれる小さな速い波（低振幅速波）が出ます。落ち着いている時や閉眼時には、10Hz前後の規則的なα波が出ます。眠気をもよおすときには、もう少しゆっくりで大きい7Hz前後のθ波が出ます。

　睡眠中の脳波は、眠りの深さによって波形が変わります。睡眠第1段階の入眠期にはα波が減少し、もう少し深くなってくると紡錘波（σ波）やK複合波と呼ばれる脳波が見られるようになります。この波形は第2段階に特有の脳波で、国際基準では紡錘波の出現が睡眠の始まりと定義されています。この後、さらに第3・第4段階と睡眠が深くなると、δ波といわれる大きくて遅い波（高振幅徐波）が大部分を占めるようになります。

　これが典型的な脳波の移り変わりで、浅い眠りの第1・2段階から深い眠りの第3・4段階までを徐波睡眠（SWS：slow wave sleep）と呼びます。また、後述の逆説睡眠時に現れる眼球運動が見られないことから、ノンレム睡眠（non-REMS：non rapid eye movement sleep）と呼ぶこともあります。

β波　　　　　　　α波　　　　　　　θ波

紡錘波（σ波）　　K複合波　　　　δ波

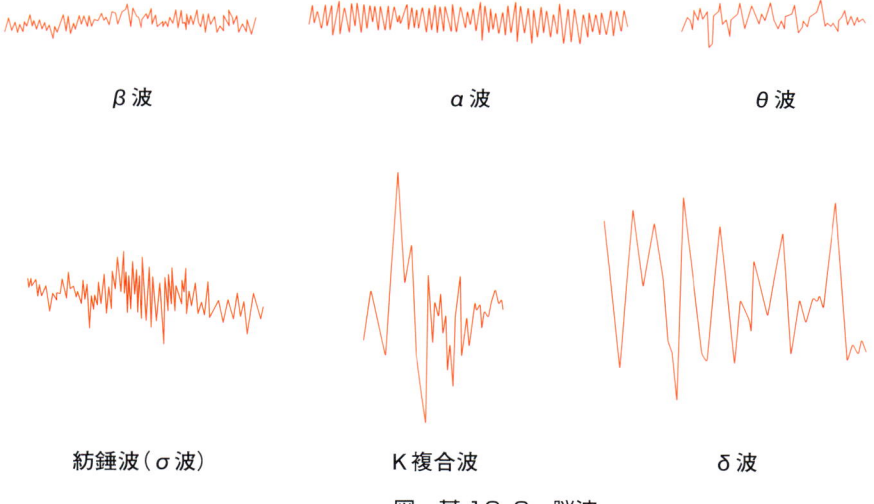

図・基10-2　脳波

井上昌次郎著．脳と睡眠　人はなぜ眠るか．共立出版．1989．p.91 より許可を得て転載

　「紡錘波」っていうのは、13Hzくらいの波がまとまって出現するもののこと。波が始まりから中間までだんだん大きくなって、後半だんだんと小さくなっていってるだろう。その形が糸巻きの紡錘みたいだから、この名前がついているんだよ。

　「K複合波」っていうのは、大きな波が1個だけ出て、その後まとまった波が続くものをこう呼ぶんだよ。

3 逆説睡眠（レム睡眠）

　ある程度の時間の徐波睡眠が続くと、やがて眠りは浅くなり、逆説睡眠と呼ばれる状態に切り換わります。この眠りでは、起きているときのような脳波を示すうえ、眼球がまぶたの下でキョロキョロ動いたり、顔面や手足がピクピク痙攣したりするので、睡眠らしくない睡眠とみなされ、逆説睡眠と呼ばれます。また、この睡眠の特徴である速い眼球の動き（REM：rapid eye movement）から、レム睡眠と呼ぶこともあります。

　逆説睡眠時には、一般に体温、血圧、呼吸などの調節が乱れることが知られています。睡眠中、血流調節の変調から不随意的に勃起が起こったり、子宮の筋収縮活動が高まり陣痛が起きたりするのは、逆説睡眠時に見られる現象です。

金縛りは心霊現象!?

　寝ている人が急に「ピクッ！」ってなる時があるだろう。あれは逆説睡眠に入ってる証拠だよ。
　それと、逆説睡眠の時には、上の説明のように骨格筋が突発的に痙攣したり、急速眼球運動が出現したりする時もあるけど、逆に骨格筋がほぼ完全に弛緩している時もあるんだよ。この時、脳波は起きているようで、筋肉は弛緩して動かない、そして眠りが浅い状態だね。ふっと覚醒したような夢現になると、「意識は起きてるのに身体が動かない」って訴える睡眠麻痺の状態になるんだよ。

第7章 睡眠障害（不眠症）

いわゆる「金縛り」ですね。昔、隣で寝ていた友人が「う～う～」って唸ってるなぁって思って見ていたら、その時、金縛りにあっていたらしくて、「見てたのなら起こしてよ！」って怒られたことがあります。本人は「意識ははっきりしてるんだけど、誰かに身体に乗っかられて動けなくって、怖くて目が開けられなかった。助けてって呼んでたのに……」なんて言ってましたが、傍で見てる分には普通に寝てましたからね。

よく金縛りが心霊現象だって言われるけど、違うんだよね。

4 ポリグラフィーの所見

睡眠段階	睡眠ポリグラフィーの所見
覚醒段階	脳　波：a. 開眼・精神作業中は低振幅速波（β波） 　　　　b. 安静・閉眼時には後頭部優位のα波 眼球運動：急速眼球運動や瞬目を伴う 筋電図：持続的で高振幅
第1段階	脳　波：α波の量が50％以下、θ波を主体に種々の周波数の波を混入 眼球運動：遅い眼球運動を伴う 筋電図：覚醒段階より低振幅
第2段階	脳　波：紡錘波（σ波）、K複合波 眼球運動：減少 筋電図：減少
第3段階	脳　波：高振幅徐波（δ波）の出現　20％以上 眼球運動：ほとんど消失 筋電図：低振幅
第4段階	脳　波：高振幅徐波（δ波）50％以上 眼球運動：ほとんど消失 筋電図：低振幅
レム段階	脳　波：覚醒時に近い 眼球運動：急速眼球運動が出現 筋電図：最も低振幅。時に短い群発活動。自律神経系の変動。夢を見ていることが多い。陰茎・陰核の勃起

5 2つの睡眠の役割

　徐波睡眠と逆説睡眠の役割は、諸説紛々で本当のところはまだわかっていませんが、代表的なものには次のようなものがあります。

　逆説睡眠は原始的な睡眠と言われていて、ほとんどの動物に見られ、筋肉の緊張をとって身体を休ませるための睡眠だという説があります。多くの野生動物は休息を必要としますが、ぐっすり寝入ってしまっては敵に襲われる危険があります。ですから、逆説睡眠は身体を休ませつつも、脳は起きている時のように活動して、敵が近づいてないか常に気を配りながら寝るための睡眠だという考えです。

　これに対して徐波睡眠は新しい睡眠と言われていて、人間だけに見られる睡眠です。ヒトは他の動物とは比べものにならないくらい大脳皮質が大きく発達したために、脳を休ませる必要が出てきたと考えられています。ですから、徐波睡眠は脳を休ませるための睡眠だという説があります。

このように、2つの睡眠は違う役割を持っていて、人にはこの両方の睡眠が必要だと考えられています。

6 睡眠の経過

一晩の睡眠の経過を見てみると、入眠の時は徐波睡眠から始まり、第1段階から第4段階へと深くなっていきます。眠りの深い状態がしばらく続いて浅い徐波睡眠になってくると、突然逆説睡眠が始まり5～30分くらい持続します。その後、また徐波睡眠に戻って深度は深くなり、しばらくするとまた逆説睡眠が現れるという睡眠のサイクルが、約90～120分くらいの周期で、一晩に3～6回くらい現れます。

徐波睡眠の深度は、入眠直後に一番深く、その後明け方に向かって次第に浅くなっていきます。一方、逆説睡眠の持続時間は、入眠直後は短く、明け方に近づくにつれ長くなります。

成人の睡眠時間の20～25％は逆説睡眠が占めますが、乳幼児ではこれが40～50％にも及び、ほとんど交互に2つの眠りを繰り返しています。

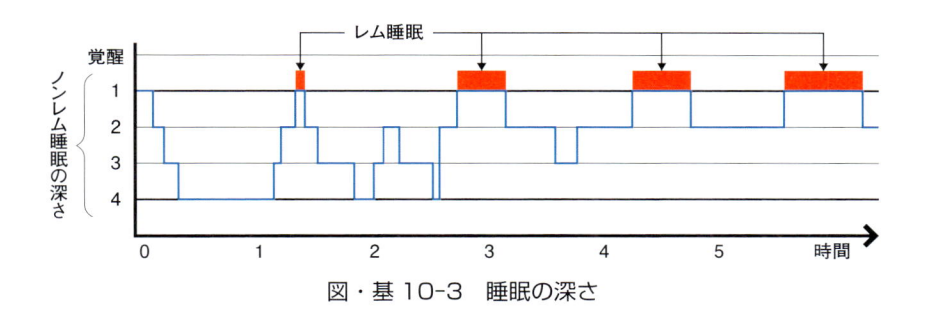

図・基10-3　睡眠の深さ

> 赤ちゃんの場合、逆説睡眠から寝始めることが当たり前にある。大人でも、よっぽど疲れている時などには、逆説睡眠から寝始めることがある。こんな時には、ウトウトした寝入りっぱなに金縛り！ってことがよくあるんだよね。生活が不規則な人にありがちだね。

7 睡眠時間と深さの関係

寝不足が続いていたような時に、時間は大して長くないけど、ぐっすり寝てスッキリしたという経験を、多くの人が持っていることでしょう。この理由として、眠りに4段階の深さを持つ徐波睡眠では、時間の不足を深さで補填することができるからだと考えられています。

わかりやすく言うと、「睡眠第1段階で4時間寝た場合（1×4時間）と、第4段階で1時間寝た場合（4×1時間）は、睡眠量にして同等と考えられる」ということです。ですから、その眠りが深ければ、たとえ短い時間であっても睡眠不足を取り返すことができるのです。

ところが、これに対して逆説睡眠には深さがありませんから、不足した時間はその時間分寝ることでしか睡眠不足を取り返すことができません。

第7章 睡眠障害（不眠症）

> 睡眠時間と深さの関係は重要だよ！
> この逆説睡眠の性質が、睡眠薬や飲酒を中止した時の「跳ね返り不眠症」の原因になるんだ

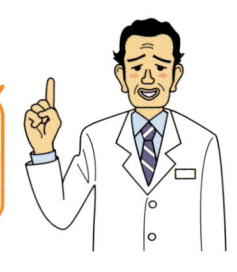

8 睡眠の概日リズム（サーカディアンリズム）

　概日とは「概ね1日」という意味で、約24時間の周期で変動する生理現象のリズムを概日リズム（サーカディアンリズム／図・基10-4）と言います。睡眠をはじめ、体温、ある種のホルモン分泌など、私たちの生理現象には概日リズムを持つものが数多く見られます。

　ところが、洞窟のように日の光が入らない場所で、温度や湿度を一定にして、外の様子や時間がまったくわからない状態で生活すると、人は約25時間の周期で生活を送るようになることが実験の結果わかっています。つまり、人間の体内時計は1日約25時間なのです。

　それを踏まえると、人が地球で生活していると毎日1時間ずつ寝る時間が遅れていきそうに思えますが、実際そうはなりません。それは、朝起きて太陽の光を浴びることによって体内時計をリセットしたり、社会のルールに従って毎日同じ時間に起きることによって時間のズレを矯正したりしているからです。

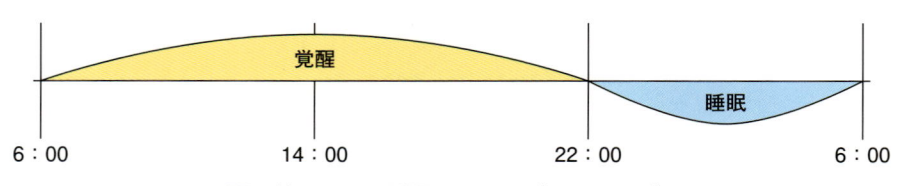

図・基10-4　睡眠のサーカディアンリズム

　生まれたばかりの時には、このような睡眠と覚醒のリズムは確立されていません。そのため、新生児は昼夜の区別なく3～4時間ごとに睡眠と覚醒を繰り返します。このリズムは24時間という1日の周期に関係のない多層性のリズムであるため、「超日リズム（ウルトラディアンリズム／図・基10-5）」と呼ばれ、生後1カ月頃まで続きます。その後体内時計が動き出しますが、この頃はまだリセットできないため、本来の生体リズムである1日25時間周期で睡眠時間がずれていく「自由継続（フリーラン）」の時期がしばらく続き、生後3～4カ月になる頃、やっと1日24時間の地球時間に合った概日リズムができあがります。

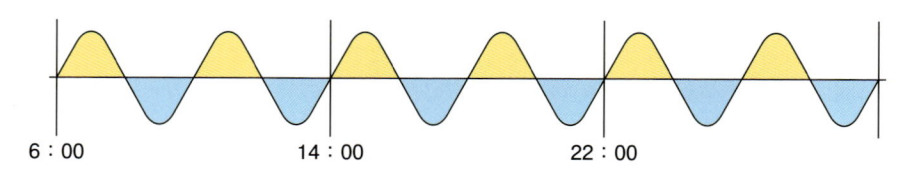

図・基10-5　ウルトラディアンリズム

また、高齢者では概日リズムが全体に少しずつ前にずれていく現象が見られます（図・基10-6）。それに加えて、社会的な規制がなくなるので、体内時計のズレを矯正する必要性が弱まること、さらに時間的余裕から昼寝をすることによって、睡眠リズムに乱れが生じるようになります。

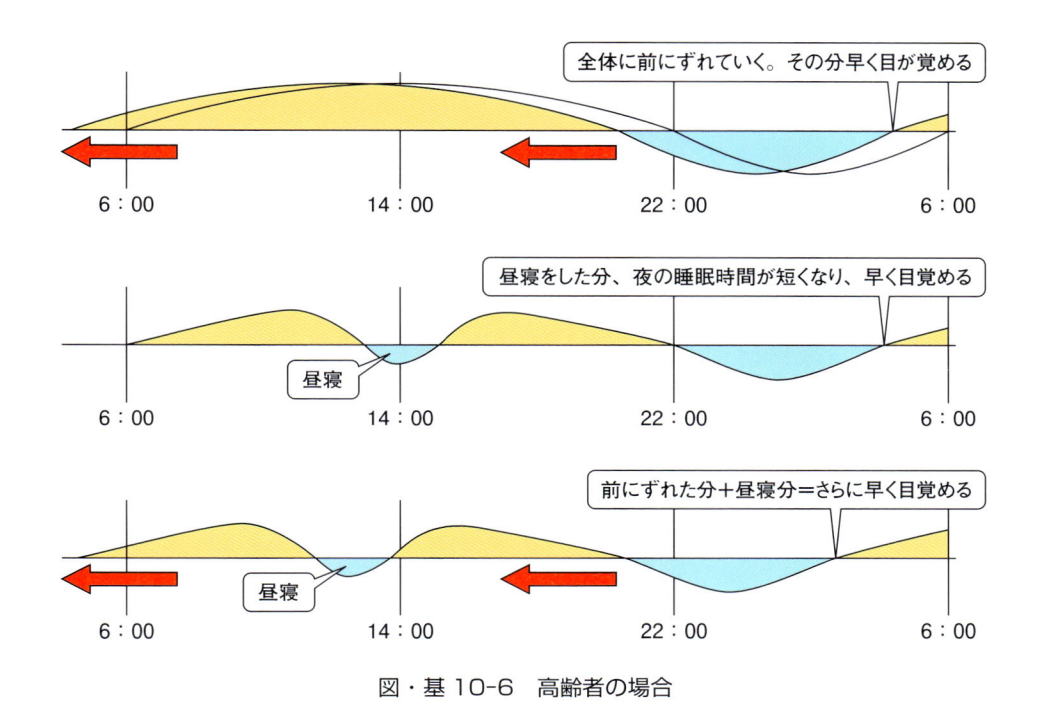

図・基10-6　高齢者の場合

午後の眠気は、ヒトに組み込まれた睡眠パターン

　僕達は1日1回まとめて8時間くらいの睡眠を取るのが当たり前のように思ってるけど、実はそんな睡眠パターンはごく一部の人の習慣でしかないんだよ。

　諸外国には昼寝の習慣があるように、本来の睡眠パターンは1日2回、夜と昼過ぎに眠くなるものらしい。日本でも、子供や高齢者は昼寝をするでしょ。学校や会社のある人が寝ないのは、眠くならないわけじゃなくて、授業や仕事・規則があるから頑張ってるんだよ。

第7章 睡眠障害(不眠症)

基礎知識 その⑪ 睡眠中枢

　20世紀のはじめ、睡眠調節の仕組については大別して神経学説と液性学説とがありました。神経学説には2つあり、1つは「覚醒を抑制する神経活動によって睡眠が起こる」という考えと、もう1つは「脳に入ってくる覚醒刺激がなくなると睡眠が起こる」とする考えです。液性学説は、「体液の中の物質組成が変化することが睡眠の原因である」というものです。これらの学説は、様々変化し移り変わりつつも、現代の最先端の睡眠科学の源流となっています。

1 神経学説

　脳の特定の部位を電気的に刺激したり破壊したりすると、動物が眠ってしまったり眠れなくなってしまったりすることから、睡眠あるいは覚醒を調節する部位が局所的に存在することが想定でき、このような手法で神経機構の研究がされてきました。

実験1：視床下部の視束前野を含む前脳基底部*を電気刺激するとネコが眠ってしまい、深いノンレム睡眠※p.148 を示す脳波が現れた。〔1962年、カリフォルニア大学のC・D・クレメンテ教授、大学院生バリー・スターマン〕

　　　↓考察

*前脳基底部：前脳(大脳と間脳とを合わせた名称)から大脳皮質を除外した部分。

この領域は、睡眠(特にノンレム睡眠)にとって大変重要な働きをしているようだ。

実験2：ラットの中脳の前部を切断して、離断脳*を作った。手術から回復したラットは、正常ラットと同じように、覚醒とレム睡眠※p.149・ノンレム睡眠を周期的に繰り返した。〔三菱化成生命科学研究所の川村浩博士〕

　　　↓考察

*離断脳：脳を切断し神経の連絡を絶った脳。

下位の脳がなくても、上・中位の脳だけで覚醒とレム睡眠・ノンレム睡眠は調節できるようだ。

実験3：離断脳の状態で、視束前野を含む視床下部の前方を壊すと低振幅速波(覚醒)が増え、視床下部の後方を壊すと高振幅徐波(ノンレム睡眠)が増えた。〔三菱化成生命科学研究所の川村浩博士〕

　　　↓考察

視床下部の前方は睡眠を起こし、視床下部の後方は覚醒を起こすよう働いているようだ。

実験4：視束前野の内側部を壊したラットを使って、睡眠量の変化を時間を追って調べた。手術直後から1週間は、昼間の休息期のノンレム睡眠が減り、逆に夜間のレム睡眠は増えた。しかし、これらの変化はしだいに回復する。〔サミュエル・アサラ博士〕

　　　↓考察

内側視束前野は睡眠調節にかなり重要な役割を持ってはいるが、その役割は他の部位でも代

行できるようだ。

　この他にも、脳幹や視床下部の一部では、ノルアドレナリン・ヒスタミンを神経伝達物質としているニューロンが存在することが明らかにされています。このニューロンは、覚醒時には持続性に興奮し、ノンレム睡眠時には活動が弱くなり、レム睡眠時にはほとんど活動しなくなります。その活動の変化が脳波の変化する前に起こることから、ノルアドレナリンニューロンとヒスタミンニューロンは、覚醒に強く関係していると考えられています。

　また、脳幹にはアセチルコリンを神経伝達物質とするニューロンもあり、これは上の2つとちょうど反対の活動を示し、レム睡眠に重要な働きをしていると考えられています。

ニューロンの伝達形式

　これらのニューロンは、次のニューロンにシナプスを作ってリレー形式で伝達していくような普通のニューロンとはまったく構造が違うんだ。
　脳幹にある神経細胞から出た軸索は、枝分かれを繰り返して脳全体におよぶヒジョ〜に広い領域を網の目のように覆う「汎性投射」と呼ばれる特殊な形になっている。

　ということは、そのニューロンが興奮して、神経伝達物質が放出されると、脳全体に降り注がれるということですか？

　まぁ、そんな感じだね。

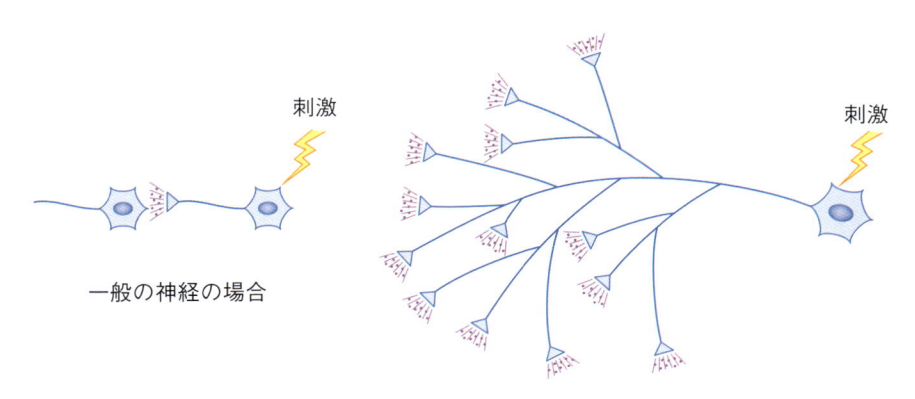

刺激　　　　　　　　　　　　　刺激

一般の神経の場合　　　　　　汎性投射の場合

図・基11-1　汎性投射

　これらを踏まえると、現在理解されているかぎりでは、睡眠調節の主な場は「前脳基底部」と「脳幹」とに存在すると考えられるでしょう。ですが、今でも睡眠を調節する神経機構についての考え方は確立されたものではありません。

第7章 睡眠障害（不眠症）

2 液性学説

　眠い時や眠っている時のような睡眠欲求の高い状態で、生体の要求に応じて脳内で産生・放出され、睡眠を引き起こしたり維持したりする働きを持つ神経活性物質を「睡眠物質」と呼びます。

　睡眠物質は、脳脊髄液を介して脳全体に送られ、広い範囲でその物質に対する受容体を持つニューロンの活動を調節することによって睡眠と覚醒をコントロールしています。この仕組みは、内分泌系がホルモンを情報伝達物質として体液循環を使って全身に伝達し、調節作用を発揮するのと同じように、睡眠の液性調節と呼べるでしょう。

　現在考えられている睡眠物質は数十にものぼり、その働きは多種多様です。また、生体内の様々な条件が睡眠物質の変動に微妙な影響を及ぼし、その結果として睡眠が修飾されていると考えられています。

睡眠の中枢支配はない？

　こうして見てくると、睡眠調節は「中枢」というポイントが支配するというよりは、それぞれの関連する部位同士の相互作用とか、あるいは複合作用によって行われている脳全体、もしかすると全身的な調節機構と考えた方が良いのかもしれないね。

　ん〜、わかりにくいですねぇ。

　実際わかっていないことだらけだから、しょうがないさ。今後を待ちましょう。

第 8 章 下痢

◆**西洋薬も漢方も、便秘薬は下剤だ！**

🧑 うぅ～またぁ。（トイレから登場）

🧑 どうしたの？

🧑 いえ、ボク牛乳飲むといつも下痢するんですよ。何でかなぁ？

🧑 へぇ～良いわねぇ。

🧑 なんですか、それっ！　人が苦しんでいるのに。

🧑 いや、私、慢性的に便秘だから、出るだけ羨(うらや)ましい。

🧑 あぁ、そうなんですか。出ないってのも、つらそうですね。

🧑 そうよ～。お腹が張って苦しくなってくるから薬を飲んじゃうけど、でも最近は薬は良くないと思って、センナにしているの（妙に得意気）。

🧑 おいおい、北乃君！　西洋薬だって、漢方薬だって、自然に排便できてないことに変わりはないよ。そんなものに頼(たよ)ってるから、便秘が慢性化するんだ。自分で悪化させているようなものだぞ！

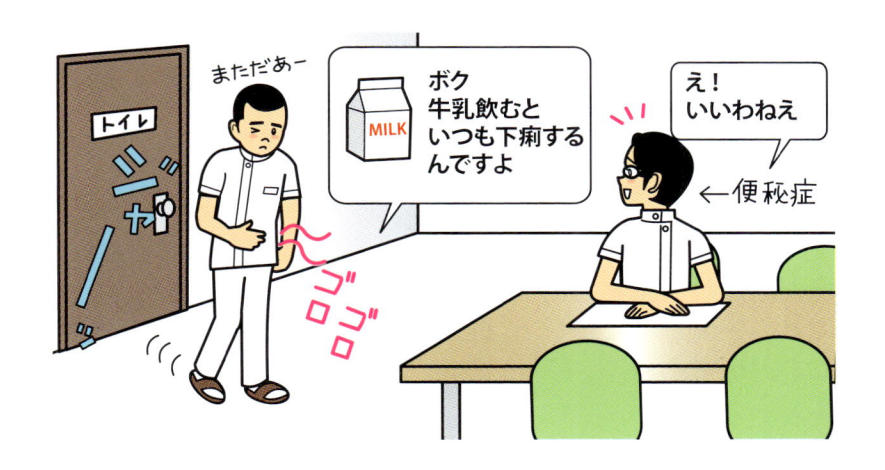

157

第8章 下痢

　えっ！　そうなんですか？

　ちゃんと腸の働きから「排便のメカニズム」☞p.176 を考えればわかるはずだ。石田君の下痢にしたって、ちゃんと理由がある。

　ん〜？？？

　まったく、困ったもんだ。
よし、お通じの話で共通点が多いから、ここからは下痢と便秘の2本立てで話をしよう。

I. 下痢とは

下痢とは、水分の多い液状の便を、頻回に排出する状態を言います。

健康な人の1日の糞便量は		100〜200g
水分の割合は	普通便	70〜80%
	軟便	80〜90%
	水様下痢	90%以上

II. 下痢の分類

　簡単に言えば、腸内への水分の流入が増えるか、吸収が減るかして、便中の水分量が増えると下痢になります☞p.171。その原因には次のようなものがあります。

❶ 浸透圧性下痢

　高浸透圧のものが腸管内に入ってきたことで起きる下痢のことを言います。
　腸管壁から吸収されにくく、腸管内の浸透圧を上昇させるような物質が腸管内に入ってくると、その高い浸透圧を希釈しようとして、血管内から腸管内に体液が移行してきます。そのため腸管内容液が増加して下痢が起こるのです。

◆人工甘味料は下痢を起こす

　吸収されにくい、浸透圧を上昇させるものって、どんなものですか？

　例えば人工甘味料。カロリーを抑えた食品に使われている甘み成分は、人工的に作られた二糖類で、天然には存在しない物質なんだ。それは、我々の持っている消化酵素では分解できないんだよ。消化されない糖は、腸管内の浸透圧を上昇させるんだ。
　ガムやアメなどに「一度に多量に食べると、お腹がゆるくなる場合があります」って注意書きがしてある。あれは甘味料のことなんだよ。

◆日本人の大部分は乳糖不耐症

それに、一部の人は牛乳で下痢を起こす。

石田君のことですね。

そう、これも糖が原因。牛乳に含まれる栄養成分「乳糖」、これが犯人だ。
乳糖は、ガラクトースとグルコースという2つの糖がくっついてできている二糖類なんだ。吸収するには分解する必要がある。赤ちゃんの時には、母乳に含まれる乳糖を分解するための酵素（β-ガラクトシターゼ）をみんな自分で作っているんだけど、離乳するとその酵素が作れなくなる人がいるんだよ。酵素が不足している状態で牛乳を飲むと、乳糖が分解できないから下痢を起こしてしまうんだ。これを「乳糖不耐症」と言うんだよ。
　でも実は、アジアでは7割以上、地域によっては8〜9割の成人が、この酵素を作れないんだよ。

えっ！　そんなに？　でも先生、私の周りでそんな人って石田君だけですよ。

乳糖不耐症の要素を持っているというだけなら、牛乳を習慣的に飲み続けていると腸内環境がそれに慣れて、発症しないことが多いんだよ。大人になって何年も牛乳を飲まずにいて、久しぶりに飲んだときに気が付くケースが多いようだ。

◆胃がなくなると下痢をする⁉

それと、ここで覚えておいてほしい病気がある。

なんですか？

胃を全摘した人に起きる後遺症、「早期ダンピング症候群」の症状の1つに下痢があるんだ。
本来食物はいったん胃に溜めて、胃液と混ぜて浸透圧やpHを調整して、なおかつ少〜しずつ小腸に送り出されていくものだ。けれども胃切除後は、それなくして一気に、しかも浸透圧の高いまま小腸に食物が入ってきてしまうので、腸管内へ水分の大量急速移動が起こって下痢を起こすんだ。

この症状は、術後ず〜っと続くんですか？

そんなことはない。1回の食事量を少なくして、低糖食・高たんぱく・高脂質の食事にすることを心掛けると良い。食べ方に慣れてきたら、症状も少なくなってくるさ。

2 分泌性下痢

腸管粘膜からの分泌が異常に亢進することで起きる下痢のことを言います。
大量の分泌液によって、腸管内溶液が増えて下痢を起こします。

◆センナは強烈な下剤！

なんで腸管粘膜からの分泌が増えるんですか？

第8章 下痢

　1つは、分泌を促進するホルモンを産生する「腫瘍」が原因の場合がある。
　1つは、コレラ菌とか毒素型大腸菌などが産生する「毒素」が原因の場合がある。
　1つは、電解質と水分の過剰分泌を起こす「胆汁酸」とか「脂肪酸」が原因の場合がある。
　1つは、腸管からの水分分泌を刺激する「センナ」とか「ビサコジル」が原因の場合がある。
　センナは〜、君も飲んでるんだったね〜、北乃君（イヤミ〜）。

　あ〜はい。すいません。漢方は自然の物だから、体に優しくって安心♡なんて、勝手に思っていただけで、要するに下剤なわけですね。

　その通り。ビサコジルも市販されている便秘薬の成分だ。同じ便秘の薬でも、病院で処方される「酸化マグネシウム（通称：カマ）」、これは浸透圧性下痢を起こさせるものだ。この西洋薬のカマよりも、腸管粘膜に直接働きかけるセンナの方が、むしろ強烈。
　自然界には敵から身を守るためなのか、子孫繁栄のためなのかわからないけど、いろいろな成分を身に含んだ生物・植物がいるんだよ。その成分には毒物・劇物だってある。漢方はそんな自然界の物を使うわけだから、一様に西洋薬は身体にキツくって、漢方薬は優しいという単純な思い込みは、間違いだ‼

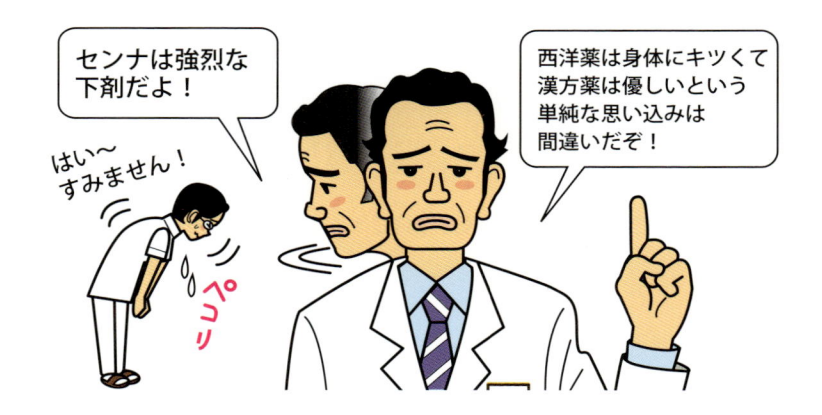

> センナは強烈な下剤だよ！
> 西洋薬は身体にキツくて漢方薬は優しいという単純な思い込みは間違いだぞ！
> はい〜すみません！ペコリ

❸ 滲出性下痢
　腸管粘膜が障害されることで起きる下痢のことを言います。
　炎症によって腸管粘膜が障害されると、吸収能力が低下し、同時に腸管壁の透過性が亢進するので下痢を起こします。

　腸管粘膜が障害されるのは、どんな病気ですか？

　潰瘍性大腸炎、クローン病といった難病が代表的なものだ。その他には、赤痢菌、大腸菌、ブドウ球菌、腸炎ビブリオ、サルモネラ菌などといった細菌が腸管粘膜に直接侵入して粘膜の障害を起こす細菌性腸炎や、ウイルス性腸炎・寄生虫性疾患などもある。

❹ 腸管運動異常による下痢
　腸の運動が亢進したり低下したりすることで起きる下痢のことを言います。

腸の運動が亢進して、内容物があっという間に腸を通過してしまうと、吸収する時間がないので、水分がそのまま便中に排出されることになり、下痢になります。逆に腸の運動が低下して、内容物が長く腸にとどまると、腸内細菌の働きで腸管の分泌を亢進させるような物質が作られるため下痢になります。

> どんな時に腸の運動が亢進したり低下したりするのですか。

> わかりやすいところでは、甲状腺機能亢進症。代謝機能が亢進する疾患だから、腸の運動も高まる。それに、近頃の若者に多い、過敏性腸症候群（IBS：Irritable Bowel Syndrome）も腸の運動が異常亢進するものだ。
> あと、忘れちゃいけないのが、糖尿病。これは末梢の神経と血管をボロボロにしていく病気だ。自律神経だって、臓器内血管だって例外じゃない。末梢の自律神経が壊されて、正常な腸管運動ができなくなってくるんだよ。

5 透過性亢進による下痢

腸管粘膜の透過性が亢進することによって起きる下痢のことを言います。
腸管粘膜の絨毛内の毛細血管内圧が高まることで、腸管から水分が漏れ出すために下痢になります。

> どうして毛細血管内圧が高まるのですか？

> 例えば、肝硬変があって肝臓に血液が送り込めず門脈圧が亢進するような場合とか、悪性リンパ腫のようにリンパ管が閉塞されるような場合があると、水分が行き場をなくして上流の血管の圧力が高まるということだ。そして、その圧力で血管から周囲にしみ出してくるんだよ。

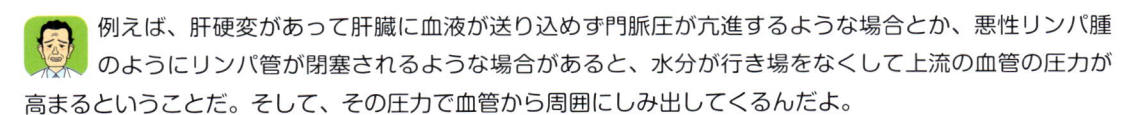

まとめ

> さぁ、これで下痢についてはわかったかな？

> はい大体。下痢がいろいろな原因で起こるということがわかりました。いずれにしろ、無闇に下痢止めを使って腸の動きを止めてしまうのは、原因を留め置くことになって良くなさそうですね？

> そう、出すものはサッサと出してしまった方が良い。
> 野生の動物達は本能なのか経験なのか知っていて、悪い物を食べた時には自らお腹を下すような物を食べるんだ。彼らは自然をうまく利用している。実は漢方薬も下痢の治療薬は「瀉下剤」といって、身体の出そうとする働きを助けるものだ。下痢に下剤。これぞ漢方！　漢方薬の使い方は、本来こういうものだよね。

下痢は無闇に止めず、お腹の中の悪いものはサッサと出してしまおう！

第8章 下痢

　ただね、サッサと出すのは良いんだけど、下痢の時、気を付けなければいけないのは脱水だ！
　便と原因が出ていくのは良いけど、一緒に水分や電解質も出されてしまうからね。水分の補給はもちろんだけど、スポーツドリンクのようなもので、電解質も補給しなきゃダメだぞ。
　あまり下痢がひどければ、飲んでも食べても吸収できずに全部出てしまうだろうから、点滴で輸液してもらった方が良いだろう。それと、腸内細菌も出されてしまうから、回復期には発酵食品をとって、腸内環境を整えてあげると良いぞ。

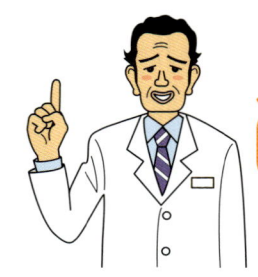

脱水予防に 水＋電解質 の補給を忘れずに！

　ところで、鍼灸治療で下痢によく使われるのは「臍の塩灸」。臍は腸と皮膚の接点、中と外のつなぎ目だから、そこをお灸で温めると腸に届きやすいんだろう。とは言っても、40分くらいやり続けなきゃ効かないけどね。
　あまり下痢が長引くときには、栄養が流れ出ちゃって体力が弱っちゃうから、止めてあげることも必要になってくる。そんな時には試してみると良いよ！

　はい。試してみます！！

第9章 便秘

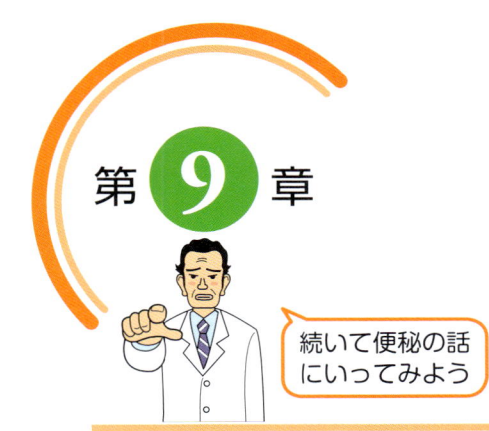

続いて便秘の話にいってみよう

Ⅰ. 便秘とは

便秘とは、糞便が大腸内に長く停滞し、排便が遅れた状態を言います。

その結果、便の水分量が減り、量が少なく、便が硬くなります。そのため排便困難や残便感などの症状が出てきたり、また腸内容の発酵がすすむためガスが発生し、腹痛や腹部の張り感といった症状が出てきたりします。

◆毎日出ても便秘？　毎日出ないのに便秘じゃない？

先生、便って普通みんなは毎日出るもんなんですか？　2日くらい出ないって私にとっては当たり前で、別に苦痛もないんですけど。何日出ないと便秘なんですか？

日数で規定するのは難しいけど、おおよそ次のような状態であれば便秘と言って良いと思うよ。
▶ 毎日便通があったのに、3～4日以上排便がないとき。
▶ 毎日排便があっても、いつもより排便量が少ないとき。
▶ 便に含まれる水分量が少なく、硬いとき。

あと大事なのは、本人が苦痛かどうかということ。それによって便秘かどうかが決まるんだ。それに、排便習慣は個人差が大きいから、たとえ毎日便通がなくても、決まって2日置きに便通があるんなら、それがその人のリズムだ。そのリズムに乱れがなければOKだし、逆にたとえ毎日便通があっても、いつもは朝出てたのが出なくて、昼過ぎにちょっとだけ便が出たなんて場合は、便秘と見なせるだろうね。

さて、じゃあどんな時に便秘になるか見ていこう

Ⅱ. 便秘の分類

1 器質的便秘

器質的病変によって、腸内容の通過が障害されるために起こる便秘です。

（1）先天性のもの

結腸の壁内神経叢※ p.168 が先天的に欠如しているヒルシュスプルング病や、S状結腸が長くて移動性が大きいS状結腸過長症といった特殊な先天性の素因があると便秘になります。

（2）後天性のもの

イレウス、大腸がん、骨盤内臓器の腫瘍、術後の癒着などによって、腸管内腔が狭くなると、便が通過しにくく便秘になります。

第9章 便秘

> 後天性のものが原因の便秘には予後不良の疾患があるので、「以前は快便だったのに最近出にくくなってきた……」と言われたら要注意！　便の状態やその他の症状など、さらに詳しい問診が必要だ。

2 症候性便秘

他の疾患の部分症状として起こるものを言います。原因疾患には、脊髄損傷、脳血管障害、パーキンソン病、甲状腺機能低下症、糖尿病などがあります。

> パーキンソン病は、使われる薬（L-ドーパ）によっても便秘を起こすからWパンチだな。

3 機能的便秘

排便のメカニズムが狂うことによって起こる便秘です。

（1）弛緩性便秘

腸管の運動低下や緊張減弱によって内容物の通過が遅くなるため、水分が多く吸収されてしまい便が硬くなるものを言います。多くは高齢者や長期臥床者にみられます。また、食事制限や低残渣食による腸管刺激の低下でも、このような便秘がみられます。

◆玄米食で便秘解消！

> 手足の筋肉が寝たきりや年齢によって衰えていくのと同じ、平滑筋もだんだん衰えていくんだよ。だから高齢者や長期臥床者には弛緩性便秘が起こりやすいんだ。

> それはわかりますけど、低残渣食ってなんですか？

> 残りカスの少ない食事ってこと。現代の食べ物は、ごはんは精米された白米、パンだって小麦が精製されて、砂糖だって白糖ってな具合に、み～んなキレイにされちゃって、ほとんど消化吸収されるから、残りカス、早い話がウンチの原料が少ないんだよ。
> 　腸は内容物に刺激されるから運動を起こすんだ。☞ p.168　だから、ダイエットして食べる量が少なかったり、残渣が少ない食事をとっていると、腸が刺激されなくて運動が低下するというわけだ。白米を玄米に変えてごらん。りっぱなウンチがでるぞ～！

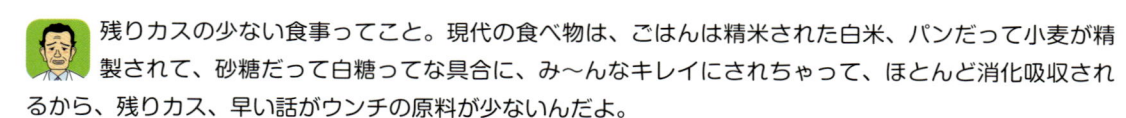

（2）痙攣性便秘

副交感神経が過緊張を起こすと腸管運動が亢進し、それぞれの運動 ☞ p.172～175 の調和が取れなくなるため、痙攣状態になってしまうものを言います。

特に分節運動・膨起往復運動があちこちでやたらと起こると、移送を妨げることになり、内容物の停留が起こります。この便秘の特徴は、内容物が腸の中でこねまわされるので、硬くてコロコロした便（兎糞状便）になることです。また、若年者に多くみられます。

◆便の形で便秘を見わけろ！

> 代表疾患は下痢の話でも出てきた「過敏性腸症候群」だ。腸の運動が亢進してピューっと通過した場合は下痢、足並みが揃わなくて痙攣した時は便秘で、出たらコロコロ便という具合。
> 　よく便秘には適度な運動・水分・食物繊維と言われるけど、痙攣性便秘の人が食物繊維を摂りすぎるのは

逆効果だ。それでなくても運動が亢進してるのに、さらに腸を刺激する繊維が入ってきたら、よけい運動が増して、こねまわして発酵して、ガス大発生。お腹が張って痛くなっちゃうよ。

> コロコロ便が出た時には、食物繊維の摂り過ぎは禁物！

では、こんなタイプの人はどうすれば良いんですか？

ふつうの食事をすれば良い。繊維も摂っちゃダメというのではないからね。便を作るのに必要な量は摂らなきゃいけないよ。強いて言うなら、腸を刺激するものは避けること。繊維のものは煮たり茹でたりして軟らかくするとか、細かく切って食べると良い。

　それよりも、これは自律神経の問題だから、規則正しい生活を心がけるべきだ。睡眠不足は絶対ダメ。副交感神経優位な睡眠時間が少ないと、その不足分を取り戻そうと過緊張を起こすんだ。鍼灸治療では、副交感神経を抑制する作用のある「透熱灸」を治療に加えると、症状が改善するよ。

（3）直腸性便秘

　直腸に便が入ってきても、加齢による筋力低下によって排出できずにいることや、習慣的に便意を抑制していることで、排便反射 p.176 が起こりにくくなったものを言います。高齢者や女性に多く、習慣性（常習性）便秘とも言われます。

◆朝寝坊は便秘症のはじまり！

外肛門括約筋 p.170 を意識的に緊張させると排便を抑えることができる。それに、便意はしばらく我慢していると、直腸壁の緊張が低下して、消失させることができるんだ。忙しい現代の日本社会では、「トイレに入っている時間がない」っていう理由で、便意を我慢している人が多いんじゃないかな。こんなことをしょっちゅうやっていると、普通の直腸刺激では便意・排便反射が起こらなくなって、慢性の便秘になってしまうんだ。「痔で痛いから」って便意を我慢している人もいるだろうけど、便秘になって便が硬くなってしまうから、悪循環だよね。

　同じ時間がないという理由で、朝食を摂らない人も多いだろう。でも、回腸から盲腸への内容物の移送には、胃-小腸反射、胃-回腸反射、小腸-小腸反射が関わっている。p.169 それに、Ｓ状結腸から直腸へは、胃-結腸（大腸）反射によって総蠕動が起こり、便が移送されるんだ。p.175 これらの反射は、いずれも食べ物が胃に入ったことで起こるんだよ。

　朝ごはんが胃に入った刺激で反射が起こり、腸が動いて便が直腸に入ってきて、便意・排便反射が起こるというわけだ。気張ればいつでもウンチが出る、というわけじゃあないんだよ。朝ごはんを食べないと便を出すきっかけが作れないんだ。

昼食や晩ごはんじゃ、ダメなんですか？

ダメじゃないさ。中には毎食後ウンチする人もいるくらいだからね。
ただ、胃に何もない時間が長い方が、入ってきたときの刺激が大きいから、朝食後の反射が一番起こりやすいというだけさ。
　そして、こんなタイプの人たちが便秘薬や浣腸で直腸に強い刺激を与え続けていると、直腸の神経はますます反応しにくくなって悪化していくんだ。このような便秘は、排便習慣を取り戻すことが大切だね。
　まずは朝食を食べること、そして、したくなくてもトイレに行くこと。朝これだけのことができる時間に

第9章 便秘

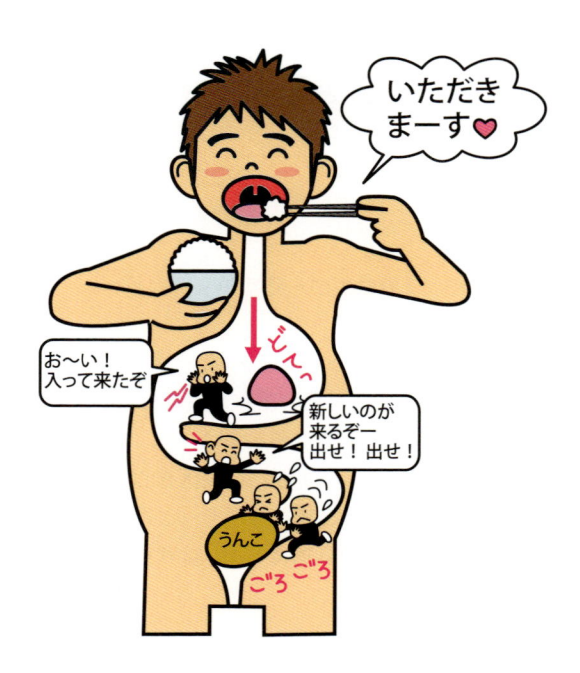

起きること。これをしばらく続けると、鈍った直腸反射が戻ってくる。あとは普通に、水分や食物繊維を多く摂って、適度な運動をして、便意を催したときには我慢しないことだ。

> 食事は排便反射のスタートボタンだ！

まとめ

鍼は腸の動きを活発にするので、治療後に便が出た、というのはよくあることだ。けど、その時の糞詰まりを解消してあげたらOKではないよね。
鍼でその時の便秘は治せても、便秘症を治すのは本人の生活習慣、心掛けしだい！ 患者さんにわかりやすい説明をしてあげて、生活改善の動機付けをしてあげるのも鍼灸治療の1つだよ！

> **memo** 便秘症を治すには
> 1. 早めに起きて、 2. 朝食を摂り、 3. トイレに行く
> 4. 便意が起きた時には我慢しない

> さて、これで下痢や便秘のことは大体わかったかな？
> Any Question?

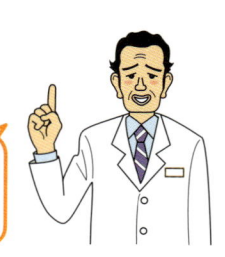

基礎知識 その⑫　腸管の機能と構造

1 腸管壁の筋構造

腸管壁の平滑筋組織は、内側が**輪走筋**、外側が**縦走筋**と呼ばれる2つの筋層からできています（図・基12-1）。

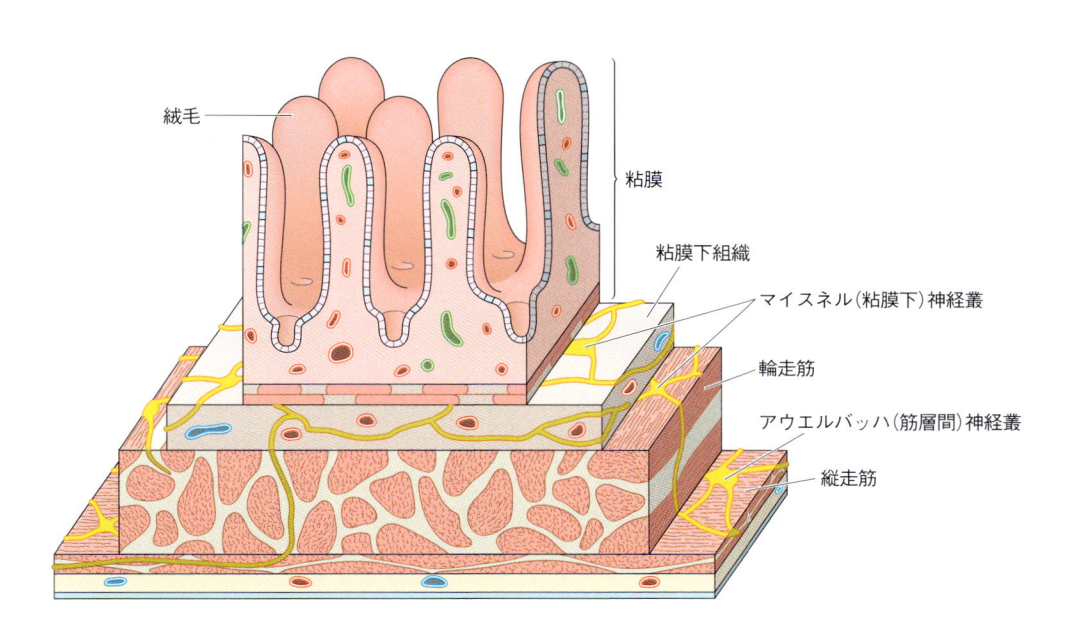

図・基12-1　平滑筋組織

　小腸は、胃の幽門部に続く細長い管状器官で、**十二指腸・空腸・回腸**の3つの部位からなり、右下腹部で大腸に接続するまで、生体で約4m前後、死体では5〜6mの長さになります。小腸では、縦走筋層よりも輪走筋層は厚いのですが、胃に近い側では両筋層とも著しく発達しています。大腸に近づくにつれて両筋層とも薄くなっていき、大腸の筋層につながります。
　大腸は、小腸に続いて回盲弁を経て、盲腸・上行結腸・横行結腸・下行結腸・S状結腸・直腸からなり、全体の長さは約1.5mです。大腸では、輪走筋層は回腸から肛門まで連続的につながっているのに対して、縦走筋層は特に厚くなって細い束を形成しています。これを**結腸紐**と言い、大腸壁の薄い縦走筋層の間に等距離に並んでいます（図・基12-2）。

第9章 便秘

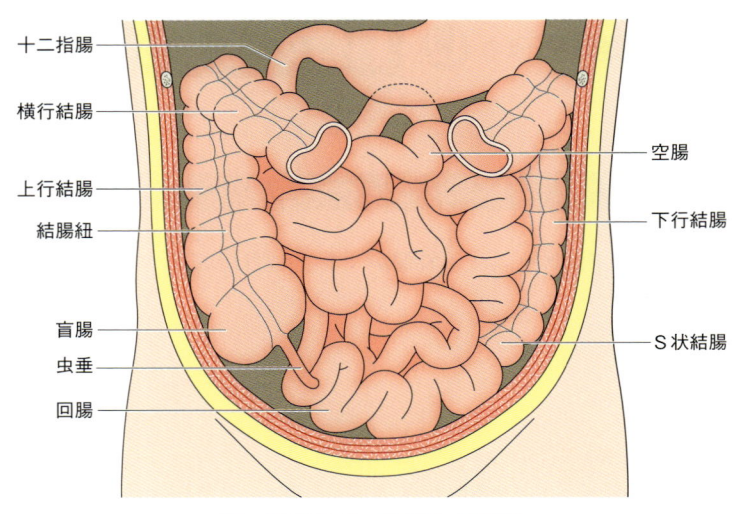

図・基 12-2　腹腔内の腸管

---

2 腸管の神経構造

　腸管の機能は、自律神経の支配を受けています。その機能は、副交感神経の刺激によって促進され、交感神経の刺激によって抑制されます。また、腸管壁の中には<u>壁内神経叢</u>と呼ばれるものがあり、それには縦走筋と輪走筋の間にあるアウエルバッハ神経叢、粘膜下層と輪走筋の間にあるマイスネル神経叢などがあります。この壁内神経叢によって、腸管の機能は局所性に調節されています。

腸は自分で動いてる！

🧑‍⚕️ 腸管は自律神経が支配するだけじゃないんですね。

👨‍⚕️ 腸管を支配している交感・副交感神経を切断しても、腸は活動できるんだよ。そのことから、自律神経以外にも調節しているものがあることがわかるよね。

🧑‍⚕️ それが壁内神経叢による局所性調節ってことですね。それってどういうものですか？

👨‍⚕️ 局所性調節を一言（ひとこと）で言うと、「腸は自動性を持っている！」ってこと。
　例えば、胃から糜粥（びじゅく）が送り込まれてくるとするだろう。すると糜粥の触れた腸管自身がそれを感知して、糜粥の前（肛門側）の平滑筋を緩（ゆる）めて、後ろの平滑筋を収縮させるんだ（図・基 12-3）。そうすることによって内容物は肛門の方へ送られていくわけだな。その他にも、その糜粥の消化具合を感知して、消化液の分泌や混ぜ合（あ）わせる度合い、送る速度なんかも調節している。
　こんなふうに、腸は自分の状態を自分で捉（とら）えて、自分で分泌や運動の調節をしているんだ。その働きを担（にな）っているのが壁内神経叢だ。

🧑‍⚕️ じゃあ、自律神経は何をしてるんですか？

そうだなぁ、現場の作業を上から監視して、急がせたり遅らせたり、全体の統制をとっていると言えばわかりやすいかな。

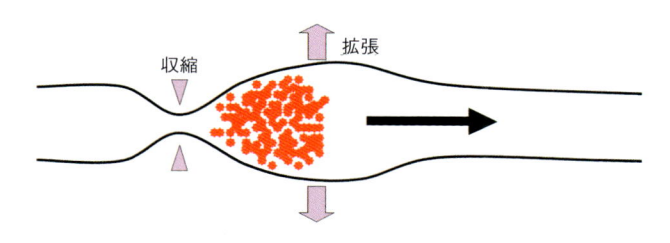

図・基 12-3　腸の動き

3 回盲弁

　小腸の内容物は、十分消化され吸収されながら、普通、食後 4〜15 時間で回腸の下部に達します。内容物はここで長く留まり、時々起こる強い蠕動によって盲腸に移送されていきます。

　回腸と盲腸の間には回盲弁と呼ばれる弁があって、その周りには輪走筋が肥厚した回盲部括約筋があり、内容物の逆流を防ぐのと同時に、回腸から送り出す速度を調節しています。

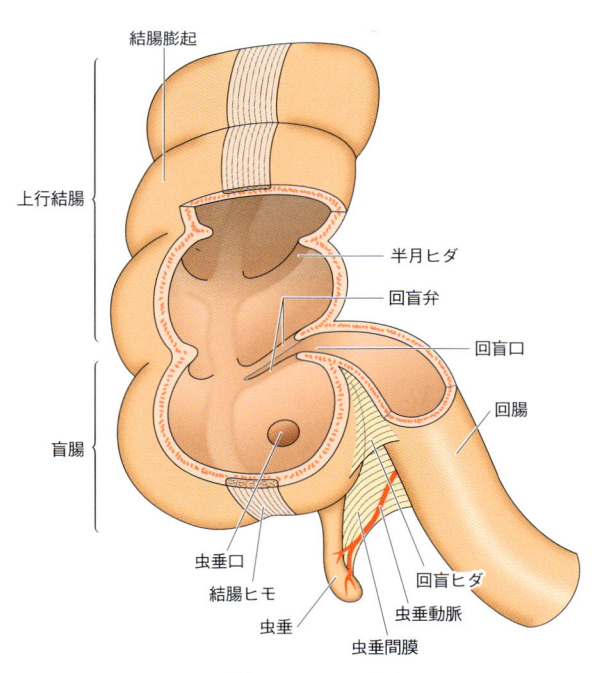

図・基 12-4　回盲弁

胃に物が入ると腸が動き出す！

　回腸から盲腸への送り出しは、自律神経が大きく統制しているけど、回盲部括約筋は自律神経を切除しても働くから、壁内神経叢が関わっていると言える。それ以外にも、この部分に内容物が停滞することによって起こる局所反射とか、食べ物が胃に入ったことで起こる胃-小腸反射、胃-回腸反射、小腸-小腸反射な

9 便秘
基礎知識 その⑫ 腸管の機能と構造

第9章 便秘

んかも関わっているんだよ。

👤 新しいものが入ってきたから、前につかえてるものは進め！って反射ですね。

4 肛門括約筋

直腸の肛門側末端では、輪走筋が特に厚くなって内肛門括約筋を形成しています。肛門周囲には横紋筋からなる外肛門括約筋が存在します。内肛門括約筋と外肛門括約筋が収縮することで、肛門からの糞便の排出が抑えられます。

念には念を入れて

👤 肛門は二重扉になっているんですね。

👤 厳重なんだよ！

5 括約筋と直腸の支配神経

直腸と内肛門括約筋は、自律神経の支配を受けます。交感神経性の下腹神経は、直腸の運動を抑制し、内肛門括約筋を収縮して、排便を抑制するように作用します。副交感神経性の骨盤内臓神経は、直腸の運動を促進し、内肛門括約筋を弛緩して、排便を促すように作用します。また、外肛門括約筋は下図のように陰部神経の支配を受け、意思によって緊張・弛緩を調節することができます。

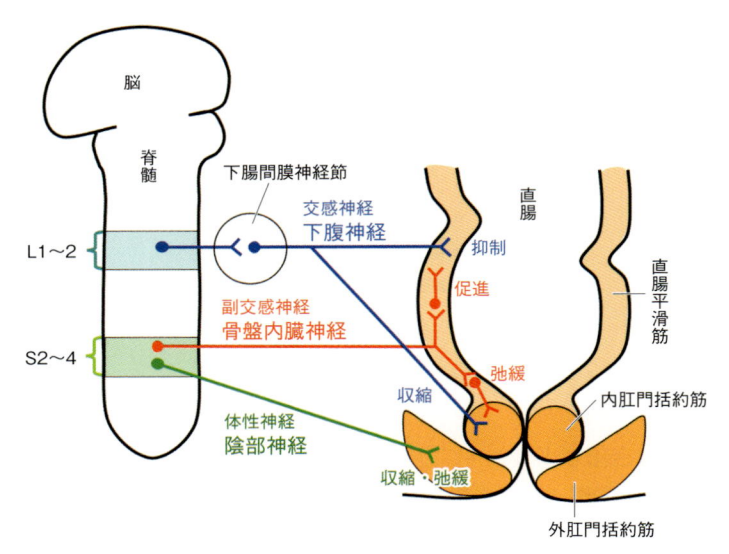

図・基 12-5　括約筋と直腸の支配神経

内扉の内肛門括約筋を作っている輪走筋は平滑筋。ということは自律神経支配だね。だから不随意だ。
外扉の外肛門括約筋は横紋筋（骨格筋）。ということは体性神経の支配だ。だから随意なんだな。

6 腸液の分泌

　小腸・大腸には、電解質液を分泌する機構が存在しています。この分泌液は、唾液・胃液・膵液と一緒になって、管腔内の食物の分散・溶解を助けています。この結果、消化酵素の作用や、上皮からの栄養物の吸収が起こりやすくなります。また、この分泌液は、杯細胞から分泌される粘液と共同して働き、食物や糞便のスムーズな移動を助けています。

7 腸管における水の吸収

　小腸には下記のような種類の水分が、合計1日およそ8〜10ℓ流入してきます。そのうち7〜8ℓが小腸内（空腸で3〜5ℓ、回腸で2〜4ℓ）で吸収されます。

```
経口摂取水分：約2ℓ、    唾液：1〜2ℓ、    胃液：1〜2.5ℓ
小腸分泌液：1〜3ℓ、    胆汁：0.6〜1ℓ、    膵液：1〜2ℓ
```

　大腸には小腸で吸収しなかった水分も含め、1日1.5〜2ℓの水分が流入してきます。通常は1〜2ℓが大腸内（主にS状結腸）で吸収されるので、最終的に排出される便に含まれる水分は0.1〜0.2ℓになります。
　大腸の最大吸収能力は4〜5ℓあります。ですから腸の機能が正常であれば、たとえ飲水量や分泌量が増加しても少々のことでは便中の水分量は変わらず、下痢を生じることはありません。

第9章 便秘

基礎知識 その⑬ 腸管の運動① 小腸

　小腸には、①胃から運ばれた糜粥を消化液と混ぜ合わせて均一化すること、②糜粥を粘膜と接触させて吸収すること、③小腸内容物を大腸に移送すること、これら3つの仕事があり、これを実行するためにいろいろな運動をしています。

1 分節運動

　輪走筋が間隔をおいて収縮することで、腸管がいくつかの分節に分けられます。次の瞬間にこの分節の中央付近の輪走筋が収縮し、今まで収縮していた所が弛緩して、新しい分節ができます。このように輪走筋の強い収縮がリズミカルに繰り返される運動を分節運動と言います。

　分節運動は、小腸の胃に近い方で多くみられ、毎分20～30回ぐらいの頻度で、同じ場所で30分ぐらい繰り返されます。大腸に近くなるにつれて収縮輪の発生頻度は少なくなります。

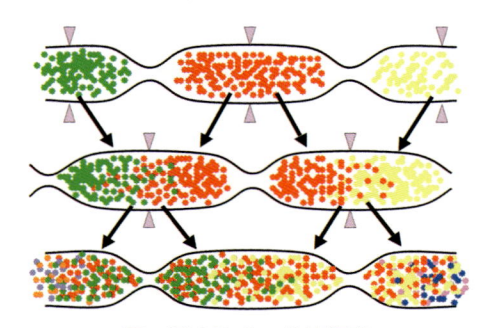

図・基13-1　分節運動

「上の図を見てごらん。腸内容に注目！」

　輪走筋が収縮すると、その前後に腸内容が押しやられて、収縮輪が消失すると、元に位置に戻っているのがわかるかい？

　おぉ～混ざってますねぇ、先生。

　だろう。腸内容は分節運動によって、攪拌されるし、消化液と混ざるんだ。それに揉み込まれて腸壁ともよく接触するから、吸収されやすくなるんだよ。さらには、胃に近い方で多く起こるから、結果的には内容物を大腸の方へ押し出すことにもなるんだ。

2 振子運動

　縦走筋が、収縮と弛緩を周期的に繰り返す運動を振子運動と言います。腸管が伸びたり縮んだりして、腸内容を速やかに口・肛門の両側に往復させます（図・基13-2）。

※この運動は分節運動ほど著明ではなく、生理的意義も明らかではありません。

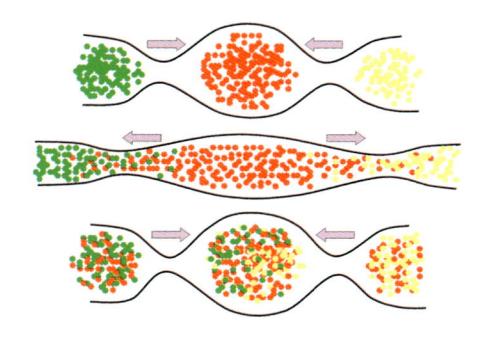

図・基 13-2　振子運動

3 蠕動運動

　輪走筋・縦走筋が共に収縮し、その収縮輪が胃に近い方から大腸の方へ伝播し、腸内容を押し出す運動を蠕動運動と言います。その伝播の速さによって、Ⅰ型・Ⅱ型にわけられています。

> Ⅰ型：小腸のどの部位にも起こり、比較的短い区域をゆっくりと進む。
> Ⅱ型：小腸の比較的長い区域にわたって急速に伝播する。特に、小腸全長に伝わる蠕動を直行蠕動と呼ぶ。

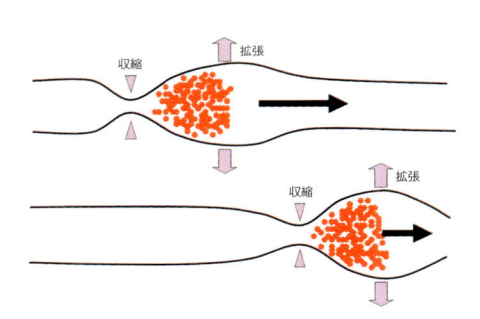

図・基 13-3　蠕動運動

急激な下痢はⅡ型蠕動

　Ⅰ型の蠕動運動は通常起きていて、押し出すだけじゃなく、糜粥の消化・吸収を高める効果も持っている。Ⅱ型は、腸粘膜への異常な刺激によって起きて、数分以内で小腸の全長にわたって腸内容を通過させてしまう働きがあるんだ。突然、急激な下痢に襲われることがあるけど、あれがⅡ型の作用だ。

　悪いものが入ってきた時に、それを感知して、とにかく早く出してしまえ！という身体の防御反応ですね。

第9章 便秘

基礎知識 その14　腸管の運動②　大腸

　大腸には、①小腸から送られてきた糜粥から、水と電解質を吸収すること、②腸内細菌を維持すること、③糞便の滞留と排泄を調節すること、これら3つの仕事があり、これを実行するためにいろいろな運動をしています。

1 膨起往復運動

　小腸の分節運動と同じように、輪走筋の収縮が繰り返される運動を言います。この運動によって、内容物は攪拌され、粘膜表面に触れやすくなり、水分の吸収が促進されます。

2 分節推進運動

　1つの膨起が収縮することによって、その内容物が次の分節に、さらに2つ目の分節にと順に移り変わっていく運動を言います。3つ目の膨起やさらに肛門側の膨起が収縮すると、前後に内容物が押しやられますが、結果的には肛門側に内容物が多く運ばれます。

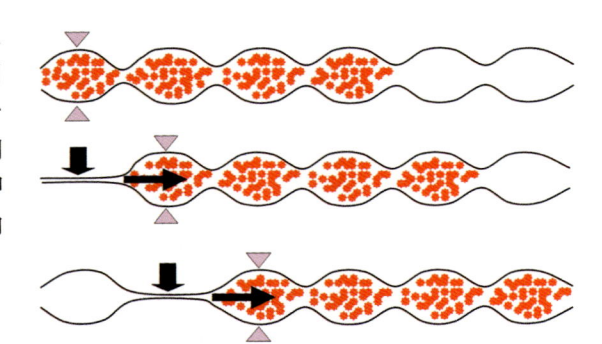

図・基 14-1　分節推進運動

3 多膨起推進運動

　いくつかのつながりあった膨起が、ほとんど同時に収縮する運動を言います。この運動によって、腸内容物が肛門側へと移送されます。

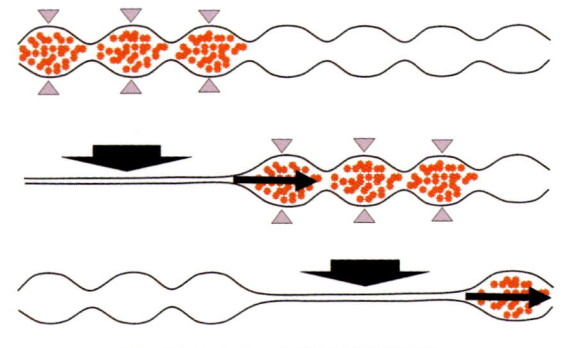

図・基 14-2　多膨起推進運動

4 蠕動運動

　横行結腸より肛門側の蠕動運動は、24時間に1〜2回しか起こりません。ですが、食事をして胃に食物が入ると、胃-結腸（大腸）反射によって、急激に横行結腸からS状結腸にかけて結腸内容を一掃するような強い蠕動運動が起こり、結腸の内容物が直腸に移送されます。これを特に**総蠕動**と呼びます。

　食事をすると総蠕動が起きる！　大事なことだぞ！

5 部位による運動の違い

　大腸の運動は、部位によって機能的な違いが見られます。横行結腸の真ん中から口側では、いずれの運動も盛んで、上行結腸・盲腸では逆蠕動も起こります。これによって内容物を同じ場所で長くこねまわすことになり、生物学的消化・水の吸収をしやすくしています。

　横行結腸の真ん中から肛門側では、いずれの運動も少なく、停滞する内容物から水を吸収して、便を固形化しています。そして時折起こる総蠕動によって内容物を直腸に移送します。

▶運動が盛ん（逆蠕動も起こる）
▶生物学的消化
▶水の吸収

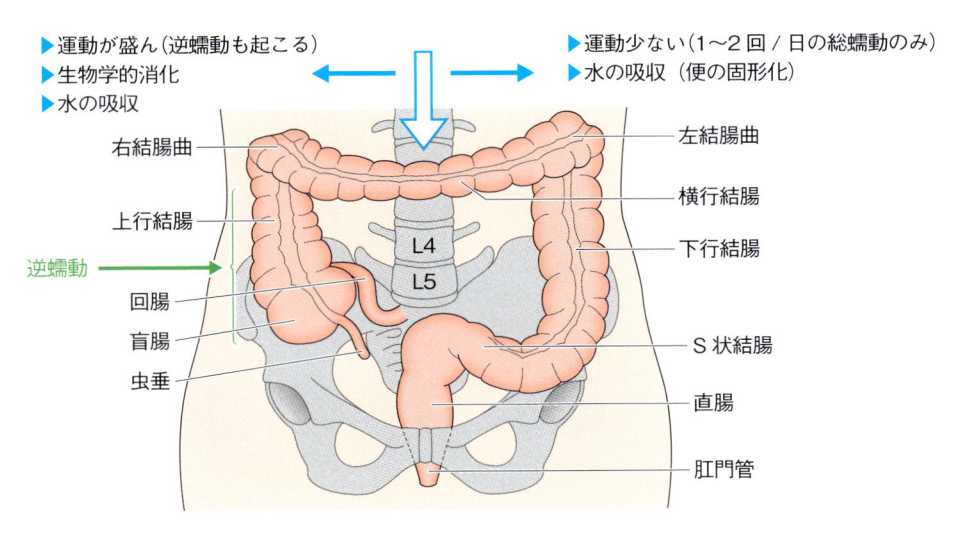

▶運動少ない（1〜2回/日の総蠕動のみ）
▶水の吸収（便の固形化）

右結腸曲　左結腸曲
上行結腸　横行結腸
逆蠕動　下行結腸
回腸　
盲腸　S状結腸
虫垂　直腸
　　　肛門管

図・基14-3　大腸の運動

9 便秘　基礎知識その⑭　腸管の運動②　大腸

第9章 便秘

基礎知識 その⑮ 排便反射

　ふつう糞便は下行結腸からＳ状結腸に滞留していて、直腸には存在していません。それは、通常Ｓ状結腸と直腸の間の輪状筋が収縮していて、糞便がここを通過することを制限しているからです。

　それが、いつどのように直腸に入ってくるのかというと、1つは糞便の量が多くなった時、その重さによって直腸内に落ちてきます。もう1つは、総蠕動が起こって直腸に送られてきます。そうして入ってきた糞便によって直腸壁が刺激されると、便意を生じて、反射的に直腸の蠕動や内肛門括約筋の弛緩が起こり、糞便が体外に排泄されます。これを排便反射と言います。

　この排便反射は、仙髄にある下位中枢と、延髄・視床下部・大脳皮質などにある上位中枢とによって調節されています。また、排便反射の発生には、次の3つの反射が関与しています。

1 直腸反射

　直腸内へ入ってきた糞便によって、直腸粘膜が摩擦され、直腸壁が伸展されます。それによって生じる刺激が、骨盤内臓神経の求心路を経て、仙髄（Ｓ2〜4）の肛門脊髄中枢に伝わります。

　そこから1つは、仙髄を反射中枢として骨盤内臓神経の遠心路を経て、直腸・肛門に戻る反射経路を作ります。この脊髄反射が働くことによって、直腸が収縮し、内肛門括約筋が弛緩します。この時、このまま反射的に便が出てしまわないよう、同時に一過性に外肛門括約筋が収縮します（図・基15-1）。

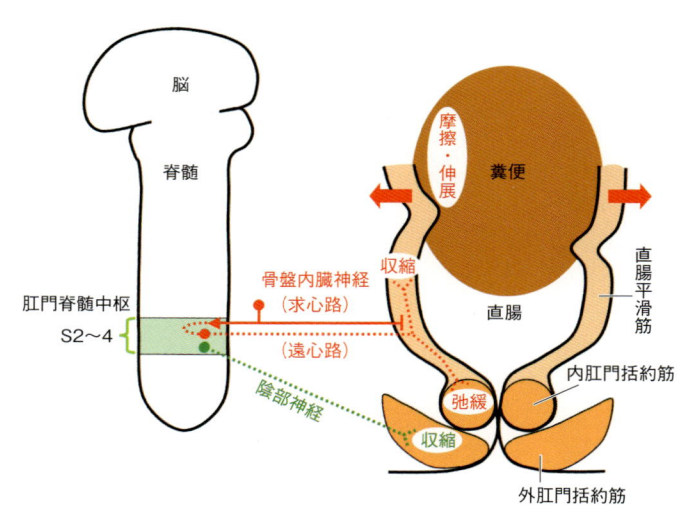

図・基15-1　直腸反射1

　もう1つは、上位中枢に伝える経路です。直腸壁からの刺激を延髄に伝え、そこから大脳皮質に投射し、便意を生じさせます。一般に、上位中枢は常に下位中枢を抑制しており、この時、排便を止めるように働きます（図・基15-2）。

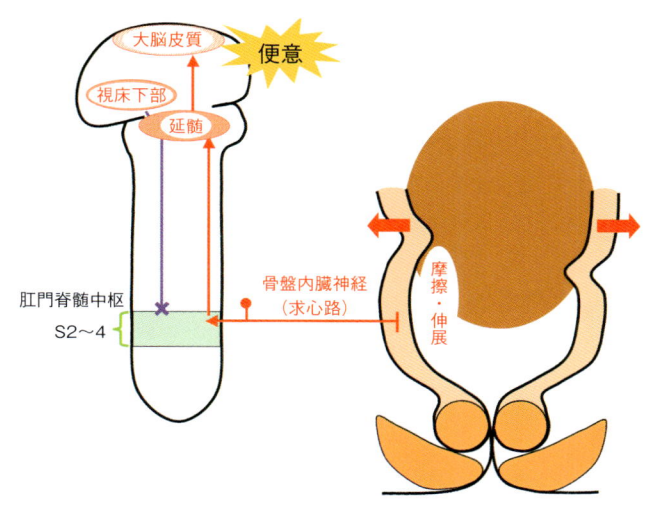

図・基 15-2　直腸反射 2

> みんなウンチしたくっても、トイレに行くまで出さずにいるよね。

　上位中枢の抑制が意志によって解かれると、陰部神経を介して外肛門括約筋が弛緩し、排便が行われます。この時、同時に、横隔膜・腹筋が反射的に収縮して、呼吸を止めるなど腹腔内圧を高める現象、いわゆる「いきみ」が加わり、排便動作を助けます（図・基 15-3）。

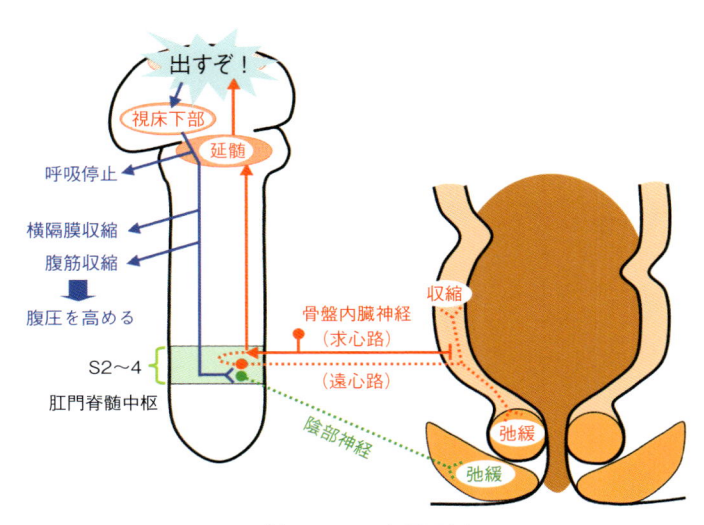

図・基 15-3　直腸反射 3

2 肛門管反射

　肛門管*粘膜が摩擦されると、その刺激を陰部神経が感受して、骨盤内臓神経の遠心路を興奮させ、直腸の収縮が起こり、排便を助長するようになります。

　*肛門管：直腸の末端部分で、内肛門括約筋・外肛門括約筋・肛門挙筋に取り囲まれた部分のこと。成人の肛門管の長さは3～4cm。

拭いても拭いてもウンチが終らない～(泣)

　肛門管反射は、便が肛門管を通過するとき、粘膜を摩擦することで起こるんだ。最後まですっきり排便できるように、直腸反射を増強するよう働いているんだね。この反射を実感するところでは、ウンチをし終わってお尻を拭いたら（今時はウォシュレットかな？）またしたくなる時があるだろう？

　ありますっ！　せっかくきれいに拭いたのに、また拭き直しだよ～！って悔しいですよねぇ。

　アレがそう。拭くことで肛門を刺激して、この反射が起きちゃうんだよ。逆にそれを利用して、赤ちゃんのウンチが出ないときは、濡れたガーゼでお尻の穴をコショコショしてウンチを出てあげるんだよ。動物ではお母さんが子供のお尻を舐めてあげて、排便を促しているんだ。

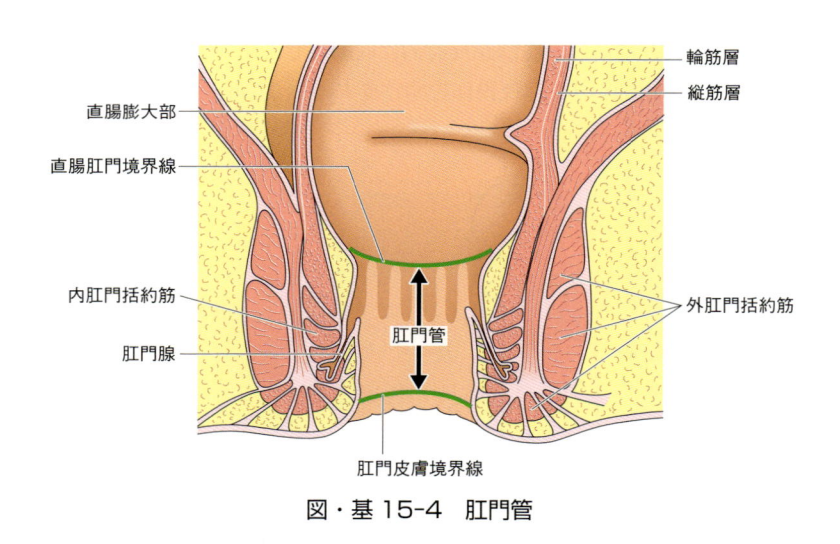

図・基15-4　肛門管

3 直腸内反射

　直腸粘膜刺激によって起こる内肛門括約筋の弛緩は、壁内神経叢が関与する直腸内の局所性反射（p.168）によっても起こります。

第10章 高血圧

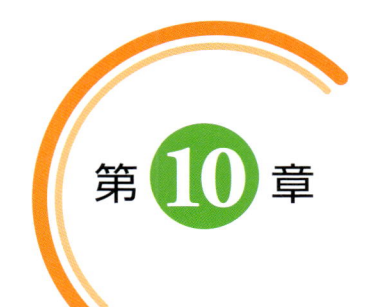

◆血圧が高いと肩がこる？

八の字先生、先ほどの患者さんが「近頃なんだかやけに肩がこって頭が重いから、きっとまた血圧が上がっているんだと思う」っておっしゃってましたけど、逆ですよね？　高血圧と肩こり・頭痛の関係 ☞p.050 のところで、「肩がこるから高血圧になる」となってましたもんね。

そうは言っても、患者さんが肩こりや頭痛で病院に行くと、血圧を測られて高いことが多いから、「あ～血圧が高いからだねぇ。脳出血の危険があるから、血圧を下げる薬を出しましょう」と言われて降圧剤が出されるんですよね。

お話を伺うと、降圧剤を飲んでらっしゃる患者さんって、結構多いですね。しかも、一度飲み始めたら止められないと思ってる方が多くて、何年も飲み続けてらっしゃるんですよ。けど、そんなに薬を飲み続けてて良いものなんでしょうか？

患者さんが薬を止めようとすると、医者に「薬を止めたら、前より血圧が上がるから危ない」と言われるようですが、それじゃ止められないですよね。本当に降圧剤を飲み始めたら止められないんですか？　八の字先生、どうなんでしょう？

八の字先生、どうなんでしょう？

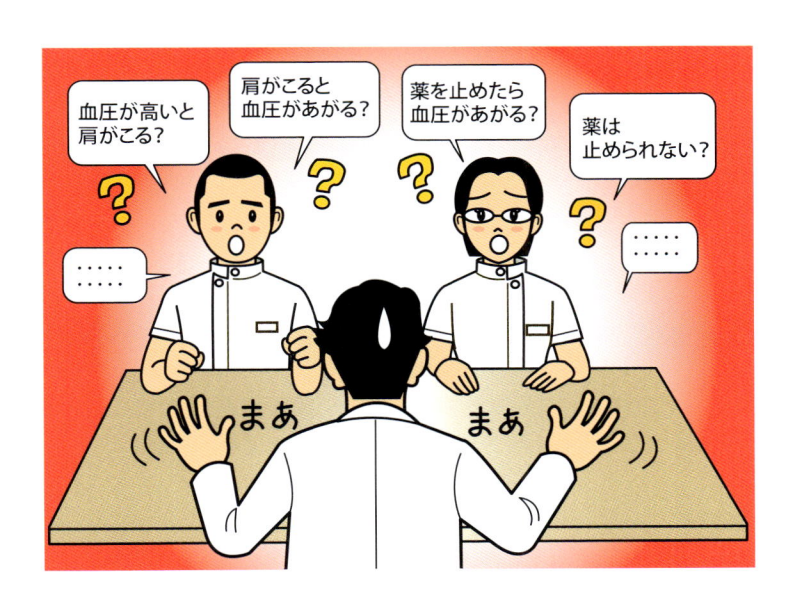

第10章 高血圧

　まぁまぁ、そんな矢継ぎ早に質問されたら答えられないじゃないか。

　すいません。

　よし、今日は高血圧のことについて話をしよう。

I. 高血圧とは

　高血圧は全身の動脈血圧の慢性的な上昇と定義されています。一般には数回測定し、収縮期血圧が140 mmHg以上、あるいは拡張期血圧が90 mmHg以上のいずれかを満たした場合に高血圧と判断します。WHOの高血圧治療ガイドラインでは、その程度によって以下の表のように分類されています。

表10-1　高血圧の分類　　（WHOのガイドラインをもとに作成）

分類	収縮期血圧(mmHg)		拡張期血圧(mmHg)
至適血圧	120未満	かつ	80未満
正常血圧	130未満	かつ	85未満
正常高値血圧	130〜139	または	85〜89
高血圧	140以上	または	90以上
グレード1　高血圧(軽症)	140〜159	または	90〜99
グレード2　高血圧(中等症)	160〜179	または	100〜109
グレード3　高血圧(重症)	180以上	または	110以上
収縮期高血圧	140以上	かつ	90未満

※収縮期血圧と拡張期血圧が異なった区分に入る場合は、より高い分類を採用

◆1回の測定で高血圧診断、まして降圧剤の処方は大問題!!

　上の説明で、高血圧は「動脈血圧の慢性的な上昇」「数回測定し」と定義されているように、たまたま一過性に血圧が上がっている状態は高血圧とは言わないからね。血圧はその時の状況によって時々刻々と変動しているものだから、たった1回の測定だけで「高血圧だ!」なんて言えるものじゃない。

　では先生、「数回測定し」というのは、具体的に何回くらい測定したら良いんですか？　高血圧の診断は、どのような手順で行うのですか？

　初診時に血圧が高かったら、まずは日を変えて2度、それぞれ3回ずつ血圧を測定する。この時、何かの疾患が原因で血圧が上がっていないか必要な検査をして、何も原因疾患がなかったのであれば、その後1カ月の間に同じように日を変えて少なくとも2度以上、血圧測定を繰り返す。この期間ずっと測定した血圧が高いのであれば、生活習慣(食事・運動)の改善指導を行いつつ、さらに血圧測定を続けていくか、血圧の程度によっては生活指導と同時に降圧剤を処方する場合もある。

　診断や薬の処方には、ずいぶん時間がかかるものなんですね。

血圧が高い状況は、心臓病や脳血管障害を起こすリスクが高くなるから決して良い状態とは言えないけど、通常は緊急に血圧を下げないと危ないというわけではないからね。だから、病院に行って、その時測定された血圧が高かったからといって、すぐに「高血圧だ！」と診断されたり、ましてや降圧剤を処方されたりしたら、間違った診断・処方手順だと思ったほうが良い。患者さんが受けてきた診断・処方手順を確認すると、そのドクターを信頼できるかどうかが判断できるよ。

　今の日本では、このような「原因疾患なく血圧が高くなっている状態」が高血圧のほとんどだけど、中には何らかの疾患によって血圧が高くなっている場合もある。次はそれらがどのようなものか見ていこう。

Ⅱ. 高血圧の分類

1 本態性高血圧症（一次性高血圧）

　日本では高血圧全体の80〜90％を占めます。これは、特に原因疾患が認められず、機能的に血圧が高くなっているものを言い、遺伝的素因を認めることが多く、中年以降に血圧が上昇しはじめて、その経過が緩やかなことから、良性高血圧症の範疇に入れられているものです。

　本態性高血圧症について古くから多くの研究がされていますが、未だ不明な点が多く、すべてが解明されたものではありません。ですが、その要因は血圧調節機構　p.189〜201　の障害と考えられており、多くの調節機構の1つ、あるいはいくつかの機構の失調が複雑に関係して高血圧を招いていると考えられています。

　また、高血圧患者の両親または片親が高血圧性疾患であることが80％に達しており、高血圧には遺伝的な素因が関係していると考えられます。それに加えて食生活や運動習慣などの環境因子が強く関与するものと考えられています。

　このように、本態性高血圧症は遺伝的素因を有する生体に、食事、ストレス、肥満などの刺激が常に加えられていることで血圧調節機構のバランスが崩れ、高いレベルで血圧維持が行われるようになったものと考えられています。

◆高血圧は遺伝病じゃない！

　親が高血圧なら子供も高血圧になるのは、体質だからしょうがないんですね。

　いや、遺伝的素因というのは、そういうことじゃないよ。高血圧になりやすい体質を親から受け継いだとしても、それは高血圧になる確率が高いだけであって、必ずそうなるというものではない。
　血圧に関して親から受け継ぐものは、体質よりも生活習慣の方が影響は大きいだろう。例えば、太っていて血圧が高くなっている人は、甘いものや脂っこいものが好きなことが多い。親がそんな食べ物が好きだと、そういったものが食卓に並ぶことが多くなる。すると、一緒に食事をしている子供は知らず知らずそれを食べているし、そんな食卓が当たり前になっている。こうした積み重ねが、高血圧を作る原因になっていると考えた方が良いだろうね。

　血圧の高い親は、血圧が高くなるような生活をしている。その環境で育てられたら、子供の血圧も高くなるということですね。

　そういうこと。体質的なものがあっても、自分で食事や運動、肥満などに注意して生活していれば、健康に過ごせるんだよ。

第10章 高血圧

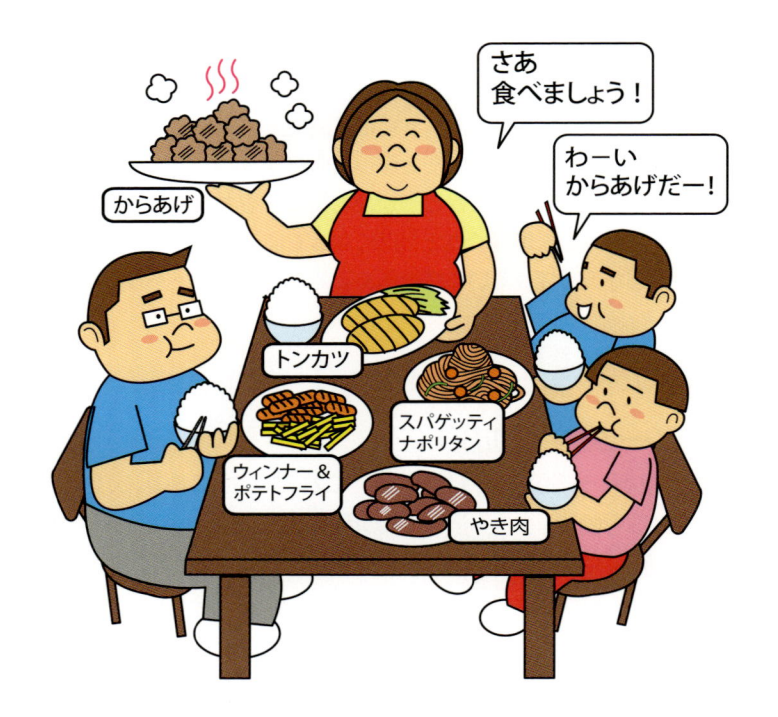

（イラスト：家族の食卓。母「さあ 食べましょう！」、子「わーい からあげだー！」。料理：からあげ、トンカツ、ウィンナー＆ポテトフライ、スパゲッティナポリタン、やき肉）

　高血圧には遺伝的素因よりも、生活習慣がとても大きく影響している、ということですね。

　そのとおり！

◆降圧剤を飲まない方が長生き！？

　だから、生活習慣を改めることもせず、ただ薬で血圧だけを下げたって意味のないことだ。そんなことをすれば、逆に害が出てくるだろうね。

　どういうことですか？

　山形県での疫学調査で、「高血圧の人と正常な人とでは寿命に差がない。また、高血圧の人で降圧剤を飲んでいる人は、高血圧だけど薬を飲んでない人より短命だ」という報告があるんだ。

　えっ！　血圧を下げることは、心臓病や脳血管障害を減らすことになるから、長生きできるんじゃないんですか？

　私が考えるに、高血圧っていうのは何らかの要因があって、それを補う結果、起きているんじゃないかと思うんだよ。例えば、動脈硬化や肥満がある場合、それに抵抗して全身に血液を送るためには、圧を高めざるを得ないというようにね。
　確かに、血圧が高ければ心臓病や脳血管障害を起こす確率は高いだろう。なので、血圧を下げればそのリスクが少なくなるかもしれない。だけど、元々動脈硬化や肥満があって血圧が上がったのだとしたら、それを改善しないまま薬で血圧を下げれば、隅々まで十分に血液が行き渡らなくなるから、臓器の働きが悪くなったり免疫力が下がったりして、いろいろな病気になりやすくなると想像できるだろう。山形県の結果は、それを物語っているんじゃないかなぁ。

薬に頼らず、まずは真の原因である生活習慣を見直すべきだし、血流を促進させたり免疫力を高めたりする鍼灸治療などは、高血圧を改善してリスクを減らす手助けができるだろう。でも、僕達の臨床で重要なのは、今話したようなことをきちんと説明して、患者さんご自身に生活改善の必要性を感じてもらうことだよ。

◆治療家の大切な仕事とは？

治療院では、病院診察と違って患者さんと接する時間が長いから、いろいろな話ができるだろう。鍼灸治療にしても、ただ鍼を刺して治すだけじゃない。患者さんの意識転換をすること、生活改善をするとか何か事を起こすための動機付けをすること、そして三日坊主にならないようにモチベーションを保てるようサポートすること、これらによって病気の根本を治す、ここまで含めて鍼灸治療なんだと思うよ。患者さんが僕達の言うことに耳を傾けてくれて、実行してくだされば、鍼灸治療の効果もグンと高くなるってもんだ。と言っても、僕達がそれだけの信頼を得ていないと無理だけどね。だから、君達にも病態生理をしっかり学んでほしいんだよ。わかるかい？

はい。八の字先生。勉強はこの後頑張りますので、差し当たって実際の鍼灸治療では具体的にどうすれば良いんでしょうか？

ごく当たり前の治療で良いんだよ。心身の緊張をとって、交感神経の興奮を鎮めることが一番だな。特に筋の緊張では、頚肩のこりをほぐすこと。頚の筋がこっていると交感神経節に影響したり、頭部への循環が悪くなったりして、正しく循環反射が機能しなくなるからね。

そうかぁ、だから頚や肩がこると血圧が上がるのかぁ。

そうだよ。血圧が上がっているから頚肩がこるっていうのは、医者の方便だよ。彼らの診療時間は限られていてるから、説明に多くの時間はとれないんだろう。だからそういう言い方になってしまうことがあるんだろうね。
　それと、もう１つ。鍼をすると内臓への血液循環が亢進するから、腎臓のろ過機能を最大限に使うことができるんだ。すると尿の生成が促進されて、そういった機序から体液量の調節 p.190 にも鍼が一役買えるんじゃないかな。

2 二次性高血圧症

　何らかの疾患が原因で引き起こされる高血圧を「二次性高血圧症」と言います。高血圧全体の 10 ～ 20％を占め、その主たるものは腎障害によるもので約 18 ～ 19％、その他、内分泌疾患、妊娠中毒症などがあげられます。

（1）腎実質性高血圧症

　腎機能が低下し、腎からのナトリウム（Na^+）および水の排泄が障害され体液量が増加したり、R-A-A 系 p.198 の機能が亢進したり、また腎臓における降圧機序の機能が低下することによって高血圧が起こります。慢性糸球体腎炎、腎盂腎炎などが代表疾患です。

（2）腎血管性高血圧症

　腎動脈の狭窄あるいは閉塞の結果、流れ込む血液の圧が低下し、レニン分泌が亢進することで R-A-A 系を介して高血圧が起こります。腎動脈狭窄の原因として頻度が高いのは、アテローム性動脈硬化 p.189、繊維筋性増殖、大動脈炎症候群などがあげられます。

第10章 高血圧

◆壊れた糸球体は治らない

八の字先生、腎動脈が狭窄・閉塞することで血流が低下して R-A-A 系が発動するのはわかるんですが、腎炎でなぜ R-A-A 系が発動するのかわからないんですが。

糸球体の毛細血管には、血液を濾し出すために常に他より少し高い圧力がかけられているんだよ。そのために壊れやすくて、壊れた糸球体は元には戻らないんだ。

あ〜、だから年をとると腎機能（血液の濾過能力）が低下してくるんですね。で？ なんで R-A-A 系が発動するんですか？

壊れてしまった糸球体へは血液が入ってこなくなるので、傍糸球体細胞が「血流が低下した。レニンを出さなきゃ！」って反応するからだよ。

あ〜、なるほど。ということは、これも年をとるにつれて血圧が高くなる一因ですね。

（3）内分泌性高血圧症

以下のような内分泌異常によって、高血圧症状が見られることがあります。

▶褐色細胞腫
　副腎髄質のクロム親和性腫瘍。昇圧物質のカテコールアミンを過剰に分泌する。

▶原発性アルドステロン症
　副腎の腫瘍や両側性の過形成によって、昇圧物質であるアルドステロンの分泌が過剰になる。

▶クッシング症候群
　視床下部-下垂体系に異常があり、副腎皮質刺激ホルモン（ACTH）が過剰に分泌される結果、副腎皮質の過形成が起こり、コルチゾール*が過剰に分泌される。また、副腎皮質に腫瘍があり、コルチゾールの過剰産生が起こるものを狭義のクッシング症候群と言う。

▶甲状腺機能亢進症
　サイロキシンが心拍出量の増加、カテコールアミンに対する感受性の亢進作用を示し、昇圧に働く。

▶先端肥大症
　下垂体から成長ホルモンが過剰に分泌され、細胞外液量を増加させることによって昇圧する。

＊コルチゾール：副腎皮質から分泌される主要な糖質ステロイド。糖・たんぱく・脂質の代謝に関与する生体にとって必須のホルモンである。カテコールアミンの脂肪分解や血圧上昇の作用発現に必要なもの。

血圧調節にはいろいろなホルモンが関わっているんですね

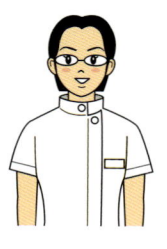

第11章 低血圧

ついでだから低血圧についても少し見ておこうか

I. 低血圧とは

　高血圧には先に述べたようなWHOによる国際的な基準がありますが、低血圧にはこのような基準は今のところありません。血圧が正常よりも低い状態で、一般に収縮期血圧が100～110 mmHg以下を低血圧と言い、主に収縮期血圧によって判断されます。

　また、急に立ち上がったり、長時間立ち続けていたりすることによって血圧が20 mmHg以上下がり、立ちくらみ、眩暈（めまい）などの症状があらわれる場合は、起立性低血圧と言われます。

　高血圧と同じように、「原因疾患がなく血圧が低いもの」と「原因があって血圧が低くなっているもの」があるので、それぞれがどのようなものか見ていこう。

II. 低血圧の分類

1 本態性低血圧症

　特に原因疾患が認められず、機能的に血圧が低いものを言います。その要因としては、心臓の収縮力が弱いこと、末梢血管の緊張が低下していること、循環血液量が少ないことなどがあげられ、体循環を維持するための自律神経系、内分泌系、消化器系や呼吸器系の機能など、種々の調節機構の不全やエネルギーの不足が考えられます。

　また、体質や遺伝的なものが多くみられ、それに加えて生活習慣や運動習慣などの環境因子も関与するものと考えられています。しかし、いずれもはっきりとした原因を求めることができないのが日常みられる低血圧症です。

◆血圧は低い方が長生き！　でも低すぎは危険？

　このような原因疾患がない低血圧は、臨床的には特に問題にならない。逆に、統計的に見ると、収縮期血圧が低くなるほど寿命が長いので、「幸福な異常」と言われるくらいだ。当院の患者さんにも、収縮期血圧が90 mmHgくらいの人はいくらでもいるけど、症状が出てこない限り低血圧症としては扱（あつか）われないのが普通だね。ただ、収縮期血圧が80 mmHg以下になると、臓器の循環に障害が現れて、生命活動に支障が出てくるので問題だ。

　同じようなことは拡張期血圧でも言える。拡張期血圧と寿命の関係を見た統計では、拡張期血圧が低くなるほど寿命が長いけど、70 mmHg以下になると逆に寿命が短くなる。このグラフ曲線を「Jカーブ」と呼ぶんだよ（図11-1）。

第11章 低血圧

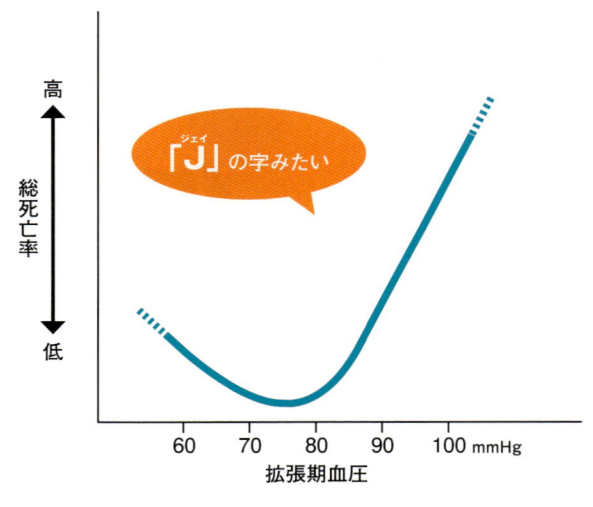

図 11-1　Ｊカーブのグラフ

「Ｊ」の字みたい

収縮期圧も拡張期圧も低い方が長生きだけど、低すぎるのはダメ！ってことなんですね。

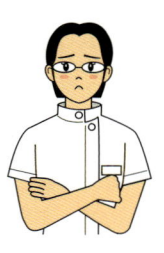

低すぎてもだめなんだぁ

2 二次性低血圧症

何らかの疾患が原因で引き起こされる低血圧を言い、次のようなものがあげられます。

（1）一過性あるいは急性の低血圧

出血、外傷性ショック、麻酔、急性心不全、あるいは各種の降圧剤を使用した場合に引き起こされます。

◆倦怠感や易疲労感……血圧の下がり過ぎかも？

降圧剤を飲んでいる患者さんが、鍼灸治療を続けるうちに倦怠感や易疲労感を訴えるようになった場合は、その薬の影響を考えるべきだろう。

どういうことですか？

鍼灸治療によって高血圧が改善されてきたことで、薬が効きすぎて逆に低血圧になって元気がなくなっている場合があるからだよ。

じゃあ、そんなときには薬を止めるよう患者さんに言った方が良いですね。

それはダメ。鍼灸マッサージ師が薬の投与、もしくはその指示をすることは法的に禁じられているだろう。

あっ、そうでしたね。ではどうすれば良いですか？

患者さんには、薬を出してもらっている医者に相談するよう言うと良いよ。

鍼灸治療だけじゃなくて、食事や運動など生活習慣を改善していくうちに、だんだん血圧が下がってくるのはよくあることだ。血圧が下がってきたのに、そのまま同じ薬を飲み続けているのはおかしいだろう。だた、患者さんの勝手な判断で急に薬を止めると、止めたリバウンドで急激に血圧が上がってしまうこともあるから、医師と相談しながら、血圧の下がり具合に合わせて、最終的には薬を止める方向で、徐々に薬を変えるなり減らすなりしていってもらうと良いよ。

この時、医師が患者さんの希望を聞いてくれないとか、経過も診ずに同じ薬を飲み続けるよう言うのであれば、病院を変えた方が良いかもしれないよ、と言ってあげるのも1つのアドバイスだね。

（2）慢性的あるいは持続的な低血圧
❶ 内分泌性低血圧症
▶アジソン病

副腎機能が低下するもの。よって、アドレナリンやアルドステロンなどの昇圧物質の分泌が低下する。

▶シモンズ病

下垂体前葉機能が低下するもの。よって副腎皮質刺激ホルモン（ACTH）、成長ホルモン（GH）、甲状腺刺激ホルモン（TSH）など血圧上昇に関わるホルモンの分泌が低下する。

▶粘液水腫

甲状腺機能が低下するもの。よって各器官の細胞レベルでの代謝が低下する。

❷ その他
高度の栄養障害、貧血、悪液質*、慢性心不全のような場合にも、血液循環を維持する力が低下するため、持続性の低血圧が認められます。

＊悪液質：慢性疾患の経過中に起こる栄養失調に基づく病的な全身の衰弱状態のこと。全身衰弱、羸痩、浮腫、貧血などの症状を呈する。

（3）起立性低血圧症
重力に逆らって脳循環を確保するための仕組みである自律神経系の反射的な血圧調節機構の障害が主な原因です。軽い立ちくらみ程度のものから、時には収縮期圧が40 mmHgくらいになることもあります。

その他の原因として、心血管系の調節力低下や外科的交感神経切除、また下肢静脈への病的な血液貯留、たとえば妊娠時の背臥位低血圧症候群に見られるような下大静脈が圧迫されることによって静脈血の戻りが悪くなることなども考えられます。

◆自律神経は、遊びながら鍛えるものだ！

子供のころ、朝礼で倒れる子がいなかったかい？

いました。木陰で休めて羨ましかったです。

その子達が、この起立性低血圧なんだけど、簡単に言えば自律神経の調節機能が弱いってことなんだよね。今時の子達は、甘やかされた環境で育っているから。

どういうことですか？

第11章 低血圧

😟 自律神経機能っていうのは、生まれながらに備わっているものじゃない。お母さんのお腹の中にいた時は、一定の恵まれた環境だったけど、生まれて外に出てからは暑い寒いなどの周りの環境や自分の動きに合わせて、自律神経機能を使って自分の身体を調節していかなきゃならない。そんなふうに調節していくうちに、少しずつその機能が発達してきて、状況に上手く適応できるようになってくるんだ。

🧑 自律神経機能は、環境・状況に合わせて身体機能を正常に保つよう調節する仕組みってことなんですね。

😟 そう。そして自律神経機能は鍛えて発達させていくものだ！ ところが、今時の子達は外で遊ばないから、運動によって自律神経機能を鍛えることをしないし、暑い寒いといった外気温に合わせる調節もしない。しかも、今の子達が遊んでいる家の中はと言えば、エアコンが完備されていて環境温がほぼ一定だ。これじゃあ、自律神経機能を鍛える場がないよ。だから、昔に比べて、夏に熱中症になる子や、朝礼で倒れたりする子が増えているんだよ。こんな子達がそのまま成長すると、電車の中で立っていられなくて倒れるような大人になってしまうんだよ。

🧑 時々通勤の途中で、ホームにしゃがみ込んでいる人がいますね。そういう人は鍼で治りますか？

😟 ストレスやこりで自律神経が乱れたのなら鍼で改善することはできるけど、元々機能が弱いのなら定期的な運動習慣を身に付けて、規則正しい生活をすることが根本治療だね。子供なら、家に閉じこもってないで、どんどん外で遊ぶと良い。大人になってから自律神経機能を鍛えるのは難しいけど、でもやらないよりはましだよ。

まとめ

🧑 こうして見てくると、血圧には患者さんの普段の生活が強く関わっているんですね。

😟 そうだよ。「鍼灸で血圧が下がる」って言っても、実は鍼灸でできることは大して多くないんだよ。患者さんがご自身でやることで得られる効果の方が、よほど大きい。けど、患者さんが重い腰を上げて行動を起こすために、血圧のメカニズムや薬のことを説明して患者さんの意識転換をすることや、生活改善の動機付けをすること、そしてモチベーションが保てるようサポートすることなど、鍼と灸をするだけでなく、こういったことまで含めて、僕達ができることがたくさんあると思うよ。
　さて、これで最初に君達が言っていた質問について答えがでたかい？　高血圧・低血圧について大体わかったかな？　Any Question?

> 血圧は、生活習慣によって作られるもの！

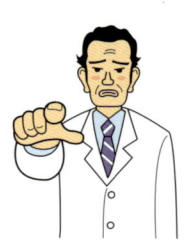

基礎知識 その⓰ 血圧

血圧とは血管内の圧力のことを言い、心臓から押し出される血液の量(**心拍出量**)と、細い動脈の抵抗(**末梢血管抵抗**)によって決められ、実際には両者の積*で表されます。

* 積：かけ算で得られた数値。

$$\text{血圧} = \text{心拍出量} \times \text{末梢血管抵抗}$$

1 心拍出量

心室から1分間に拍出される血液の量のことを言います。心拍出量は「心拍数×1回心拍出量」として計算されます。

> 心拍数：一定の時間内に心臓が拍動する回数。通常は1分間の拍動の数を言う。
> 1回心拍出量：心室が1回の収縮で拍出する血液量。

心拍数は心臓の刺激伝導系や自律神経系によって調節されます。1回心拍出量は、循環血液量などの体液量、心臓に返ってくる静脈血の量(静脈還流量)、心筋の収縮力によって決定されます。

またそれ以外にも、心臓機能は循環中枢(心臓血管中枢)による反射機構やホルモン、血中のO_2・CO_2分圧など様々な要因によって直接的、間接的に調節されています。

2 末梢血管抵抗

毛細血管のすぐ上流の細動脈における血液の流れにくさのことを言います。血圧には、太い動脈ではなく細い動脈の血管抵抗が影響します。末梢血管抵抗には、次のような要因が関与します。

- 血管の内径
    血管の内径が大きいほど血圧は低く、アテローム性動脈硬化のように内径が小さくなると血管抵抗が増して、血圧は高くなる。理論上、血管内圧は半径の4乗に逆比例する。
- 血管壁の弾性
    血管壁が軟らかいほど血圧は低く、細動脈硬化のように血管壁が硬くなると血管抵抗が増して血圧は高くなる。
- 血管の収縮・拡張
    血管が拡張すると血圧は下がり、血管が収縮すると血管抵抗が大きくなって、血圧は上がる。血管の収縮・拡張には、自律神経やホルモン、代謝産物など様々な要因が関与し、またそれらに対する血管の反応性によって決定される。

第⓫章 低血圧

動脈硬化だけが高血圧の原因じゃない！

　血管の内圧は半径の4乗に逆比例するって……ん〜？？

　つまり、内径が半分（1/2）になると血圧は16倍になる。内径が2倍になると血圧は1/16になるってことだよ。
　今の医学では、末梢血管が細くなることが、血圧が高くなることと高い血圧が維持されることの一番の原因だと考えられているようだね。だから、血管を拡げる薬が高血圧治療ではよく使われる。

　年をとるにつれて動脈硬化が進むから、血管内腔も狭くなるし血管壁も硬くなって、だんだん高血圧になるってことですか？

　違うよ。その理論じゃあ、お年寄りはみんな高血圧になるじゃないか。動脈硬化は高血圧を促進する因子ではあるけど、原因ではないよ。
　高血圧の機序は、そんな単純なものじゃない。ヒジョ〜に複雑なんだよ。

3 血圧調節の主役

　先の内容からわかるように、血圧調節の主役になるのは心臓と血管です。また、血液量が増えれば血管内の圧力が高まり、心臓はより強い力で収縮しなければならなくなるので、循環血液量の増減が血圧に大きく影響します。そのため循環血液量（体内の水分量）を調節する腎臓の働きも血圧に関与します。
　それらの調節には、神経系や内分泌系など様々な機構が関与します。

基礎知識 その⑰ 血圧調節機構① 局所性調節

　心臓や血管、その他臓器は、自身に備わった固有の性質によって局所の血流や血圧の調節をしています。このような局所的に行われる調節を「局所性調節」と呼び、それにはほんの数秒や数分で調節する短期的調節から、数日～数年にわたって調節する長期的調節まで、下の表のように様々な機構があります。

表・基17-1　局所性調節

調節様式＼動作時間	短期的調節	中期的調節	長期的調節
局所性調節	スターリングの心臓の法則 局所性の血流調節		心筋肥大 血管平滑筋増殖 血管新生

本郷利憲ほか監修.標準生理学.第5版.医学書院.2003.P.569　図9-15をもとに作成

1 スターリングの心臓の法則

　「心臓が大量の血液で充満して心筋が伸展されると、心筋はその伸展の度合いに応じて大きな収縮力を発生する」。これを「スターリングの心臓の法則」と言います。心筋には、このようなそれ自身が元々持っている基本的な性質があるため、静脈環流量が多ければ心臓の拍出量も多くなります。

2 代謝性血管拡張

　筋への血流は運動に伴って増え、唾液腺など分泌腺への血流は分泌作用に伴って増加します。このように組織の活動によって局所の代謝が高まると、血管が拡張して局所の血流が増えることを代謝性血管拡張と言います。

代謝産物が血管を拡張させる

　なんで代謝が高まると血管が拡張するんですか？

　代謝によって血管拡張物質が作られるからだよ。

　血管拡張物質とはどのようなものですか？

　CO_2・乳酸・アデノシン・ATP・ヒスタミン・H^+ などがそれだよ。CO_2 は頭痛のところで p.049、ヒスタミンは疼痛のところで p.023 血管拡張作用があるって話したの、覚えているかい？　それに、筋が活動するとグルコースと O_2 が代謝されて、CO_2 や乳酸が作られるんだっただろう。これは疲労のところで図があったよね。p.114 こういった代謝産物に刺激されて、局所の血管が拡張するということだ。

第11章 低血圧

　ということは、血管が拡張すれば、そこにはそれまで以上に血液が入ってくるわけで……、活動したところへ新しい血液が入ってきて、なおかつ老廃物は押し流されていくというわけですか。

　そう。その物質の産生・蓄積の量と、血流による除去の兼ね合いで血管拡張の程度が決まるんだよ。

　へぇ〜、すごい合理的な調節機構ですね。

3 オートレギュレーション（自己調節）

　腎血管・脳血管・冠血管といった重要臓器にみられ、血圧が急激に上がった時や、ひどく低下した時でも血流がおおよそ一定に保たれるよう、局所に備わっている調節機構のことを言います。
　血圧が下がり組織への血流が低下した時には、局所の血管を拡張させ血流を保持します。逆に血圧が上がった時には反対の反応が起こります。

4 血管内皮細胞のパラクリン作用

　血管内皮細胞は、血管の最も内側で血液と接するところにある偏平な細胞です。一層の血管内皮細胞が互いにつながり血管の表面構造を作っていて、血中の物質が無差別に血管壁の内部に入り込まないようバリアーの役目をしています。また、血管内皮細胞はPGI_2を生成・分泌し、血栓形成を防いだり血管を拡張させたりしています。参照 p.030

　近年、この他にも血管内皮細胞が血中の様々な物質や機械刺激に応じて、血管弛緩因子や血管収縮因子を生成・分泌し、それがパラクリン作用参照 p.021によって血管平滑筋を収縮させたり弛緩させたりしていることがわかりました。

　血管内皮から分泌される血管弛緩因子は、一酸化窒素（NO）参照 p.304であることが判明しています。血管収縮因子はエンドセリンの他、いくつかの物質があると考えられています。

内皮細胞は優れもの！

　血管内皮細胞って、自分で自分の中を流れる血液の状態を感知して、血流を増やしたり減らしたりするように周りの仲間に連絡するってことでしょう。優れものですねぇ。

5 細胞の成長

　身体の生理状況に合わせて心筋細胞が肥大したり、血管平滑筋細胞が増殖したり、血管が新しく作られたり（血管新生）など、一般に細胞が長い期間をかけて成長することで調節を行います。

スポーツ心臓って言うあなた、今もスポーツやってますか？

例えば、太った人は痩せた人に比べて身体が大きいから、それだけ広い範囲に血液を送らなきゃならない。すると、高い圧力をかけて血液を心臓から送り出さないと隅々にまで行き届かないから、心筋は力いっぱい収縮するわけだ。そのように拍動のたびに力いっぱい収縮していると、心筋はだんだん肥大してくるんだ。

筋トレをするとだんだん筋肉が大きくなって、ムキムキになるのと同じですね。

そう。そんな変化は1日じゃ無理だろう。何年も継続された結果だよね。
ちなみに、健康診断で心肥大を指摘されると、「自分は昔スポーツをやってたから」と言う人がいるけど、これは間違いだからね。確かに、マラソン選手をはじめ、ランニング中心のスポーツをやっている人は、筋肉に血液を送るために心臓がよく働いて心臓が大きくなっていることがある。でも、それはスポーツをやっている間のことで、やめると数カ月で普通の大きさに戻ってしまうものだ。腕や足の筋肉が、筋トレをやめたら元に戻るのと同じなんだけどねぇ。

第11章 低血圧

基礎知識 その⑱ 血圧調節機構② 神経性調節

延髄毛様体の循環中枢（心臓血管中枢）から自律神経を介して血圧を調節しています。
この自律神経を介した血圧の調節を「神経性調節」と呼び、それに関わる神経や受容体には次のようなものがあります。

表・基18-1　神経性調節

調節様式 \ 動作時間	短期的調節	中期的調節	長期的調節
神経性調節	交感神経系／副交感神経系／交感神経系－副腎系	視床下部－下垂体系－バゾプレッシン	
液性調節			

本郷利憲ほか監修．標準生理学．第5版．医学書院．2003.P.569　図9-15をもとに作成

1 遠心路

循環中枢は主に次の4つの系を介して心臓、血管、腎機能を調節しています（図・基18-1）。

- a．交感神経系
  交感神経によって心臓と血管を調節する。
- b．副交感神経系
  副交感神経によって心臓と一部の血管（外陰部・唾液腺など）を調節する。
- c．交感神経－副腎系
  交感神経が副腎髄質に働きかけてカテコールアミンを分泌させる。
- d．視床下部－下垂体系
  循環中枢から視床下部へ上行路があり、下垂体後葉からのバゾプレッシン分泌を調節する。

この4つのうち a.交感神経系 と b.副交感神経系 は、互いが拮抗して作用していて、純粋に神経だけの調節なので、狭義の神経性調節と言えます。
それに対して、c.交感神経－副腎系 と d.視床下部－下垂体系 は神経性調節とも言えますが、最終的にカテコールアミンやバゾプレッシンが分泌されて働くので、後述の液性調節であるとも言えます。

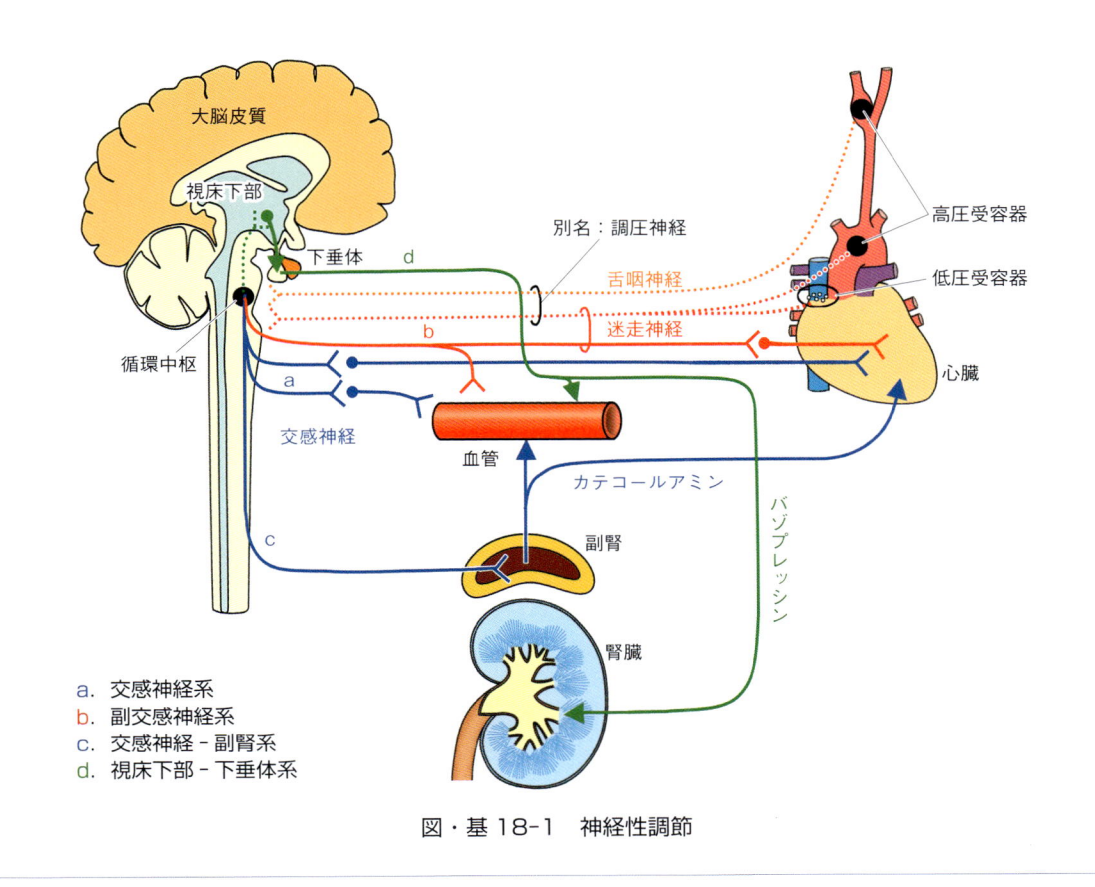

図中ラベル:
- 大脳皮質
- 視床下部
- 下垂体
- 循環中枢
- 交感神経
- 血管
- カテコールアミン
- 副腎
- 腎臓
- 別名：調圧神経
- 舌咽神経
- 迷走神経
- 高圧受容器
- 低圧受容器
- 心臓
- バゾプレッシン

a. 交感神経系
b. 副交感神経系
c. 交感神経-副腎系
d. 視床下部-下垂体系

図・基18-1　神経性調節

2 受容器と求心路

圧受容器

- **高圧受容器**

  動脈圧受容器とも呼ばれ、頚動脈洞と大動脈弓にあって、動脈壁に分布する受容器が動脈圧によって伸展されると、その刺激が舌咽神経、迷走神経によって循環中枢に伝えられる。

- **低圧受容器**

  心肺部圧受容器とも呼ばれ、心房と静脈の接合部や肺血管に分布し、血液量の増減による心房や肺血管のわずかな圧の変化を感知して、それを迷走神経によって循環中枢に伝える。

　高圧受容器から情報が送られると、遠心路の4つの系すべての調節機構が作動して、秒や分の単位で急速に血圧が修正されます。これを動脈圧受容器反射と呼びます。

　低圧受容器から情報が送られると、主に遠心路の d.視床下部-下垂体系が作動します。例えば、循環血液量が増えると低圧受容器がそれを感知して循環中枢に伝え、中枢は d.視床下部-下垂体系を抑制してバゾプレッシンの分泌を減らし、尿量を増やすことで血液量を減らそうとします。

　逆に循環血液量が減少した時には、バゾプレッシンが分泌され、腎臓でのナトリウムと水の再吸収を促進し、血液量を増やします。このような低圧受容器による循環反射は、動脈圧受容器反射より少し時間がかかりますが、血液量（細胞外液量）の調節に重要な働きをしています。

第11章 低血圧

> **化学受容器**
>
> 　頸動脈洞の**頸動脈小体**と大動脈弓の**大動脈小体**にあり、動脈血中の酸素濃度が低下したり、CO_2分圧やH^+濃度が上昇したりすることで興奮し、その刺激は**舌咽**神経と**迷走**神経によって延髄に伝えられる。
>
> 　その結果、第1に呼吸中枢に作用して呼吸機能を高める。それと共に循環中枢に作用して交感神経活動を反射的に高め、心拍数・心拍出量の増加と血管の収縮が起こり、血圧が上がる。

基礎知識 その⑲ 血圧調節機構③ 液性調節

アドレナリン、ノルアドレナリン、さまざまなホルモンなどによって血圧を調節しています。
このような血液中の化学物質による調節を「液性調節」と呼び、それに関わる物質には次のようなものがあります。

表・基19-1 液性調節

調節様式＼動作時間	短期的調節	中期的調節	長期的調節
神経性調節		視床下部―下垂体系―バゾプレッシン	
液性調節	交感神経系―副腎系		レニン―アンギオテンシン―アルドステロン

本郷利憲ほか監修．標準生理学．第5版．医学書院．2003.P.569 図9-15 をもとに作成

1 交感神経－副腎系＊

＊神経性調節の交感神経-副腎系と同じ

　交感神経系-副腎系は、交感神経の1つである副腎神経によって副腎髄質からカテコールアミンを分泌する機構です。分泌されたカテコールアミンは血流によって運ばれ、心臓と血管に作用してその機能を高め、血圧を上昇させます。

副腎髄質は交感神経の節後ニューロン!?

　交感神経系-副腎系と神経性調節の交感神経系　p.194 は形態的に似ているんだ。しかも、交感神経が強く興奮するようなこと、たとえば激しい運動とか精神的ストレスといったものがあると、交感神経系に加えて交感神経系-副腎系も同時に活動するというように、機能的にもこの2つは関係が深いんだよ。

　交感神経系-副腎系と交感神経系の形態は、どんなところが似ているんですか？

　副腎髄質っていう組織は、発生の過程で交感神経節が内分泌器官に分化したもので、Th5～9から出る交感神経の節前ニューロンに支配されているんだよ。つまり、「副腎髄質は交感神経のでっかい節後ニューロン」だと思えばわかりやすいと思うんだ。

　あ～、だから交感神経が興奮すると、普通の節後ニューロンが興奮するのと同時に、副腎髄質も興奮してカテコールアミンを分泌するんですね。そのカテコールアミンにしたって、要するにアドレナリン・ノルアドレナリン・ドーパミンの総称なんだから、分泌するものも交感神経の節後ニューロンと同じと考えられるわけで、とすれば発揮される作用も同じっていうことですね。

第11章 低血圧

　　　まあ、そうだね。ただ、作用の仕方に多少の違いはあるんだよ。
　　　交感神経終末から放出されたノルアドレナリンはシナプス間隙に残らず、そのほとんどがすぐに分解されて神経終末に取り込まれて再利用されるんだ。だから、ノルアドレナリンが作用する時間はすごく短いし、しかも効果が現れるのは放出した相手のみになるけれど、副腎髄質から分泌されたカテコールアミンは、血流で運ばれて広く行き渡るので、組織の代謝機能に影響を及ぼすことができるんだ。それに、血中から除去されるまでに時間がかかるから、作用時間が長いんだよ。この2つには、そんな違いがある。

2 視床下部－下垂体系※

※神経性調節の視床下部-下垂体系と同じ

　　バゾプレッシンは下垂体後葉から分泌されるホルモンで、腎臓に作用して集合管における水の再吸収を促進し、尿量を減らす作用があります。その結果、循環血液量が増加し、血圧が上がります。また、バゾプレッシンには、直接血管を収縮させる働きもあります。

寝たり起きたりするだけで！？

　　　実は、実際に血液の量が増えたり減ったりしなくても、日常僕たちが姿勢を変えることでバゾプレッシンの分泌量は変わっているんだよ。

　　　どういうことですか？

　　　例えば、寝ている姿勢から立ち上がると、心肺部の血液が下肢に移動することになる。すると低圧受容器☜p.195の負荷が減少して、バゾプレッシン分泌が増えるんだ。

3 レニン－アンギオテンシン－アルドステロン系（R-A-A系）

　　これは血圧を強力に上昇させる機構です。この機構は、腎臓の傍糸球体細胞から血中にレニンが分泌されることから始まります。レニンは、腎血流の減少、尿中Cl^-（またはNa^+）濃度の低下、腎臓を支配する交感神経の興奮、さらにPGI_2・PGE_2による刺激によって分泌が高まります。
　　分泌されたレニンは、肝臓で合成され血中に放出されたアンギオテンシノーゲンに作用して、アンギオテンシンⅠにします。アンギオテンシンⅠは、すぐさま肺などに分布する変換酵素（ACE）によって、アンギオテンシンⅡに変えられます。
　　このアンギオテンシンⅡには強力な血管収縮作用があるため、これが作られると血圧が上昇します。さらに、アンギオテンシンⅡには副腎皮質に作用してアルドステロンを分泌させる働きもあるので、腎臓でのナトリウムと水の再吸収が高まり、循環血液量が増加して、血圧が上昇し維持されます（図・基19-1）。
　　また、アンギオテンシンⅡは視床下部に作用して、渇きの感覚を起こし飲水量を増やします。☜p.256 このことによっても循環血液量が増え、その結果血圧が上昇します。

※アルドステロンの分泌は、副腎皮質刺激ホルモン（ACTH）または血漿K^+濃度の上昇といった直接作用によっても増加する。

図・基 19-1　昇圧系と降圧系

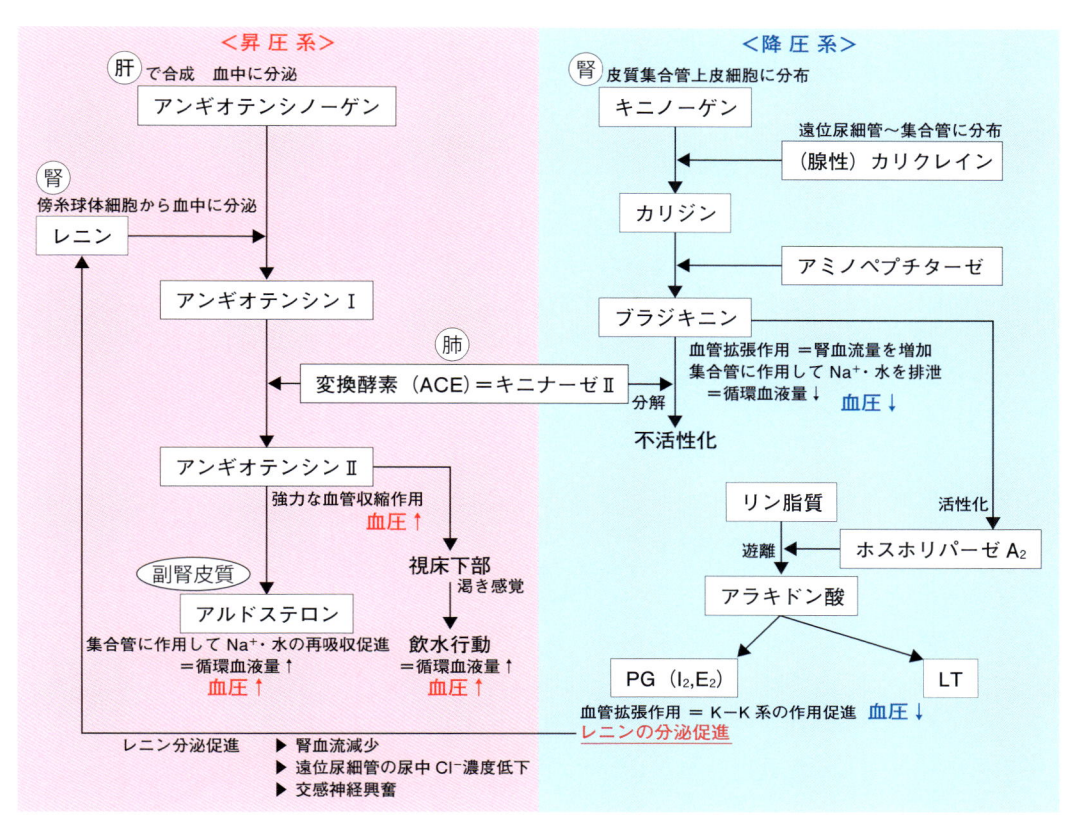

＜昇圧系＞

- 肝で合成 血中に分泌
- アンギオテンシノーゲン
- 腎：傍糸球体細胞から血中に分泌 → レニン
- → アンギオテンシン I
- 肺：変換酵素（ACE）＝キニナーゼⅡ
- → アンギオテンシンⅡ
  - 強力な血管収縮作用　血圧↑
  - 視床下部：渇き感覚 → 飲水行動＝循環血液量↑　血圧↑
  - 副腎皮質：アルドステロン
    - 集合管に作用して Na^+・水の再吸収促進＝循環血液量↑　血圧↑

レニン分泌促進
- ▶ 腎血流減少
- ▶ 遠位尿細管の尿中 Cl^- 濃度低下
- ▶ 交感神経興奮

＜降圧系＞

- 腎：皮質集合管上皮細胞に分布 → キニノーゲン
- 遠位尿細管～集合管に分布：（腺性）カリクレイン
- → カリジン
- アミノペプチターゼ
- → ブラジキニン
  - 血管拡張作用＝腎血流量を増加
  - 集合管に作用して Na^+・水を排泄＝循環血液量↓　血圧↓
  - 分解 → 不活性化
- リン脂質 → 遊離 ← ホスホリパーゼ A_2（活性化）
- → アラキドン酸
  - → PG（I_2, E_2）／LT
  - 血管拡張作用＝K-K 系の作用促進　血圧↓
  - レニンの分泌促進

※ ACE は、肺・腎・消化管などの細胞膜表面に多く存在しているが、血圧調節には肺血管内皮細胞表面の酵素で肺循環中に作用する。

4 カリクレイン−キニン系（K-K 系）

　これは血圧を低下させる機構です。腎臓でカリクレインがキニノーゲンに作用して、ブラジキニンを生成します。ブラジキニンには血管拡張作用があるため、腎血流量を増加させます。さらに、直接集合管に作用してナトリウムと水の排泄を促進する働きがあるので、循環血液量が減少して血圧が低下します（図・基 19-2）。

　また、ブラジキニンはホスホリパーゼ A_2 を活性化し、リン脂質からアラキドン酸を遊離してプロスタグランジンを産生します。☞ p.029 PGI_2・PGE_2 には血管拡張作用があるので、K-K 系の降圧作用を促進することになります。

2つのカリクレイン

　このブラジキニンを産生する K-K 系って、前にも出てきたんだけど覚えてるかい？

　ブラジキニンは疼痛 ☞ p.026 のところで出てきたと思いますけど。

第11章 低血圧

そうだね。下の図の黄色の中が疼痛のところで出てきた血液凝固反応とブラジキニン産生の関係図で、青の中が今回の血圧に関する図だ（図・基19-2）。

何が違うんでしょう？

カリクレインには、血漿カリクレインと腺性カリクレインの2種類があって、そのどちらの作用なのかというところに違いがあるんだよ。黄色い方、血漿カリクレインは血液を活動の場としていて、凝固・繊溶系に関与している。その反応の傍らで産生されたブラジキニンは、その作用によって痛みや炎症反応を起こすんだっただろう。それに対して青い方、腺性カリクレインは臓器や組織中に広く分布していて、そこで産生されたブラジキニンは局所の血流調節や水・電解質代謝に重要な役割を果たしているんだ。

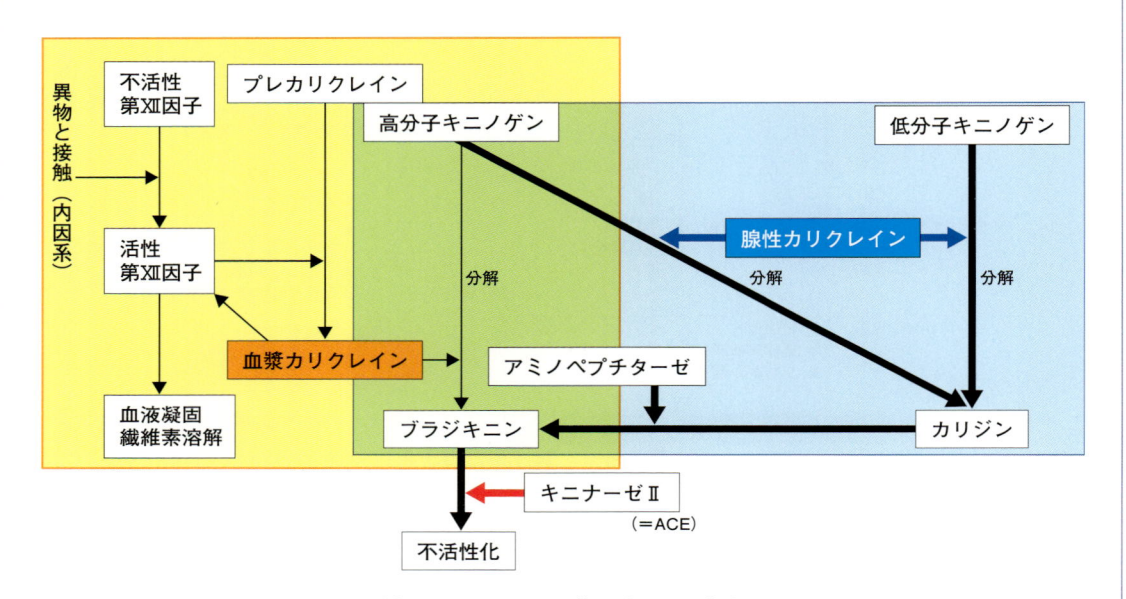

図・基19-2　2つのブラジキニン合成経路

協力し合って、上げすぎず、下げすぎず、血圧調整

さて、もどって図・基19-1を見てごらん。気が付いたかい？　R-A-A系、K-K系、PG系はそれぞれが独立したものではなくって、関係し合っているのがわかるだろう。

調節機構は、血圧を上げるだけ〜、下げるだけ〜、というのではなくて、昇圧系と降圧系がつながっていて、下げた時には下がり過ぎないように、上げた時には上がり過ぎないように、動的に平衡を保つようにできているんですね。

そのとおり。すごいだろう。

5 心房性ナトリウム利尿ペプチド（ANP）

　ANPは心臓に存在し、循環血液量の増減による心筋の伸展が、ANPの合成と分泌を調節しています。正常な心臓では主に心房で合成され、分泌顆粒に貯蔵されてから刺激に応じて放出されます。ところが、心不全状態になると伸展刺激によって心室での合成が増え、貯蔵されることなく、そのままの量が放出されます。

　ANPは腎臓に作用して、尿量を増加させることにより循環血液量を減らし、心臓の負担を減らす働きがあります。また血管に作用して弛緩させ血圧を下げます。

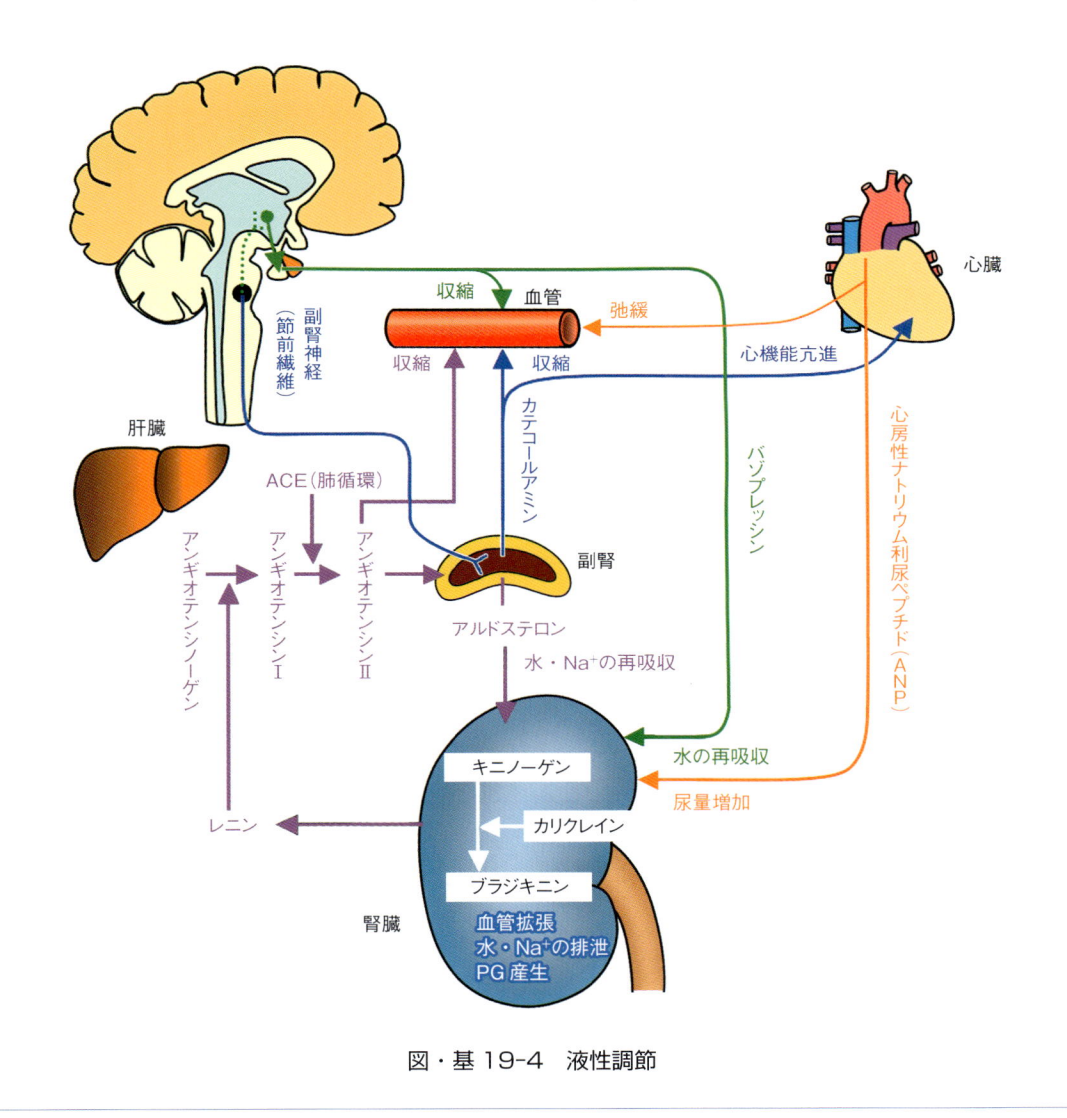

図・基19-4　液性調節

第11章 低血圧

ちょっとだけクスリの話　降圧剤

さて、ここで代表的な高血圧治療薬のことを少し話しておこう。

ACE阻害薬(そがい)

血圧を下げるために、アンギオテンシン変換(へんかん)酵素（ACE：angiotensin-converting enzyme）の働きを阻害する薬がよく出されているんだけど、なぜだかわかるかい？

ACEの働きは、強力な昇圧物質のアンギオテンシンⅡを作り出すことなので、その働きを阻害すればアンギオテンシンⅡが作られなくなるから血圧が下がるってことじゃないですか？

そうだね。それに加えて、このACEとブラジキニンを不活性化するキニナーゼⅡっていう酵素は、もとは別々の物質として研究されていたんだけど、蛇毒の研究から「同じものだ！」ということがわかったんだ。

ということは、ACEの阻害薬はキニナーゼⅡの働きも阻害するから、降圧物質のブラジキニンが分解されなくなるということですね。

そう。アンギオテンシンⅡが作られず、さらにブラジキニンが増加していくので、降圧効果をより高めることになるんだ。ただし、ACEが働けなくなった肺にブラジキニンが蓄積することになるから、そこでプロスタグランジン（PG）が多く産生されて、空咳(からせき)などの副作用が出てしまうんだよ。

その他、降圧剤として処方される代表的な薬には、次のようなものがある（表・基19-2）。

表・基19-2　主な降圧剤

薬　名	作　用　機　序
利尿薬	尿へのNa^+と水分の排泄を促し、循環血液量を減らすことによって、血圧を下げる
Ca拮抗薬	血管平滑筋細胞内へのCa^{2+}取り込みを抑制することによって、血管を拡張させる
ACE阻害薬	アンギオテンシンⅠをアンギオテンシンⅡに変換する酵素（ACE）の働きを抑えることによって、血圧を下げる
アンギオテンシンⅡ受容体拮抗薬	アンギオテンシンⅡの受容体をふさぐことで、その血管収縮作用を抑制し、血圧を下げる
交感神経抑制薬	交感神経を抑制することで、心臓や血管の機能を抑制し、血圧を下げる ・β遮断薬：β受容体を遮断することで、心臓の機能を抑制して血圧を下げる（心拍数↓、心拍出量↓） ・α遮断薬：α受容体を遮断することで、血管平滑筋の収縮を抑制して血圧を下げる

Ca拮抗薬

🧑 疲労 ☞p.097 のところで話したけど、筋収縮には細胞内にある筋小胞体から放出される Ca^{2+} が必要だったのは覚えているだろう。Ca拮抗薬は、この筋小胞体から出てくる Ca^{2+} を抑制するんじゃなくて、神経の刺激が伝わってきた時、筋の細胞膜のチャネルが開いて外から細胞の中へ Ca^{2+} が入ってくる、これを防ぐものなんだ。

🧑 筋小胞体から出てくる Ca^{2+} と、外から入ってくる Ca^{2+} とは、何か違うんですか？

🧑 細胞の外から入ってくる Ca^{2+} っていうのは、細胞内伝達物質として働くんだよ。☞p.107 骨格筋の収縮にはあまり関係ないんだけど、心筋では筋小胞体から Ca^{2+} を放出させる細胞内伝達物質として働いているし、血管平滑筋では筋小胞体からの Ca^{2+} と協同して細胞内 Ca^{2+} 濃度を高めることで、筋の収縮を起こすのに必要なんだ。このように、Ca^{2+} は心筋・血管平滑筋を収縮するように働くものだ。だから、Ca拮抗薬はそれを邪魔することで、心筋抑制や特に血管拡張を狙っている薬だ（図・基19-3）。

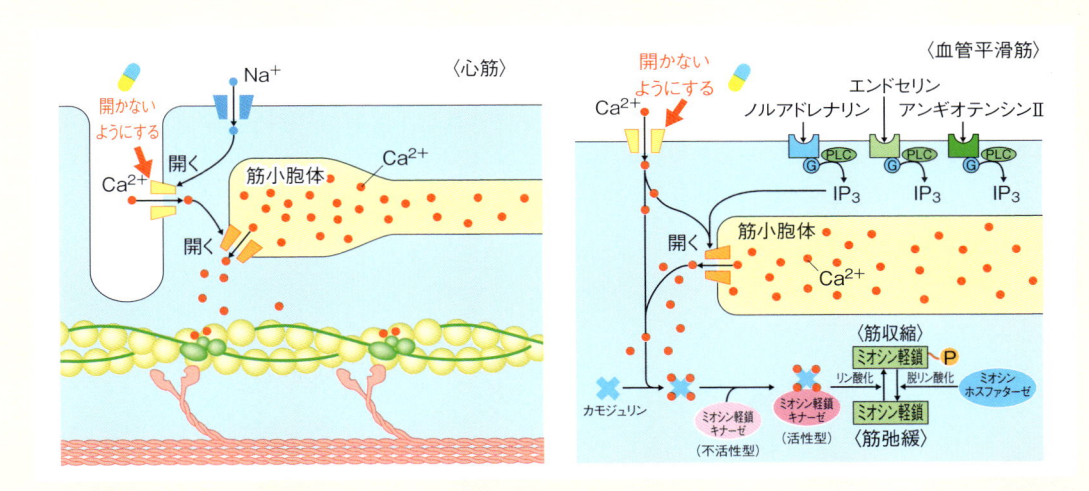

図・基19-3 筋収縮に関わる細胞内伝達物質としての Ca^{2+}

交感神経抑制薬

🧑 交感神経の受容体には、α受容体とβ受容体があったのを覚えているかい？☞p.091

🧑 部位によって、αとβのどちらの受容体が多く分布しているかが違って、その効果の現れ方も違うんでしたよね。

🧑 そうだよ。血圧に関するところでは、α受容体は、大部分の血管に分布していて、収縮させる効果がある。β受容体は、心臓に分布していて、心拍数を増加させる効果と収縮力を増大させる効果がある。それに腎臓の傍糸球体細胞に分布していて、レニン分泌を促進する効果があるので、それら受容体を遮断して血管収縮と心臓の機能とさらにR-A-A系を抑制することで、降圧効果を狙っているのが交感神経抑制薬だ。

第12章

眩暈
めまい

◆ 原因不明の眩暈、鍼をしても大丈夫？

　八の字先生。

　ん〜、なんだい？

　ここのところ、立て続けに「眩暈」がするって言う患者さんが何人か見えたんですけど、皆さん病院に行って異常はないって言われたそうなんです。目に見える所見がないのであれば、緊急を要するものでも悪性のものでもないと思うんですが、いかんせん原因がわからないので、鍼灸治療が有効なのかどうかもわからないし、しかも皆さん初めは「眩暈」っておっしゃったんですけど、よく話を聞くと、それぞれに言うことが違うので、何だか訳がわからなくなってしまって……。先生の意見を伺わせていただけませんか。

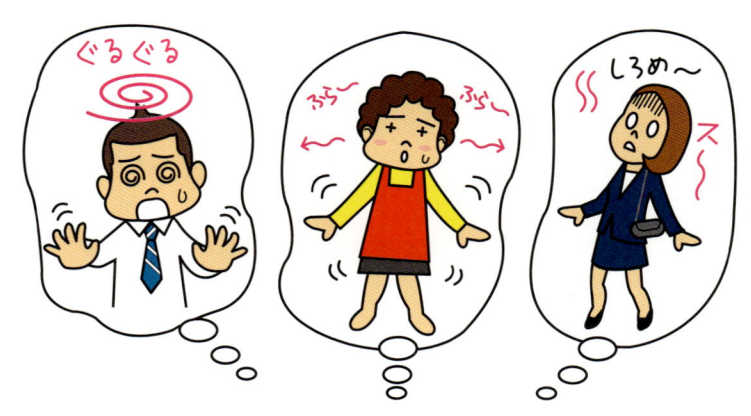

みなさん、「めまい」っておっしゃいますが････

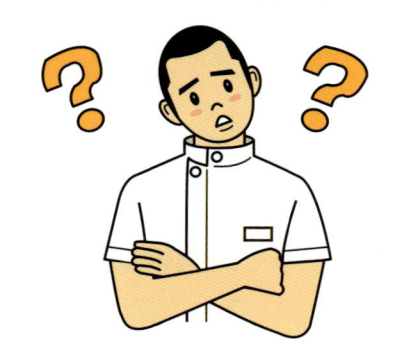

一言で言えば「眩暈」っていう言い方になってしまうけど、その症状や原因は様々だからね。でも、異常所見がないんだったら、その患者さん達の眩暈は鍼灸の適応、というより鍼灸が一番効果的な治療法だと思うよ。

あっ、そうですか。鍼灸治療をしていて良いんですね。でも、なんで同じ眩暈で患者さんの訴えがあんなに違うんでしょう？　そもそも眩暈の原因っていくつもあるものなんですか？

そうだね。少なくとも、1つじゃないよね。
よし、じゃあ今日は眩暈について話をしようか。

Ⅰ. 眩暈とは

　眩暈とは、空間における身体位置感覚に不調和を感じる異常な感覚のことであり、そのため身体のバランスをとることが困難になる状態を言います。自分の身体の向きが、どのような状態になっているかを認識する平衡機能が障害された時に起こる感覚と言えます。
　具体的には、患者自身や、あるいは周囲がグルグル回転している感じを狭義の**眩暈**あるいは**回転性眩暈**と言い、これに対して、身体がグラグラ動揺するような感じを**眩暈感、非回転性の眩暈**と言います。
　また、眩暈感の周辺には、気の遠くなる感じ、歩行時のふらつきや不安定さといったものなどもあり、一口に眩暈と言ってもその内容は一様ではありません。

症状が違うということは、その症状によって原因も違うということだ。だから、患者さんに眩暈と言われたら、それがどのようなものなのか、症状を細かく聞かなきゃダメだぞ。

Ⅱ. 眩暈の分類

　前庭系・視覚系・深部感覚系からの情報の調和が取れ、それに対して適切な身体の反応が起こっている場合には、眩暈や平衡障害は起こりません。※p.214 しかし、これらの系統のどこか一部分でも機能の失調が起こると、それらの調和が乱れて眩暈を発症します。
　その障害された部位によって、次のように分けられます。

1 末梢前庭性の眩暈

　内耳の前庭器官※p.214、もしくは前庭神経への刺激や障害によって起こる眩暈のことを言います。この場合、身体の動きを直接知る装置とその情報を伝える神経が原因なので、多くは激しい回転性の眩暈を起こします。
　前庭器官を刺激し眩暈を起こすものとして、外耳炎、中耳炎、耳管狭窄などがあげられます。これらは耳管が狭くなることで中耳内の気圧※p.404 が変化し、これが内耳に影響して眩暈を起こすと考えられます。
　また、前庭器官が直接障害され眩暈を起こすものとして、内耳炎、メニエール病、良性発

第12章 眩暈

作性頭位眩暈などがあげられます。その他、薬の副作用や薬物中毒でも眩暈を起こすことがあります。

さらに、前庭神経が刺激されたり障害されたりすることで眩暈を起こすものとして、前庭神経炎、突発性難聴、聴神経腫瘍、ラムゼイ・ハント症候群などがあげられます。

◆メニエール症候群って病気はない⁉

先生、それぞれの病気の特徴を簡単に教えてください。

ん〜、じゃあ聞き慣れない病気だけ簡単に説明するけど、詳しくはちゃんと自分で調べなさいよ。

はい。

メニエール病は、耳鳴り・難聴・回転性眩暈を3徴候とするものだ。「内耳のリンパ液の圧力変化によるもの」と考えられているけど、なんで圧力が変化するのか、その機序はわかっていない。ただ、本当のメニエール病っていうのは、10万人に3〜4人発症する程度の比較的めずらしい病気だから、僕達が出会うことは少ないね。

え〜でも、患者さんから「医者からメニエールだって言われました」って話をよく聞きますよ。

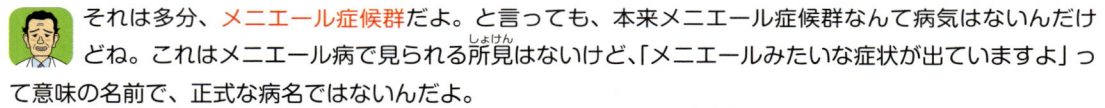

それは多分、メニエール症候群だよ。と言っても、本来メニエール症候群なんて病気はないんだけどね。これはメニエール病で見られる所見はないけど、「メニエールみたいな症状が出ていますよ」って意味の名前で、正式な病名ではないんだよ。

症状に名前があった方が、患者さんに説明しやすいし、何となく納得するだろう。

あぁ〜、坐骨神経痛みたいなものですね。でも、何が原因でメニエールみたいな症状が出るんですか？

多くは、後の説明で出てくる頸性眩暈だったり、自律神経の失調が原因だね。

◆その他、いろいろな眩暈

良性発作性頭位眩暈は、頭を動かした時に起こる回転性の眩暈のことだ。眩暈の起きる頭の動きが決まっていて、頭の向きを戻せば治るし、そのままでも30秒ほどで弱まって、しばらくすると治るという特徴がある。それに耳鳴りや難聴も伴わないから、耳石器 p.214 や半規管 p.217 の障害と考えられているね。

薬の副作用では、薬害の1つであるストマイ、カナマイが有名だよ。これは昔、結核の治療に使われたストレプトマイシンやカナマイシンといった抗生剤によって内耳の感覚細胞が変性してしまって、耳鳴り・難聴と眩暈といった副作用を起こした。薬は全身性だから、この時の耳鳴り・難聴は両耳のことが多い。

前庭神経炎は、風邪のような症状の後に起きるので「ウイルス説」が考えられているけど、まだよくわかっていない。これは前庭神経 p.218 の単一神経炎だから、起き上がれないほどのひどい回転性眩暈が起こるし、そのために悪心嘔吐も起こる。ただ、蝸牛神経は障害されないから、耳鳴り・難聴は伴わない。

突発性難聴は、その名のとおり突然片方の耳の聞こえが悪くなる病気だ。難聴の他に耳鳴りや眩暈も伴うけど、この時の眩暈は強い回転性のこともあれば、軽度なめまい感の場合もある。これもウイルスによって

内耳神経 ☞p.218 に単一神経炎を起こしたものと考えられているけど、確定はしていない。
　聴神経っていうのは内耳神経の別の呼び方だね。聴神経腫瘍はそこにできる良性腫瘍のことで、脳腫瘍の一種だ。蝸牛神経にできるものもあるけど、前庭神経にできる方が多いようだ。これは腫瘍の場所によって眩暈や耳鳴り・難聴などの初期症状が出てくるし、大きくなって周囲を圧迫するようになると、顔面神経麻痺とか三叉神経痛とか、小脳圧迫による平衡障害なんかも出てくる。
　ラムゼイ・ハント症候群は、帯状疱疹ウイルスが、内耳や顔面神経、蝸牛神経、前庭神経などに感染して眩暈、耳鳴り・難聴、顔面神経麻痺などを起こすものだよ。

◆東西、眩暈の治療法は？

　鍼はこれらの病気に有効ですか？

　西洋医学では有効な手段がないからね。
　眩暈の時に出される薬は、血管拡張剤、ステロイド、ビタミン B_{12} が代表的なものだ。血管拡張剤は、内耳の血流をよくする目的で処方される。だったら鍼でも十分その効果は狙えるだろう。ステロイドは炎症を抑えるために処方される。前庭神経炎、突発性難聴、ラムゼイ・ハント症候群では原因ははっきりわからないけど、炎症を起こしていると想定できるので、それを抑えようってことだ。炎症が長引くと、神経が損傷して後遺症が残ってしまうから、早めのステロイドは意義があると思う。

　では、鍼灸の出番はないですか？

　そんなことはないさ。3つとも「ウイルス」が原因と推定されているものだ。とすれば、身体の免疫力を高めるのが一番！　風邪に鍼治療が良いのと同じことだよ。

　ということは、鍼治療をしながらステロイドを併用するのが、早く治って後遺症も少ないということですね。

　そうだね。これらは「鍼灸と西洋医学を併用すべき病態」と言えるだろうね。

　最後のビタミン B_{12} は、何のために出されるのですか？

　ビタミン B_{12} は、神経細胞の中の核酸やたんぱく質の合成を促進して、軸索の再生を助ける物質なんだ。だから、神経が炎症で損傷したところを早く修復するために処方されている。

　回復を早めるなら、治癒力を鼓舞する鍼だって良いわけですよね？

　もちろんだ！　今出てきたような末梢前庭性の眩暈では、どんどん鍼治療をやった方が治りが良いよ。

> 末梢前庭性の眩暈は、鍼灸と西洋医学を併用すべき病態だ

第12章 眩暈

2 中枢前庭性の眩暈

　小脳、p.214 脳幹の障害によって起こる眩暈のことを言います。この場合、一般に回転性の眩暈は少なく、あっても軽度で、多くは動きのぎこちなさ、ふらつき、不安定感といった眩暈感を起こします。

　小脳、脳幹の障害は、脳循環および脳血管の障害や脳腫瘍によって生じます。小脳および脳幹は、椎骨脳底動脈系から血液の供給を受けています。また、内耳の前庭器官および前庭神経は、椎骨脳底動脈系の枝の1つ、前下小脳動脈から血液の供給を受けています。したがって、これらの部位で梗塞、出血、血栓、血管の攣縮などが生じて血液の供給が維持できない場合や、腫瘍などによる同部位への直接の圧迫や浸潤があった場合に眩暈などの平衡障害が出現します。

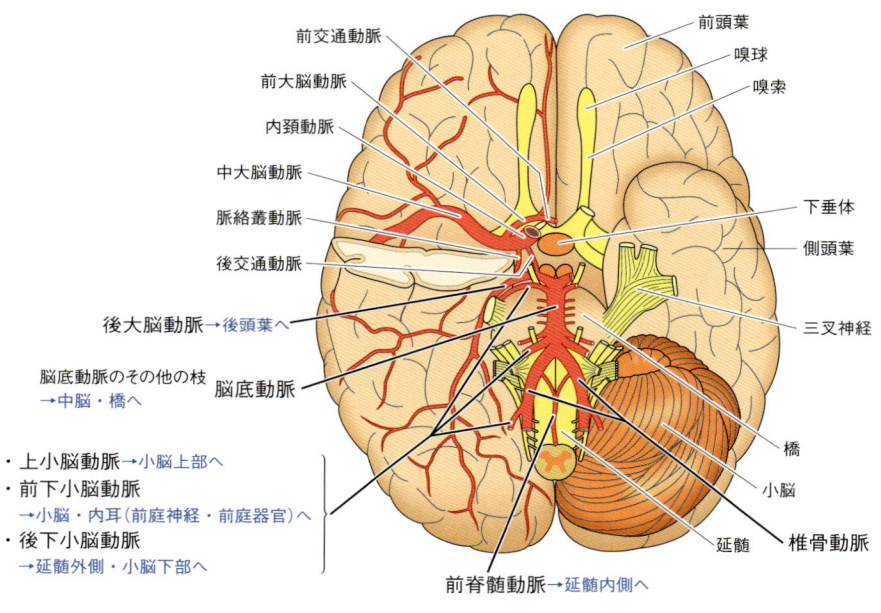

図12-1　脳の動脈

- 上小脳動脈→小脳上部へ
- 前下小脳動脈 →小脳・内耳(前庭神経・前庭器官)へ
- 後下小脳動脈 →延髄外側・小脳下部へ

◆中枢性の病変に鍼ができることはない？

　中枢性の場合、鍼灸は出番がなさそうですね。

　まぁね。ふつうに考えたら、脳腫瘍や脳血管障害は西洋医学に任せるべきで、鍼灸不適応と思うよね。確かに、脳腫瘍を鍼でなくすことはできない。ただこの時ね、脳腫瘍は手術で取ってしまえば良いと簡単に思いがちなんだけど、部位的に取れないことが結構あるんだよ。

　取れない時、どうするか。西洋医学では何もできず、経過を見ているだけだ。僕の経験的な話だけど、こんな時でも鍼灸は有効だと思うよ。でも、先に言ったように、けっして腫瘍がなくなるとか小さくなるってことではないけどね。

　じゃあ、どのような効果があるんですか？

これは当院にいらした患者さんの話だけど、取れない脳腫瘍に対して何かできないかと鍼灸治療を試しに来られたんだ。腫瘍に対して効果は期待できないだろうと説明した上で、ダメ元でやってみることになったんだ。

何か変わったんですか？

いや。予想通り何も変化が見られなくて、3カ月くらい通われたけど、そのうちいらっしゃらなくなったんだ。

それなのに、何で有効だと思えるんですか？

それがね、3カ月くらい経って、その方がまたいらしたんだけど、病状が随分進んでしまっていたんだ。その時、その方が「治療を受けていた時には何の効果もないと思ったけど、今考えると鍼灸治療を受けていた方が良かったように思えるから、またお願いしたい」っておっしゃったんだよ。

他にも、例えばパーキンソン病とか脊髄小脳変性症などがそうだけど、進行性で西洋医学には根本的な治療法がないものに対して鍼灸治療をしていると「病気は治らないけど今の状態が保てる」「進行が遅い」ってことがよくあるんだ。患者さんも治療者も、治療をしている時には良くならないから効果がないと思ってしまいがちなんだけど、止めてしばらくすると病状がグンと進んで、やっぱり治療をしていた方が良かったってことがあるんだよ。現時点で、鍼の効果があるかないか科学的な証明はないけど、僕の実感として、こういう鍼の効果もあると思うんだ。

◆脳細胞は新しく生まれる！？
それと、脳血管障害に対しても、鍼灸で処置することはできないけど、術後のリハビリでは出番があるよね。死んでしまった脳細胞は生き返らないけど、障害が起きてしばらくの間、周りの生きている脳細胞が、死んでしまった細胞の代わりをしようと今までになかった働きをするようになるんだって。しかも最近の研究では、脳に新しい細胞が生まれてくることがわかったんだ。

えっ！「脳細胞は100億個以上あるが、青年期を過ぎると1日10万個ずつ死に、決して再生されることはない」って言われてませんでしたっけ？　だから年をとると脳が衰えて、忘れっぽくなったり痴呆症になったりするのは、ある程度しょうがないと思ってきましたけど。

そうなんだよ。私もず〜っとそう思ってきたから、この話を聞いた時は衝撃的だったんだ。
1960年代に、動物実験において「海馬では細胞分裂によって神経細胞が新たに生まれている」という研究報告がされ始め、1998年11月にアメリカのゲージ(F.H.Gage)博士らが、「ヒトの大人の海馬（記憶に関係する）でも神経細胞の増殖が起こっている」ことを発見し、報告したんだ。その後、新皮質でも神経細胞が生まれ続けていることが確認され、さらに脳細胞の新生と機能回復は筋肉と同じように「生活の質」によって大きく変動するとわかってきて、リハビリや再生医療の分野では大きな期待が膨らんでいる。特に、新しいことにチャレンジしたり、身体を動かすことは、細胞の新生を高めると言われている。

とすれば、最初から中枢性だから鍼灸は効かないと決め付けるんじゃなくて、術後に鍼をして脳の血流を促進すれば、こういった細胞の活動を活発にできるかもしれない。リハビリに伴う苦痛を鍼灸治療で取り除いてあげれば、毎日訓練が続けられて機能回復もする。加えて身体を動かせるようになれば、脳細胞の新生を促進できるかもしれないじゃないか。中枢性の病気にだって、鍼灸ができることはいっぱいあると思うよ。

第12章 眩暈

3 非前庭性眩暈

内耳の前庭器官、前庭神経、脳幹、小脳などの平衡調節に直接関与する部位以外が原因で起こる眩暈のことを言い、それには以下のようなものがあります。

（1）頸性眩暈

頸椎や頸部の筋・軟部組織の障害が原因で起こる眩暈のことを言い、次の3つの機序が考えられます。

❶ 頸の回転や過伸展によって、頸部の筋肉や頸椎の変形部分が椎骨動脈を圧迫し、小脳・脳幹・内耳への血流が不足するため眩暈が起こります。この時、椎骨動脈そのものの内腔の狭窄、アテローム硬化による血流量の低下などがあると、より眩暈を起こしやすくなります。

❷ 頸椎に沿って走行する頸部交感神経節が圧迫されることで、血圧など自律神経系の機能障害をきたします。それによって眩暈が起こります。

❸ 頸筋からの求心性インパルスが障害されることによって、眩暈が起こります。

◆眩暈の原因は頸のこり！（❶のケース）

以前、「前から何回かあるんだけど、洗濯物を干すのに上を向いていると、ふら〜っとする。いつもはまっすぐにすると治るんだけど、その日はそのまま後ろへ倒れてしまった。翌日病院へ行って頭部のCT・MRIをとったけど異常なし、耳鼻科も行ったけど耳には異常ないと言われた」と言って、70歳代の女性が、当院にいらしたことがある。これがまさに❶のケースだ。

それでどうしたんですか？

ある程度の年齢になったら頸椎の変形や動脈硬化は当たり前だよね。頸を診たら、ガチガチにこっていたので、何より頸部のこりをとる治療をしたよ。ただ、今後も長く上を向いていると椎骨動脈が絞扼されて眩暈を起こす可能性があるから、洗濯物を干す位置を低くするようアドバイスしておいた。下手な倒れ方をして、ぶつけどころが悪かったら危ないからね。

その方は良くなりましたか？

もちろんだよ。

◆眩暈の原因は頸のこり！（❷のケース）

頸部交感神経節を圧迫するものは何ですか？

頸部の筋肉のこりだよ。この場合は、脳循環を保つ血圧調節反射が正しく起きなくて、気が遠くなるとか、血の気が引くような眩暈感を起こすんだ。バレー・リュー症候群＊で起こる眩暈が、その典型例だね。筋肉はCTやMRI画像で捉えられないから証明はできないけど、頸部に障害があると頸の筋肉が緊張して、それが交感神経節を圧迫することが原因で、自律神経の機能障害を起こすのだろうと考えられている。

この「画像で捉えられない」というのがクセモノでね。患者さんはいろいろな自律神経症状に悩まされているのに、外傷はないし、画像証明ができないから、仕事を休むと怠け病と言われたり、事故が原因の時には、保険金欲しさに仮病を装ってると言われたりすることがあるんだ。そのために精神的にもまいってきて、

うつになる人もいるんだよ。　　　　　　　＊バレー・リュー症候群：頚部の障害によって、自律神経障害を伴う病態の総称。

◆眩暈の原因は頚のこり！（❸のケース）

頚の筋からの情報が、姿勢調節にはヒジョ〜に重要なんだ。頚のどの部分の筋肉が収縮していて、どの部分の筋肉が伸びているのかという情報によって、頭がどちらに傾いているか感知しているものだから、それが障害されると頭をまっすぐにする姿勢調節反射 ※1 p.219 が狂ってしまう。この場合の眩暈は、ゆらゆら動揺するような感じの眩暈感になる。

◆異常がないのではなく、画像に捉えられないのだ！

こうした頚性眩暈では、西洋医学的な異常所見はみられない。なぜなら、頚の筋の異常な緊張、要するに「頚のこり」が一番の原因だからだ。としたら、「鍼灸治療にまかせろ！と言える病態」だということだ。

ただ、異常所見がないと、医者には「異常ありません」と言われることが多い。異常がないのは良いことのはずなんだけど、患者さんは「異常がないと言われても、じゃあこの眩暈は何で起きてるの？」と逆に不安になってしまうことが多いんだ。

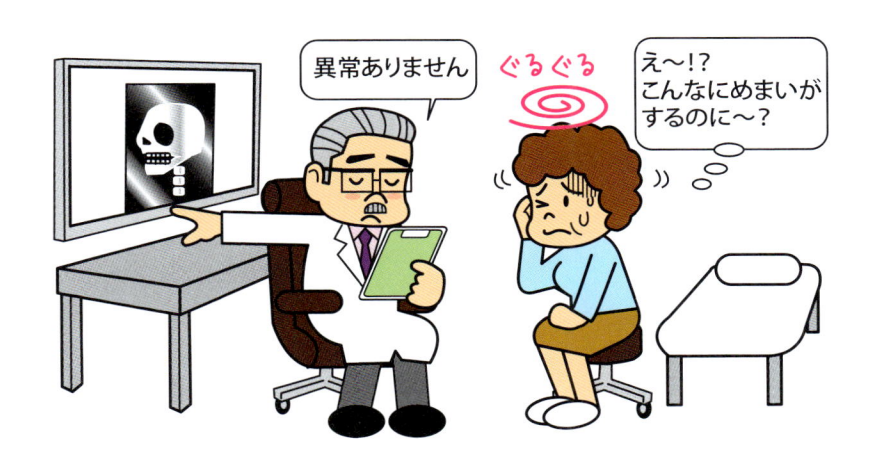

わかります。異常がないと言われたら、治療もない、とすれば治らないということですもんね。

これを言うなら、「行った検査では異常を見つけられませんでした」と言うのが、正確だと思うよ。でもさ、もしCTやMRIで何か見つかったなら、それは手術が必要な大変な病気だよ。検査で何も見つからなかったということは、そういった重篤な病気はないということなんだから、それも含めて平衡調節の仕組みを簡単にわかりやすく説明して、今の眩暈の原因が頚のこりだということが納得できれば、患者さんは安心するし、「じゃあ鍼治療に通おう！」という気になるだろう。

そのためには、納得してもらえるような説明ができないといけませんね。

そのとおり！

頚性眩暈は、鍼灸治療にまかせろ！と言える病態だ

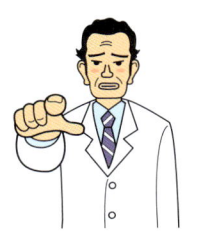

第12章 眩暈

（2）視覚に関する眩暈

　自分とその周りに見えている物体との位置的関係の急激な変化に、身体の反応が間に合わなかった場合や、視覚からの情報と他の器官からの情報が一致しない場合に眩暈感が起こるものを言います。

　たとえば、高い所から下を見た時、非常に速く動くものを見た時、度の合わない眼鏡をかけた時、また乗り物酔いなどの加速度病に見られます。

◆乗り物酔いはこうして起こる！

　乗り物酔いって眩暈なんですか？

　平衡調節の誤作動という意味で、眩暈感の1つと言えるだろうね。

　どのような機序で起こるんですか？

　脳には、生まれた時から今までの身体バランスに関する様々な経験が記憶されている。それがあるから、僕達はふだん起きる事態に上手く対処できる。ところが記憶と違って、頭の傾斜や回転の情報と視覚からの情報とが合致しない状況が起きると、眩暈が起きるんだ。

　例えば、バスの真ん中あたりに座っていることを思い浮かべてごらん。内耳はバスの振動や揺れを感じ取って、その情報を前庭神経核に送っている。送られた前庭神経核からは、その情報をもとに眼球運動系・脊髄運動系・反対の前庭神経核・小脳・自律神経系・脳幹網様体・視床大脳皮質系などに連絡繊維が送られて反射が起こる。☞p.218 その反射の1つ、前庭動眼反射☞p.219 が眩暈のもとだ。

　というのは、バスの真ん中あたりだと、見ている視界はバスの中。ずっと変わらないだろう。すると、眼では視界の変化がないのに、内耳からの情報によって前庭動眼反射が起きるので、眼球だけが勝手に動いて視線を動揺させることになる。このために眩暈が起こるんだ。さらに、自律神経反射が起きると口の中が唾でいっぱいになったり、顔色が白くなったり、気持ち悪くなったり、冷や汗が出てきたり、といった乗り物酔い症状が出てくることになる。

　だから遠足の時、「乗り物酔いする人は、前の席に座れ！」って言われたんですね。前なら正面の景色が見えて、耳からの情報と合致しやすいからですね。

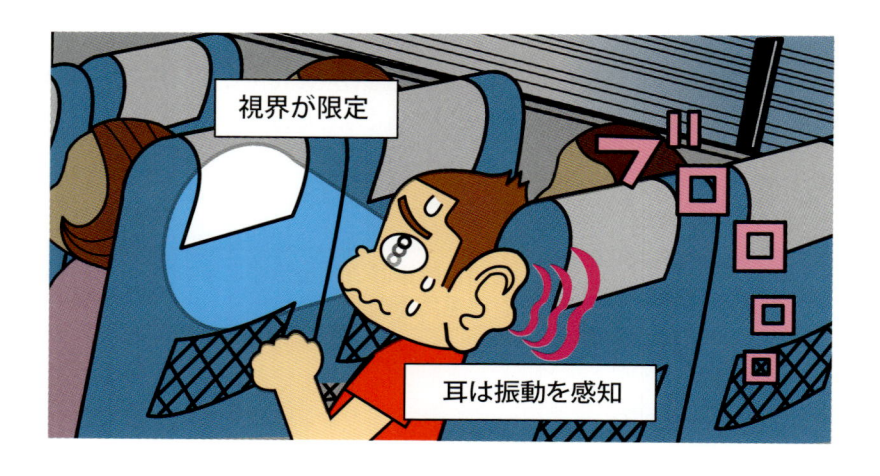

視界が限定

耳は振動を感知

そうだね。今の話とは逆に、身体は静止した状態で、揺れている映像を見ても、眩暈や乗り物酔いの症状が起きるんだよ。このときは視覚信号があっても、それに対して本来伴うべき内耳信号が欠けているというアンバランスから起きるんだ。だから、景色を見るのも、進行方向や遠くを見ているのは良いけど、すぐ横のビュンビュン流れていく景色を見ていると酔ってしまうよ。ちょっとデリケートすぎるけど、乗り物酔いも、いつもと違う事態に対して起こす自己防衛反応と言えるかもしれないね。

ただし、これは記憶されたデータがあってのことだ。

どういうことですか？

視覚情報と内耳情報が合致しているかどうかは、今までの経験と照らし合わせるからこそ、「おかしい。いつもと違う」とわかるので、通常のデータが記憶されていない赤ん坊は、乗り物酔いはしないんだ。記憶が蓄積されてきた3〜4歳頃から乗り物酔いを起こしやすくなる。その後は、大人になるにつれて視覚情報と内耳情報の不一致に慣れて、対処法を学んでいくうちに治っていくんだ。

乗り物酔いを嫌って避けていると、いつまでたっても慣れないから治らないよ。どんどん乗り物に乗せるべき。子供の時には、積極的に平衡調節機能を鍛えよう！

（3）内科疾患による眩暈

血圧が下がると椎骨動脈の圧が低下して、脳底動脈および視覚領野に血液を供給する後大脳動脈への血流が低下するため、目の前が暗くなる感じや、立ちくらみといった眩暈感が起こります。一方、血圧が上がった時には、脳動脈圧の上昇や血管痙攣によって脳循環が障害され、発作的な眩暈を起こすものと思われます。

また、何らかの心疾患があると心拍出量が減少するため、重症の貧血があると酸素が欠乏するため眩暈感が出現することがあります。

（4）その他

鼻や歯の疾患でも、炎症の波及によって眩暈を起こすことがあります。大脳皮質からの影響としては、神経症、ヒステリー、統合失調障害、うつなどの精神疾患があげられますが、それらの機序についてはよくわかっていません。

まとめ

さて、ここまで眩暈の原因と訴え方の違いを見てきたけど、これで最初の疑問は解けたかい？

はい。患者さんの言うことがそれぞれに違う理由がわかりました。原因を見極めて、効果的な治療やアドバイスができるように、今度の治療の時には、もう少し詳しく症状を伺ってみます。

そうだね。そうしてごらん。

さて、これで眩暈のことは大体わかったかな？
Any Question?

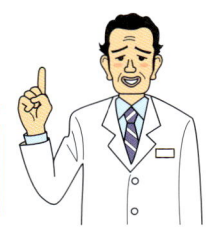

第12章 眩暈

基礎知識 その⑳ 平衡調節の仕組み① 末梢前庭系

1 内耳の構造

　内耳は側頭骨内にあって、洞窟のような骨性輪郭の**骨迷路**の中に、それと同じ形をしたチューブ状の**膜迷路**が内蔵された構造をしています。その中の空隙はすべて液体で満たされていて、この液体のうち骨迷路と膜迷路との間にあるものを**外リンパ**と言い、膜迷路の中にあるものを**内リンパ**と言います。内リンパと外リンパの間に交通はないので、それらが混ざり合うことはありません。また、膜迷路はすべてつながっていて、どこも開放していないので、完全に閉鎖された管になっています。

　内耳には聴覚を司る**蝸牛**と、平衡感覚を司る**前庭・半規管**の3つの部分があり、このうち身体の動きを直接知る装置として大きな働きをしている前庭と半規管を、2つ合わせて**前庭器官**と呼びます。

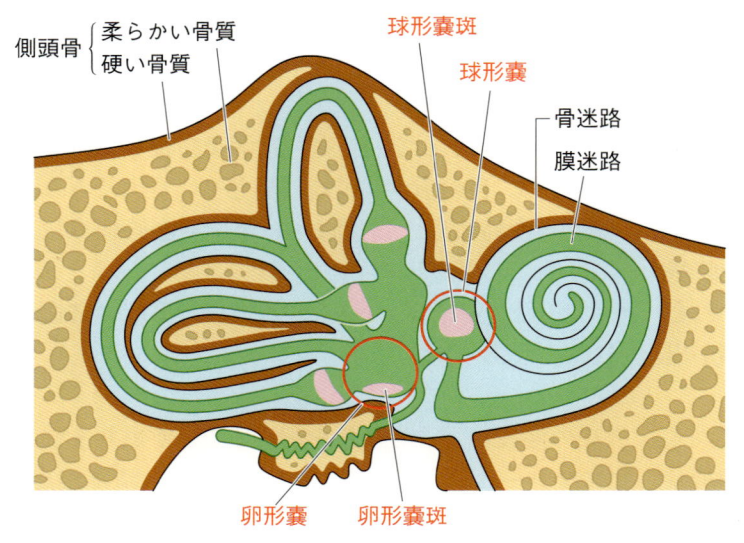

図・基20-1　内耳

2 前庭

　前庭は内耳の玄関部分に相当し、**卵形嚢**と**球形嚢**という2つの膜迷路の器官を内蔵しています。この内面には、それぞれ**卵形嚢斑**と**球形嚢斑**と呼ばれるものがあり、この2つを合わせて**平衡斑**と言います。

　平衡斑には、有毛細胞が1枚のシートのように集まっている場所に、耳小石とか平衡砂と呼ばれる石のようなものと粘液が混ざってできた耳石膜がかぶさる**耳石器**と呼ばれる装置が存在します（図・基20-2）。

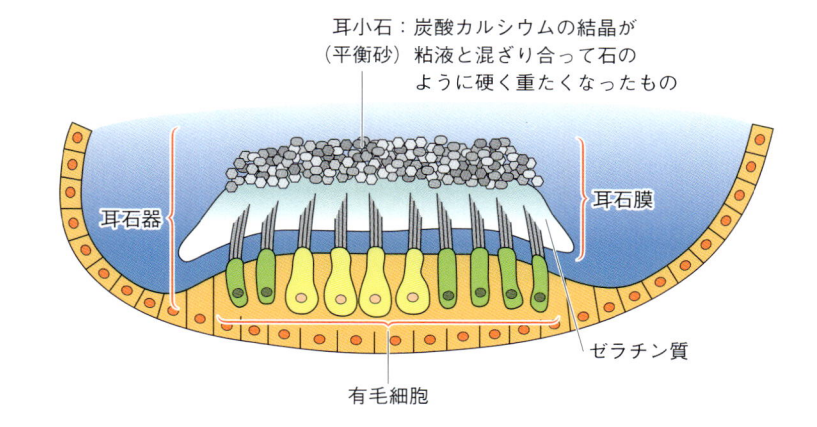

耳小石：炭酸カルシウムの結晶が
（平衡砂）　粘液と混ざり合って石の
　　　　　ように硬く重たくなったもの

耳石器

耳石膜

ゼラチン質

有毛細胞

図・基 20-2　平衡斑

　この卵形嚢斑と球形嚢斑は、互いに直交する面に広がっていて、頭が地面に対して垂直位にある時には卵形嚢斑はほぼ**水平**に、球形嚢斑はほぼ**垂直**に位置しています。そのため、首をまっすぐにしている時には、耳石膜の重さは左右の卵形嚢斑に 100％かかり、球形嚢斑にはまったくかかりません。側臥位の時には、上になっている球形嚢斑に 100％の圧力がかかり、下になっている球形嚢斑や卵形嚢斑にはまったくかかりません（図・基 20-3）。

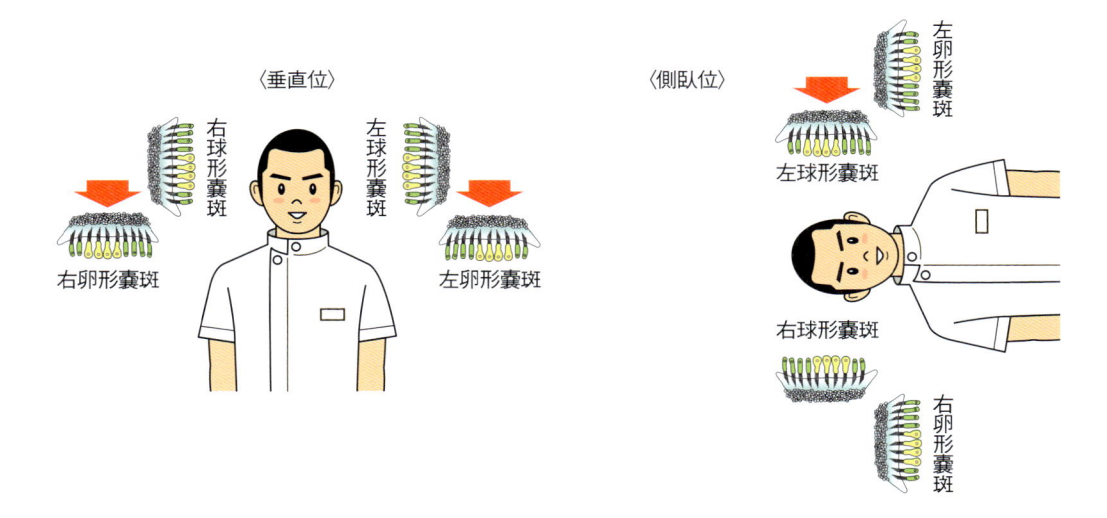

〈垂直位〉

右球形嚢斑　左球形嚢斑

右卵形嚢斑　　　　　左卵形嚢斑

〈側臥位〉

左卵形嚢斑

左球形嚢斑

右球形嚢斑

右卵形嚢斑

図・基 20-3　圧力のかかり方

　また、前後左右の水平方向の動きは卵形嚢斑が感知し、ジャンプしたときやエレベーターの昇降などの垂直方向の動きは球形嚢斑が感知します（図・基 20-4）。
　このように、卵形嚢斑と球形嚢斑は、身体の**位置の変化**と、**水平・垂直加速度**を感知しています。

12　眩暈

基礎知識　その⑳

平衡調節の仕組み①　末梢前庭系

215

第12章 眩暈

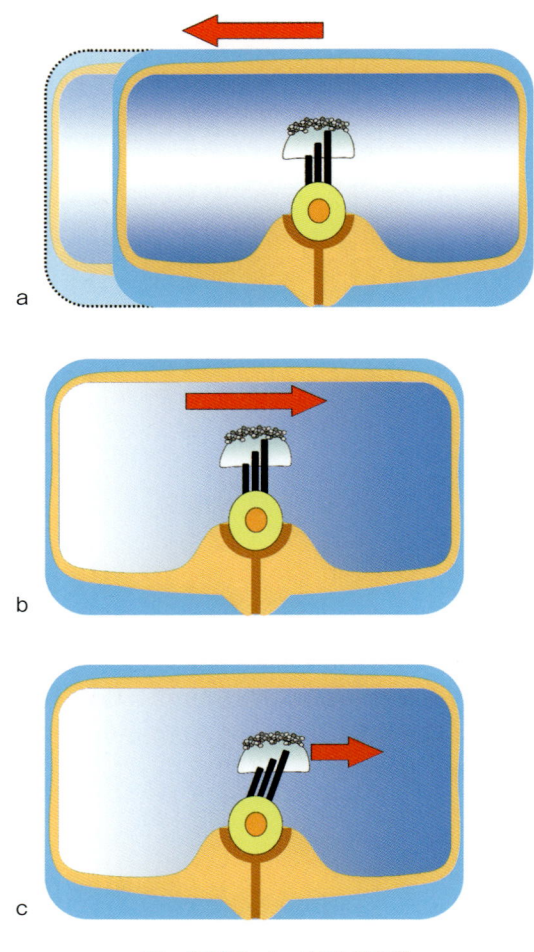

図・基20-4　内耳の移動

　　例えば、身体が前方に動いたとき、内耳も一緒に前に移動する（図・基20-4 a）。けど、中の内リンパは「慣性」によってそこに留まろうとするから、内耳の動きと逆の方向へ流れることになる（図・基20-4 b）。

　　慣性って何ですか？

　　物理で習わなかったかい？　慣性っていうのは、「体が外からの力を受けない限りは、現在の状態を続けるという性質」のことだ。遊園地の垂直落下する絶叫マシーンで、ジュースの入ったコップを持っていると、落ちた瞬間ジュースがコップから浮き上がるだろう。あれはコップが動いても、中のジュースはその場に留まろうとするから、外からは浮き上がるように見えるんだ。それと同じことが耳でも起こるということ。
　すると内リンパが後ろに流れるから、リンパ液に浮いている耳石膜も後ろに押し流されて、さらに有毛細胞の毛は耳石膜に刺さっているから、後ろに引っ張られて倒れこむ（図・基20-4 c）。こうして、毛が倒れることで有毛細胞が刺激され、自分がどちらに動いたかを感知しているんだ。

12 眩暈

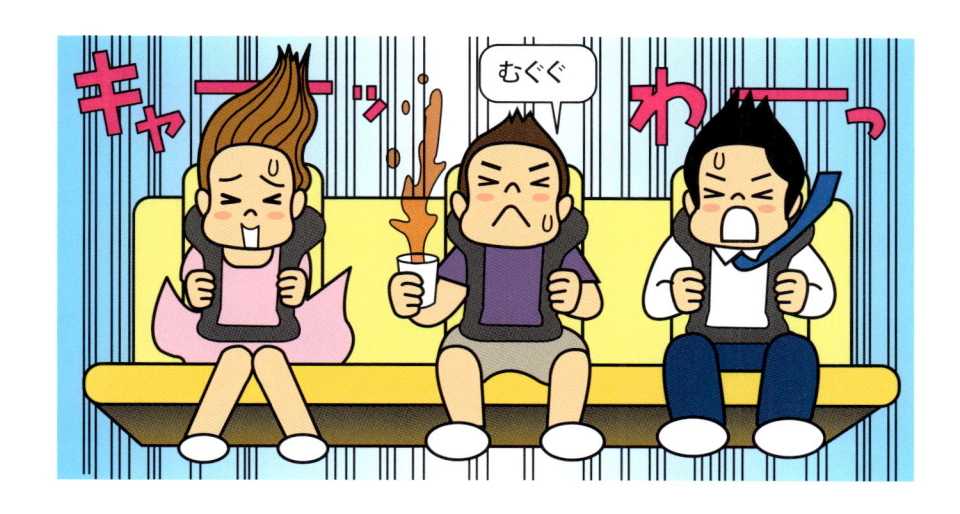

基礎知識 その⑳ 平衡調節の仕組み① 末梢前庭系

3 半規管

半規管には前半規管・後半規管・外側半規管があり、この3つを合わせて三半規管と言います。それぞれの半規管の末端には**膨大部**という膨らみが1つずつあり、ここに管壁の一部が内腔に向かって隆起した**膨大部稜**という感覚装置があります（図・基20-5）。

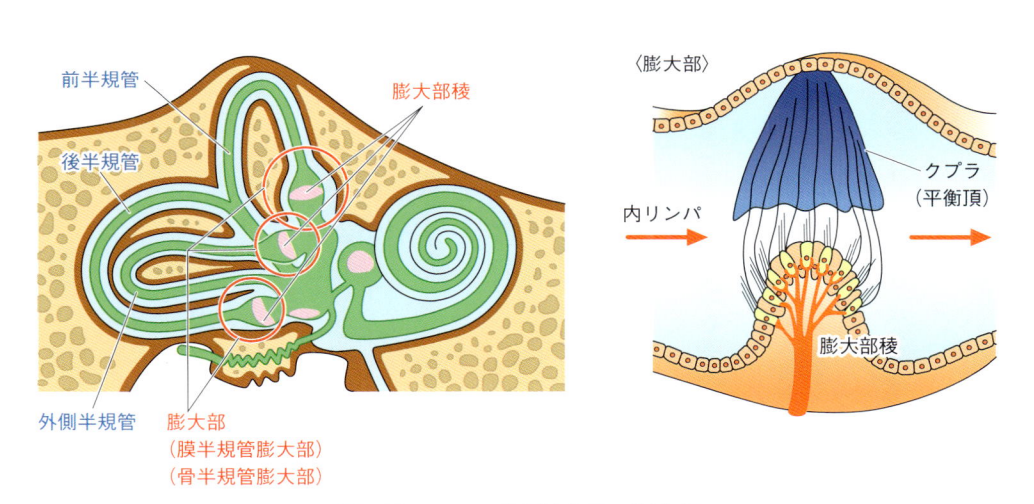

図・基20-5　半規管とその膨大部

膨大部稜の有毛細胞の上にはゼラチン様物質でできたクプラ（平衡頂）があり、身体の動きによって半規管内の内リンパが移動すると、このクプラが移動するために毛が動き、その刺激が有毛細胞から神経に伝えられます。

膨大部稜では、頭部の回転でのみ有毛細胞が刺激され、3つの半規管はそれぞれお互いに直角を成す平面、すなわち三次元の空間に位置しているので、あらゆる方向の頭部の**回転角加速度**を検出できます。

第12章 眩暈

基礎知識 その㉑ 平衡調節の仕組み② 中枢前庭系

　平衡感覚を伝える一次ニューロンの細胞体は前庭神経節にあって、その軸索の片方は前庭器官に分布し、もう片方は中枢へ伸びます。この中枢へ伸びる求心性繊維を前庭神経と言い、音を伝える蝸牛神経と共に、内耳神経（第Ⅷ脳神経）を構成して脳幹に入ります。その大部分は前庭神経核に終わり、一部は小脳に入ります。

　前庭神経核で行われる重要な作業は、前庭と半規管から送られてくる左右異なった情報を統合することです。また、前庭神経核には眼、頚部の筋・関節などの固有受容器、四肢の固有受容器、皮膚の受容器、運動器系からの情報が集まり、それらも含めて統合することで、空間における身体の位置方向や運動の感覚を生じさせます。

　さらに、前庭神経核は他の中枢神経系と密接なつながりを持っていて、眼球運動系、脊髄運動系、反対の前庭神経核、小脳、自律神経系、脳幹網様体、視床大脳皮質系などに連絡繊維を出しています。

　この前庭神経核を中枢とした神経の入出力機構は、頭が動いたときでも周りの状況をしっかり目で捉えること、姿勢の調節、平衡感覚の発現、姿勢の変化に伴う自律神経系の調節に関与します。

　また、このような前庭神経核を中枢とした調節には、3つの反射があり、これらは通常意識されることはありません。

〈平衡感覚における神経伝導路〉

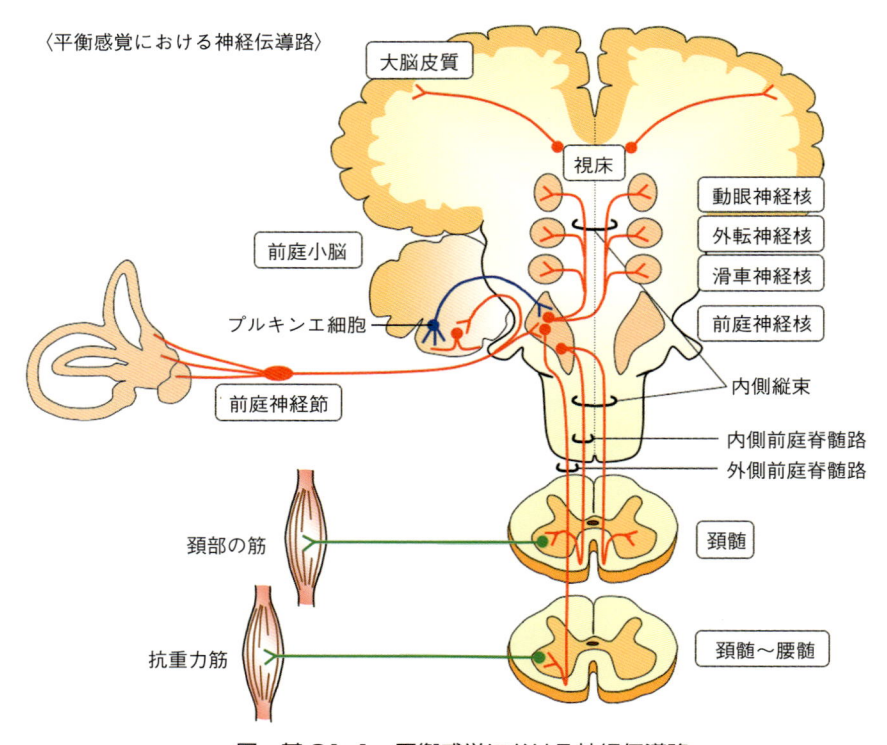

図・基21-1　平衡感覚における神経伝導路

バランス調節は前庭神経核を中心に！

　例えば、身体のバランスがくずれて頭が前のめりに傾いた時のことを考えてみよう。まず、前庭器官が頭の傾きを感じとって、左右それぞれの情報を前庭神経核に送るだろう。頚や体幹の筋肉からは、頚部は前が縮んで項部が伸びている、腹筋は縮まって背筋からは伸びているという情報が、足底の受容器からはつま先の方に重心がかかっていると

いう情報が送られてくる。そして、視覚情報としては今まで正面の景色だったのが、地面の情報が送られてくる。

　すると、こんな前庭神経核への情報（入力）が統合されて、前庭神経核から大脳皮質への働きかけによって、「あぶないっ！前に転ぶっ!!」っていう感覚が起きるんだ。その他、前庭神経核からの働きかけ（出力）によって、身体の様々な部位にこの動きを代償するような反射が起きて、転ぶのを防ごうとするんだよ。

　その反射がどんなものなのかは、以下を見てごらん。

1 前庭動眼反射

　頭部の動きを前庭器官が感受して、頭部の動きに対して逆の方向に眼球を動かす反射を前庭動眼反射と言います。前庭動眼反射には、半規管からの入力が圧倒的に重要ですが、前庭からの情報も二次的な役割を果たしています。

眼球運動の第一目的とは？

　自分が見るべき対象をしっかり見るために、対象に対して眼球方向を安定に保つことが、眼球運動の一番の目的だ。では、それを邪魔する一番の要因って何だかわかるかい？

　相手の動きですか？　すんごい速いものだと眼球運動が追いつかないとか？

　相手ではなく、自分自身の動きだよ。たとえば、歩いているときには身体が上下方向に揺れるだろう。頭の位置が上下に動くので、目線も上下する。すると、何も調節がされなければ、頭が上に動いたなら景色は下に、頭が下なら景色は上にずれることになる。でも僕らが歩いているとき、景色が上下に揺れることはないだろう。これが前庭動眼反射だ。頭の動きを感知して、それを代償するように眼球が頭の動きとは反対に上下しているから、視界が一定に保たれているんだ。

2 前庭頸反射

　頭部が回転した時、その動きを感受して、それとは逆の方向に頭部を回転させる反射を前庭頸反射と言います。これは頭部を地面に対して垂直に静止させるための姿勢調節反射の1つです。

頭の位置を保つことがポイント！

　例えば、つまずいて前のめりになったとき、頭は前に回転するだろう。すると、頭は重たいから、その動きで身体のバランスが大きく崩れることになる。そうならないように頭の動きを半規管が捉えて情報を前庭神経核に送ると、前庭神経核から内側前庭脊髄路（図・基21-1）を通って頚の筋肉の運動ニューロンに項部の筋を収縮させる命令が伝わるんだ。するとどうなる？

　頚が後屈します。

　そうだね。ということは頭が後ろに引っ張られるので、前に回転した頭を逆方向に回転させることになるだろう。この反射が素早く効率的に行われれば、頭はほとんど傾くことなく、垂直な位置を保つことができる。そして重たい頭をまっすぐ身体に乗せておくことができれば、転ばずにすむんだよ。

第12章 眩暈

3 前庭脊髄反射

　身体のバランスが崩れたとき、四肢や軀幹*の骨格筋を動かすことで、頭部や体幹を元の位置に戻し、バランスを回復させるよう運動ニューロンに作用する反射を前庭脊髄反射と言います。前庭頚反射と同様、姿勢調節反射の1つです。

*軀幹：からだ。特に、頭部・四肢などを除いた身体の主要部。胴体。

　これは、前庭神経核から同側性に外側前庭脊髄路（図・基21-1）p.218 を下行して、四肢や軀幹の筋肉の運動ニューロンに命令が伝わるんだ。

バランス調節には、頚が大切！

　身体のバランス調節は、前庭神経核が要なんですね。

　そうだね。この3つの反射は、前庭神経核を中心としたものだから、その重要性が窺えるよね。でもね、じゃあこの前庭神経核が壊れたら、まったく姿勢調節ができなくなるかと言ったら、そうでもない。頭と頚の位置関係は、上部頚椎（C1〜3）の関節、靭帯、頚筋筋紡錘などの受容器によって検知されていて、この情報に基づいて四肢の姿勢反射が起こるんだ。たとえば、「頭を右側にねじると、ねじった側の腕と足が伸びて、反対は屈曲する」とか、「頭が後ろに倒れると、腕が伸びて足が屈曲する。逆に、前に倒れると腕が縮んで足が伸びる」とかね。

　その反射は前庭反射ではないんですか？

　これは「頚反射」といって、前庭・半規管が壊されても起こるけど、C1〜3の後根を切断すると起きなくなるんだ。このことから、前庭反射じゃなくて、頚の受容器によって起きることがわかっているんだよ。

　いずれにしても、重たい頭の位置を保つことがバランス調節のポイントで、その頭を支えているのは頚なんだ。だから頚の筋からの情報が姿勢調節には、ヒジョ〜に重要なんだよ。

　そうですか、頚って大事なんですね。

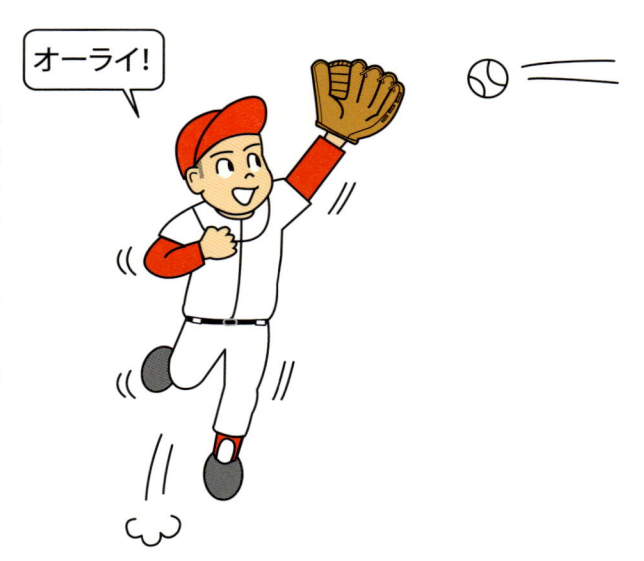

基礎知識 その㉒　平衡調節の仕組み③　小脳

　小脳には、前庭器官から伝えられる特殊感覚*繊維と、脊髄から伝えられる一般感覚*繊維が終わります。また小脳は、他の中枢神経系と連絡し合い、身体の平衡と運動および姿勢の制御に関与しています。
　この平衡感覚に関わる小脳と他の中枢神経系との連絡には、以下のようなものがあります。

*特殊感覚：特定の部位に限局する感覚。嗅覚・視覚・聴覚・平衡覚・味覚。

*一般感覚：身体の広い部位に存在する感覚。痛覚・触圧覚・固有感覚・温冷覚・血液成分感覚など。一般感覚は、さらに皮膚・皮下脂肪層への刺激によって起こる外部感覚、内臓への刺激によって起こる内臓感覚、筋肉や関節などが動くことによって起こる固有感覚に分別される。

1 前庭系

　前庭器官からの情報は、前庭神経核へ伝えられてから小脳に連絡されるか、一部分は小脳に直接入ってきます。小脳からは前庭神経核に抑制性の繊維を送り返し、前庭神経核が中枢となって起こる反射（前庭動眼反射、前庭頸反射、前庭脊髄反射 *1 p.219）に対するフィードバック調節機構として働き、頭の動きと身体の平衡、眼球の動きとの協調をさらに高めます。

2 脊髄系

　脊髄からは、筋紡錘・腱器官・関節包が捉えた固有感覚と、足底や皮膚の触圧受容器が捉えた外部感覚が絶え間なく小脳に送られています。これら運動や姿勢の情報は小脳で統合され、小脳は脳幹に繊維を送り返し、これが運動神経細胞に伝えられます。このように、小脳は間接的に脊髄の運動ニューロンの活動を制御することによって、身体の平衡や姿勢の保持に関わり、反射要素の多い運動調節に関与します。

3 大脳皮質系

　小脳は大脳皮質からの情報を受け、その情報は小脳で統合されて、再び情報を受けた大脳皮質領野に送り返されます。小脳と情報のやり取りをする主な大脳皮質部位は運動性皮質や連合性皮質であるので、この連絡によって四肢の運動の細やかな調節がされ、効率的で滑らかな素早い運動とそれに見合う姿勢調節が行われます。

　小脳は、姿勢・バランスの細部の調整や、動きの調和をとるように働いているんだ。だから小脳に障害があると、なんとなく動きがぎこちなくなったり、細かい作業がしにくくなったり、歩くのに足の運びがスムーズじゃなくてバランスがとりにくかったりといったような症状が起きてくる。いわゆる眩暈というよりは、「歩行時のふらつき」とか「不安定さ」といった訴え方になってくるだろうね。

第13章

悪心嘔吐
（おしんおうと）

◆眩暈（めまい）が起こると吐き気がしてくる。なぜだろう？

　八の字先生、先日の眩暈の話は、日常生活によくある出来事が多かったので面白かったです。

　そうかい、それは良かった。

　それで、気になったんですけど、乗り物酔いの時に眩暈感の起きる機序や、乗り物酔いの症状が自律神経反射だということはわかりましたが、一番つらい吐き気や嘔吐がどうして起こるのか、わかりませんでした。今日はそれを教えていただけませんか？

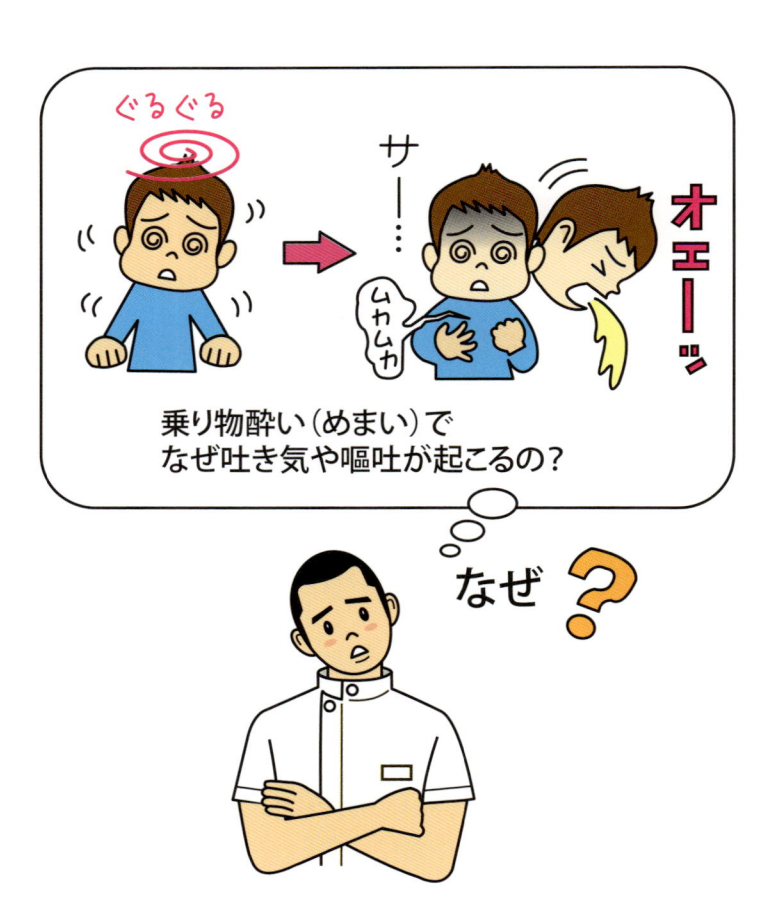

乗り物酔い（めまい）でなぜ吐き気や嘔吐が起こるの？

なぜ？

いろいろなことに気づいて疑問を持つことは良いことだ。そんな時には自分で調べた方が勉強になるんだけど……、まぁいいか。

よし、乗り物酔いの時の吐き気や嘔吐だけじゃなくって、いろいろなケースの悪心嘔吐全般の話をしていこう。

Ⅰ．悪心嘔吐とは

悪心嘔吐は1つの言葉として捉えられがちですが、「悪心」と「嘔吐」には次のような違いがあり、区別されています。

1 悪心とは

嘔吐を引き続いて起こしそうな感覚のことで、季肋部から咽頭にかけて生じる不快感、いわゆる「むかつき」のことです。「嘔気」とか「吐き気」とも言います。

悪心の生物学的目的は食事の摂取を阻止することなので、まずは食欲不振が起こります。次に唾液の分泌亢進、冷や汗、脈拍数減少、顔面蒼白などの血管運動神経症状が起こり、むかつきを生じます。むかつきは症状からわかるように、自律神経の調節異常を示すものです。

2 嘔吐とは

食道、胃、十二指腸、横隔膜、腹筋などの協調反射運動 ☞p.234 によって胃の内容物を逆流させ、食道から口腔を経て体外に排出する現象のことです。

嘔吐は胃の防御反射運動であり、その生物学的目的は、腐った食物や毒物が胃に入ってきた時に、それを排出して腸に下降するのを防ぐことです。これは動物が持つ防衛反応の1つと言えるでしょう。

Ⅱ．嘔吐の分類

1 中枢性嘔吐

神経性嘔吐中枢およびCTZ（Chemorecepter Trigger Zone：化学受容器引き金帯）☞p.233 を直接刺激することによって起こるものです。その発生機序には次の2つがあります。

（1）物理的な機序

脳圧亢進や脳の血行障害などによって、中枢が機械的に圧迫されたり破壊されたりなど、直接刺激されることによって嘔吐が生じます。

通常、嘔吐の前には悪心が現れますが、この場合の嘔吐では悪心が先行するとは限りません。このように悪心がないのに突然嘔吐することを噴吐性嘔吐と言います。

◆突然吐いた。それは危ない!!

噴吐性嘔吐が起きた時は、一般に重篤な状態と考えなければいけないよ。延髄にある嘔吐中枢が直接刺激されてるってことだからね。この話、頭痛 ☞p.045, 047 のところでもしたけど、覚えてるかい？

第13章 悪心嘔吐

> 噴吐(ふんと)性嘔吐は、緊急を要する病態！

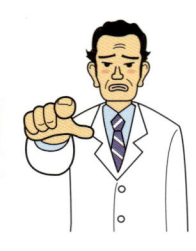

（2）化学的な機序

薬物や毒物、また代謝障害や内分泌障害によって作られた体内性毒素によって、神経性嘔吐中枢あるいは CTZ が刺激されて嘔吐が生じます。

◆自分で作る毒素って？

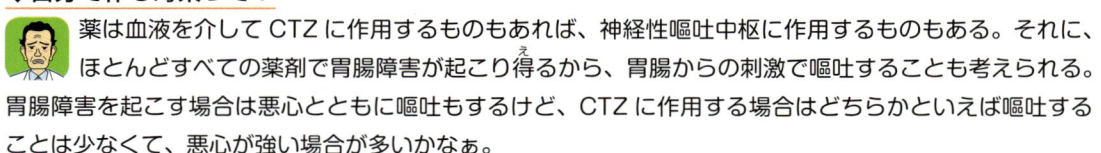

薬は血液を介して CTZ に作用するものもあれば、神経性嘔吐中枢に作用するものもある。それに、ほとんどすべての薬剤で胃腸障害が起こり得るから、胃腸からの刺激で嘔吐することも考えられる。胃腸障害を起こす場合は悪心とともに嘔吐もするけど、CTZ に作用する場合はどちらかといえば嘔吐することは少なくて、悪心が強い場合が多いかなぁ。

先生、体内性毒素ってどんなものですか？

代謝障害でできるものでは尿毒症性毒素があるね。これは腎機能が低下したために、体外に排出できずに血液中に溜(た)まった老廃物や毒素のことだ。
内分泌障害によって作られるものでは、ケトン体が代表的だよ。

ケトン体ってなんですか？

脂肪の分解によって肝臓で作られるアセトン、アセト酢酸、β-ヒドロキシ酪酸のことをまとめてケトン体と言うんだ。インスリン不足で血液中の糖が利用できない時や、飢餓で低血糖の時に、蓄(たくわ)えられていた脂肪が分解されて、その脂肪酸が糖の代わりのエネルギーとして様々な臓器で使われるんだけど、その約半分は肝臓でケトン体になるんだ。

このインスリンが不足する内分泌障害って、糖尿病のことですね。

そうだよ。このケトン体が増加することをケトーシス（ケトン症）。体液の pH が酸性に傾(かたむ)くことをアシドーシス。そして、ケトン体は酸性なので、ケトン体が蓄積して体液の pH が酸性に傾くことをケトアシドーシスと言うんだ。

糖尿病で起こる「糖尿病性ケトアシドーシス」は、糖が使えなくて、脂肪を分解して脂肪酸をエネルギーにした結果、ケトン体がたくさん血中に溜(た)まって体液が酸性になった状態ってことですね。

そのとおり！

2 反射性嘔吐

咽頭、食道、胃、腸、その他臓器組織など、末梢にあるレセプターが受けた刺激が舌咽神経や自律神経の求心路を介して中枢に伝えられ、嘔吐の起こるものを言います。また、眼、鼻、耳、舌などの感覚器からの情報が中枢を刺激して嘔吐を生じることもあります。

（1）舌根、咽頭の刺激

胃内に食物が存在する時に、指などで舌根や上咽頭粘膜を刺激すると、舌咽神経を介して反射的に嘔吐を起こします。

> 吐きたくても吐けない時に、ノドの奥に指を突っ込んで吐いた経験があるんじゃないかな。

> 僕、奥歯を磨こうとすると、いっつも ウエッ！ってなるんですよ。

> 時々いるね、そういう人。歯医者さんが治療に困るんだよね。東洋医学を取り入れて治療をしている歯医者さん達がいらっしゃるんだけど、その人達は嘔吐反射の強い患者さんを治療する時には、天突を歯科助手に押してもらいながら治療するそうだよ。

（2）胃からの刺激

嘔吐の原因の大部分を占めるものです。胃粘膜に分布する自律神経の知覚終末が機械的・化学的に刺激されることによって嘔吐が起こります。

腐敗物や細菌の侵入、アルコールの多飲や各種毒物による刺激、あるいは胃炎、胃潰瘍、胃がんなどによっても胃粘膜が刺激され、嘔吐が誘発されます。また、薬物の副作用として胃腸障害の起きることも多く、そのため嘔吐を起こすこともあります。

◆吐くとスッキリ？

> 胃が原因の悪心嘔吐は、吐いて胃の中が空っぽになると楽になることが多いね。身体に害があるものの侵入によって嘔吐しているのなら、無理に止めずに出すだけ出してしまった方が良い。

吐いて楽になるなら、胃に原因あり！

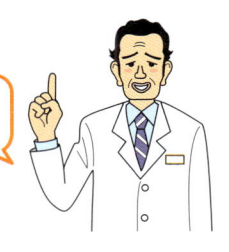

（3）各種臓器組織からの刺激

腸粘膜、肝臓、心臓、その他臓器に障害があると、その求心性刺激によって、時として反射性の嘔吐が起こります。

> 肝障害の場合、反射性嘔吐に加えて、肝機能が低下すると解毒能力が低下するから、有毒物質によってCTZや嘔吐中枢が刺激されるという機序も考えられるよね。

（4）味覚・嗅覚・視覚・聴覚からの刺激

臭い匂い、嫌いな味、不快な音や視覚情報などによっても嘔吐を起こすことがありますが、この仕組みについては不明な点が多く、解明されていません。

第13章 悪心嘔吐

（5）平衡器官からの刺激

内耳の前庭・半規管などが過度に刺激される時や、これらの機能が障害される時、さらには小脳の障害によっても嘔吐を起こします。車酔いや船酔いによる嘔吐、メニエール病など眩暈（めまい）から起こる嘔吐は、この機序によるものです。

◆眩暈で吐き気が起こるわけ

やっと僕の最初の質問の答えですね。ということは、前庭神経核※1 p.218 から嘔吐中枢への連絡繊維があるってことですか？

それならわかりやすいんだけど、前庭神経核から嘔吐中枢には、直接的な入力はないんだ。

なら、どうして平衡器官の障害で嘔吐が起きるんですか？

眩暈の時の話を思い出して。内耳からの情報は、前庭神経→内耳神経→前庭神経核と伝えられて、その前庭神経核は脳の他の多くの部位と連絡を持って、その情報を統合するんだっただろう。※1 p.218 詳細は不明だけど、前庭神経核が脳の他の部位と連絡する時に、おまけで視床下部にあるヒスタミン神経を興奮させてしまうらしいんだ。すると、その神経終末からはヒスタミンが放出される。一方、嘔吐中枢にはヒスタミン（H1）受容体があることがわかっている。

それらを総合して考えると、どうやら「内耳が受け取った刺激が前庭神経→内耳神経→前庭神経核へと伝わる⇒前庭神経核が興奮⇒視床下部のヒスタミン神経が興奮し、ヒスタミンが分泌される⇒ヒスタミンが嘔吐中枢のH1受容体に結合し、嘔吐中枢が興奮⇒悪心嘔吐が起こる」ということみたいだよ。

ヘェ〜、そういうことですか。

同じ延髄にあるいろいろな核や中枢と呼ばれるところは、孤立（こりつ）しているわけじゃなくて、周りと機能的なつながりを持っているから、1つの興奮が周囲に影響する。そのため自律神経系にも影響して、悪心で見られる様々な症状が現れるわけだ。加えて、実際に嘔吐するのは、ヒスタミンによって嘔吐中枢の興奮が高まるからだね。だから、西洋薬では乗り物酔いに抗ヒスタミン剤が多く使われるんだよ。

僕達が治療するなら、頚肩のこりや目の疲れが強いと反射調節がうまくできなくて、ふだん乗り物酔いをしない人でも酔っちゃうことがあるから、そういった意味の治療で対症療法や予防治療ができるよ。

3 精神性嘔吐

大脳皮質からの刺激が嘔吐中枢を興奮させることによって、嘔吐が起こると考えられています。心因的な原因、ヒステリー、神経症、精神的苦痛がある時などに見られますが、この機序はよくわかっていません。

◆空嘔吐（からえすぎ）って関西弁？

精神性嘔吐の特徴は、悪心だけで嘔吐には至らないということだね。関西の人が「嘔吐く（えずく）」ってよく言うよね。ゲップとか、ノドまで吐物（とぶつ）が上がってくるけど飲み込むとか、ウエッ！ってなるだけで何も出ない（空嘔吐（からえずき））、っていう動作を繰り返すだけのことが多いよ。

まとめ

◆悪心嘔吐には内関？

さて、これで悪心嘔吐の説明はおしまいだけど、わかったかな？。

はい。ありがとうございます。悪心嘔吐の機序は、大体わかりました。
ところで先生、「気持ち悪い時には内関」ってよく言われますけど、その根拠は何ですか？

内関ね。悪心嘔吐も含めた消化器症状に効くツボとして、昔からよく使われるよね。奇経の衝脈（公孫－内関）の主治に、「逆気して裏急」というのがあって、この逆気っていうのは胃気が逆上してくる、すなわち嘔吐という意味なんだ。これを、内関を嘔吐の治療に使う根拠としていることが多いね。

他にも、嘔吐の原因を脾胃（消化器系）の虚弱として、その母経である心包経を補うという考え方もある。理屈はいろいろあるけど、それよりは、「嘔吐の時に内関を刺激すると良くなる」っていう経験的なものを昔の人達は知っていたんだと思うよ。理論は、後になって体系化する時、当てはめたんじゃないのかな。

実際、効果はあるんですか？

万能ではないだろうけど、もちろん効果はある。経穴の中でも特に内関に関しては、世界で鍼刺激による検証実験がたくさん報告されていて、NIH（アメリカ国立衛生研究所）からは「成人の術後や化学療法時の嘔気や嘔吐に対して鍼が有効である」という報告がされている。

イギリス医師会が鍼灸の効果に科学的根拠を認めた時も、最も科学的根拠があるとしたのは、「内関の悪心嘔吐への効果」だったんだ。

そうですかぁ。科学的にも効果が認められているんですね……（不満気）。
以前、車で気持ちが悪くなった友達の内関を押しても、あんまり効果なかったんですよね。

それは刺激の仕方に問題があったんじゃないかな。この時の内関は、かなり強い刺激が必要なんだよ。指圧の場合は、強く10数えるくらい押すのを何回も繰り返す必要があるし、鍼の場合は強く響くように刺激する必要がある。検証実験では、通電しているものもあるくらいだ。

しかも車酔いには、気持ち悪くなってから刺激するんじゃなくて、今言ったような内関への刺激を車に乗る30分くらい前にしておく。それに加えて、刺激を継続するために円皮鍼や米粒くらいの小さな粒を貼っておくと予防になるんだよ。

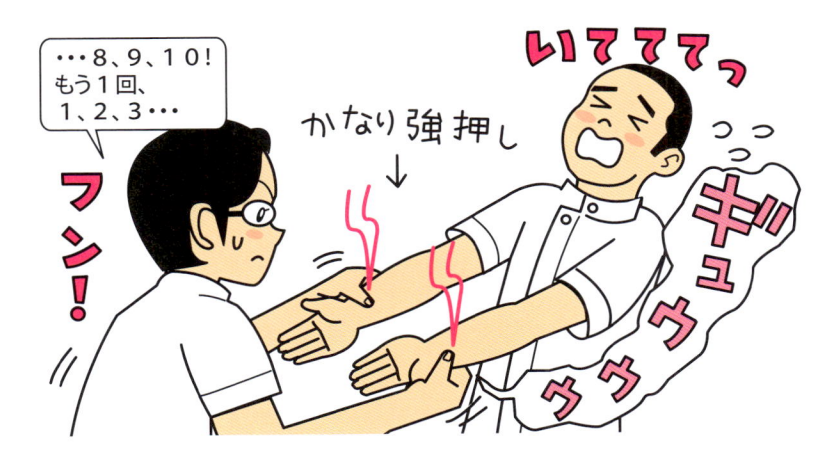

第13章 悪心嘔吐

◆車酔い・抗がん剤の副作用・つわりの吐き気、内関刺激はみな同じで良いの？

そうだったんですか。僕のやり方がいけなかったみたいです。
ちなみに、抗がん剤の副作用で起こる悪心嘔吐や妊娠中のつわりも、同じ方法で良いですか？

気持ち悪さの起こる原因は違うけど、嘔吐という消化器症状を抑制する目的は同じだから、同じ方法でかまわないよ。

今までの話から、車酔いと抗がん剤の副作用で悪心嘔吐が起きる原因はわかりますけど、つわりで悪心嘔吐が起こる原因は何ですか？　そもそも、つわりって何で起きるんですか？

残念ながら、つわりが起きる原因や症状の機序はわかっていないんだよ。ただ、つわりは一種の適応障害じゃないか、という説があるんだよね。というのは、妊娠が成立することで、母体のホルモンバランスが大きく変わることはわかるよね。その他にも、女性の身体には劇的な変化が起きるだろう。そんな身体の変化に加えて、このとき女性には、一個人からお母さんへ、職場から家庭へと、精神的にも社会的にも変化を求められることが多い。つわりは、妊娠初期のそんな急激な変化に適応できず出てきた症状だと言われる。だから、少し時間が経って状況に慣れてくると、つまり適応できると症状が消える、というのがその説の内容なんだけどね。

今のところ、その原因や機序はわからないけど、消化器症状を抑制するのなら、**内関**でOK！ということだ。**内関**の効果が医学会で認められているイギリスでは、妊娠初期のつわりに対して、ずっと**内関**を刺激しておくためのリストバンドが医療器具としてあるみたいだよ。

◆効果あり！は、ピタッと止まるわけじゃない！

ただし、勘違いしないでほしいんだけど、ここで「内関が悪心嘔吐に効くぞ！」って言っているのは、**内関**を刺激すればピタッと100％悪心嘔吐が止まるということではないからね。

えっ！　違うんですか？

やっぱりそう思ってたか。
いいかい、ここで言う効果っていうのは、悪心嘔吐がある人達を、**内関**を刺激するAグループと、違うことをするBグループに分けて経過を比べた時、Aグループでは症状がより悪化した人や変わらない人もいたけど、ムカムカの起きる回数が減った、程度がマシになった、吐く回数が減ったと言う人がBグループよりも多かったので、**内関**を刺激した方が楽になる可能性が高いと言えるだろう、ということだからね。

なんだぁ、そうなんですか。

「なんだぁ」って、それは薬だって同じだよ。制吐剤だって、100％悪心嘔吐が止まるわけじゃない。

そう言われてみれば確かに、酔い止めを飲んでも、遠足で吐いてる子がいましたもんね。そうかぁ、薬だって万能じゃないですね。

そうだよ。嘔吐反射を止めようっていうんだから、そんなに簡単なわけないじゃないか。
それに、実験の中には、**内関**に鍼をしたグループと、制吐剤を使ったグループで、悪心嘔吐への抑制効果を比べたものもあるんだけど、この実験では**内関**に鍼をしたグループの方が制吐剤を使ったグループ

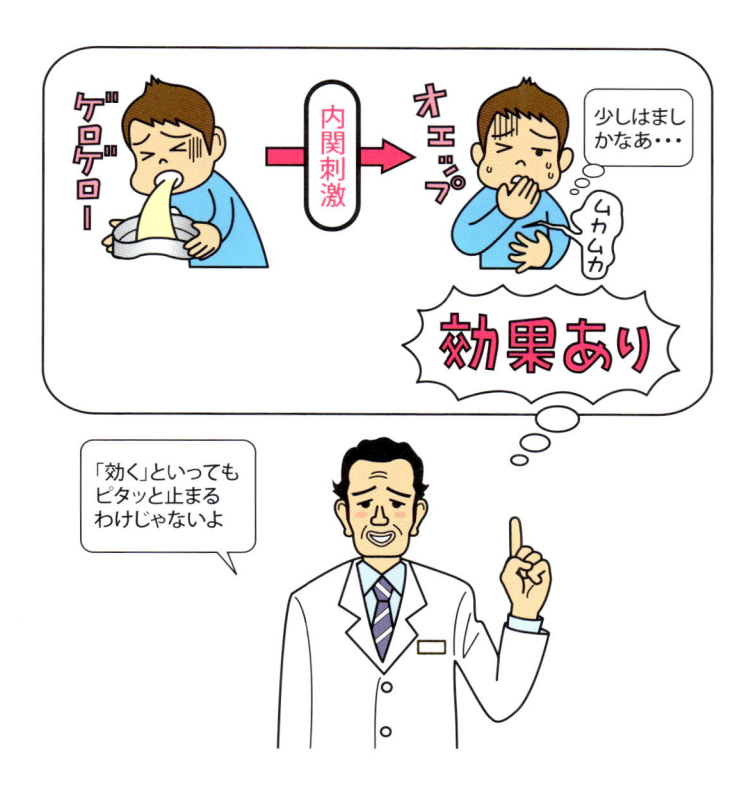

ゲロゲロー　→（内関刺激）→　オエーップ　少しはましかなあ・・・　ムカムカ

効果あり

「効く」といってもピタッと止まるわけじゃないよ

よりも、悪心嘔吐の発生頻度が減ったとあるんだ。これだけで確定的なことは言えないけど、もしかしたら薬よりも**内関**の鍼刺激の方が、治療効果が高いかもしれないよ。

　他に、**内関**以外の話もすると、頚肩こり・目の疲れがあると乗り物酔いを起こしやすいし、胃の働きが悪くて食べた物が胃に溜まることや胃炎で粘膜が刺激されることは悪心嘔吐を誘発するから、これらの治療をしておくことも悪心嘔吐の予防や症状緩和につながるよね。

　それと、君も吐いた経験があればわかると思うけど、何度も嘔吐を繰り返していると、嘔吐運動のせいで背中や肩が緊張してくるだろう。そんなとき、誰かに背中をさすってもらうと、ちょっと楽になるじゃない？あれと同じように、鍼での治療も嘔吐を止めることだけじゃなくて、嘔吐によって起こる身体の緊張をほぐしてあげることで、悪心嘔吐のつらさを緩和してあげることができるんだよ。

さて、これで悪心嘔吐について大体わかったかな？
Any Question?

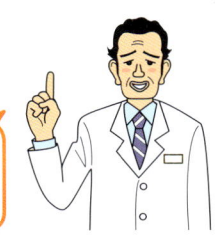

13　悪心嘔吐

第13章 悪心嘔吐

基礎知識 その㉓ 胃の運動と機能

1 胃の構造

　胃液の分泌から胃の区分を考える時は、胃底部・胃体部・幽門部の3つに区分するのに対して、胃の運動から胃の区分を考える時には、近側部・遠側部の2つに区分します。
　この時、近側部には胃底部と胃体部の口側1/3、遠側部には残り2/3の胃体部と幽門部・幽門が含まれます。

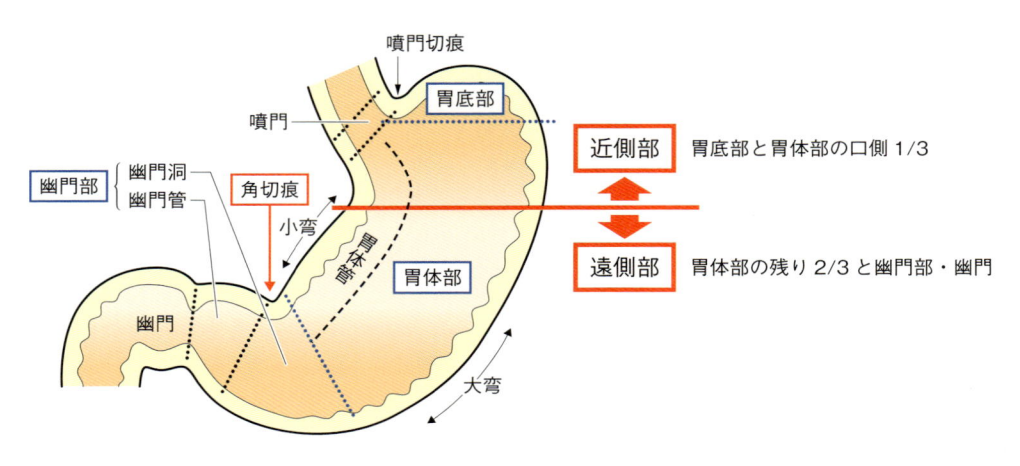

図・基23-1　胃の区分

※胃液を分泌する胃腺の構成
① 粘液細胞（副細胞）はムチンを分泌する　　② 主細胞はペプシノゲンを分泌する
③ 壁細胞（傍細胞）は塩酸を分泌する　　　　④ 内分泌細胞はホルモンを分泌する
噴門腺・幽門腺には主に粘液細胞が含まれており、胃底腺（胃体・胃底）には4種の細胞すべてが含まれる。

2 胃の筋層と神経

　通常、消化管の筋層は内側に輪走筋、外側に縦走筋の2層からなりますが、胃はこの他に、最内側を斜めに走る筋層があり、内斜筋、中輪筋、外縦筋の3層からできています。
　縦走筋と輪走筋は食道から連なっており、近側部から遠側部に移行するにしたがって筋層は厚くなり、縦走筋の一部は十二指腸まで続いています。輪走筋は幽門端で肥厚して幽門括約筋を作り、蠕動運動の十二指腸への伝播を遮断します（図・基23-2）。

図・基23-2　胃の筋層

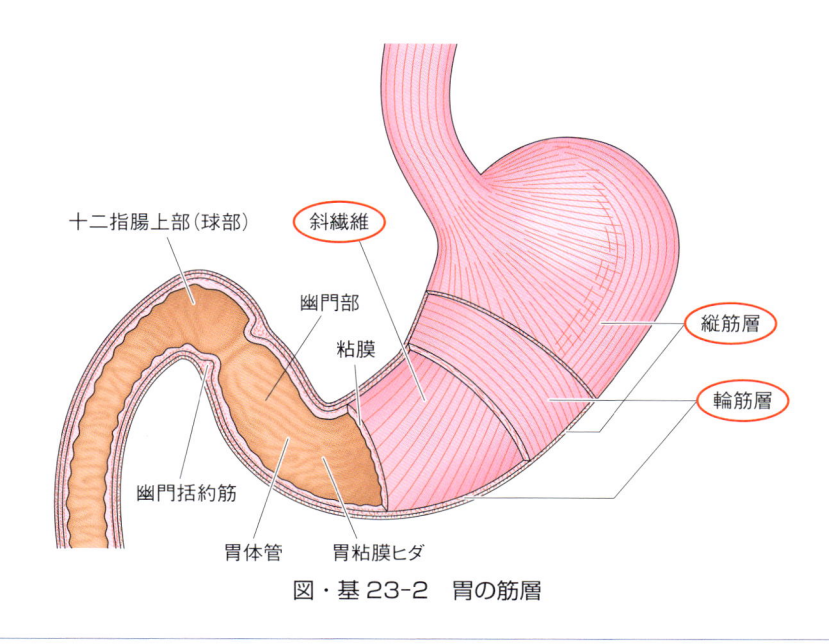

3 胃の運動

　胃は食物をとると1〜1.5ℓの容積まで拡がりますが、空のときには胃壁自身の緊張のため、胃底上部を除いては、幽門付近や胃体部の一部の前後壁がくっついていて、内腔はほとんど認められません。近側部では、食べ物が胃に入ると、その量に合わせて反射的に胃壁が弛緩し腔壁を拡げます。この時、胃壁が弛緩することで胃内圧をあまり上昇させずに胃の容積が増大するので、これを「受け入れ弛緩」と言います。

胃は袋じゃない !?

　食道・胃・腸といった管腔臓器は、ぽっかり穴が開きっ放しというわけじゃないんだよ。ふだんの消化管は、押しつぶされたような形をしていて、穴は塞がれているんだ。
　腸管の運動 p.168 で説明があったけど、食塊が腸管壁を刺激することで食塊の前の腸管壁が弛緩して、後ろが収縮するから前へ送られていくんだっただろう。これは食道も胃も同じだよ。

　受け入れ弛緩によって食塊の多くは小弯側を落ちていきます。そして、胃体部が食塊の刺激を受けると、胃の遠側部領域に活発な蠕動性収縮が起こります。
　胃体部の中央付近に毎分3回くらいの頻度で輪状筋の収縮が規則的に現れ、この収縮輪が30秒〜1分くらいで幽門部に達します。初めの収縮輪は弱く、幽門に近づくほど強く速い収縮を起こします。ことに胃体部と幽門部の境あたりでは筋層の厚さの違いから、深い「くびれ」ができます。これを「角切痕」と呼びます。
　この運動によって食塊は幽門部へと押し進められますが、この時、幽門は閉じているので、収縮輪が幽門まで伝わって消えると、食塊は幽門部から胃体部の方へ戻ります。このように蠕動収縮が繰り返されると、食塊が胃液とよく混ざり、半流動性の糜粥となります。

第13章 悪心嘔吐

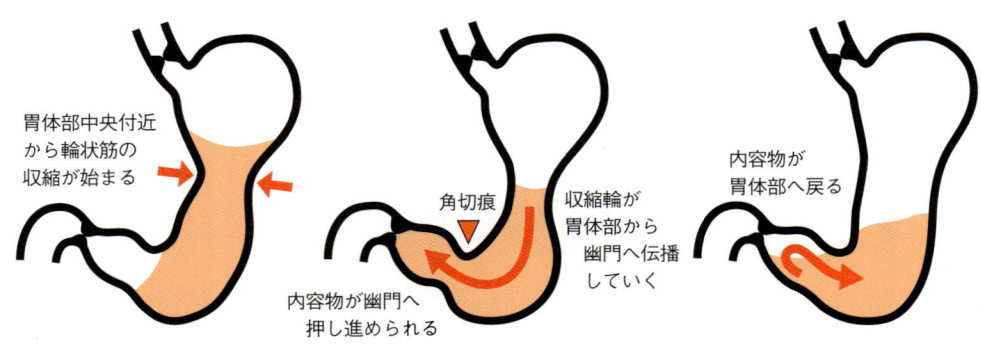

図・基23-3　胃の運動

- 胃体部中央付近から輪状筋の収縮が始まる
- 角切痕
- 収縮輪が胃体部から幽門へ伝播していく
- 内容物が幽門へ押し進められる
- 内容物が胃体部へ戻る

> X線で見ると、まるで食塊が幽門部から胃体部の方へ送られているように見えるんだけど、正常な胃には逆蠕動は起きないよ。

4 胃内容の移送

一般に、食後10分ぐらいから柔らかく消化の良い食物の移送が間欠的に始まり、3〜6時間でそのほとんどが移送されます。この内容の移送には、胃内圧、胃内容の大きさ、浸透圧、化学的性状などが関係します。

胃内容を送り出すタイミングは、誰が決めている？

> 水は胃に留まらず、ほとんどそのまま十二指腸に流れていくけど、浸透圧の高いものは、胃で薄めてから移送されるんだ。

> 食べたものは、良い具合に熟れると胃から送り出されるんですね。

> ん〜、以前はそんなふうに、胃内容が糜粥の状態になると胃全体が緊張して内圧が高まって、十二指腸に排出される。要するに、送り出すタイミングは胃が決めていると考えられてたんだけどねぇ〜。最近は、「胃内容の移送は、小腸内容の消化状態によって調節されている」と考えられているんだよ。

> もう次送ってもいいぞぉ〜って言われて、送り出すってことですか。

> そういうこと。

基礎知識 その㉔　嘔吐中枢と嘔吐運動

嘔吐中枢は延髄にあって、「化学受容器引き金帯」と呼ばれるものと、「神経性嘔吐中枢」と呼ばれるものの2つが考えられています。

1 化学受容器引き金帯（CTZ：Chemorecepter Trigger Zone）

この部位は他の延髄部位に比べて物質に対する透過性が高く、様々な化学物質によって興奮します。CTZの興奮は神経性嘔吐中枢に伝えられ、これが引き金になって嘔吐が起こります。

2 神経性嘔吐中枢

この部位が刺激されると嘔吐が起こります。この中枢への刺激は、物理的・化学的な直接刺激や、末梢で受けた刺激が求心性神経を介して中枢に伝えられる情報、大脳皮質からの刺激、またCTZからの情報などです。それらによって神経性嘔吐中枢が興奮すると、迷走神経や交感神経、体性運動神経を介して胃、食道、腸、横隔膜、腹筋などに遠心性の情報を送り、一連の反射的な嘔吐運動が順序良く起こります。

ホントの嘔吐中枢はどっち？

　嘔吐には、神経性嘔吐中枢が直接刺激され起こるものと、まずCTZが刺激され、それが神経性嘔吐中枢に伝えられて起こるものがあるってことですね。

　そう。これを踏まえると、神経性嘔吐中枢が、狭義の意味での嘔吐中枢と言えるだろうね。

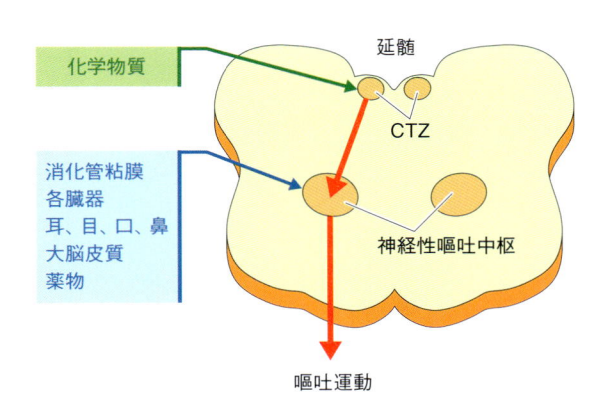

図・基24-1　嘔吐中枢

第13章 悪心嘔吐

3 嘔吐運動

悪心嘔吐の状態をX線で透視すると、悪心が現れる時には小腸の逆蠕動と胃壁の緊張低下が確認されます。嘔吐運動では、まず胃上部の緊張が完全に消失し、食道上部の括約筋が弛緩します。次いで強い蠕動波が胃体中央部付近から起こり、この収縮が内容物の下降を防ぐように角切痕※1 p.231 あるいは幽門の手前で強い収縮輪を作ります。同時に、反射性に息が深く吸われて喉頭（声門）が閉じ、腹筋や横隔膜が強く収縮します。これによって胸・腹腔内圧が著しく上昇して胃を圧迫するため、胃内圧が上昇します。さらに、幽門部では正常時には見られない逆蠕動が起こり、内容物が噴門に向かって逆流します。最後に食道下部の括約筋が弛緩すると、食道・口腔を経て内容物が体外に吐き出されます。

この間、舌根が後方に引かれて軟口蓋が挙上し、鼻への通路を閉鎖します。また、延髄にある嘔吐中枢は呼吸中枢と近接しているため、吐き出す時には一時的に無呼吸になります。このように、嘔吐はこれに関係する臓器および筋群の協調的な反射運動によるものです。

神経も連携している

行く手を塞がれて、全体から圧をかけられて、さらに逆流する力が加わったところへドアが開いたら、一気にそこへ流れ込むしかないでしょう。これが嘔吐だ。

考えたことなかったですけど、吐物が気管に入ったり鼻にまわったりしないのは、同時にいろいろなところが働いていたからなんですね。

それだけのものを順序良く動かすには、それだけ多くの神経も働いている。特に、延髄の嘔吐中枢の周辺には血管運動中枢、消化管運動中枢、呼吸中枢、唾液分泌中枢などがあって、それらは機能的な関連を持っている。だから嘔吐時は、顔面蒼白、発汗、流涎、脈拍数減少、血圧低下などの悪心症状を伴うんだ。

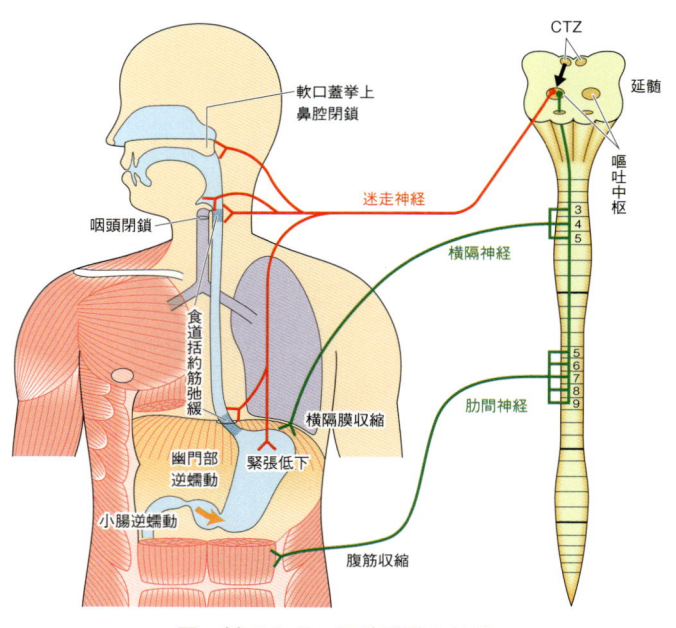

図・基24-2　嘔吐運動の仕組

嘔吐を決める2つの因子

余談だけどさ、吐いていて、黄色い苦い液が出てきたことないかい？

あ〜、あります。二日酔いで、吐く物がないのに嘔吐いてると出てきます。

あれは胆汁なんだよ。嘔吐運動があまりにも強い時や、胃が空っぽなのに何度も嘔吐運動が起こると、十二指腸にも強い逆蠕動が起こって、幽門括約筋の圧力を超えて、十二指腸内容が逆流してくるんだ。
こんなふうに、物を吐き出すには、「押し出す力の強さ」と「出口の開閉状況」の2つが重要な因子なんだ。

「腹圧上昇」と「括約筋弛緩」ってことですね。

そのとおり。だけど、激しい咳や排便の時に腹圧が上昇しても吐くことはないだろう。
反対に、括約筋の機能が未熟な赤ちゃんは、ミルクを飲みすぎると吐くことがある。この現象は「吐逆」って言うんだけど、これは過食後に胃内容が吐き出されることで、横隔膜や腹筋の収縮運動がなく、悪心などの不快感を伴わない点で嘔吐とは区別されている。
　ということを踏まえて考えると、括約筋の状態の方がより重要だと言えるだろうね。

第14章 浮腫

◆急に太った、それは危険!!

神経性食欲不振症の患者さん、ここ数日で急に体重が2〜3kg増えたそうですよ。

ん？ ああ、拒食症のことか。最近呼び方変わったのよね。
へぇ〜良かったじゃない。やっと私達の話をわかってくれて、食べるようになったのね。

えっ！ なんだって!!
それは危ない！ 親御(おやご)さんに連絡して、適切な処置をしてもらわなきゃ。

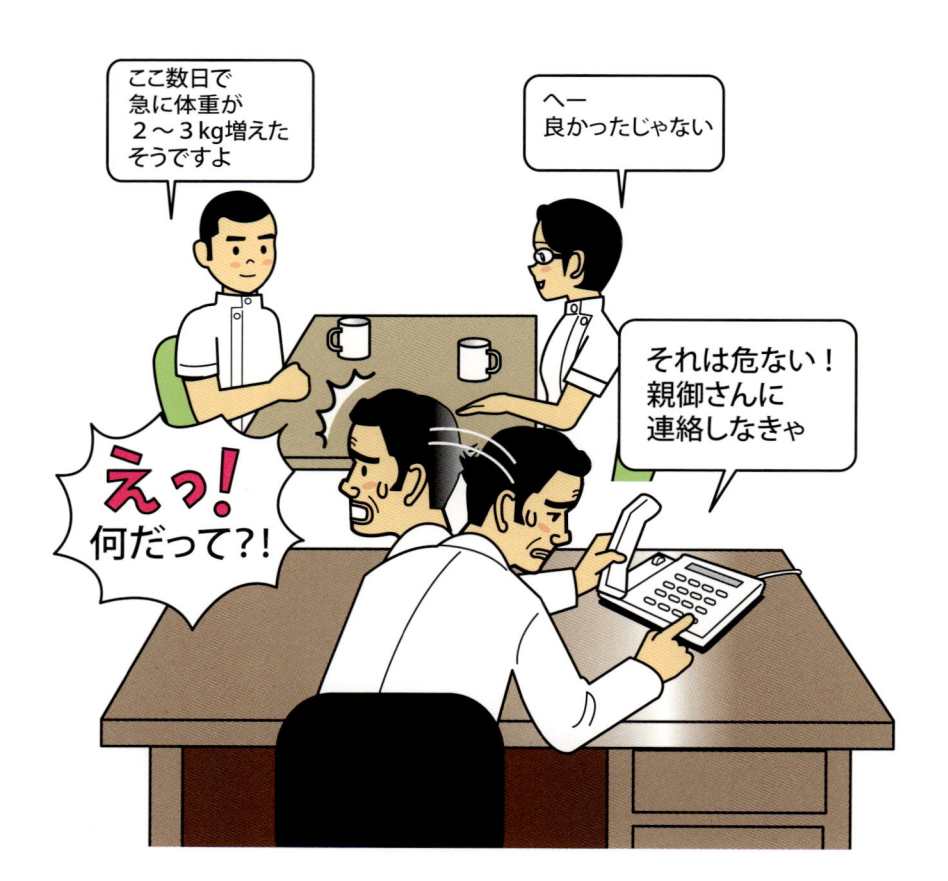

14 浮腫

~ 八の字先生、電話中 ~

- 先生、どういうことですか？ 拒食症の患者さんが太ってきたなら良いことじゃないですか。

- 本当に食べて太ったのなら良いけど、彼女はそうじゃないよ。

- じゃあ何で太ったんですか？

- 結論から言うと、彼女の体重が増えたのは「浮腫(むく)み」のせいだよ。

- はっ？ ムクミ？ どういうことですか？
  私も夕方よく足がむくみますけど、体重は変わりませんよ。

- 君の「むくみ」は、誰にでも起こる生理的なものだからだよ。
  同じ「むくみ」と言っても、彼女の場合とはメカニズムがまったく違う。

- ？？？

- よし、じゃあ今日は「浮腫(むくみ)」について勉強しよう。

I. 浮腫とは

　間質(組織間隙)には、毛細血管を介して拡散 p.258 した血液中の液性成分が、間質液として存在します。この間質液が異常に増加して、体外から腫脹して見える状態を浮腫と言います。

　間質に溜まっている浮腫液はすべて血液に由来するものですが、血管壁を通過できない細胞や血漿たんぱくのような高分子は含まれません。したがって、その組成は血液から有形成分と血漿たんぱくを除いた血漿成分と考えれば良いでしょう。

　一般的には、皮下に体液が溜まった場合を浮腫と呼びますが、臓器の組織間隙や、胸腔や腹腔に水が溜まった場合も広い意味で浮腫に含め、胸水や腹水を伴った全身性浮腫を特に全身水腫と言います。

　また臨床上、浮腫のある部分は腫れぼったく、特に下腿の浮腫では指先で圧迫するとその痕が残ります。これを圧窩(圧痕)と言います。体内水分の増加によって浮腫が起こる全身性浮腫では、正常の10%以上の水分が増加しているとき圧窩が見られ、10%以下のときには圧窩などの所見を認めることが少なく、潜在性浮腫とされます。

◆むくむと体重が増える!?

- 全身性浮腫で圧窩が見られるときは正常の10%以上……ということは、体重50kgの人だと水分60%として30ℓ p.254 だから、その10%は……3ℓ以上の水が溜まっているということですか！ かなりの量ですね。

第14章 浮腫

- この時、溜まっている水の重さはそのまま体重に加わってくるから、3ℓなら体重が3kg増えることになる。拒食症の彼女の体重が増えたのも、浮腫で溜まった水の重さだよ。

- どうしてそう言い切れるんですか？

- 食べたものが身になって体重が増えるんなら、ほんの数日で急に3kgも体重が増えるなんてことはないだろう。浮腫の本体は水だから、飲んで身体に溜まれば、その分だけ急に体重が増えるんだよ。

- え〜？　水だって、飲んだ量が多ければ、その分尿量が多くなって、体重は変わらないんじゃないですか？

- ふつうはそうだけど、拒食症が進行すると水が溜まるようになるんだよ。

- ？？？

- まぁ、もう少ししたらわかるようになるから。

Ⅱ. 浮腫の分類

1 局所性浮腫

末梢組織において、毛細血管内の血液と間質液との間で体液がやり取りされる時、毛細血管内から間質部分へより多くの水が移動することによって起こる浮腫のことを言います。局所性浮腫には、次のようなものがあります。

（1）毛細血管壁の透過性亢進 ☞p.261 による浮腫

毛細血管壁が著しい高温・低温、あるいは何らかの化学物質によって傷害されると、血管壁の透過性が高まり、毛細血管内の水や電解質、血漿たんぱくなどが間質へ漏れ出すため、浮腫が起こります。またこの時、血漿たんぱくが透過することは、間質液の膠質浸透圧 ☞p.265 を高め、血漿膠質浸透圧 ☞p.263 を減少させることになり、浮腫の生成を助長します。

火傷、虫刺され、炎症などによる浮腫はこの機序によるものです。

（2）毛細血管内圧 ☞p.262 の上昇による浮腫

平均毛細血管内圧が上昇すると、毛細血管内から水や物質を押し出す力が強まって濾過量 ☞p.265 が増えるため、浮腫が起こります。この圧が上昇する原因の多くは、静脈圧の上昇にあります。

この現象は、健常者でも長時間立っている、もしくは座っていると下肢に浮腫を生じることに見られます。これはポンプの役目を果たす心臓が胸の高さにあるため、地面から心臓までの高さの差による圧力が下肢の毛細血管にかかり、平均毛細血管内圧を高めて、濾過を亢進することによって起こるものです。

また、心不全の場合には、心臓の吸い込むポンプ力が弱ることで、静脈がうっ血し、静脈圧が上昇します。それによって平均毛細血管内圧が上昇し、濾過が亢進するため浮腫が起こります。

◆歩くのが一番!!

あ〜、わかりました。私の足のむくみのメカニズムはこれですね。生理現象なんですねぇ。

まあね。

でも、むくむと足が重くてだるいんですよ。何とかならないでしょうか？

歩きなさい。それが一番。

えっ、歩くんですか？

そう。これは要するに、静脈血が上に戻れず足に溜まった状態なんだよね。

◆下肢の静脈血が心臓に戻るメカニズムとは？

押し戻す直接的なポンプを持たない静脈血が心臓に戻るのに3つの力が必要なんだけど、何だったか覚えてる？

……すいません。ぜんぜんわかりません。

しょうがないなぁ。1つは「心臓の引き込む力」だけど、これはそんなに強くないから、これ1つでは足りないんだ。
　2つ目は、「動脈の拍動」だ。解剖学上、動脈と静脈って伴走していることが多いだろう。これにはメリットがあって、動脈に寄り添っている静脈は、動脈が拍動するのと同じように動くから、この動きを自分の拍動として使えるんだ。

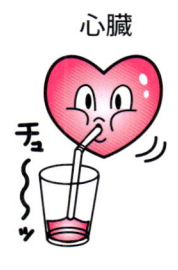

でも、それだと逆方向に流れちゃうんじゃないですか？

ところが静脈には逆流防止弁がついていて、反対に流れないようになっているんだ。だから、押された血液は前にだけ進んでいくんだよ。これが、静脈血が押し戻される1つの力になっている。

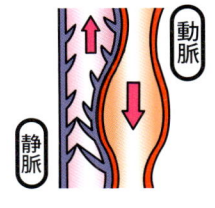

へぇ〜、身体は上手くできているんですねぇ。

感心してないで、最後の1つくらい答えなさいよ。
ヒント！「第二の心臓」と言えば、わかるだろう。

第二の心臓って「ふくらはぎ」のことですよね。ん〜、それは知ってるんですけど、むくみとどう関係があるんでしょう？

ふくらはぎの筋肉が伸び縮みすることで、血液が押し出されて、その後には新しい血液が入ってくる。まるでポ

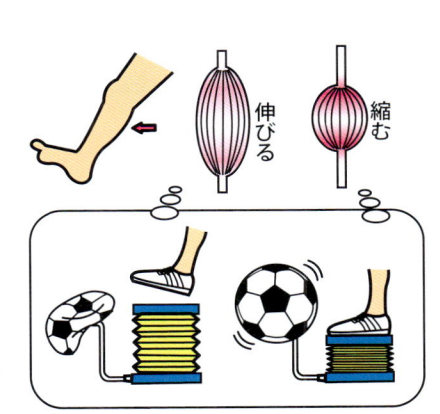

第14章 浮腫

ンプみたいだろう。だから「第二の心臓」と言われるんだよ。歩いたり走ったり、ふくらはぎの筋肉が使われれば、血行が良くなって浮腫が解消されることになる。鍼灸師はほとんど立ち仕事だからむくみやすいのはしょうがないけど、君も少し運動しなさいよ。筋肉量が増えれば、それも助けになるから。

◆寝ても取れない足のムクミは要注意！

> ちなみに、そのむくみは朝には治ってるかい？

> はい。夕方が一番ひどいですけど、寝たら治ります。

> だったら心配ない。横になった姿勢は、心臓と足の高さが同じになるから圧がかからず、ポンプの力が十分作用するから、足に溜まった水を回収することができる。これが朝になってもむくんでるようなら、心臓のポンプ力が弱ってる？　身体全体の水分量が増えてる？などを疑わなきゃいけないよ。

(3) 血漿膠質浸透圧 p.263 の低下による浮腫

血漿膠質浸透圧が低下すると、水を血管内に引き止めておく力が弱くなり、血管外へ出て行く水が増加します。同時に、血管内に水を引き込む力も弱いので、出て行った水を血管内に戻せないため間質に溜まり、浮腫が起こります。

血漿膠質浸透圧の低下は、すなわち血漿たんぱく濃度の低下と言えます。血漿たんぱく濃度の低下は、重篤な**肝機能障害**や**栄養失調**のために血漿たんぱくが作れなくなることで起こります。また、正常に血漿たんぱくが作られても、ネフローゼ症候群のように血漿たんぱくが尿に排出されてしまうと起こります。また、腎でNa^+に伴って水の再吸収が増加して血漿量が増加すると、血液が薄まって血漿たんぱく濃度の低下が起こります。

> 血漿たんぱくのアルブミンは肝臓でのみ作られるものだから、アルブミン濃度をみれば肝臓の機能が正常かどうか判定できる。それに、血漿たんぱくは、たんぱく質代謝を反映しているものだから、栄養の取り方や吸収が悪い時にも数値に表れてくるんだ。アルブミンを指標にすると良いよ。

(4) 間質膠質浸透圧 p.265 の上昇による浮腫

間質液中のたんぱく質はとても少ないので、通常その膠質浸透圧はあまり問題にならないのですが、毛細血管壁の透過性が亢進して、大量の血漿たんぱくが血管から出て行くようなことがあると、間質膠質浸透圧が高まり、浮腫を助長することになります。

> 「(1)毛細血管壁の透過性亢進」p.238 のところで、「火傷、虫刺され、炎症のときに浮腫の生成を助長する」ってあったのは、このことだよ。

(5) 間質圧(組織圧) p.265 が低いために起こる浮腫

間質圧は、血管内から水が出てくるのを抑えるように働く力ですが、組織によってその圧力が違うため、間質圧が比較的低い部位では浮腫を起こしやすくなります。

> むくみがよく目蓋の腫れから始まるのは、ここの組織圧が比較的低いために、他より水が漏れ出てきやすいからなんだよ。地図上に広がる蕁麻疹が身体の内側に出やすいのも、軟らかいからね。

（6）リンパの流れ ※1 p.266

リンパの流れが障害されると、再吸収されず余った水を運び出すことができなくなるので、間質に水が貯留し浮腫を起こします。寄生虫がリンパ管を閉塞して起こる象皮症や、乳がん手術時にリンパ節を摘出した場合に起こる上肢の浮腫などがこれにあたります。ですが、日常的にはリンパ流のみの異常によって浮腫を起こしてくることは多くありません。

◆リンパ節摘出後の浮腫はつらく、治せない？

　手術でリンパ節をとってしまった場合、ルートが分断されるわけですから、末梢で余った水は戻れないままなんでしょうか？

　究極には、間質に水がたくさん溜まれば間質圧が高まるから、その圧で静脈に押し込まれて戻されるだろうけどね。

　でもそれだと腕がパンパンに腫れて、内側からの圧迫痛がとてもつらそうですけど、どうにもできないですか？

　西洋医学的な処置だと、包帯をギュ〜ッと巻くことで間質圧を高めて、水が出てこないようにしている。東洋医学的には、リンパマッサージとか、鍼に低周波パルスをかけて筋を動かして、筋ポンプによる静脈血の戻りを促進する方法を試みている人もいるみたいだ。

　それで治りますか？

　東西ともに、いずれも対症療法でしかないね。その場の浮腫は良くなるけど、切り取ってしまったリンパが元に戻るわけじゃないから、しばらくするとまた浮腫が出てくる。絶対に治らないとは言わないけど、難しいよね……。

　そうすると、手術は成功しても、その後の生活がつらいですね。

　ん〜、そうなんだよね。

◆リンパ節摘出、日本と欧米の違い

　実はね、がんの手術で、がんのできた臓器と一緒に周りのリンパ節を取ることを「郭清」って言うんだけど、どこまで取るかはマチマチなんだよね。

　どこまでとは？

　臓器のすぐ近くのリンパ節だけ取る場合と、遠くのリンパ節まで取る場合、はたまた全くとらない場合とがあるんだ。もちろんがんのレベルや、どこのリンパ節まで転移があるかっていう状況によって、どこまで取るか違ってくるんだろうけど、いずれにしても欧米に比べて日本では広い範囲のリンパ節を郭清する傾向があるんだよ。

　なぜ日本と欧米とで違うんですか？

第14章 浮腫

　それはリンパ節に対する考え方に違いがあるからだね。それを話す前にリンパ節の説明をしよう。毛細血管から出て静脈に再吸収されず間質に残った水は、リンパ液として体中にはりめぐらされたリンパ管の中を流れて、最終的には静脈に注いで、心臓に戻されるんだよね。リンパ節は、そのリンパ管の要所要所にあって、そこでは免疫細胞が働いていて、細菌などの物質が血液循環に入らないよう関所のような役目をしているんだ。臓器にがんがある時、臓器の間質液に混ざってがん細胞が流れてくると、リンパ節で免疫細胞と戦いが起きる。免疫細胞が負けると、そこにがんの転移巣が作られる。

　このように、リンパ流に乗ってリンパ節に、さらにその先の臓器にがんが転移していくことを「リンパ行性転移」って言うんだけど、これを防ぐために周りのリンパを取除いてしまおうというのが日本の医療の考え方だ。だから、近くのリンパ節に転移が見つかったなら、どこまでがん細胞が飛んで行ってるかわからないから、広範囲に郭清した方が安全というわけだ。

　欧米では、どういう考え方なんですか？

　リンパ節は免疫機構の関所になっているものだから、それをあまり多く取ってしまうと免疫力が落ちて、よけいがんに勝てなくなるだろうという考え方で、がんの種類によって郭清したりしなかったり、その範囲も状況によって変えることをしているみたいだよ。郭清が少なければ、リンパ性の浮腫は起きにくいから、QOLは良いよね。

　どちらが正しいんでしょう？

　さあねぇ。僕にはわからない。わからないけど、生き方は自分で選ぶものだと思うから、その場の手術のことだけじゃなくて、予後やその後のQOLについても十分説明して相談に乗ってくれて、患者側の希望を聞き入れてくれる先生だと良いね。そんな先生を探してね、としか答えられないなぁ。

> さて、次は身体全体の水分量が増えてむくみが起こるものだ。
> 病的なものがほとんどだから、生理的な浮腫との違いを考えながら見ていこう

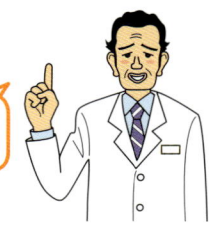

2 全身性浮腫

　身体全体の水および電解質の出納を調節している機能の異常によって、全体の水分量が増加した結果、浮腫が起こるものを言います。この時、血液循環の主役である心臓、あるいは体液の平衡を調節・維持させている腎臓の異常、またこれに関与するホルモンの異常や誤作動などが原因になり、それには次のようなものがあります。

（1）心性浮腫

　心機能の障害が原因で浮腫が起こるものを言います。この時、次のような機序が考えられます。

❶ 左心不全（前方不全）

　心疾患によって左心不全に陥った場合、心臓の拍動が不調になって心拍出量が低下します。すると、正常に血液が送られてこないので、圧受容器は血圧が下がったと感知します。そのため循環反射が起こり、血圧を上げるように血管や心臓に働きかける一方で、水・Na^+の再

吸収を高めて循環血液量を増やします。また、腎臓では血流量が低下することでレニンが分泌され、R-A-A系*参 p.198* が発動し、これもまた水・Na^+の再吸収を亢進させ、循環血液量を増やします。

　このように、血液が正常に送られてこないことへの反応の結果として、必要以上の水・Na^+が身体に溜まってしまい浮腫を起こします。さらに、水・Na^+が再吸収されることで血液が薄まり、血漿膠質浸透圧*参 p.240* が低下することも、浮腫を助長する一因となります（図 14-1）。

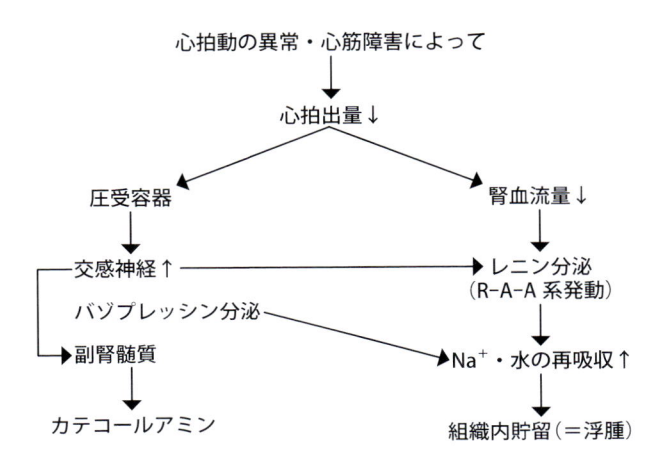

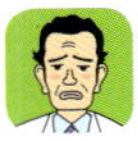

```
左心不全（前方不全）
＝心臓ポンプ機能が低下し、十分な心拍出量が確保できない状態

心拍動の異常・心筋障害によって
          ↓
      心拍出量↓
      ↙      ↘
  圧受容器    腎血流量↓
     ↓          ↓
  交感神経↑ → レニン分泌
     ↓      （R-A-A系発動）
  バゾプレッシン分泌
     ↓        ↓
  副腎髄質  Na⁺・水の再吸収↑
     ↓          ↓
  カテコールアミン  組織内貯留（＝浮腫）
```

図 14-1　左心不全（前方不全）

❷ 右心不全（後方不全）

　右心不全に陥った場合、心臓の吸引ポンプ力が低下して、静脈血の戻りが悪くなります。すると、静脈に血液が溜まり、静脈圧が上昇します。そのため毛細血管内圧*参 p.238* が上昇し、毛細血管内の水が間質へ押し出され浮腫が起こります。

　この時、血管内の水が間質へ出て行き、循環血漿量が減少します。また右心が障害されると、肺や左心へも血液が送れなくなり、心拍出量が著しく低下します。すると循環反射が起こり、水・Na^+の再吸収を亢進させ、循環血液量を増やす反応が起こります。これによって、よりいっそう浮腫が増悪します（図 14-2）。

◆左右、どっちが重症？

　左心不全の場合、右心が静脈血を引き上げて、肺に駆出する勢いが助けになって、心拍出量を保つことができるけど、右心がダメになった場合には血液が戻ってこないからね。その先、肺にも左心にも血液が送れないから、心拍出量の低下は左心不全より高度になることが多いようだ。

第14章 浮腫

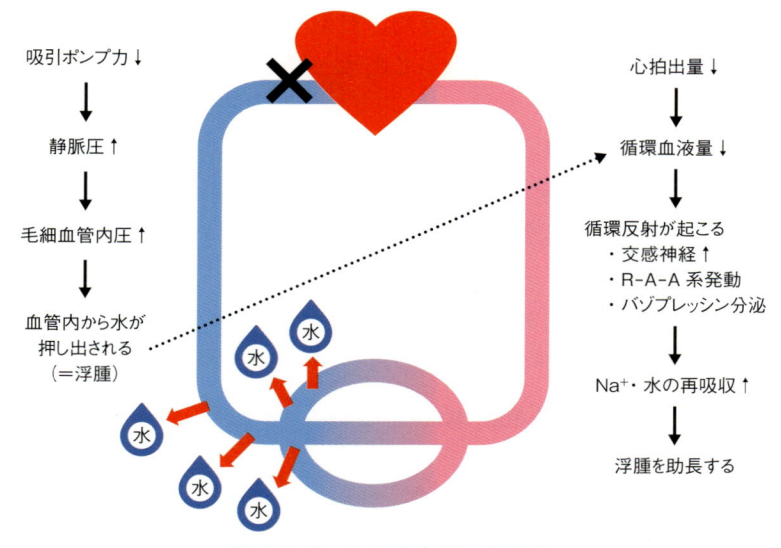

図14-2 右心不全（後方不全）

❸ 左心充満障害

　左心室の充満障害が起こると、左心房・肺静脈の圧が高くなります。また、左心室から十分な血液が送り出せず循環反射が起こるため、交感神経が緊張して肺への血流量が増加し、肺動脈圧も上昇します。この状態を肺うっ血と言います。

　肺の毛細血管内圧が上昇すると、毛細血管から水が押し出されます。肺からは呼気によって水の排出をしています[p.255]が、その排出能力を超えると水が溜まり、浮腫を起こします。この肺に溜まった水を胸水と言い、胸水の溜まった状態を肺水腫と呼びます（図14-3）。

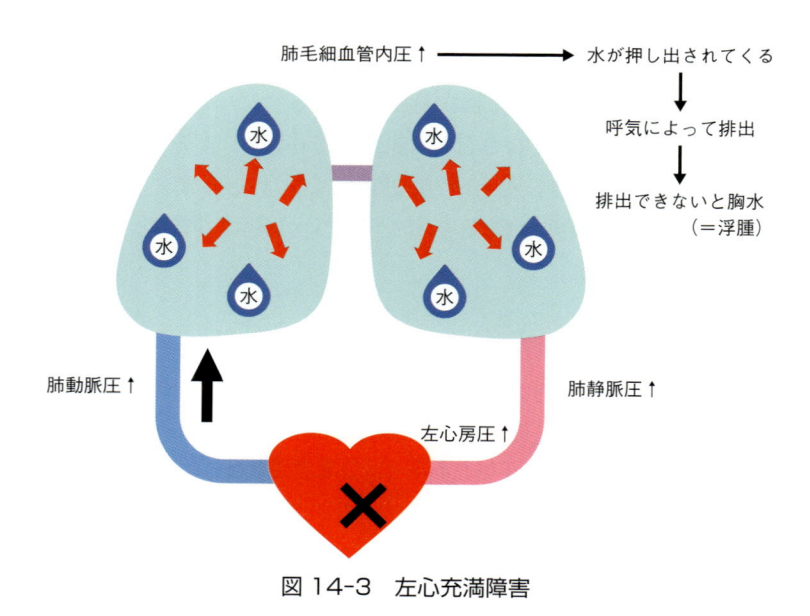

図14-3 左心充満障害

◆2つの喘息、その違いは発作の起こるタイミング

　肺水腫は、肺が水に浸かっている状態だから、呼吸困難が起きてくる。特に、横になって寝ていると、水が肺全域に広がる。それに、心臓が身体と同じ高さになるから、静脈血が心臓へ戻って来やすく、心臓から肺に送られる血液が増えるんだ。その他にも、寝ていると呼吸が弱くなることや、副交感神経優位になることなども手伝って、肺のうっ血がひどくなるから、患者さんは苦しくて起き上がってしまうんだ。

　身体を起こせば、水は肺の下に溜まるし、心臓は高くなるから、重力に逆らって戻ってくる静脈血は戻りにくくなる。呼吸も強くなるし、交感神経優位になる。だから、少し呼吸が楽になるんだよ。こんなふうに、寝ていると苦しくて、起き上がると楽になる呼吸を「起座呼吸」と言うんだ。

　「起座呼吸」は、気管支喘息でも起きますよね。睡眠中に苦しくなるのは、気管支喘息も同じですし。

　そうなんだよ。肺水腫は、①呼吸のたびにゼーゼー音がする（喘鳴）、②寝ているときに発症することが多い、③起座呼吸が見られる、というように、気管支喘息とよく似ていることから、「心臓喘息」と呼ばれるんだよ。

　区別が付きにくいですね。

　そんなことはない。発作の起き方で区別できるよ。睡眠中の発作と言っても、気管支喘息の場合は横になったから発作が起きるというわけじゃなく、主に副交感神経優位になることで発作が起きるので、横になってしばらくして眠りについてから発作が起きるんだ。それに、REM睡眠 p.149 時の自律神経の乱れによって発作が起きやすいから、明け方 p.151 の発作が多いというのが特徴。この違いを問診できれば、区別できるよね。

　それに肺水腫の場合、初期は横になると空咳が出るくらいのことから始まる。呼吸困難があっても起きれば治まって、日中は特に問題ないんだ。病状が進むと、呼吸困難の度合いがひどくなって、気管支喘息とは違う「泡沫性痰」 p.317 という特徴的な痰が出てくる。それに足にむくみが出てきたり、腹部の膨満感が出てきたりする。このような症状の経過を聞けば判断できるよ。

　さて、これらの過程は代表的な心性浮腫の機序だけど、どれか1つだけが出てくるわけじゃない。実際には、疾患が長期に及べば、最終的にはいずれの機序も出てくるし、経過中は心疾患の種類や進行の度合いによって、これらの機序が相互に強弱をもって関連してくるものだ。

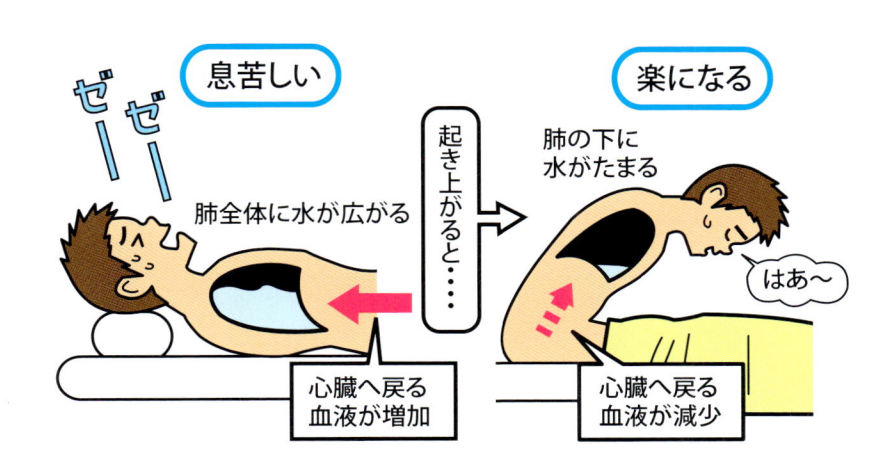

息苦しい　　　楽になる

ゼーゼー　肺全体に水が広がる　起き上がると…　肺の下に水がたまる　はあ〜

心臓へ戻る血液が増加　　心臓へ戻る血液が減少

第14章 浮腫

◆心性浮腫、生理的浮腫との見分け方は？

　心性浮腫の特徴はありますか？

　心性浮腫は、地面から心臓までの高さの差による重力の作用を強く受けるために、水は身体の下の方に溜まる。立位でいると下肢、臥位では身体の下側（腰部・大腿など）に起こりやすいのが特徴だ。肉のない仙骨部分は、圧窩 p.237 を確かめやすいよ。

　でも最初のうちは、起きて活動すれば心臓に負担がかかるけど、寝ている時は心臓の負担が軽くなるから、日中〜夕方足の浮腫が強くなって、寝ると浮腫が消える。だから、症状だけでは生理的な局所性浮腫との違いがはっきりしないんだ。

　見分ける方法はありますか？

　1日の体重変動が1.5kg以上なら、全身性浮腫を疑った方が良い。
　正常な人でも、食べたり飲んだり排泄・発汗などで、1日のうちに多少の体重変動はあってもおかしくない。けど、朝トイレに行って水分を出した時の体重と、夜寝る前の体重の差が1.5kg以上あるなら、日中身体に水が溜まっている証拠。全身性浮腫を疑うべきだ。

　もし患者さんがひどい足の浮腫を訴えるようなら、体重の日差を量ってもらうと見極められるよ。だんだん進行していくと、朝になっても消えない浮腫みが出てくるようになる。

> 全身性浮腫では、増えた水の量だけ体重が増える！

(2) 腎性浮腫

　腎機能の障害が原因で浮腫が起こるものを言います。このとき腎臓の障害部位の違いによって、次のような浮腫発生の仕組みが考えられます。

❶ 急性腎炎

　急性腎炎は、糸球体に炎症が起こり、浮腫、血尿、高血圧、倦怠感といった症状が急激に現れる病気です。一般的には急性腎炎と言っていますが、正式には急性糸球体腎炎と言います。

　患者の7割が20歳以下で、3〜10歳の子供に多く見られます。扁桃炎・咽頭炎などの上気道炎、皮膚感染などの感染に引き続いて起こり、その多くは溶連菌（A群β溶血性連鎖球菌）と呼ばれる細菌に起因します。ただし、この溶連菌が直接糸球体にとりついて炎症を起こすのではなく、感染局所における免疫反応によって作られた抗体が、溶連菌成分を捕らえて形成した免疫複合体（抗原抗体複合体）、 p.032 これが原因で炎症が起こります。

　腎臓の糸球体は、血液を濾過して尿を作る細かい網のような装置です。免疫複合体が血流に乗って腎臓に流れてきて糸球体に沈着すると、目詰まりを起こして濾過できなくなったり、糸球体の毛細血管を破壊して炎症を引き起こしたりします。すると、糸球体の濾過機能が低下するので、尿の生成が阻害され、水・Na^+の排出が低下して体内に貯留し、浮腫を起こします。また、糸球体が壊されてしまうと、そこには血液が流れなくなるので、傍糸球体細胞からレ

ニンが分泌されR-A-A系(脚注 p.198)が発動し、水・Na^+が再吸収されるので、浮腫を悪化させます。

> 昔は、溶連菌がもとで腎臓がダメになって死んでしまったとか、心臓弁膜炎を続発して弁障害が残るとか、ちょっと聞くと怖そうな病気だったけど、今は抗生物質ができて、ほとんど心配なくなった。ただ、処置が遅かったり、薬をきちんと飲まず菌が完全に殺せていないと、腎炎が悪化して慢性腎炎やネフローゼに移行してしまう場合があるんだよ。

❷ ネフローゼ症候群

糸球体に障害が起き、本来なら濾過されないはずの血漿たんぱくが、糸球体毛細血管から大量に濾過され、尿中に出てしまう病気です。多量のたんぱくが尿に出る原因は様々ですが、原因にかかわりなく、たんぱく尿に伴う低たんぱく血症や浮腫を起こすものをネフローゼ症候群と呼んでいます。急性・慢性を問わず、どのタイプの腎炎でも起こりえます。また、膠原病や糖尿病など、腎炎とは別の全身性の疾患が原因で起こる場合もあります。

ネフローゼ症候群では、血漿たんぱくが大量に尿中に失われるので、血漿たんぱく濃度が低下(低たんぱく血症)し、血漿膠質浸透圧(脚注 p.240)が低下します。そのため血中の水が間質に出て行き、浮腫を起こします。またその結果、循環血液量が減少するので循環反射が起こり、水・Na^+を再吸収して循環血液量を増やそうとしますが、血管内に水を留める力が弱いため、ますます間質へ水の貯留が起こり、浮腫が増悪します(図14-4)。

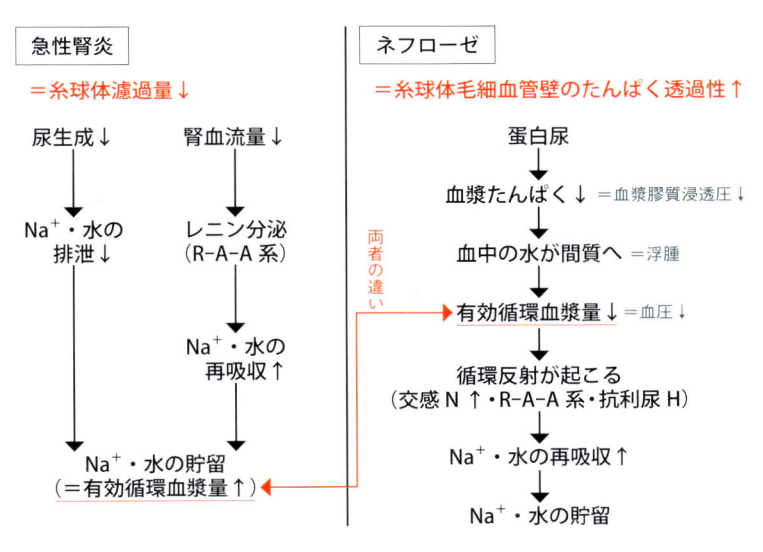

図14-4 急性腎炎とネフローゼ

◆腎性浮腫の原因機序は1つじゃない!

> この2つが腎性浮腫の典型的な機序なんだけど、実際の急性腎炎・ネフローゼ症候群の時、それぞれの説明にあったメカニズムだけで浮腫が起きるわけではないようだ。2つの大きな違いは循環血液量が増えているか減っているかの点にあるんだけど、実際の患者さんを検査してみると、レニン活性やア

第14章 浮腫

ルドステロン濃度、血圧などの状態はいろいろなんだ。
　ということを踏まえると、両方の機序が組み合わさって浮腫が起こっていると考えられるだろう。

　教科書どおりではないんですね。

　慢性腎炎の場合も同様だ。しかも、循環血液量が増加している状況が長く続けば心臓に負担がかかるから、晩年は心性浮腫も加わってくるだろう。

◆顔・目蓋の浮腫は、腎性か？

　腎性浮腫の特徴はありますか？

　腎臓は、身体の水分量を調節している要の臓器だから、そこに障害が起きると、かなり高度な全身性浮腫が出てくる。日中は生理的な浮腫と同じように足のむくみが強く出てくるけど、心臓の機能が正常なら、寝た状態では全体に水が行き渡る。このとき水は、間質圧の弱いところに出てきやすい。

　だから、顔や目蓋がむくむのは腎臓だって言われるんですね。

　それと、寝る時間が短いと、内臓への血流が優位な時間が短くなる、つまり腎血流量が減るということだ。だから、寝不足では尿を作る量が減ってむくみがひどくなるし、風邪を引くと免疫反応が起こって免疫複合体ができるから、腎炎が悪化して急にむくみがひどくなったりする。
　というように、腎性浮腫は何かのきっかけで急に浮腫がひどくなることがあるんだ。それは、水が溜まるってことだから、1日で2〜3kg体重が増えるなんてことも起こるんだよ。
　ちなみに、特別な疾患のない高齢者に全身性浮腫が出てきた時には、心性浮腫・腎性浮腫の機序が考えられる。これは、年齢によって心臓や腎臓の機能がかなり低下してきたってサインだ。状態はあまり良くないと思っておいた方が良いだろうね。

> 大きくて速い体重変動は、腎性浮腫の特徴！

（3）肝性浮腫

　肝臓および門脈の疾患では、主に腹腔内に水が溜まる「腹水」という形をとります。
　肝がんや肝硬変などのため肝内血管が閉塞されると、そこに注ぎ込む門脈の血管内圧が高まり、血中の水が腹腔内に押し出されて腹腔内に溜まります。また、右心不全などで静脈の戻りが悪くなると、肝静脈の圧が高まり、肝リンパ液が増えて腹腔内に染み出てくるようになります。
　一方、肝機能が障害されるとアルブミンが作れなくなり、血漿たんぱく濃度が低下します。その結果、血漿膠質浸透圧の低下による浮腫が起こります（図14-5）。血漿膠質浸透圧の低下は血管から水が出て行くことを促進し、また大量に水が腹腔に出て行ってしまえば循環血液量が減少するので、腎での水・Na^+の再吸収をさらに促進することになります。腎での水・Na^+の再吸収促進は、肝機能の障害によって、肝臓でのアルドステロンの不活性化が障害されるために、二次性の高アルドステロン症が起こることも原因に考えられます。

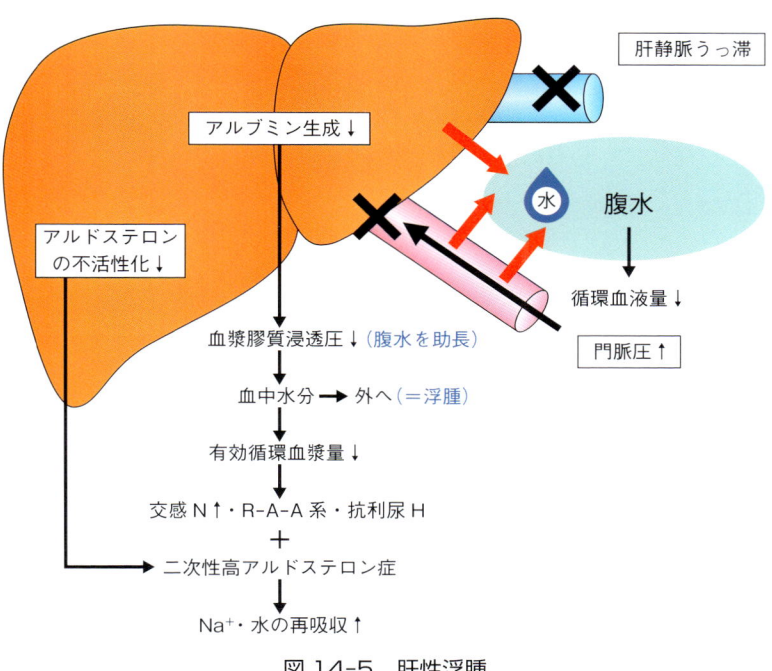

図14-5 肝性浮腫

(図中のラベル)
- 肝静脈うっ滞
- アルブミン生成↓
- アルドステロンの不活性化↓
- 水
- 腹水
- 循環血液量↓
- 門脈圧↑
- 血漿膠質浸透圧↓（腹水を助長）
- 血中水分 → 外へ（＝浮腫）
- 有効循環血漿量↓
- 交感N↑・R-A-A系・抗利尿H
- ＋
- 二次性高アルドステロン症
- Na⁺・水の再吸収↑

◆水と脂肪の見わけ方

腹水は見てわかりますか？

腹水は、正常でも約50 mℓくらい存在しているみたいなんだけど、1ℓ以上になると外から触知できるようになる。外見的にもお腹だけ大きくなるから、見たらわかるよ。

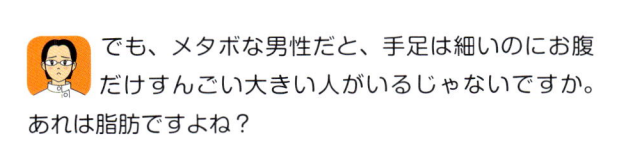

でも、メタボな男性だと、手足は細いのにお腹だけすんごい大きい人がいるじゃないですか。あれは脂肪ですよね？

誰かに患者さんのお腹の正中を圧迫しておいてもらって、片方の横っ腹に手を当てて、反対の横っ腹を指で叩いたとき、その波動がお腹に当ててる手に伝わってくれば、それは腹水だよ。
　脂肪だと、正中を圧迫してるところで振動が途切れちゃうから、その違いで水か脂肪か判断できるよ。

◆腹水と輸血？

そういえば、肝臓がんの方のお腹が、カエルみたいに膨れてるのを見たことがありますけど、今思うとあれは腹水だったんですね。

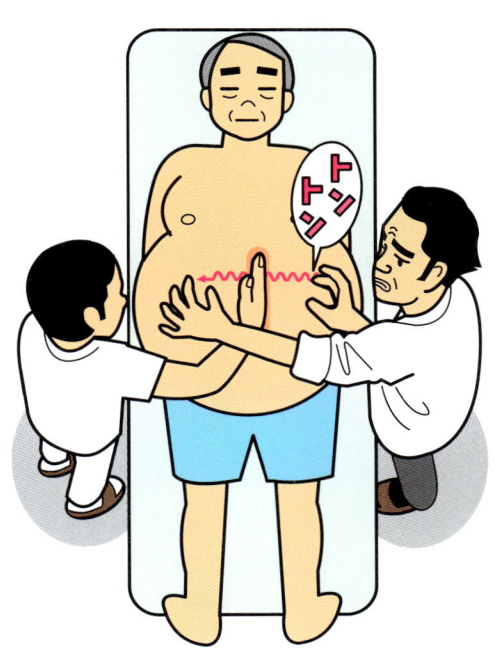

第14章 浮腫

　腹水が溜まると、他の臓器が圧迫されてとても苦しいらしいんだ。胃が圧迫されると食べられなくなっちゃうし、だから腹水を抜く処置がされるんだけど、抜いてもまたすぐ溜まるんだよね。
　病状が悪化すれば、アルブミン濃度は低下する一方だし、しかもその水は血液の中の水分だから、循環血液量が減って危なくなる。すると、今度は輸血が施されるんだ。

　じゃあ、肝臓がんの末期には、腹水を抜くのと輸血との繰り返しですか。それはつらいなぁ。

◆炎症性の腹水は、カエル腹にならない！
　ちなみに、腹水は何も肝障害に限られたものではないからね。腹膜とか腹腔内臓器に炎症がある時にも腹水は出てくるし、全身性浮腫の一部として現われることもある。
　炎症性疾患の時には腹壁の緊張があるから、カエル腹みたいに横に広がるんじゃなくて、前に突き出した形（尖腹）になるんだよ。
　ところで、全身性浮腫での腹水は、飢餓で苦しむ子供達のお腹が、ポッコリしてるのが象徴的だよね。テレビなんかで見たことないかい？

　あります。食べてないのに太ってるように見えて、不思議に思ってました。あれは腹水だったんですか。でも、なぜ彼らに腹水が溜まるんですか？

　それは、次の低栄養性浮腫の機序だよ。

(4) 低栄養性浮腫
　栄養状態が悪いために血漿たんぱくが作れず、血漿膠質浸透圧 p.240 が低下するために浮腫が起こります。

◆摂食障害のヒトは、病気の自覚がない!!
　これは、「血漿たんぱくが作れない」という安易なものじゃなくて、「血漿たんぱくすら作れなくなってしまってる！」っていう、極限状態のことなんだよ。腹水が多くなると、血液循環が保てなくなってしまうから、突然死もありうる。あの飢餓の子供達の状態はとても危険なんだよ。
　実は、はじめに話していた拒食症の彼女もこれだよ。拒食症が飢餓の状態まで進行して、血漿たんぱくすら作れないほど栄養失調になっている！ということなんだ。飢餓状態は血漿たんぱくが作れないだけじゃなくて、脳や心臓が萎縮したり、臓器不全が起きたり、身体のありとあらゆる部分に障害を起こしてくる。血管がボロボロになって、20代でも脳出血を起こすこともある。こんな、命を落としかねない非常に危険な状態なんだよ。浮腫はその危険のサインだ！！
　本人は浮腫で体重が増えたなんて思ってないし、ともすれば自分が拒食症で病気だという自覚がないことも多い。たとえ認識があっても、自分自身ではどうすることもできないだろう。最悪の場合、体重が増えたことで「太った！」と思って、さらに食べないようにしてしまうことも考えられる。

　うわっ、そんなの死んじゃいますよ。

　そうだよ。危ないんだよ。だから、親御さんや身近な人に連絡をして、無理やりでも高たんぱくの物を食べさせるよう言わなきゃいけないし、どうしてもダメなら入院させて処置してもらうしかないよ。

うわ～、あのまま「太った、良かったね」なんて暢気（のんき）に喜んでたら、危なかったんですね。

最近は心の病を持った患者さんが治療院に見えることも少なくないから、注意しておこうね。

拒食症の急な体重増加は、危険なサイン！

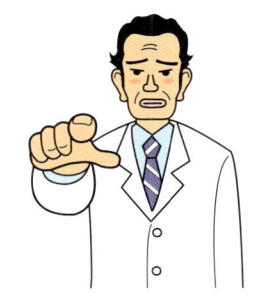

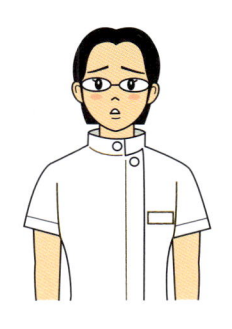

むくみにも命にかかわる病態があるんですね。絶対見逃しちゃダメですね

（5）内分泌性浮腫

　水分代謝に直接関係するバゾプレッシンやアルドステロンの分泌異常は、全身性浮腫の原因になります。甲状腺機能低下症では多くの場合に浮腫が見られますが、この浮腫は粘液水腫と呼ばれ、溜（た）まっているのは水ではありません。これはムコ多糖類・コンドロイチン硫酸・ヒアルロン酸などが蓄積されたもので、指で押しても圧窩（あっか）が残らず、硬く弾力性があるのが特徴です。

　ただし、甲状腺機能低下症では心機能も低下するので心性浮腫も合併し、その際には圧窩の残る浮腫が見られます。

（6）妊娠時の浮腫

　下肢のみの浮腫の場合には、子宮が大きくなることによって血管が圧迫され、血行障害が起こることが原因に考えられます。

　しかしその他にも、妊娠時の女性の身体には、胎児を守り育てるための大きな変化が起こっており、その仕組みによる浮腫なども考えられます。

◆妊娠中は、基本的にむくみやすい！

どんな変化が起こってるんですか？

胎児の血液や羊水も母体からの水が原料になるわけだから、妊娠女性の身体には水を溜め込むような機構が働いている。だから基本的にむくみやすいんだよ。

　水が溜まるってことは血圧が上がるってことだけど、そうならないように胎盤では血管拡張物質や血管収縮刺激に対しての反応を低下させる物質を作って、降圧系の循環反射が働かないようにしている。それに、循環血液量が増えたり血管が拡張したりすれば、腎血流量・糸球体濾過（ろか）量は増えるのに、レニン活性は亢進していて、アルドステロンの作用やその他いろいろなホルモンの作用で、どんどん水を再吸収するんだよ。

　循環血液量は妊娠初期から増えはじめて、34週くらいで最大になる。そのころ心拍出量も最大で、ということは心臓への負担も最大ってことだ。

第14章 浮腫

そっかぁ、だから心臓に疾患のある人が妊娠すると、母体が危険だと言われるんですね。

ただ、こんな具合に水はどんどん増やせても、赤血球数やヘモグロビン量、血漿たんぱくはそれに見合うだけ増やすことはできないんだ。だから、妊娠女性は貧血や低たんぱく血漿になる。この低たんぱく血漿も、浮腫になりやすい要因だよね。

それに、胎児とのガス交換、栄養素と老廃物の交換を血管壁・胎盤を通じて行うために血管透過性も亢進している。これも浮腫を促進する要因だね。こんなふうに、妊娠女性はいろいろな意味でむくみやすい状態になっているんだよ。

まとめ

さて、長くなったね。
生理的なもの、病的なもの、命に危険があるものまで、いろいろな浮腫があったけど理解できたかい？

今までのお話で、鑑別するための知識は得られたと思います。
ですが先生、生理的な浮腫は本人の生活習慣の問題ですし、病的な浮腫の場合には、その病気が治らなければ浮腫も治らない。とすれば、いずれも鍼灸ができることはなさそうですよね。

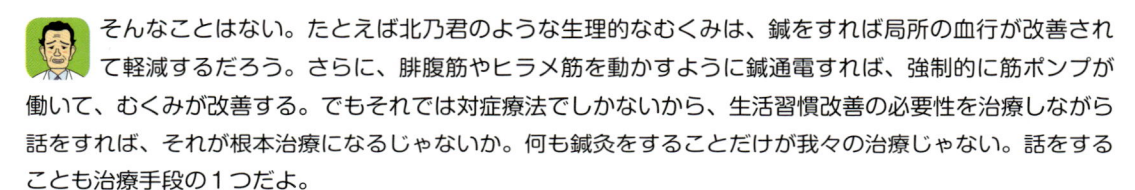

そんなことはない。たとえば北乃君のような生理的なむくみは、鍼をすれば局所の血行が改善されて軽減するだろう。さらに、腓腹筋やヒラメ筋を動かすように鍼通電すれば、強制的に筋ポンプが働いて、むくみが改善する。でもそれでは対症療法でしかないから、生活習慣改善の必要性を治療しながら話をすれば、それが根本治療になるじゃないか。何も鍼灸をすることだけが我々の治療じゃない。話をすることも治療手段の1つだよ。

それと病的な浮腫の場合は、根本治療に鍼灸ができることはないかもしれないけど、鍼をすると内臓への血流が増えるから、腎臓への血流が増えるだろう。すると尿がたくさん作られたり、降圧の作用が働いたりして、一時的にせよ体の水分量や老廃物を減らすことができる。このことで、腎臓や心臓、その他の臓器への負担を多少でも軽減できるから、長い目で見て大いに役立つと思うよ。

そうですね。

さぁ、これで浮腫について大体わかったかな？　Any Question？

… 数日後 …

「…… はい。院長に代わります。少しお待ちください」。
八の字先生、先日の拒食症の彼女の親御さんからお電話です。

～ 八の字先生電話中 ～

どうかしたんですか？

この前電話した時に、無理やりでも高たんぱくの物を食べさせるよう言ったんだよ。そうしたら、河豚を食べに連れて行ったんだって。

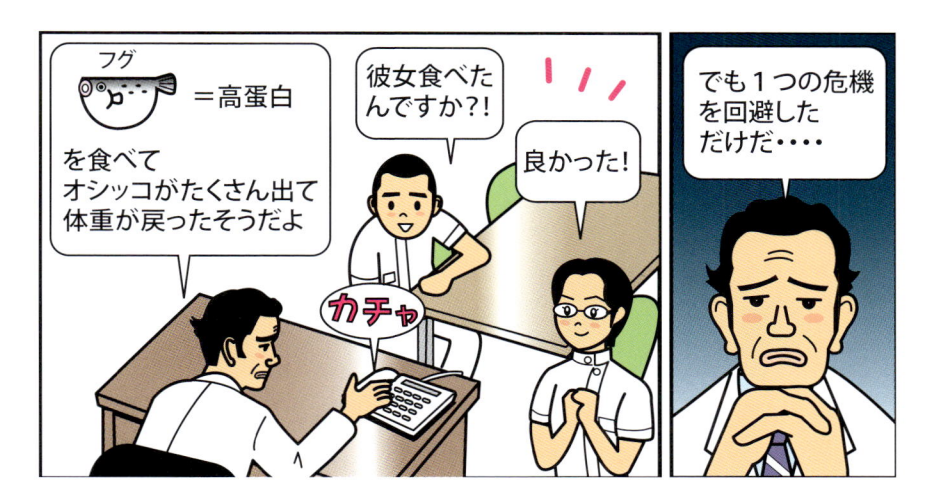

彼女、食べたんですか？

うん。そのあとオシッコがたくさん出て、体重が元に戻ったそうだよ。

良かった。むくみがとれたんですね。

まあ、1つの危険は回避したけど、拒食症が治ったわけじゃないからね。今度彼女がいらしたら、今回のことが何を意味するのか説明しよう。
　これをきっかけに、僕達の話に耳を傾けて、自分の今ある状況がいかに危険なものか、認識してくれると良いね。

第14章 浮腫

基礎知識 その㉕ 体内の水分

　人の身体は、たんぱく質・脂質・糖質などの有機成分や種々の無機物質といった有形成分と、それらを溶かしている水からできています。身体の水は、体重の50〜70%を占めていて、平均すると60%ほどになります。この割合は若年者ほど高く、高齢者になるほど体内の水の割合は減ってきます。

１ 水の分布

　体内における水の分布は必ずしも均等ではありません。組織臓器によってその含有量が異なり、体内の水の2/3は細胞内にあって**細胞内液**と呼ばれます。残りの1/3は細胞外にあって**細胞外液**と呼ばれ、そのうち1/4は血管内にある**血漿**、3/4は**組織間質液**として分けられます。

体内水分は何リットル？

🧑‍🏫 例えば……、北乃君は体重どのくらい？

🧑‍🎓 えっ、多分47kgくらいだと思いますけど。

🧑‍🏫 中途半端だなぁ。計算が面倒だから、ざっくり50kgとしよう。で、体内の水の割合を60%と考えると、体内の全水分量はどのくらいかわかる？

🧑‍🎓 50kg×0.6だから30ℓです。

🧑‍🏫 そのうち細胞内液は2/3と言うんだから20ℓだよね。で、残り1/3の10ℓが細胞外液ということになるね。さらに、細胞外液の1/4が血漿で、3/4が間質液ということだから、それぞれどのくらい？

🧑‍🎓 血漿は10ℓ×1/4だから2.5ℓ、間質液は10ℓ×3/4だから7.5ℓです。

🧑‍🏫 というわけで、図・基25-1のように分布している。

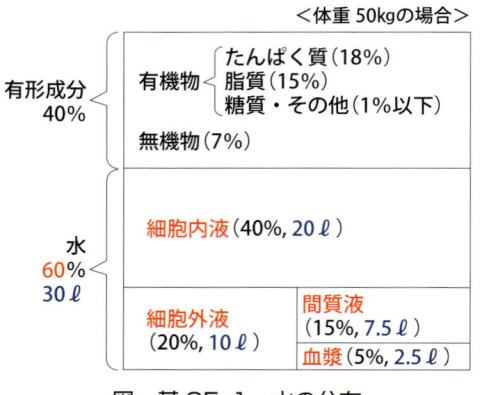

```
＜体重50kgの場合＞
有形成分40%  ┬ 有機物 ┬ たんぱく質（18%）
             │        ├ 脂質（15%）
             │        └ 糖質・その他（1%以下）
             └ 無機物（7%）

水 60% 30ℓ  ┬ 細胞内液（40%, 20ℓ）
             └ 細胞外液（20%, 10ℓ） ┬ 間質液（15%, 7.5ℓ）
                                    └ 血漿（5%, 2.5ℓ）
```

図・基25-1　水の分布

2 水の摂取量

普通ヒトの摂取する水は、飲料水として1,000〜1,500mℓ/日、食物の中に含まれる水として700〜1,000mℓ/日、代謝水＊として300〜400mℓ/日くらいです。飲料水は身体の需要によって大きく変動させることができるので、これが水分摂取の調節の要と言えるでしょう。

＊代謝水：metabolic waterあるいは酸化水oxidation's waterという。吸収された栄養素が体内で酸化されていく過程でできてくる水のこと。

3 水の排泄量

上記のように、経口的に摂取された水や代謝水など、たくさんの水が摂取されます。また、消化管内に分泌された大量の消化液も含め、これらの中から不必要な水は体外に排出されるため、身体の中の水分は誤差程度の増減があるだけで、一定の量、一定の割合に保たれています。

水を体外に排出する経路として、次の3つの経路が考えられています。

> 糞便中へ：飲料水や食物中の水と消化管内に分泌された消化液は、その大部分が腸で再吸収され、糞便中には約100mℓ/日の水が排泄される。
> 不感蒸泄：意識しないうちに呼吸器および体表面から水が蒸発することを不感蒸泄と言う。肺内は常に水蒸気が充満していて、それが呼気に混ざって排泄されることで、約300mℓ/日の水が失われる。皮膚表面からは、絶えず蒸発する水として約500mℓ/日が失われている。
> 尿中へ：尿として約1,500mℓ/日の水が排泄される。このうち約500mℓ/日は、体内でできる老廃物を溶かして排出するために必要な最低限度の量で、全く水を摂らなくても排出されるために不可避尿と呼ばれる。残りの約1,000mℓ/日が体内の水の需要に応じて増減するので、これを可避尿あるいは随意尿と言う。

水分排泄の主たる調節は尿で行っていて、その尿の排泄機構を受け持っている腎臓は、水の動的平衡を維持している調節の要と言えるでしょう。

摂取
- ▶飲料水（1000〜1500mℓ）
- ▶食物中の水（700〜1000mℓ）
- ▶代謝水（300〜400mℓ）

合計約 2400mℓ/日

- 有機物 40%
  - たんぱく質（18%）
  - 脂質（15%）
  - 糖質・その他（1%以下）
- 無機物（7%）
- 水 60%
  - 細胞内液（40%）
  - 細胞外液（20%）
    - 間質液（15%）
    - 血漿（5%）

排泄
- ▶便（100mℓ）
- ▶不感蒸泄
  - 呼気（300mℓ）
  - 皮膚（500mℓ）
- ▶尿
  - 不可避尿（500mℓ）
  - 可避尿（1000mℓ）

合計約 2400mℓ/日

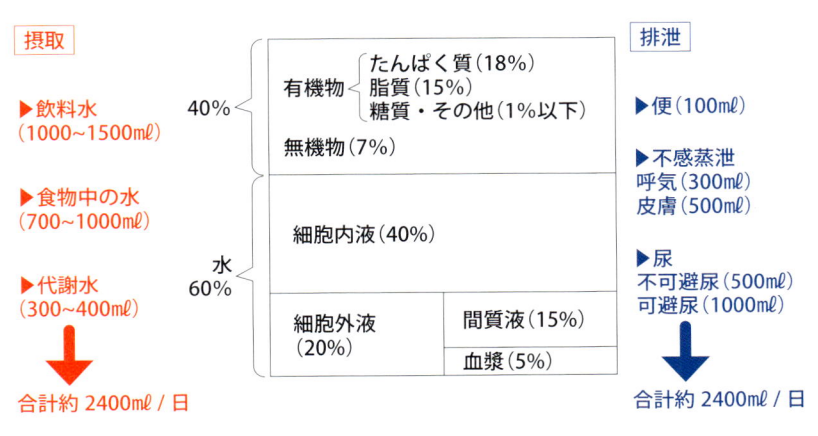

図・基25-2　水の出納

第14章 浮腫

基礎知識 その26　飲水調節

　身体は、水分量の増減を常に見張っていて、水分が減ったと感知した時には、「ノドが渇いた～」という感覚を起こし、水を飲むなどの行動による調節をしています。

1 渇き感覚の条件

　体内には多量の水分があるにもかかわらず、その量はほとんど一定(わずか±0.22%の範囲内)に維持されています。そして、体重の0.5%に相当する水が失われた時、「渇き感覚」が起こると考えられています。
　一般に渇き感覚を起こす条件としては、細胞内・外の水分が減少することによって、ナトリウム濃度が高まり浸透圧が上昇すること、それによって細胞容積が減少することです。また間接的ですが、唾液の分泌が減少し、ノドの粘膜が乾燥することによっても渇き感覚が起こります。

2 水分量の調節に関わる末梢受容器

圧 受 容 器：身体の水分量の増減は、すなわち循環血液量の増減としてとらえることができ、身体の各所にある圧受容器によって感知され、血圧調節と同じ調節機構が働く。
浸透圧受容器：胃や小腸、肝臓には浸透圧受容器があり、この情報が迷走神経を介して視床下部へインパルスを送ると考えられている。

　浸透圧受容器があることは、胃に高張溶液がある時、それを等張にするのに腸へ送り出すまで時間がかかったり、飲み水が増えることから推察できるよね。

3 飲水中枢と渇き感覚の神経機構

　動物を使っての脳の電気刺激や領域破壊などの実験によって、視床下部外側野に飲水中枢があることが推察されます(図・基26-1)。
　飲水中枢には、浸透圧やアンギオテンシンⅡを感受するニューロンが存在し、それらを介して浸透圧上昇やアンギオテンシンⅡの増加という内部環境情報を受け取り、体内の水分量が減ったことを直接感知します。
　同時に、室傍核および視索上核といった部分にも、浸透圧やアンギオテンシンⅡ、またバゾプレッシンを感受するニューロンが存在し、飲水中枢と互いに連絡しています。
　その他にも、飲水中枢は末梢の圧受容器からの情報、浸透圧受容器からの情報、口やノドの粘膜の受容器からの情報を受けとり、これらすべての情報を処理統合して渇き感覚を発生し、飲水行動を起こします(図・基26-2)。

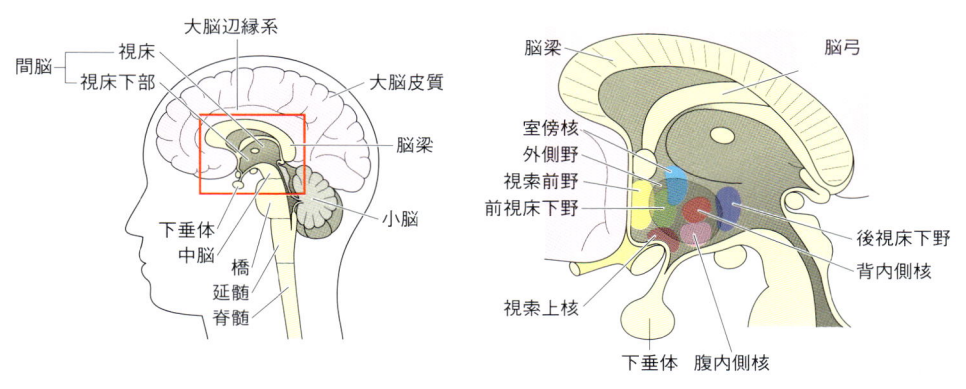

図・基 26-1　視床下部

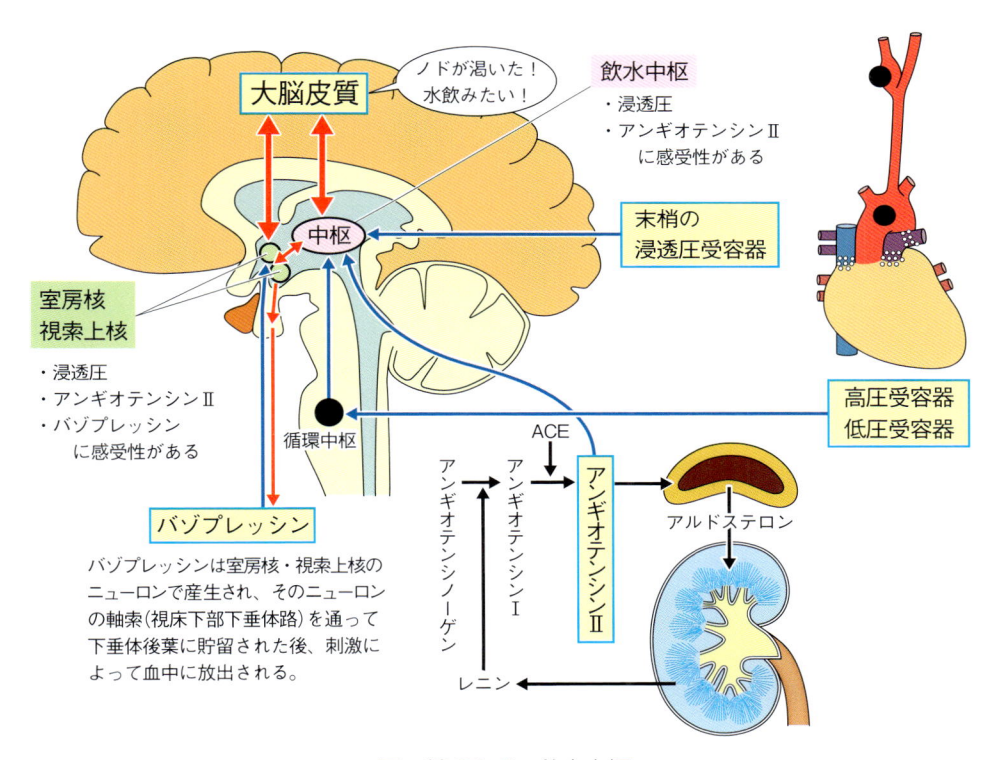

間脳 ― 視床 ― 大脳辺縁系
視床下部 ― 大脳皮質
脳梁
下垂体
中脳
橋
延髄
脊髄
小脳

脳梁　脳弓
室傍核
外側野
視索前野
前視床下野
視索上核
下垂体　腹内側核
後視床下野
背内側核

図・基 26-2　飲水中枢

大脳皮質

ノドが渇いた！水飲みたい！

飲水中枢
・浸透圧
・アンギオテンシンⅡ
に感受性がある

中枢

末梢の浸透圧受容器

室房核 視索上核
・浸透圧
・アンギオテンシンⅡ
・バゾプレッシン
に感受性がある

循環中枢

バゾプレッシン

バゾプレッシンは室房核・視索上核のニューロンで産生され、そのニューロンの軸索（視床下部下垂体路）を通って下垂体後葉に貯留された後、刺激によって血中に放出される。

アンギオテンシノーゲン → アンギオテンシンⅠ →(ACE)→ アンギオテンシンⅡ → アルドステロン
レニン

高圧受容器
低圧受容器

血圧のところで、「アンギオテンシンⅡは、視床下部に作用して渇き感覚を起こし飲水量を増やします」ってあったの、覚えてた？ → p.198

第14章 浮腫

基礎知識 その㉗ 物質の移動

　私達の身体を構成する細胞は、細胞膜を通して活動するために必要な物質を細胞内に取り込み、不要になった物質を細胞外へ排出しています。細胞に必要な物質を届けている血液では、毛細血管壁を通して血液と間質液との間で体液がやり取りされています。この時、物質の移動の多くは拡散・浸透・濾過といった物理的な法則にしたがって行われています。

1 拡散

　濾紙のような目の粗い物質の通過が自由な「全透膜」を挟んで、「濃い砂糖水」と「薄い砂糖水」を容器に入れたとします。この時、砂糖水に溶けている砂糖は「濃い砂糖水」の方から「薄い砂糖水」の方へ移動し、水は「薄い砂糖水」の方から「濃い砂糖水」の方へ移動し、最終的に2つの砂糖水は同じ濃度になります。
　この「物質(この場合は砂糖)が、濃い方から薄い方へ移動する現象のこと」を「拡散」と言います。

「拡散」　溶けている物質が、濃い → 薄い へ移動すること

水は、溶液濃度の　薄い → 濃い　へ移動する

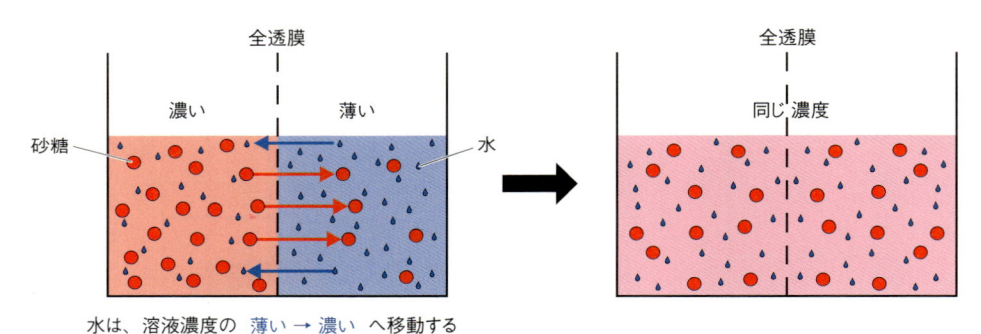

図・基27-1　拡散

どっちに移動する？

砂糖は「濃い砂糖水⇒薄い砂糖水」だけど、水は反対に「薄い砂糖水⇒濃い砂糖水」に動くんですね。ややこしいなぁ。

溶液(砂糖水)の濃い薄いで考えるとそうなっちゃうけど、ちょっと見方を変えてごらん。
純水っていうのは水100%だよね。これを言い換えると、混ざり物がまったくない、水が最高に濃い！ということだ。ということは、「濃い砂糖水」と「薄い砂糖水」とでは、どちらの方が水が濃い？

混ざり物が少ない「薄い砂糖水」です。

そう考えると、水の動きも砂糖と同じで、「水は、水の濃度が濃い方から薄い方へ移動している」と言い換えることができる。「溶液の濃い方から薄い方へ」じゃなくて、「物質・水が濃い(多い)方から薄い(少ない)方へ移動する」と考えると、わかりやすくなるだろう。

なるほど〜。

2 浸透

「浸透」とは、2つの溶液の間にある膜が、物質の通過に制限のある「半透膜」の時に起こる現象です。

半透膜を挟んで、「濃い砂糖水」と「薄い砂糖水」を容器に入れたとします。この時、水と砂糖は2つの溶液が同じ濃度になるよう移動しようとしますが、砂糖は分子が大きいので半透膜を通過することができません。水の分子は小さいので半透膜を自由に通り抜けることができます。そのため、水だけが「薄い砂糖水」の方から「濃い砂糖水」の方へ移動し、濃度を同じにしようとします。

この「水が半透膜を介して、溶液の薄い方から濃い方へ移動する現象のこと」を「浸透」と言います。

「浸透」 水が半透膜を介して、溶液の 薄い → 濃い へ移動すること

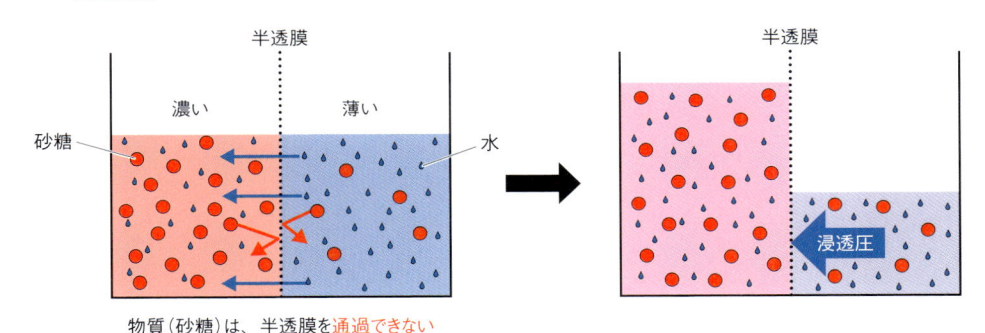

図・基 27-2　浸透

3 浸透圧

水が「浸透」によって溶液の薄い方から濃い方へ移動した時、水が浸透した「濃い砂糖水」の水面は、入ってきた水の分だけ上昇します。

この、「水面を押し上げて浸透していく力のこと」を「浸透圧」と言います（図・基 27-2 右）。

濃い砂糖水の浸透圧は？

砂糖水の濃度が濃ければ濃いほど、多くの水が流れ込んで（浸透して）水面が高くなる。すなわち浸透圧が高いということだ。

ということは、純水は浸透圧がもっとも低いってことで、浸透圧を作り出しているのは溶液に溶けている物質なんですね。そして、その量が多いほど、浸透圧は高いってことですか。

第14章 浮腫

- ほ〜、大分わかったみたいだね。

- ところで先生、この浸透は2つの溶液が同じ濃さになるまで続くんですか？

- いやいや、同じ濃さにはならないよ。水には重力がかかるからね。

- どういうことですか？

- じゃあ、もう1つ「濾過(ろか)」の話をしよう。

4 濾過

　水には重力がかかっていて、水面が高くなれば高くなるほど圧力(水圧)が大きくなります。膜を挟(はさ)んで量を違えて水を注ぐと、この2つには圧力の差ができます。この時、水は「圧力の高い方」から「圧力の低い方」へ移動し、最終的に2つは同じ圧力になります。

　この、「膜を介して、圧力の高い方から低い方へ水が押し入っていく現象」を「濾過」と言います。

「濾過」　膜を介して，圧力が 高い → 低い へ水が移動する現象

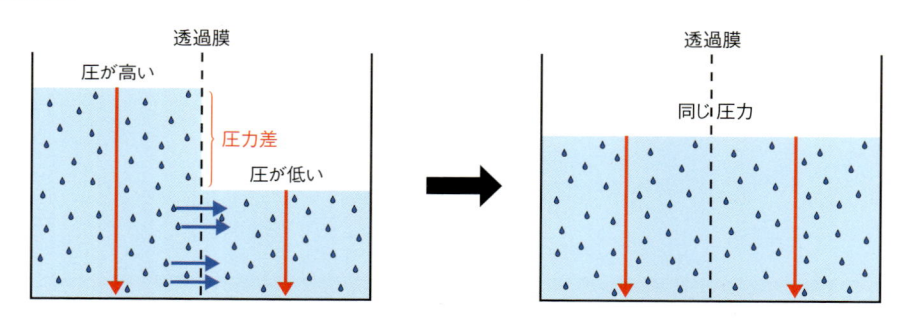

図・基27-3　濾過

水の移動が止まるのは？

- さて、これを踏まえて、「浸透圧」のところでされた北乃君の質問に話を戻すよ。
「濃い砂糖水」は、水が浸透して水面が上昇した分だけ圧力が高くなる。ということは、水の「浸透」と「濾過」の力は逆方向に働くよね。

- わかりました!!　浸透と濾過の力がつり合ったところで、水の移動は止まるんですね！

- That's right！

基礎知識 その㉘　スターリングの仮説

　毛細血管内と間質との間で行われる体液の移動は、スターリングの仮説によって決定されます。スターリングの仮説とは、「毛細血管壁を通じての水分の移動方向と速度は、毛細血管内外の静水圧・膠質浸透圧、および濾過膜としての血管壁の性質に依存する」というものです。

　んむぅ～。（思考中）

　あ～はいはい、わかりにくいのね。

スターリングの仮説を分解してみると……

　毛細血管壁を挟んで、内側にある血漿と外側の間質液の間で物質がやり取りされるわけだろう。その時、水が血管の中か外か、どちらの方向へ移動するのか、またそれがどのくらいの量や速さで移動するのかということは、

① 毛細血管内の静水圧＝毛細血管内圧
② 毛細血管外の静水圧＝間質圧（組織圧）
③ 毛細血管内の膠質浸透圧＝血漿膠質浸透圧
④ 毛細血管外の膠質浸透圧＝間質液（組織液）の膠質浸透圧

　これら4つの因子と、物質を通す濾過膜の役割をする

⑤ 血管壁の性質＝毛細血管壁の透過性

　によって決定されるということだ。

　むぅ～。（さらに思考中）

　あ゛～、これから1つずつ説明していくから、しっかり理解してね。

1 毛細血管壁の透過性

　毛細血管壁は小さい分子やイオンである水や電解質はよく通しますが、大きい分子である血漿たんぱくは通しにくい性質を持っています。ですが、水や電解質の透過が完全に自由というわけではありませんし、血漿たんぱくをまったく通さないというわけでもありません。

　毛細血管壁には、ほとんどの水分子が通り抜けられる程度の大きさの細孔と呼ばれる孔があって、水に溶ける物質はこれを通って血管の中と外を行き来しています。また、毛細血管の静脈寄りの部分では、かなり大きな分子も漏れ出てくることが確かめられていて、今はまだその分布状態や形状についてよくわかっていませんが、このあたりには3万個に1個くらいの割合で巨孔という大きい孔が存在すると考えられています。

　このように水溶性の物質は基本的に血管壁の孔を通じて拡散 p.258 するため、まったく自由というわけではなく、その部分の穴の大きさと分子やイオンの大きさとの相対関係によって、いろいろな程度に制約を受けます。このような拡散を「制限拡散」と呼びます。

　末梢組織における物質の移送や交換は、すべて毛細血管を通して行われるので、ここでの物質拡散、水の浸透 p.259 が浮腫の大きな要因となります。

第14章 浮腫

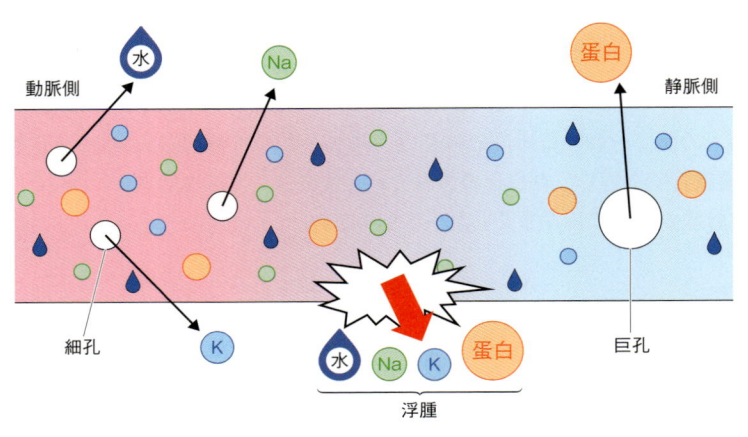

図・基 28-1 毛細血管の透過性

2 毛細血管内圧

　毛細血管内の血圧のことです。これは水の**外向き**の駆動力として最も重要なものです。毛細血管内圧は動脈側では高く、組織に向かって水や物質を押し出す力として作用しています。この力によって血管の中から水が出て行くため、血圧はだんだん低下していき静脈側で低くなります。そのことで、静脈側では逆に血管内へ水や物質が押し込まれてきます。

　このやりとりで、血管内の血液と間質液との間の物質交換が行われるわけだ。

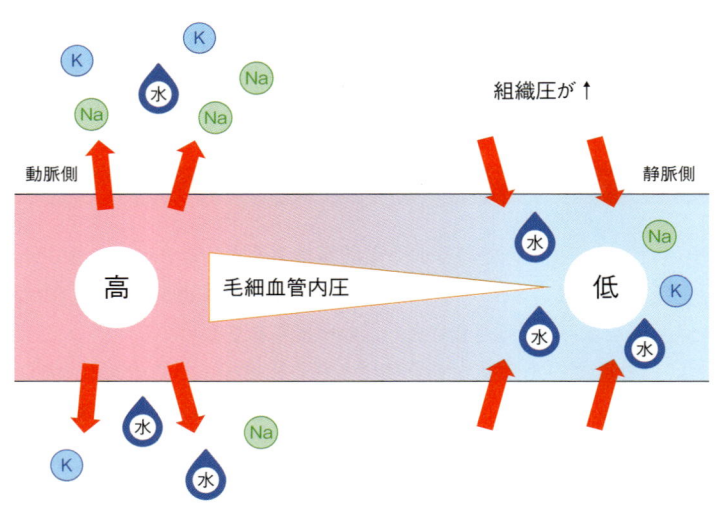

図・基 28-2 毛細血管内圧

3 血漿膠質浸透圧

　水の**内向き**の駆動力として最も重要なものです。血漿膠質浸透圧は、血漿中の水を血管内に引き止めておくように、あるいは血管内に水を引き込むように働く力として作用しています。

　毛細血管の動脈側で水が押し出されると、結果として血漿が濃縮され血漿膠質浸透圧が上昇します。このことで、静脈側では水を引き込む助けになります（図・基28-3）。

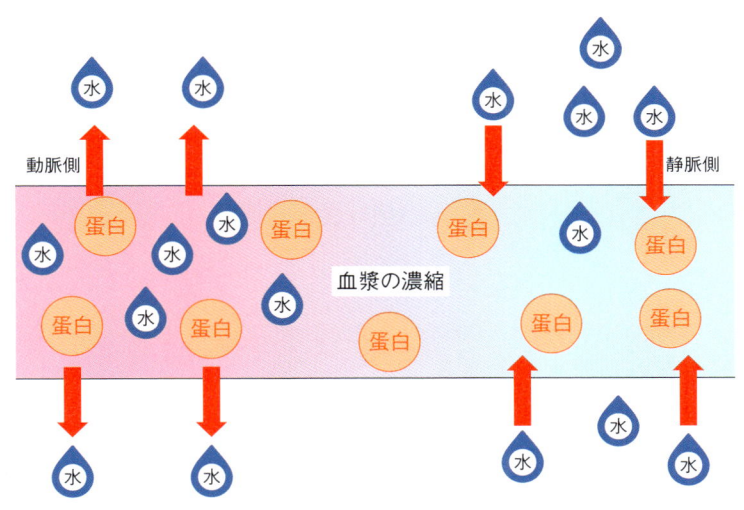

図・基28-3　血漿膠質浸透圧

　毛細血管壁は半透膜のような性質を持っていて、p.261 たんぱく質などの高分子の物質はほとんど通しません。そのため、血漿膠質浸透圧は**血漿たんぱく**による膠質浸透圧の影響を受けます。

　100種類以上あると言われる血漿たんぱくの中で、**アルブミン**は55〜65％を占める最も多いたんぱく質です。さらに、アルブミンは主な血漿たんぱくのうち、最も分子量が小さいため、他の血漿たんぱくよりはるかに分子数が多く、血漿膠質浸透圧に与える影響が最も大きくなります。ですから、血漿膠質浸透圧はアルブミンの状態と考えれば良いでしょう。

血漿膠質浸透圧ってなんだ？？

　んむぅ〜。（思考中）

　あ〜はいはい。わからないのね。今度は何がわからない？

　まず「膠質」がわかりません。それと血漿たんぱくがどう関わるのかわからないし、アルブミンの分子量とか分子数がどういう意味を持つのかもわかりません。

　ウヒョ〜！　ほぼ全部わからないんじゃないか！　まぁ、しょうがない。1つずつ いこうか。

第14章 浮腫

血漿たんぱくと浸透圧

まずは、前の浸透圧≒p.259の話を思い出してみて。浸透圧は、溶液の中に溶けている、半透膜を通れない物質が作り出すものだったよね。半透膜のような毛細血管壁では、水やイオンなどの小さな分子は通しやすいけど、血漿たんぱくのような大きな分子はほとんど通過できない。ということは、ここで浸透圧を作り出すものは何だ？

血液を溶液とすれば、血漿たんぱくが浸透圧を作り出す物質ということですね。

そのとおり！

膠質ってなんだ？

次に膠質だけど、これは「コロイド」とも言って、ある物質が他の物質に混ざるとき、直径1～100nm程度の大きさの粒子になって、均一に分散する状態を言うんだ。その粒子が分散する場が液体のとき、それを「コロイド溶液（ゾル）」と言って、日常的に見られるコロイド溶液は、牛乳・ココア・墨汁・絵の具などがそうだよ。

コロイドならわかります。牛乳は水溶液の中に脂肪が分散しているコロイド溶液ですよね。

でね、血液中の血漿たんぱくの在り方は、厳密に言えばコロイド溶液とは違うんだけど、通常の細胞膜を挟んだ内と外との間で電解質によって作られる浸透圧と区別して、血漿たんぱくによって作られる浸透圧のことを膠質浸透圧と呼んでいるんだよ。ちなみに、電解質によって作られる浸透圧は、0.9%食塩水（いわゆる生理食塩水）と同じだよ。

数が勝負だ！

最後に、もう1つ。同じ砂糖水を使って「濃い」のと「薄い」のを比べた場合には、「濃い砂糖水」の浸透圧が高いことはもうわかるよね。だけど、これが中に溶けている物質が違うものだったらどうだろう。例えば、血漿たんぱくのうちの70～80％を占めるアルブミンとグロブリンを比べてみて、どっちの溶液の浸透圧が高いだろう。

え～？？？

こういった場合、浸透圧は一定の容積中（たとえば1㎥）にある物質分子の個数によって決定されるんだ。これはつまり、「分子の数が多ければ多いほど、浸透圧が高くなる」ということだ（図・基28-4）。

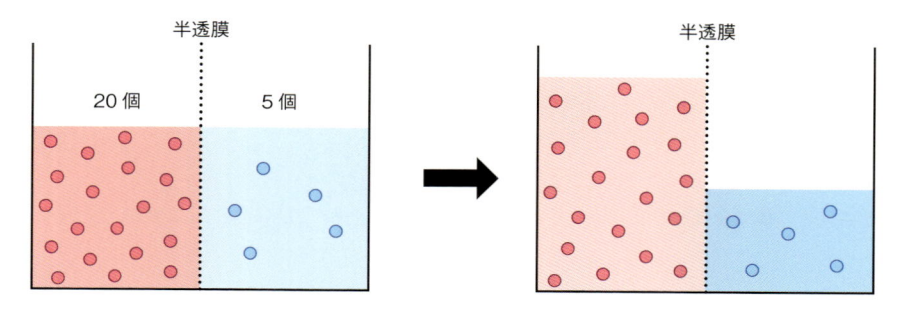

図・基28-4　浸透圧・その1

これを踏まえて考えてみよう。
質量が同じなら、分子量の小さい方が分子の数は多くなるよね。ということは、分子量の小さいアルブミンの方が、グロブリンより浸透圧が高いと言える。

しかも、血漿たんぱくに占める割合だけ見てもアルブミンの方が多いんだから、血漿膠質浸透圧に与える影響は、アルブミンが圧倒的に大きい（約8割がアルブミンの作用）と言えるんだよ（図・基28-5）。

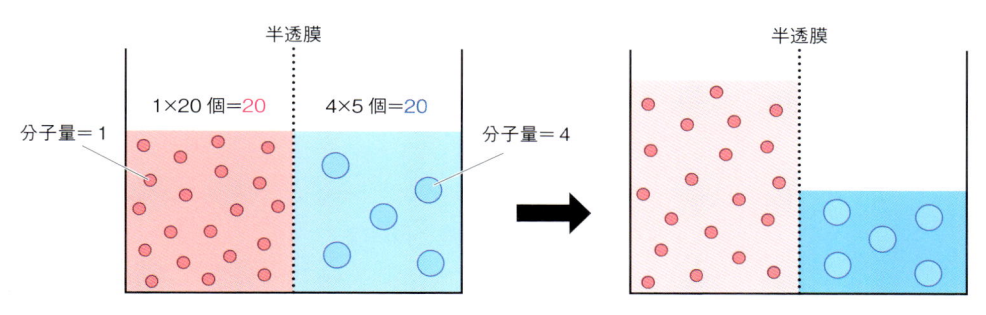

図・基28-5　浸透圧・その2

4 間質膠質浸透圧

水の**外向き**の駆動力の1つになります。間質膠質浸透圧は、毛細血管壁の構造が組織によって違うため、たんぱく透過性もそれぞれに異なるので、その値は組織によってまちまちです。ただし、いずれも間質液中のたんぱく質はとても少ないので、その膠質浸透圧はあまり問題になりません。ですから、同じ外向きの駆動力である毛細血管内圧と比べても、その作用は非常に小さいものです。

5 間質圧（組織圧）

水の**内向き**の駆動力の1つになります。間質圧は、結合織および弾性繊維など組織の圧力が反映され、正確な数値は測定できませんが、その値は正常では0に近いと考えられ、血漿膠質浸透圧に比べるとその作用はずっと小さいものです。他の原因で浮腫が起こり、間質に水が溜まって間質圧が上昇すると、血管内から水が出てくるのを抑えるように働きます。

6 濾過と再吸収

毛細血管内の水が間質へ動くことを濾過 p.260 と言い、その駆動力となるものには 2 毛細血管内圧と 4 間質膠質浸透圧があります。反対に、水が間質から毛細血管内へ戻ることを再吸収と言い、その駆動力となるものには 3 血漿膠質浸透圧と 5 間質圧があります。

第14章 浮腫

〈まとめ〉

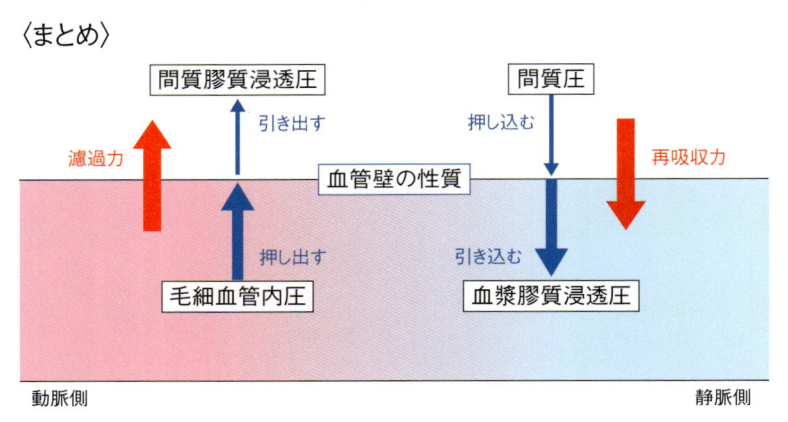

図・基28-6　濾過と再吸収

同じじゃないんです！

このとき、「濾過量＝再吸収量」なら問題ないけど、「濾過量＞再吸収量」なら浮腫が起きるよね。
ところが、実は人の身体は正常なときでも「濾過量＞再吸収量」なんだよ。

え〜、じゃあ、人の身体は常にむくんだ状態だってことですか？

いやいや、そこにはもう1つ仕組みがあるんだ。
それが次！

7 リンパの流れ

通常、毛細血管での濾過量は再吸収量よりも多く、再吸収されずに間質にあまった水は、リンパ液として一部はリンパ管に入り、胸管を通じて血管内に戻されます。また胸腹腔では、胸腹壁から染み出してきた水が、それぞれ肺や腸間膜から再吸収されます。

このように、末梢の濾過・再吸収の帳尻を合わせて間質液量を正常に保っているのが、リンパ管を通じての運び出しです。

第15章 排尿障害

◆男は出にくく、女は出やすい!?

🧑‍⚕️ う〜、トイレトイレ。うわっ、入ってる。

… 数分 …　ジャー（流水音）

👨‍⚕️ あ〜、お待た【バタン（扉を閉める）】せ〜

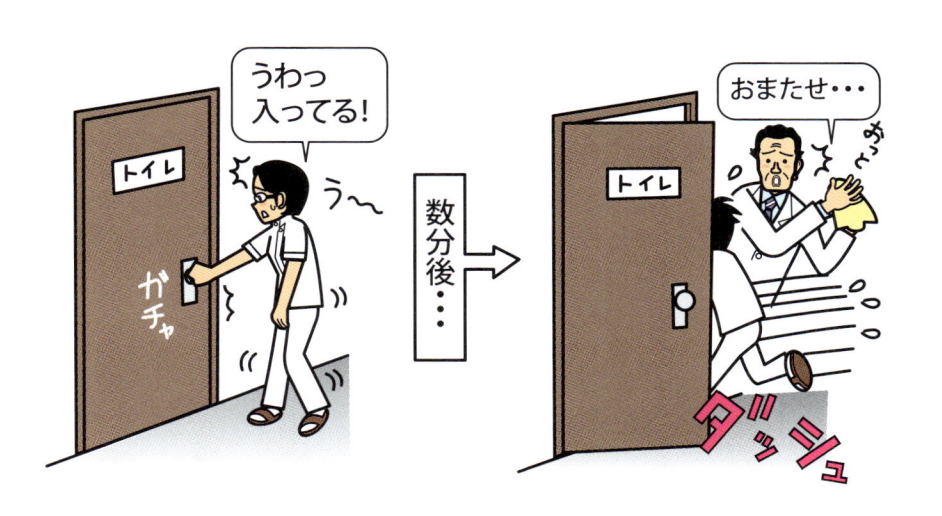

………その後、スタッフルームにて

👨‍⚕️ ずいぶん我慢（がまん）してたんだなぁ。身体に良くないぞ。

🧑‍⚕️ ちょっと前から、トイレが近くって。

👨‍⚕️ なんだ、膀胱炎か？

🧑‍⚕️ いえ、泌尿器科に行ったんですけど、菌が出ないから膀胱炎じゃないって言われました。けど、下腹部が何となく重いし、排尿すると最後の方でちょっと痛い気がするんですよね。
ていうか、先生トイレ長いですよ〜。

第15章 排尿障害

> あ〜、男の宿命、そろそろ僕もそんなお年頃だからさ。
> 君のは女性の宿命、菌は出なくても膀胱炎だよ。冷やしたんじゃないの？

> 男の宿命、女性の宿命って何のことですか？ 菌が出ないのに膀胱炎なんて、そんなのあるんですか？

> おっ！ じゃあ、今日は排尿について勉強しようか。泌尿器系の疾患は、男女で違いが出てくるものだから、そのあたりも意識しながら見ていこう。

Ⅰ. 排尿障害とは

排尿行動とは、腎臓で作られた尿を膀胱に溜め（蓄尿 ☞p.288）、それがある程度溜まると尿意 ☞p.290 を感じて、意志によって溜まった尿を全て出し切る（排尿 ☞p.289）という一連の過程のことを言い、このすべてが揃って正常と言えます。このうちどれか1つでも障害されたものを排尿障害と言います。

◆排尿障害と似たものに…

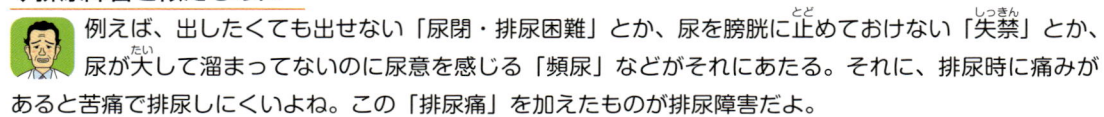

> 例えば、出したくても出せない「尿閉・排尿困難」とか、尿を膀胱に止めておけない「失禁」とか、尿が大して溜まってないのに尿意を感じる「頻尿」などがそれにあたる。それに、排尿時に痛みがあると苦痛で排尿しにくいよね。この「排尿痛」を加えたものが排尿障害だよ。

> 似たようなものに、多尿とか乏尿・無尿というのがあったと思うんですけど、あれは入らないんですか？

> 広い意味では入れても良いかもしれないけど、正確に言うとそれは尿量の異常だから、尿を作る腎臓だとかそれに関わるホルモンの障害が原因になってくるもので、ちょっと質が違うよね。それはまた、別の機会があった時に勉強するとして、ここでは狭義の排尿障害だけ見ていこう。

Ⅱ. 排尿障害の分類

1 排尿痛

（1）定義

排尿行動によって尿道部、外陰部、会陰部、下腹部などに感じる痛みを総称して排尿痛と呼びます。下部尿路 ☞p.283 の疾患の際によく見られる症状です。

（2）種類

排尿痛は、痛みと排尿の時間的関係によって、次の4つに分けられます。

❶ 開始時排尿痛

尿の出始めに痛みを感じるものを言います。尿道の炎症、男性では特に外尿道口 ☞p.286 に近い前部尿道の炎症で見られます。

❷ 終末時排尿痛

　排尿の後半、特に終わり頃に痛みが増強するものを言います。膀胱に近い後部尿道から膀胱頸部や膀胱三角部 ☞p.284 の炎症で見られます。急性膀胱炎、急性前立腺炎、急性後部尿道炎では必発し、膀胱・前立腺の慢性炎症、腫瘍、結石でも見られることがあります。

❸ 全排尿時痛

　排尿のはじめから終わりまで、ずっと痛みを感じるものを言います。尿道から膀胱の炎症が高度な時に見られます。

❹ 排尿後痛

　排尿の後に痛みを感じるものを言います。膀胱周囲炎、膀胱結核など、膀胱病変の際に見られます。

（3）機序

　膀胱の感覚受容器は膀胱全体に分布していますが、特に膀胱三角部の粘膜下組織には豊富に存在しており、主に下腹神経が痛みを伝えます。また後部尿道・前立腺部尿道からは下腹神経と骨盤神経が、外括約筋部尿道では主に陰部神経が痛みを伝えます。

　例えば傷口に水が触れる時、最初の一瞬が一番痛く、その後は慣れて痛くなくなるか鈍い痛みになるでしょう。それと同じように、尿道の炎症では、尿が炎症部分を通過する最初に痛みが強いため、開始時排尿痛が起こります。

　炎症部位が膀胱頂部や体部 ☞p.285 の場合、尿が溜まるにつれ膀胱が伸展すると、傷口が引っ張られるようになるので痛みが増強し、排尿によって楽になります。これに対し、膀胱頸部や膀胱三角部の場合は蓄尿に際して伸展しないので、痛みの増悪はありませんが、排尿によって膀胱が収縮し、粘膜にヒダができると、炎症粘膜が接触するので、終末時排尿痛が見られます。このように、膀胱壁の炎症すべてに排尿痛は見られますが、膀胱の頂部や体部よりも底部や頸部の炎症のほうが、はっきりした痛みを感じます。特に、痛覚受容器の多い膀胱三角部の炎症では、痛みを強く感じます。

　炎症が尿道から膀胱まで全範囲に及べば、排尿中ずっと痛みを感じる全排尿痛が見られます。また、炎症が強度になると膀胱にほんのわずかの尿が貯留しただけで痛みが増強し、排尿した後でも痛みを感じる排尿後痛という現象が見られるようになります。

　膀胱内に結石や異物がある場合、立位の時には重力にしたがい膀胱底部に存在するので、感覚受容器の豊富な膀胱出口付近を刺激するため、痛みが起こります。この時の痛みは昼夜に関わりなく、運動、特にジャンプやジョギングなど上下動の激しい運動によって増強され、臥位になると膀胱体部のほうへ結石や異物が転がり落ちるので、軽快する特徴があります。

◆排尿痛、まず一番に疑うものは？

患者さんに「排尿の時に痛いんだけど何でしょう？」と言われたら、女性ならまず一番に「膀胱炎」、男性なら「前立腺炎」を疑うね。

そんなに言い切っちゃって良いんですか？

うん。まず間違いないよ。男女の構造の違いを考えたらわかる。
一番の違いは、尿道の長さだ。☞p.286 女性の方が圧倒的に短い。このことから、細菌が膀胱に侵入し

第15章 排尿障害

やすいことがわかるだろう。初めに言った「女の宿命」っていうのはこのことだよ。膀胱炎は、ほとんど女性の病気と思ってかまわないくらいだ。

じゃあ、男の宿命は何ですか？

前立腺の疾患だよ。よくあるのは前立腺肥大症。前立腺は男性の尿道を取り囲んでいるんだけど、これが年齢とともに肥大して、尿道を圧迫するようになる。すると、尿が通りにくくなるから、排尿に時間がかかるようになるんだよ。

でも、全員がなるわけじゃないでしょう？

ほぼ全員だよ。40歳代で80％の人に前立腺の肥大があるそうだ。自覚症状の有無とは別だよ。50歳を過ぎると徐々に自覚症状が現れてくる。この頃にはほぼ100％に肥大がある。60歳では、ほぼ100％の男性に自覚症状があるそうだ。

先生のトイレが長かった理由は前立腺肥大ですか。
で、そんなお年頃なわけですね。

まあね。前立腺では、他にもがんや前立腺炎などがある。今のところ僕は大丈夫だけど、これらは当然のことながら、男性にしかない病気だからね。だから男の宿命と言ったんだ。

なるほど～。納得。

> 排尿痛、女性なら膀胱炎、男性なら前立腺炎を疑え！

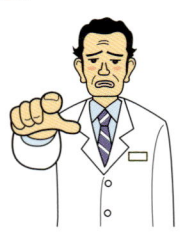

2 頻尿

（1）定義

健常者の1日の尿量はおよそ500～2,000mlで、1日の排尿回数は健康成人男性が日中で4～8回、夜間で0～1回であり、女性はこれよりやや少なめです。

この排尿回数が増加した状態を頻尿と言います。多尿になれば当然排尿回数は増えますが、真の意味の頻尿とは「尿量の増加がなく、排尿回数のみが増加したもの」を言います。

一般的には1日10回以上、睡眠中に2回以上トイレに起きる場合を頻尿、あるいは夜間頻尿としています。通常、1回の排尿量は200～400ml程度ですが、頻尿では1回排尿量は減少します。また、1日の排尿回数がそれほど多くなくても、排尿と排尿の間隔が短い場合にも頻尿と言います。

◆定義より排尿回数が多い、それだけで病気と決め付けてはダメ！

排尿回数は、水を多く摂ればその分だけ多くなるし、運動や食事、気温などの環境因子によっても大きく影響を受けるものだ。それに年齢によって1日の尿量や排尿回数は違ってくるし、個人差もかなり大きい。神経質な人や心配性の人は回数が多い傾向があるんだよ。上にあるような頻尿の定義は、ある程度の目安であって、それに外れているものがすべて異常だということにはならないからね。

それと、「夜間2回のトイレは頻尿」となってるけど、実際のところ、60歳を超えた男性が夜中に2回く

らいトイレに行くのは珍しくない。じゃあ、60歳を超えた男性は全員病気か？　治療の必要性があるか？といったらそんなことはない。確かに前立腺肥大は認められるだろうけど、治療の必要性は個人の苦痛度によると思うよ。

　　苦痛度とは？

　　一番は、睡眠の妨げになるかどうかで判断できると思う。夜中に何度もトイレに起きて、寝ている暇がないとか、寝付きの悪い人だと、回数は少なくても睡眠の妨げになってつらいだろうから、そうなったら治療を考えるべきかな。

（2）原因
頻尿の原因には、次のようなものがあります。
❶ 膀胱の知覚過敏
　頻尿を起こす頻度の最も高い疾患は**急性膀胱炎**です。これは主に細菌感染が原因で、膀胱粘膜が炎症を起こすことによって知覚過敏になり、尿が少し溜まっただけでも尿意を感じてしまうので頻尿になります。この時、排尿回数は増加し、1回の尿量は著しく減少します。

　また、膀胱近くの尿管は膀胱と支配神経が同じなので、尿管結石の際に結石が膀胱近くまで下降していると、膀胱が刺激されているように感じられ、頻尿や残尿感を訴えるようになります。

◆尿意、それも尿管結石の症状なの!?

　　以前こんなことがあったんだよ。ふだんは頸や腰が痛くて通われてた患者さんで、体質的に腎臓に石ができやすくて、尿管結石を何度か経験されている方がいらしたんだ。

　ある時、夜に疝痛発作※p.079が起こったので救急で病院に行き、痛み止めをもらって発作をやり過ごしたらしいんだ。翌日痛みは和らいだけど、救急じゃないちゃんとした病院で診てもらった方が良いだろうと思って行ったところ、「エコーで見えないから、もう石は出たでしょう」と言われて帰って来たそうだ。その翌日「石は出たはずなんだけど、じっとしてても腰が痛いし、何だか尿意が近くておかしい」って言って、当院に見えたんだ。

　　何でしょう。石で尿路に傷付いたのが刺激になってるんですかねぇ？

　　ピンッ！と来たね。まだ石が出てないんだよ。

　　えっ？　だってエコーで見て、ないって言われたんでしょう？

　　画像診断より、今ある症状が真実だよ。その患者さんにも「多分まだ石が出てないだろう」と説明したよ。その他にも、「膀胱近くの尿管に石があると、膀胱の後ろになってエコーで見つけられないことがある。症状からみて、動作での増悪がない腰痛は内臓からの痛みだろうし、膀胱近くの尿管が石で刺激されると、そのあたりは膀胱と支配神経が同じだから、膀胱刺激症状の尿意や残尿感が現れる。それと、尿管には3カ所狭くなっている部分があって、そこに石が引っかかると強い疝痛発作を起こす。先日の発作は上の狭窄箇所で引っかかったもので、一番下は尿管が膀胱を貫くところなので、もしかするともう一度、疝痛発作があるかもしれない」という話をしたんだ。

第15章 排尿障害

> その後どうでした？

> ビンゴ！ 次の週いらして、「先生に言われたとおり、その晩発作が起きました」って教えてくださったよ。結石を鍼で潰せるわけはないから、僕達ができることは鎮痛効果を期待して背部や腰部に強めのパルスをするとか、腎兪に灸頭鍼をするくらいしかないんだけど、その説明があったことで、患者さんの信頼を得られただろうと思っているよ。

❷ 膀胱容量減少

膀胱容量が減ると、溜められる尿量が少なくなるために頻尿になります。膀胱容量が減る原因には次のようなものがあります。

▶膀胱内の占拠性病変

　膀胱結石、膀胱がんが代表疾患。膀胱内を結石や腫瘍が占拠するため、その分の膀胱容量が減って溜められる尿量が少なくなるので頻尿になる。また、膀胱がんや他のがんが膀胱へ浸潤している場合、膀胱の筋層が侵されると、膀胱の伸展性が減少して、膀胱容量が減少し頻尿になる。

▶下部尿路の通過障害

　前立腺肥大、前立腺がん、尿道狭窄などが代表疾患。このような疾患によって、尿道が狭くなると、膀胱に溜まっている尿をすべて排泄できず尿が残るようになる。すると機能的膀胱容量＊が減少し、新しい尿を少ししか溜められなくなるので頻尿になる。また、尿道の抵抗に打ち勝って排尿するため、だんだん排尿筋が肥厚して膀胱壁の緊張が高まるので、少しの尿が溜まっただけで膀胱内圧が高まり、尿意が起きるようになる。

＊機能的膀胱容量：膀胱容量から残尿量を引いたもの。実際に機能している膀胱容量のこと。

▶膀胱外からの圧迫

　前立腺肥大、前立腺がん、子宮筋腫、妊娠子宮、卵巣がん、大腸がんなどが代表疾患。子宮・卵巣・大腸は解剖学的に膀胱に近い部位にあるため、これらによって膀胱が外から圧迫されると、膀胱容量が減少するので頻尿になる。

▶萎縮膀胱

　膀胱結核、間質性膀胱炎、放射線性膀胱炎などが代表疾患。これらの疾患では膀胱が繊維化し萎縮するので頻尿になる。

> そうかぁ。妊婦さんは胎児に押されるからトイレが近くなるのかぁ。男の人は前立腺が原因で、頻尿も起こすんですね。難儀な宿命ですねぇ。

❸ 神経因性膀胱　p.287

蓄尿・排尿を調節している排尿中枢、あるいはその神経経路が障害されたために起こる排尿障害を、神経因性膀胱と言います。神経因性膀胱では障害された部位によって、様々な排尿障害が組み合わさって起こることが多く、他の疾患よりかなり複雑です。

　神経因性膀胱での頻尿は、仙髄排尿中枢から中枢側に病巣がある場合、排尿の抑制が障害されるため、ある程度溜まったところで仙髄による排尿反射が起きてしまい、頻尿になります。

　脊髄損傷の場合、上位中枢と下位中枢を結ぶ下行路と上行路の両方が障害されるので、尿

意が消失し、排尿の抑制もできないため、反射性の膀胱収縮によって頻尿が起こります。

大脳疾患の場合、下行路のみの障害なので尿意は維持されますが、抑制がきかず膀胱が勝手に収縮を始めてしまう無抑制収縮によって頻尿が起こります。

❹ 心因性

心因性頻尿または膀胱神経症と言われ、下部尿路やその支配神経には何らの器質的異常がないにも関わらず頻尿を訴えます。

神経質な女性に多く、起きて意識が向く時には頻尿が起きますが、就寝中は起きません。また、日中でも他のことに神経が集中している時は起きないのが特徴です。神経質な性格で、恐怖観念から膀胱に尿が充満していないのに尿意を感じて排尿したくなるものです。

◆精神的な影響も大きい！

心因性の頻尿は、子供だと男の子、長男長女に多い傾向があると報告されているんだよ。これには家庭環境や躾が関係しているみたいだね。

どういうことですか？

お漏らしすると怒られるからってことさ。男の子、長男長女は、「男の子でしょ！」「お兄ちゃんなのに！」「お姉ちゃんなのに！」って言われることが多いからね。

大人では、緊張やストレスが強いときに、神経が過敏になって尿意を感じてしまうことがある。健康な人でも時々あると思うよ。

どんな時ですか？

旅行の時にトイレを見つけるたびに行く人がいるだろう。あれは、いつトイレに行けるかわからないから、不安で頻尿が起きているんだし、スピーチ前に「ちょっとトイレ！」なんていうのも緊張のせいだよね。

❺ 夜間尿量の増加

高齢者や心不全、慢性腎不全の代償期では、安静臥床による腎臓への血流増加によって、夜間の尿量が増加するために夜間頻尿になります。また、水分やアルコールなどを就寝前に摂取したり、夕食後すぐに寝てしまう習慣の人にも見られます。

◆高齢者の尿は、寝てる間に作られる？

横になると副交感神経が優位になって、臓器への血流が増えるから、腎臓にも血液がたくさん行くようになる。だから尿がたくさん作られる。というのはわかるんですけど、それは若い人でも同じですよね？　なんで、高齢者だけ、尿量が増えるんですか？

それにはまず、糸球体の特性を知る必要があるなぁ。
糸球体っていうのは毛細血管が毛玉みたいになってる装置で、そこには血液を濾し出すために、他より少し高い圧力がかかっているんだ。なので、血管が壊れやすい。しかも、壊れた糸球体は再生しないんだ。だから、年とともにだんだん糸球体の数は減ってくる。ということは、糸球体濾過量が減って尿を作る能力が低下してくるということだ。

第15章 排尿障害

そして、昼間は活動するために筋肉に血液が多く行っているので、内臓への血流量が少なかっただろう。糸球体がたくさん機能していれば、少ない血液量でもそのすべてを濾過できて尿を作ることができるけど、糸球体が少なければ、その血液の少ししか濾過できないから、作れる尿も少なくなる。

😀 ということは、身体に水や老廃物が溜まるってことですね。

😐 そうだよ。それに対して、寝ている時は内臓へたくさん血液が流れてくるから、少ない糸球体がフル稼働して、昼に作れなかった分、尿を作り続けることになる。だから、高齢者は夜間尿量が増えるんだよ。

😀 心不全や腎不全の場合はどうしてですか？

😐 腎不全は腎機能が低下している状態なんだから、高齢者の場合と機序は同じだよ。
心不全の場合、起きている時には地面から心臓までの高さの差による重力の負荷がかかるから、血液循環が悪くなる。だから腎血流量も減って、日中は尿が作りにくくなる。けど、寝れば心臓と身体の高さが同じになるから、楽に血液を回せるようになって腎血流量が増える。それで寝ているときに尿量が増えるんだよ。

😀 あぁ、そういうことですか。

😐 しかも、高齢者は腎機能も心機能も両方が低下してくるから、Wパンチだね。

😀 でも、理由はわかっても、夜中に何度もトイレに起きるのはつらいですね。なんとかならないんでしょうか？

😐 昼寝をすると良いよ。これは、なにも眠る必要はない。30分〜1時間くらい横になれば良いんだ。

😀 横になって腎血流量を増やして、昼のうちに尿を作っちゃおうってことですね。

😐 そういうこと。昼寝をすれば、夜間1回分のトイレを減らすくらいの尿を作れるだろう。
でも、せっかく横になるなら、その時間に鍼治療をするともっと良いぞ。鍼治療では、まず横になることで腎血流量が増えるだろう、それに加えて鍼をすることで交感神経が抑制されて内臓への血流がより増える。だから、患者さんの中には治療中にトイレに行きたくなる人もいるし、「鍼の後って、すんごいたくさん尿が出る」っておっしゃる方もいるんだよ。

😀 ということは、これは夜間頻尿だけじゃなくって、浮腫の治効理論でもありますね。

😐 そうだね。

> 夜間尿量増加の対処法は、昼寝と鍼灸！

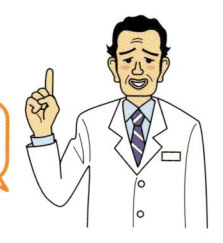

❻ 薬剤

　利尿薬は1日の総尿量を増加させることで頻尿を招きます。抗コリン薬（副交感神経遮断薬）は1回の排尿量が少なくなるので頻尿の原因になります。

> 利尿薬は降圧剤として使われているものだったよね。☞p.202 副交感神経遮断薬は、胃薬として出されることがある。そんな薬が、排尿に影響を及ぼすことがあるんだよ。

3 尿閉・排尿困難

（1）定義

　尿意があってもスムーズに排尿できない状態を排尿困難と言います。具体的には、出そうと意識してから実際に尿が出てくるまでに時間がかかったり（遷延性排尿）、出している時の尿線が細かったり、勢いが弱かったり、時には排尿開始から終わるまでに時間がかかったり（苒延性排尿）します。また、尿の切れが悪く、排尿が終わったと思ってから数滴出てくるようなこともあります（終末時滴下）。

　尿閉とは排尿困難が進行することによって起こることが多く、膀胱に多量の尿が溜まり、尿意があるにも関わらず排尿できなくなる状態を言います。

（2）原因

　尿閉・排尿困難の原因には、次のようなものがあります。

❶ 下部尿路の通過障害

　前立腺肥大症のほか、前立腺がん、尿道狭窄、尿道結石や急性前立腺炎などが代表疾患です。これらの疾患によって尿道が狭くなるため排尿困難が起こり、また病状が進行すると閉塞されてしまうために尿閉が起こります。

❷ 神経因性膀胱

　蓄尿・排尿を調節している排尿中枢、あるいはその神経経路が障害されることによって尿閉・排尿困難が起こります。

　大脳疾患・脊髄損傷では、頻尿☞p.272 で述べたように排尿抑制ができなくなりますが、それとともに意志による排尿も困難となります。

　骨盤内手術や骨盤外傷などによって仙髄反射中枢あるいは反射弓の経路が障害されると、膀胱は完全に神経支配を断たれ、尿意は消失し、排尿も不可能になります。この場合、膀胱は尿が充満すると平滑筋固有の性質で筋原性収縮を起こしますが、その収縮力は非常に弱く、大量の残尿が発生するので、尿を出すための導尿が必要になります。

　また、糖尿病による末梢神経障害によっても膀胱を支配する末梢神経が障害されるため、尿意を感じにくく、排尿筋の収縮が弱くなり、排尿困難が起こります。

◆糖尿病は、臓器感覚も鈍くなる！

> 糖尿病の末梢神経障害は、自律神経も例外じゃない！って下痢のところで話したの覚えてる？☞p.161

> 覚えてます。
> 腸の動きが悪くなって、下痢や便秘の原因になるんでしたよね。

第15章 排尿障害

　排尿に関係する自律神経が障害されると、膀胱知覚が鈍くなるから、いくらでも膀胱に尿を溜めることができるようになるんだ。糖尿病のような知覚麻痺性の神経因性膀胱では膀胱容量が異常に大きいことが特徴で、時には1,000mL以上にもなるんだよ。この状態が長期間続くと、排尿筋は伸びきって収縮力は弱くなる。そのために排尿困難が起きてくるんだけど、同時に尿が残るようになってくる。

　それに、括約筋が1,000mLもの尿の圧力に耐えられなくなるか、括約筋を支配する神経も障害されて、その収縮力が低下してくると、ポタポタと尿が漏れてくるような失禁が起こるようになるんだよ。糖尿病の患者さんは初期には自覚症状がないけど、排尿困難や、残尿が多くなって感染症を合併することで自覚するようだね。

　いや～、本当に糖尿病っていろいろなことが起こってくるんですねぇ。

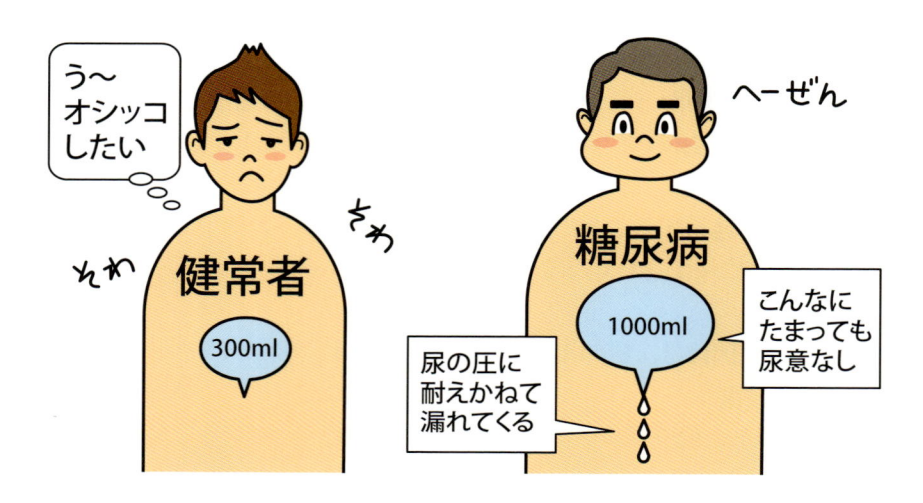

健常者「う～オシッコしたい」 300mL
糖尿病「へーぜん」 1000mL　こんなにたまっても尿意なし　尿の圧に耐えかねて漏れてくる

❸ 心因性
　神経質な性格がベースにあり、「尿を出さなければならない」「尿が出ないのではないか」という思いがつのって排尿できなくなってしまうなど、ノイローゼやヒステリーが原因で尿閉を引き起こすこともあります。

❹ 薬剤
　排尿筋の収縮力を減弱させる薬や括約筋の収縮力を高める薬は、尿の排出を弱めるので、尿線が細くなったり勢いがなかったり、出し切るまでに時間がかかったり、時には尿閉を起こすこともあります。それらの薬には、抗コリン薬（副交感神経遮断薬）、平滑筋抑制薬、交感神経刺激薬などがあります。

　患者さんがよく使う身近な薬では、アレルギー時の抗ヒスタミン薬や胃腸薬、複合感冒薬の中には、上記のような働きを持つ成分が含まれているよ。

　薬局で簡単に買えるものばかりですね。怖いなぁ。

❺ その他

　手術後や膀胱鏡検査施行後などでは、痛みや緊張のために腹圧がかけられず尿閉になることがあります。また、ベッドで寝たまま排尿することに慣れていない患者の場合、腹圧のかけ方がわからなかったり、尿器から漏れてしまうことを心配したり、他の患者に排尿の音を聞かれるのが恥ずかしかったりすることで尿が出なくなることもあります。

4 尿失禁

(1) 定義
　排尿を意図しないにもかかわらず、尿が漏れ出てしまう状態を言います。

(2) 原因
　尿失禁の原因には、次のようなものがあります。

❶ 腹圧

　咳やくしゃみ、笑う、走る、階段を降りる、荷物を持ち上げるなどの動作時に、お腹に急に力が入ったことで尿が漏れます。これを**腹圧性尿失禁**と言います。女性の尿失禁のほとんどが腹圧によるもので、程度差はありますが、成人女性の3～4人に1人の割合で見られると言われます。

　女性は尿道がまっすぐで短く、その間に前立腺はなく、外尿道括約筋も男性に比べるとあまり発達していません。このような構造上の特徴に加えて、出産によって骨盤底筋群が緩んだり、加齢によって筋力が低下することによって、腹圧性尿失禁が起こりやすくなります。尿道が長く、前立腺があり、外尿道括約筋もよく発達した男性では、めったに見られません。

◆内・外尿道括約筋、本来の働きは？

　ここでも男女差が見られますね。

　ちなみに内尿道括約筋は、図・基29-4 男女の膀胱1 p.285 には男女とも描かれているけど、女性ではその存在も働きもはっきりしてないんだよ。

　男性ははっきりしてるんですか？

　男性の内尿道括約筋は発達していて、射精の時に働いてるってことがわかっている。
　射精は交感神経の作用なんだけど、交感神経が興奮することによって、射精するのと同時に内尿道括約筋も収縮するんだ。精子は尿道に分泌されて、亀頭部の方へ出される必要があるんだけど、この時内尿道括約筋が閉められないと、膀胱に精子が出されてしまって、男性が原因の不妊症になるんだよ。

　ということは、尿を止めるのに本当に重要なのは、外尿道括約筋の方なんですね。

尿の真のストッパーは外尿道括約筋

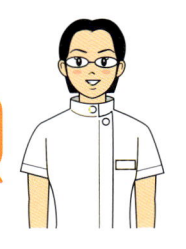

第15章 排尿障害

❷ 神経因性膀胱

　蓄尿・排尿を調節している排尿中枢、あるいはその神経経路が障害されることによって失禁が起こります。この機序は、前述の神経因性膀胱による頻尿 ☞p.272 と同じです。

　仙髄排尿中枢から中枢側に病巣がある場合、排尿の抑制が障害されるため、ある程度溜まったところで仙髄による排尿反射が起きてしまい頻尿になりますが、この時、トイレに間に合わなければ失禁になります。

　脊髄損傷の場合、上位中枢と下位中枢を結ぶ下行路と上行路の両方が障害されるので、尿意が消失し、反射性の膀胱収縮によって頻尿が起こります。このような状態から間に合わなくて失禁してしまったものを**反射性尿失禁**と言います。

　大脳疾患の場合、下行路のみの障害なので尿意は維持されますが、抑制がきかず膀胱が勝手に収縮を始めてしまう無抑制収縮によって頻尿が起こります。このような状態から間に合わなくて失禁してしまったものを**運動性切迫性尿失禁**と言います。

> 尿意があるかないかの違いで、反射性尿失禁と運動性切迫性尿失禁は区別できるぞ。

❸ 膀胱の知覚過敏

　この機序は、膀胱の知覚過敏による頻尿 ☞p.271 と同じです。膀胱炎や前立腺肥大症などで見られ、これらの疾患によって膀胱知覚が過敏になると、尿が少し溜まっただけでも尿意を感じてしまい頻尿になります。この時、蓄尿・排尿を調節している排尿中枢、あるいはその神経経路は正常に機能しているのですが、その尿意があまりに強いと上位の排尿抑制に打ち勝ち、思いがけず排尿反射が起きて失禁してしまいます。これを**知覚性切迫性尿失禁**と言います。

◆2つの切迫性尿失禁、その違いは？

> 尿意を感じてからトイレに行くまで我慢しきれず、途中で尿を漏らしてしまう状態を「切迫性尿失禁」と言う。運動性切迫性尿失禁と知覚性切迫性尿失禁のことだね。この2つの違いはわかるかい？

尿意なし	尿意あり	
	抑制なし	抑制あり
あー知らぬ間に・・・	あ、トイレに・・・	うお〜もれる〜 → ああ〜出ちゃった！
反射性尿失禁	運動性切迫性尿失禁	知覚性切迫性尿失禁

はい。
運動性切迫性尿失禁は、排尿の抑制機構が障害されてるために我慢できず失禁するもの。
知覚性切迫性尿失禁は、排尿の神経機構は正常だけど、尿意が我慢を上まわったために失禁するもの。
神経機構が正常かどうか、意志による抑制があるかないか、というところが違います。

That's right！
すばらしい！

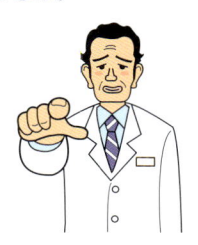

❹ 膀胱内圧の上昇

尿の排出障害によって膀胱に尿が充満し、膀胱内圧が括約筋の収縮力より上昇すると、少しずつ尿が漏れ出てきます。このような状態を**溢流性尿失禁**と言います。

糖尿病や骨盤内手術では、前述の説明 ※1 p.275 にある機序によって排尿困難が起きます。すると残尿が大量に発生するので、括約筋の収縮力では完全に膀胱に止めておくことができず、少しずつ尿が漏れ出てくるようになります。

また前立腺肥大症では、初期には軽度の排尿障害のみで膀胱の排尿機能は保たれているので残尿は見られませんが、進行するにしたがって残尿が見られるようになり、それが多くなると膀胱が拡張して膀胱壁が引き伸ばされるため、排尿筋の収縮力が低下し、最後には自力で排尿ができなくなります。ここまで病期が進行すると、拡張した膀胱に充満した尿が、括約筋の圧を超えて漏れ出てくるようになります。

❺ 外尿道括約筋の障害

尿の流出を最も強力に抑えている外尿道括約筋が障害されると、膀胱に尿が溜められず、絶えず尿がタラタラと漏れ出てきます。このような状態を**全尿失禁**と言います。これには医原性*が多く、前立腺肥大症に対する内視鏡手術や、前立腺がんに対する前立腺全摘術の際に受けた損傷が原因になります。

*医原性：医療行為が原因であること。

❻ 尿管異所開口

尿道以外の所から尿が漏れ出る状態を**尿道外尿失禁**と言います。これは、尿管が腟に開口する尿管異所開口などの先天性奇形で見られます。後天的には、骨盤内手術や放射線治療などが原因で尿路と腟が交通すると、腟からの尿失禁が起こります。

❼ 夜尿症

いわゆる「おねしょ」のことです。尿路や排尿中枢とその神経経路に異常はなく、起きている時は正常な排尿ができるのに、睡眠中無意識に尿を漏らしてしまう状態を言います。

これは自然治癒するものが多く、5歳では約15％に見られますが、10歳では約5％に減少し、生涯続くものは1％前後と言われています。睡眠深度が深い子供に多く見られるようです。子供のうちは蓄尿と排尿の神経回路が大人ほど確立していないことや、大人ではバゾプレッシン*分泌の概日リズムは ※1 p.152 夜間がピークですが、子供ではその概日リズムが未確定であることが原因で、夜尿が起こると考えられています。

*バゾプレッシン：下垂体後葉ホルモン。腎臓に働きかけ、水・Na^+の再吸収を促進し、尿量を減らす働きがある。

第15章 排尿障害

◆ **大人の夜尿症、もしかしたらその原因は……？**

小学校にあがる前なら、腰仙骨部の小児鍼がよく効くよね。

大人になっても治らない人は、何をしても治らないんですかねぇ？

ん〜、当院にも昔、何人か夜尿症の患者さんがいらしたけど、治療したらおねしょの回数は減ったよ。それより、みんな 10 〜 20 代だったんだけど、彼らに共通して印象的だったのは、実際の年齢よりも幼く見えるってことだったね。これは見かけの問題だけじゃなくて、話し方や態度も含めたものだけどね。それと、全てのケースでお母さんが付き添ってきたってことだね。

それが夜尿症と何か関係があるんですか？

関係あるかどうかはわからないけどさ、普通そのくらいの年齢で夜尿症があったら、本人が何とかしたくて治療法を調べたり、良さそうな所へ行ってみたりするだろう。それを母親が心配していろいろ医療機関を探して、しかも、いい年した子に母親が付き添ってきて、挙句の果てには母親が問診の質問に答えだすようなこともあったんだよ。

え〜、それは変ですね。

母親が子離れできずに過保護に接していると、子供も自立できなくて、精神的に大人になれない。それにつれて身体の機能も確立できないってことが起きるんだ。夜尿症の原因がそれだとは言わないけど、当院に来た患者さんを見てる限りでは、そんな感じを受けたんだよね。

で、その患者さんたちはどうしたんですか？

お母さんは愛情だと思ってるからね。こんなことを言っても怒って来なくなるだけだから、子供の方に自立を促すように言ってみた。まずは、「もう大人なんだから、次からは１人で来なさいよ」ってね。

結果どうなったんですか？

１人で来るようになった子、親が入り口の外まで送ってくる子ありで、いずれもおねしょの回数は減ったけど、少し良くなると来なくなっちゃうから、完治したかどうかはわからないなぁ。

❽ 精神・身体の障害

排尿障害をきたす疾患はないけれど、歩行障害のためにトイレに行けない、手が不自由なため下着がおろせない、痴呆のためトイレの場所がわからないなどの理由で、トイレ以外の場所で排尿してしまう状態も失禁とみなしています。これを **機能的尿失禁** と言います。

まとめ

◆菌が検出されない膀胱炎って？

さて、これで一通り排尿障害について話をしてきたけど、理解できたかな？

先生、排尿のメカニズムや排尿障害については理解できたんですけど、初めに先生が私の症状は膀胱炎だとおっしゃったことがまだわかりません。女性が膀胱炎になりやすいのはわかりましたが、検査で菌が出ないのに膀胱炎って、どういうことですか？

髄膜炎でも、「細菌性とウイルス性と……」って話をしたじゃないか。　p.049
膀胱炎にも細菌が検査で出ない「無菌性の膀胱炎」というのがあって、その原因はおおよそウイルスだろうと言われているんだよ。細菌性の膀胱炎は痛みや頻尿などの症状が顕著だけど、ウイルス性は髄膜炎でもそうだったように症状がはっきりしないんだよ。なんとなく下腹部が重痛いとか、多少排尿に違和感があるくらいでさ。

原因が細菌だろうとウイルスだろうと、自分の免疫抵抗力がしっかりしていれば膀胱炎になることはないんだけど、疲れているとか、冷えて抵抗力が弱った時に感染してしまうんだよ。この前、友達と食事しに行くって急いで帰ったじゃないか。あの日、お店で冷えたんじゃないの？

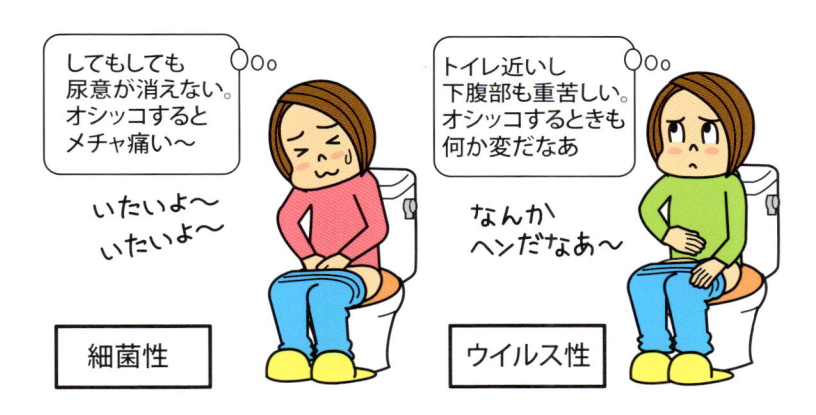

> してもしても尿意が消えない。オシッコするとメチャ痛い〜
> いたいよ〜いたいよ〜
> 細菌性

> トイレ近いし下腹部も重苦しい。オシッコするときも何か変だなあ
> なんかヘンだなあ〜
> ウイルス性

あ〜言われてみれば、クーラーの風が直接当たって寒かったんですよ。それかなぁ。

多分それだよ。細菌性なら抗生剤が効くから、3日も薬を飲めば治るけど、ウイルス性の場合は有効な薬はないからね。

じゃあ、どうすれば良いんですか？

ウイルスなら、その対処法は風邪と一緒！　自分の免疫力を上げて、やっつけることだ。暖かくして、温かいものを食べて、早く寝る。加えて免疫力を上げるなら、鍼灸治療が効果あり！ってことだよ。

memo　膀胱炎

「急性膀胱炎」：細菌性　抗生物質が有効
「無菌性膀胱炎」：ウイルス性？　抗生物質は無効　鍼灸の効果大！

第15章 排尿障害

◆膀胱炎の鍼灸治療

「膀胱炎には**中極**」と書かれている本が多いですよね。そんな経穴も加えながら治療すれば良いですか？

そうだね。それに、もし膀胱炎の症状が強いようなら、多壮灸をすると良いよ。

中極にですか？

いや、炎症を抑える意味で、虫垂炎の時に**行間**にお灸をしただろう。☞p.085 あれと同じだよ。

じゃあ、膀胱炎の炎症を抑える意味なら、同じ**行間**で良いってことですか？

まぁそれでも良いけどね。
せっかく同じ足にお灸をするなら、東洋医学的に関係の深い経穴を使ったらどうだい。

と言いますと？

東洋医学では、「腎は水を主る」といって、水分代謝の調節を担っているとされているし、膀胱の生理機能は尿の貯留と排泄とされている。
　それに「三焦は決瀆の官、水道ここより出て、膀胱に属す」と『素問』「霊蘭秘典論篇」にある。この「瀆」っていうのは水路のことで、古代中国では黄河・長江・済水・淮河の四大大河のことを四瀆と呼んだんだ。つまり決瀆の官っていうのは、水路を治める長官のこと。
　これからわかるように、三焦は身体の水液の通路としての役目を担っていて、その他の臓腑と密接な関係を持ちながら、全域にわたって水分調節に関わっているとされている。

ふ〜む。水や尿に関係が深いのは、腎経・膀胱経・三焦経ということですか。
じゃあ、膀胱炎の場合には、その3つの経絡上で多壮灸をしても支障のないところを、虫垂炎の**行間**と同じ要領で考えれば良い、ということですね。

そういうこと。膀胱炎だけじゃなくて、その他の全般的な排尿障害に対しても、腎経・膀胱経・三焦経はよく使われるよ。
　例えば、先に出てきた**中極**は膀胱経の募穴だし、三焦経の募穴である**関元**とか、**腎兪・膀胱兪・三焦兪**なんかもよく使われるところだね。それに加えて、西洋医学的に陰部神経にアプローチするなら、**次髎**や**会陽**も使ってみると良い。

さて、これで排尿について大体わかったかな？
Any Question?

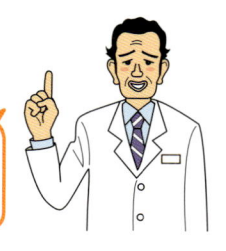

基礎知識 その㉙　尿路の構造

　腎臓で生成された尿は、乳頭部で集合管から腎杯に集まり、さらに腎盂→尿管→膀胱→尿道へと流れて体外に排泄されます。この時、腎杯から尿管までを**上部尿路**、膀胱と尿道を**下部尿路**と呼びます。

　尿路は単なる尿の通り道だから、ここでは尿の成分や量は変化しないよ！

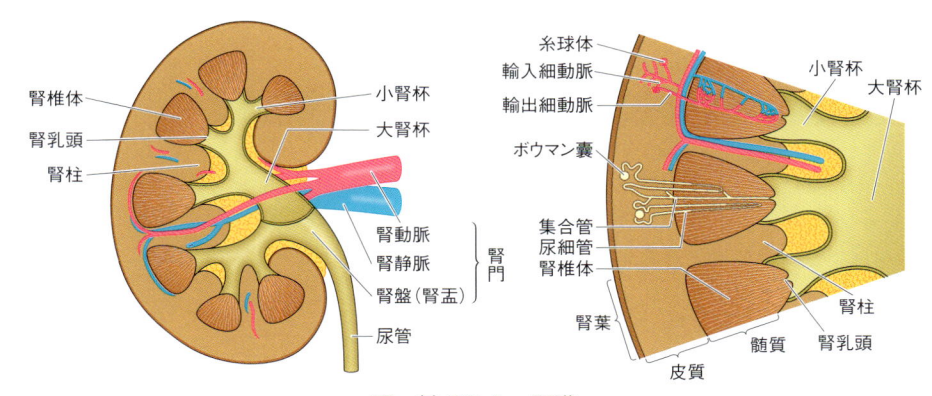

図・基29-1　腎臓

１　尿管

　腎盂から膀胱へ伸びる全長25〜27cm、直径5mmの管状の器官です。腎盂および尿管は、作られて出てきた尿の量に合わせて、膀胱側へ向かって毎分1〜5回の規則的な蠕動運動を行い、尿を膀胱に運んでいます。

　尿管には狭くなっている部分があります。①腎盂尿管移行部、②尿管と総腸骨動静脈との交叉部、③尿管の膀胱開口部の3ヵ所です。

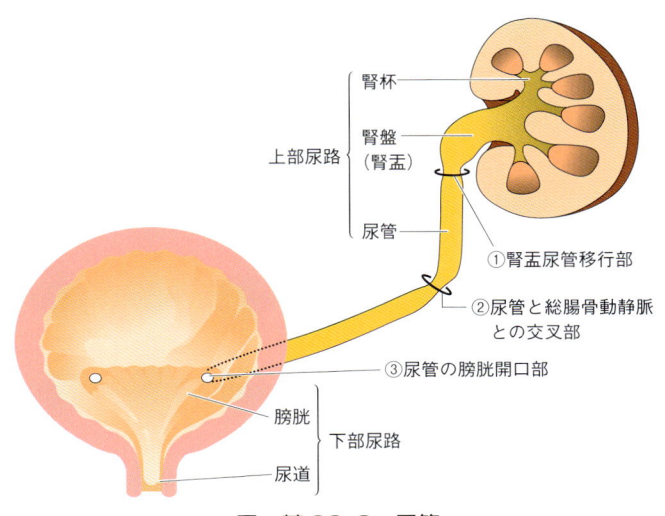

図・基29-2　尿管

第15章 排尿障害

結石の痛みは、1回では終わらない？

尿管結石はこの狭窄部分に引っかかりやすい。気の毒な人は、この3カ所全部に引っかかって、ひどい疝痛発作を起こすんだ。激痛が去って、やれやれ膀胱に落ちてくれたかなと思って安心したら、また！またまた！　なんてこともあるから要注意。

そうなんですか!!　てっきり1回苦しめば終わるとばかり思っていました。

2 粘膜弁

　尿管は左右の後上方から膀胱壁を斜めに貫通して、膀胱底に開口しています。尿管が斜めに貫通することによって、膀胱内の尿量が増えて膀胱壁が薄く引き伸ばされると、尿管を圧迫することになり、結果的に尿管への尿の逆流を阻止します。そのため、これを「粘膜弁」と言います。

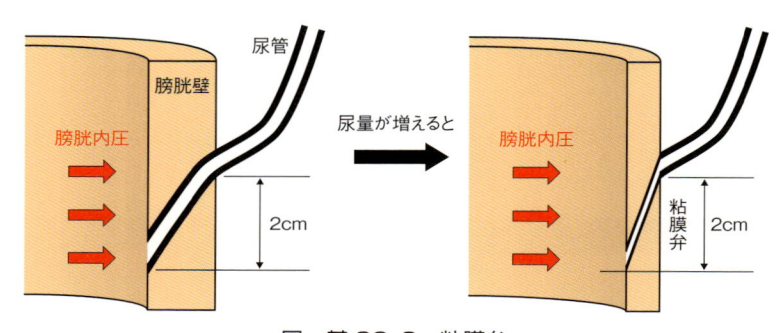

図・基29-3　粘膜弁

3 膀胱

　膀胱壁は、内側から粘膜（粘膜下層を含む）、筋層、外膜の3層から形成されています。膀胱壁の内面の粘膜は、移行上皮で覆われています。移行上皮は、膀胱が縮んだ時には丈が高く、伸びた時には丈が低くなるというように、状況によって形が変化する特殊な上皮です。膀胱の筋層は平滑筋でできており、排尿筋と呼ばれます。この排尿筋は、多くの平滑筋繊維が斜めや輪状に走り作られているので、厚く弾力性に富んでいます。
　膀胱では粘膜と筋層の間がピタッと結合しておらず、ゆったりしているので、粘膜にはかなりの可動性があります。したがって、膀胱収縮時には粘膜面に多数のヒダができますが、拡張時にはそのヒダは伸びて消失します。ですが、膀胱底部の両側の尿管口から内尿道口に続く逆三角形の部分は構造が違い、伸展性に乏しく、粘膜と筋層の間の動きが悪いので、膀胱収縮時にもヒダが見られません。そのため、この部分を他と区別して膀胱三角部と呼びます（図・基29-4）。
　また、膀胱三角部の粘膜下組織には、他より感覚受容器が豊富に存在しており、この部分が刺激されると痛みや尿意を強く感じます。

図・基29-4　男女の膀胱1

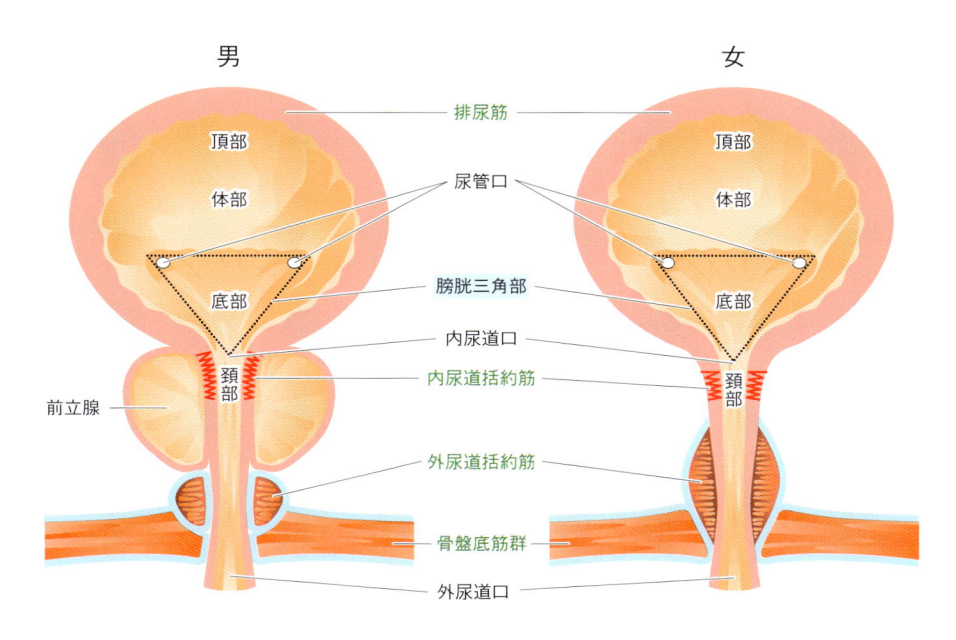

白石康夫他監修. 目で見る排尿障害. 第1版. メディカルレビュー. 1995.p8. 図3より許可を得て改変

膀胱は上へ膨らむ

図・基29-4だと、わかりやすいように膀胱が風船みたいに膨らんで描かれているけど、本来の膀胱は、図・基29-5のように、尿が入ってない時にはしぼんでいるからね。膀胱底部も正面に見えているけど、本来は下面になっているものだよ。膀胱は、頸部のところが靱帯で固定されていて、下面の膀胱底部（膀胱三角部）は伸び縮みしないからそのままで、体部〜頂部が上の方へドームのように大きくなっていくんだ。

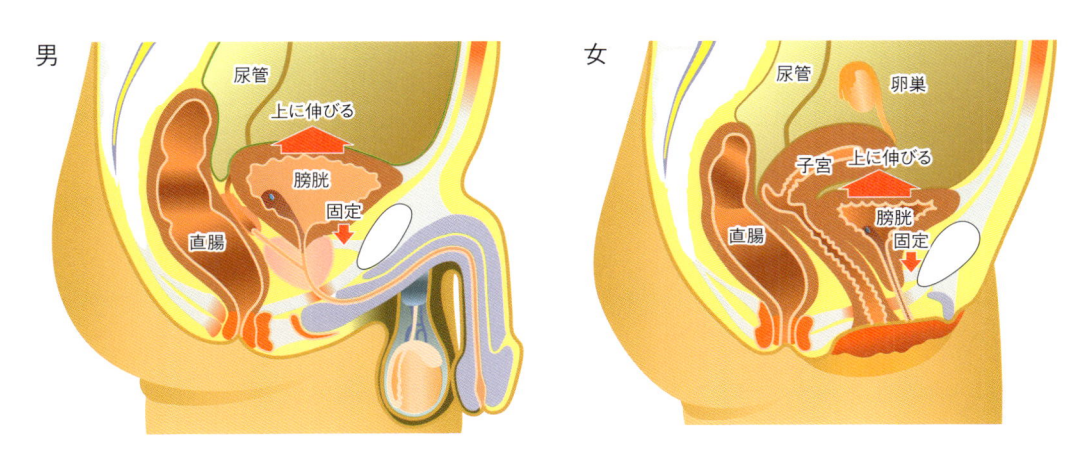

図・基29-5　男女の膀胱2

第15章 排尿障害

4 尿道

　膀胱頸部の内尿道口から外界までの尿路を尿道と言います。男性では内尿道口から亀頭先端の外尿道口まで18〜20cmくらい、女性は全長2.5〜4cmくらいの長さです。

　内尿道口付近では、膀胱壁の平滑筋が寄り集まって尿道を輪状に取り囲むように内尿道括約筋を形成しています。内尿道括約筋のすぐ下には横紋筋でできた外尿道括約筋があります。なお男性では両括約筋の間に前立腺が存在します。

泌尿器の男女差はココ！

　この尿道部分が、男女で構造の違いのあるところだ。1つは、男性の尿道は長くて、女性は短いということ。もう1つは、男性には前立腺があるということ。この2つが、男女で泌尿器疾患に違いがでてくる原因だ。

　なるほど〜!!　ずいぶん構造が違っているんですね。

基礎知識 その㉚ 蓄尿・排尿・尿意

　膀胱は尿道を通じて外界と直接つながっているため、細菌などに侵入されやすい器官です。対して、腎臓で作られたばかりの尿は、血液が糸球体で濾過されたものなので完全に無菌です。
　腎臓から膀胱に尿が送られ、適度に溜まったところで一気に排出する「蓄尿」と「排尿」の行為は、尿という滅菌水で膀胱が洗浄されているとみなすことができます。ですから、完全に尿が排出できないと、残った尿に混ざった細菌が膀胱内で繁殖してしまい、膀胱炎になりやすいと言えます。
　このことからわかるように、膀胱に尿が残らないよう完全に排出すること、尿を逆流させないことは、尿路感染を防ぐ上で非常に重要なことです。

1 支配神経

　排尿・蓄尿の調節には、交感神経、副交感神経、体性神経の3種類の神経が関与します。
　交感神経の中枢は胸腰髄(Th11～L2)の中間外側核にあり、末梢神経は下腹神経と呼ばれ、主に内尿道括約筋に分布しており、これを収縮させます。また一部は排尿筋に分布し、これを弛緩させます。
　副交感神経の中枢は仙髄(S2～4)の中間外側核にあり、仙髄排尿中枢と言い、ここは下位の排尿中枢になります。末梢神経は骨盤内臓神経と呼ばれ、排尿筋に分布し、これを収縮させます。
　体性神経の中枢は仙髄(S2～4)の前角にあり、オヌフ核と呼ばれます。末梢神経は陰部神経と呼ばれ、外尿道括約筋や骨盤底筋群に分布し、これを収縮させます。

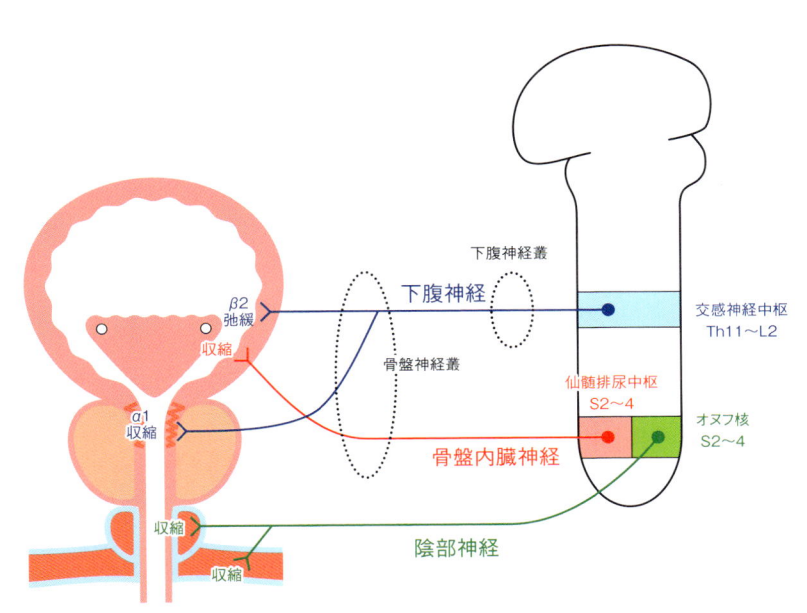

図・基30-1　膀胱・尿道の末梢神経支配

効果は違えども、作用は同じ

　交感神経が排尿筋と括約筋とで表す効果が違うのは、そこに分布する受容体が違うから！というのは降圧剤 p.203 のところでも話したよね。
　交感神経が興奮した時、β受容体の働きで排尿筋は弛緩して、α受容体の働きで内尿道括約筋は収縮する。一

第15章 排尿障害

見、弛緩と収縮という違った効果に見えるけど、これは「出口を閉めて袋を膨らます」ということだから、2つの働きによって「尿を溜める」ってことになる。結果的に、交感神経の作用は統一されているんだよ。

> 排尿筋と括約筋は逆の動きをするんですね。

そう、尿を出す時も同じだよ。溜める時とは反対に、排尿筋は収縮して、括約筋は弛緩するんだ。

> 「出口を開けて、袋を握りつぶして尿を搾り出す」ってかんじですね。

排便の時にも、直腸と括約筋は逆の動きをしていただろう。☞p.170 それには複雑な神経反射機構が働いていたけど、排尿も同じだ。

2 蓄尿

　膀胱壁には、尿が溜まって膀胱壁が伸展されると興奮する伸展受容器が存在しています。まったく膀胱に尿がない状態のところへ腎臓から尿が送られてくると、膀胱が少し伸展するので膀胱壁に存在する伸展受容器が興奮し、その情報が骨盤内臓神経を経て仙髄排尿中枢へ送られます。すると、仙髄排尿中枢から交感神経中枢・オヌフ核へその情報が送られます。情報を受けた交感神経中枢は、下腹神経を介して排尿筋を弛緩させ内尿道括約筋を収縮させるよう働き、オヌフ核は陰部神経を介して、外尿道括約筋および骨盤底筋を収縮させるよう働きます。その結果、排尿筋が弛緩し、内・外尿道括約筋が収縮するので尿を溜められます。これを「蓄尿反射」と言います(図・基30-2左)。

　その後しばらく蓄尿作用が維持され、だんだん膀胱に尿が溜まっていくにつれて伸展受容器の活動は活発になり、ある程度の量の尿が溜まるとその情報が上行して、大脳皮質で尿意を感じるようになります。

　また、膀胱の伸展(充満度)を伝える求心性神経と、排尿させる遠心性神経とは、脳幹部の橋を中枢とした反射弓を形成しており、ここが排尿の上位中枢で橋排尿中枢と言います。この時、橋を中枢とした排尿反射弓はいつでも作動可能な状態になりますが、大脳は状況が許されるまで橋排尿中枢を随意的に抑制します(図・基30-2右)。

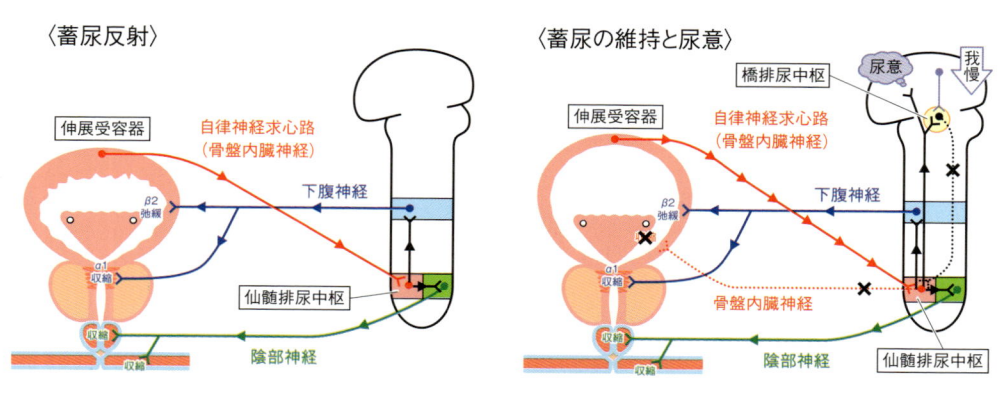

図・基30-2　蓄尿の仕組

内臓感覚、尿意はどっち？

ちょっと復習。
内臓感覚には内臓痛覚と臓器感覚の2つがあって、内臓痛覚に関係する情報は交感神経、臓器感覚に関係する情報は副交感神経の経路を通って伝えられるんだったよね。 p.093 膀胱の伸展情報や尿意は、2つのうちどっち？

臓器感覚です。

そう。だから、伸展受容器からの情報は、副交感性の骨盤内臓神経が伝えるんだね。

3 排尿

　自分の意志で排尿を決意すると大脳からの抑制が解かれ、橋を中枢とした排尿反射弓が作動します。橋排尿中枢からの命令は脊髄内を下行し、仙髄排尿中枢を興奮させ、骨盤内臓神経によって排尿筋を収縮させます。また一方では、脊髄交感神経中枢とオヌフ核を抑制し、その結果、排尿直前まで働いていた蓄尿反射が解除され、内・外尿道括約筋が弛緩します。このような神経反射機構によって、膀胱収縮に協調して括約筋が弛緩し、排尿が可能になります（図・基 30-3 左）。

　また、尿が尿道を流れることが刺激となり、陰部神経を求心路、骨盤内臓神経を遠心路とする膀胱の反射性収縮が誘発され、膀胱が空になるまで排尿が継続されます（図・基 30-3 右）。

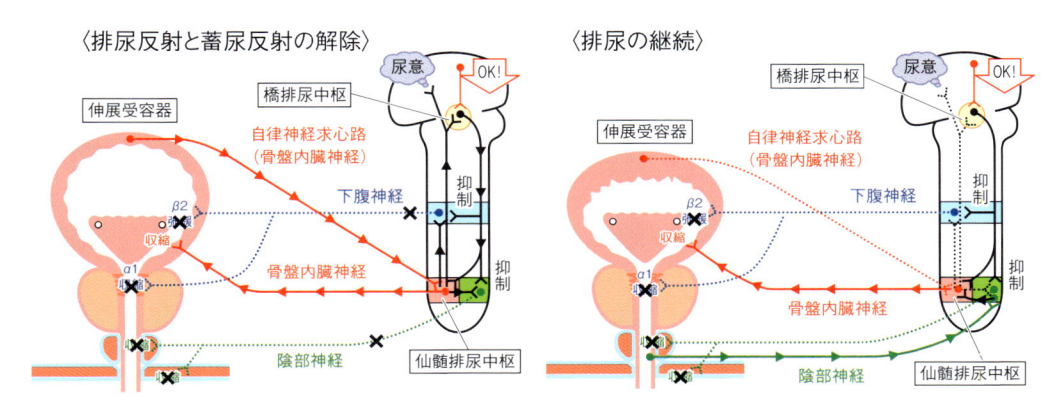

図・基 30-3　排尿の仕組

排便の時の肛門管反射と似てますね。 p.178

第15章 排尿障害

4 膀胱内圧容量曲線

　蓄尿と排尿の状況は、膀胱内の圧力変化で捉えることができます。これを見るには、膀胱内圧測定法（シストメトリ）を用います。これは、膀胱内にカテーテルを入れて水を注入し、膀胱壁が伸展していく時に、膀胱の中の圧力がどのように変化するかを測定するものです。また、この方法を用いて、水の注入量と膀胱内圧との関係をグラフに描いたものを膀胱内圧容量曲線と言います。

　これと照らし合わせながら蓄尿・排尿の様子を見てみると、はじめ膀胱内圧は尿量約50mℓ（図・基30-4 ⬇）まで徐々に高まります。ですが、それによって伸展受容器が刺激され蓄尿反射が起こるので（同図）、排尿筋が弛緩し、尿量増加によって膀胱壁が伸展しても膀胱内圧はほとんど高まりません。

　状況が許され排尿を決意すると、排尿反射が起こり、蓄尿反射が解除されます（同図⬇）。すると排尿筋が収縮するので、膀胱内圧は急速に上昇します。膀胱内圧には排尿筋の収縮だけでなく、腹筋や横隔膜の収縮が腹圧として加わっています。そして、尿がすべて排出されると、膀胱内圧は0に戻ります。

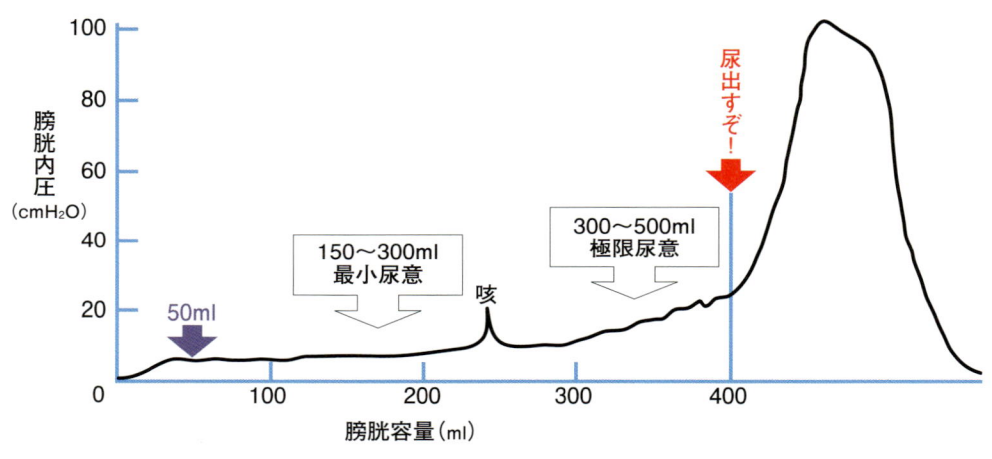

図・基30-4　膀胱内圧容量曲線

腹圧上昇によって、尿が出される

　尿は、膀胱内圧が括約筋の出口を閉める力を上回ると出てくるんだ。だから、くしゃみとか咳などで一瞬でも腹圧が急上昇して、膀胱内圧が括約筋の力を上回ると、意志はなくてもその一瞬だけ尿が出てしまうことがある。女性に多いこの症状。詳しくは本編 p.277 を読もう！

5 尿意

　尿意は膀胱に尿が溜まっても、すぐには感じません。その量は個人によって異なりますが、150～300mℓではじめて尿意を感じます。このときの尿意を**最小尿意**と言います。

　通常、正常成人の膀胱容量＊は300～500mℓほどで、膀胱内圧は排尿筋の弛緩によってその容量に達するまでは上昇しませんが、尿意は強くなり、排尿したくなります。これを**極限尿意**と言います。

＊膀胱容量：膀胱の容積。膀胱に溜められる尿の量。

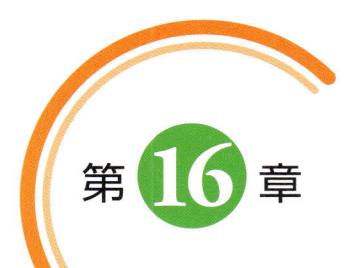

第16章 勃起障害(ぼっき)
(ED：Erectile Dysfunction)

◆できないことは正直に言おう！

🧑‍⚕️ 八の字先生、今「前立腺がんの手術をした後から勃起障害が起きたんだけど、鍼で治らないか？」っていう問い合わせの電話が入ってるんですけど。

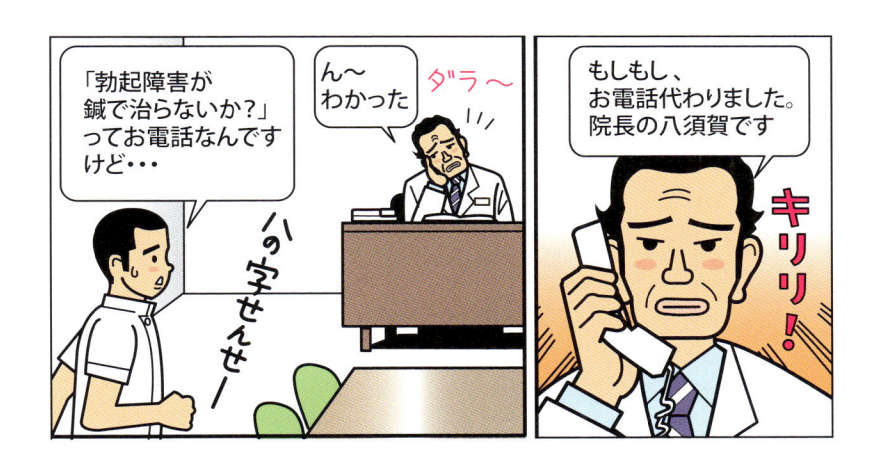

（漫画）
「勃起障害が鍼で治らないか？」ってお電話なんですけど…
ん〜わかった　ダラ〜
八の字せんせー
もしもし、お電話代わりました。院長の八須賀です
キリリ！

👨‍⚕️ ん〜、わかった。電話、代わるよ。
「もしもし、お電話代わりました。院長の八須賀です。お話は伺(うかが)いましたが、勃起に関与する神経が切れていないなら、鍼で治る可能性は大いにあります。ですが、手術の際に切れてしまったのなら、どのような治療でも回復は望めません。手術の担当医からは何か説明はありましたか？　……では、スタッフと代わりますのでお待ちください」
石田君、予約をお取りして。

🧑‍⚕️ はい。
「もしもし、ではご予約を承(うけたまわ)りますので、まず○○様のご都合の良い日やお時間を教えていただけますか？　……はい。では○月○日の○時に、ご予約を承りました。失礼いたします」
先生、今の方、お見えになるんですね。

👨‍⚕️ あ〜、うん。無理だろうって説明はしたんだけどね。試(ため)してみたいそうだ。
男同士の方が話しやすいだろうから、できれば君が問診してね。

🧑‍⚕️ わかりました。
けど、何をお聞きすれば良いんでしょう。内容が内容だけに、必要なことだけを的確に伺わないと。

第16章 勃起障害

そうだね。じゃあ、いらっしゃる前に勃起障害について予習しておこうか。

Ⅰ. 勃起障害とは

勃起障害は、正確には「性交時に十分な勃起が得られないため、あるいは十分な勃起が維持できないために満足な性交が行えない状態」と、NIH(アメリカ国立衛生研究所)が1992年に定義しています。

かつて使われていた「インポテンス」という言葉は、医学的には性不能、つまり男性性機能全般が不能であることを意味します。また、「インポ」という言葉は、相手を侮蔑する時に使われることがあり、偏見や差別的な意味合いが含まれます。そのため近年使われなくなり、欧米にならって勃起障害またはEDという医学用語で表されるようになっています。

◆勃起は、男性性機能の一部！

「勃起」と「男性性機能」は違うんですか？

正確には、勃起は男性性機能の内の1つにすぎない。

勃起以外の男性性機能って、何ですか？

男性性機能とは、まず「性欲」があること。そして行為に至った時に正常な「勃起」が起きて、満足な「性交」ができることで「射精」に至り、「オーガズム」を感じること。この5つだ。

このうち1つでも不十分だったり欠けたりすると、性機能障害とされるけど、性欲だのオーガズムだのってことまで考えると脳の話になって解明不能になるから、今回は患者さんの主訴でもある勃起障害だけ見ていくよ。

Ⅱ. 勃起障害の分類

１ 器質性勃起障害

身体の器質的な障害が原因となって、勃起・性交ができないものを言います。それには、次のようなものがあります。

(1) 陰茎性
- ▶陰茎欠損：陰茎腫瘍による外科的切除、外傷、先天性陰茎欠損症など。
- ▶陰茎の変形：先天性陰茎弯曲症(先天的に陰茎が曲がっているもの)。
  陰茎折症(外力によって、陰茎の白膜・陰茎海綿体が p.301 断裂したもの)。
  陰茎硬化症(陰茎に繊維性硬結ができ、勃起時に変形・疼痛を生じるもの)。
  先天性奇形(尿道下裂、真性包茎、埋没陰茎、陰茎発育不全症など)。

◆多少の曲がりは問題ないけど…

「先天性陰茎弯曲症」の場合、曲がっていることでの勃起障害はない。多少曲がっているくらいは、よくある話で問題はないんだ。

そうですね。左曲がりが多いって聞きますもんね。

けど、曲がりの角度が大きいと、勃起はできても挿入できなかったり、相手が痛がったり、抜けやすくなったりといった具合に、性行為に支障が出てくるんだ。
そんなことで失敗を繰り返してしまうと、心因性の勃起障害に陥る原因になるんだよ。

◆本当にあった、折れた話！

「陰茎折症」は、骨折みたいに陰茎が折れるってことですか？
骨があるわけじゃないし、フニョフニョしたものだから、折れても別に問題ないですよね。

そうでもないよ。勃起した時はカッチカチになるじゃないか。☞ p.303
これは本当にあった話なんだけど、若いお父さんの陰茎が寝ている時に大きくなってて、早い話が「朝立ち」ってことだけど、子供がさ「パパー、起きてー！」って飛び乗ったらば……、「ウギャッ!!」ってなったわけ。「皮はパリッ！と、中はジューシー」なんて、茹でたてウインナーをパリッ！と折るコマーシャルがあったじゃない。まるであんな感じに陰茎海綿体がそれを包んでいる白膜とともにボリッ！っと折れちゃったんだって。

うわっ、イタ〜。

「ムスコが息子に〜!!」なんて、冗談言ってる場合じゃないよね。
破れた白膜は元通りにはならないからさ。

◆激しい性交は ×！

「陰茎硬化症」の原因ははっきりわかってない。
陰茎折症ほどじゃなくても激しい性交の時に小さな傷ができることや、何らかの外傷を受けることが原因で、陰茎に繊維性硬結、要するに「瘢痕」ができてしまうのだろうと考えられている。それは、性交経験の長い中高年に見られること、長い陰茎を持つ欧米人に多いことから推察されているようだ。

陰茎に瘢痕ができると勃起障害になるんですか？ 瘢痕って傷痕みたいなもんですよね。

そうなんだけど、陰茎が小さい時にはわからなくても、勃起すると瘢痕部分から変形してしまったり、痛くなったりするんだよ。痛けりゃ萎えちゃうだろ。だから勃起障害になるんだ。

（2）神経性 ☞ p.304

▶中枢性：脳血管障害、頭部外傷、脊髄損傷など。
▶末梢性：外傷、骨盤内臓器の手術などの後遺症など。

第16章 勃起障害

> 勃起中枢が障害されたり、神経が切断されたりすれば、勃起が起こらなくなるし、その機能は再生不可能だよ。

（3）血管性 ☞ p.301～302
- ▶動脈性：骨盤内の動脈閉塞性病変。
- ▶静脈性：ほとんどは原因不明。一部は先天的障害。

◆動脈硬化もEDの原因⁉

> 動脈閉塞性病変って何ですか？

> そんなに難しいものじゃない。多くは動脈硬化症だよ。稀に骨盤骨折などの外傷や、先天奇形が原因のものもあるけどね。

> 動脈硬化が勃起障害の原因になるんですか？

> 勃起はさ、急激にドバッと血液が入ってきて一気に海綿体が膨らむから、出口の静脈が塞がるんだ。☞ p.303 それが動脈硬化で血液の通りが悪くなってると、海綿体に入ってくる血液が少なくなったり、入ってきてもチョロチョロとした入り方だったりするんだよね。そんな流入の仕方だと、静脈がちゃんと塞がらないから、ジョロジョロと出ていっちゃうのさ。
> 　だから、動脈硬化の出てくる年齢になると、「硬さが不十分」とか「ちゃんと勃起するまでに時間がかかる」なんて訴えが出てくるんだよ。

（4）内分泌性 ☞ p.306
- ▶内分泌異常：甲状腺機能低下症・亢進症、視床下部-下垂体系の異常、クッシング症候群など。
- ▶染色体異常：クラインフェルター〔Klinfelter〕症候群（47XXY）、ターナー〔Turner〕症候群（XO・XYモザイク）など。

◆染色体異常、けっこう多い⁉

> 性ホルモンは、男性が男性として、女性が女性としての性機能を持ったり、性別に見合った身体の特徴（性徴）を現わすのに必要なものなんだ。だから、男性ホルモンの分泌が障害されると男性性器の発育不全が起こったり、性衝動が減退したりすることで、結果的に勃起障害になるんだよ。
> 　染色体異常のクラインフェルター症候群は、男子の出生500人に1人の割合で生まれると言われているから、結構多いよね。この時、必ずしも性機能障害が起きるわけじゃなく、正常な性行為ができることが多いし、勃起や射精能力も普通なことが多いんだ。ただ、精子の数は極端に少ないので、100％不妊というわけではないけど、自然な方法での受精は難しいようだね。

> さて、次は身体的な異常がないものだ

2 機能性勃起障害

身体の器質的な障害はなく、勃起機能は正常であっても、勃起・性交できないものを言います。それには、次のようなものがあります。

(1) 心因性

身体には器質的な異常は認められず、ストレスなど精神的な要因で勃起障害が起こるものです。

勃起を起こすには、大脳を興奮させるための刺激が必要ですが、ストレスによって大脳の性的興奮が阻害されると間脳性勃起中枢 ☞ p.304、自律神経、内分泌系にも悪影響を及ぼし、いくら刺激があっても勃起を促すメカニズムがうまく作動せず、勃起障害になります。

◆切手で調べる!?

現実に勃起障害の治療を求めてやってくる患者さんのほとんどはこれだね。一度失敗するとそれがストレスになったり、その時相手から心ない言葉を浴びせられるとそれが心の傷になったり、次の時に「今回こそ!」ってプレッシャーに思うと余計に勃起できなくなったり、っていう具合に悪循環に陥ってしまうんだよ。

こんな場合、寝ている間の勃起 ☞ p.149 は見られるんだ。「スタンプ(切手)テスト」っていうのがあってね、寝る前に陰茎にクルッと切手のような物を貼っておくんだよ。寝ている間に勃起していれば、陰茎が大きくなるから、朝に切手が切れていることで診断できる。器質的なものなら、夜間の勃起も起きないからね。

(2) 精神疾患性

うつ病、統合失調症、向精神薬の副作用として勃起障害が出現します。

(3) 特殊なもの

同性愛、異常性体験の嗜好、性的な知識不足によって勃起障害が起こります。

◆意外と多い、誤解と曲解

特殊なものの例としては、女性には性的興味がないので裸を見ても勃起しないとか、誰かに見られてないと興奮しないので2人きりだと勃起しないとか、……いろいろね。

それって勃起障害なんですか?

病的な勃起障害とは違うけどね。
性行為ってさ、これが正常でこうでなきゃいけないんだ!というものではないと思うんだけど、相手があるものだろう。お互いの概念や嗜好が合わないと、できるものもできなくなるってことだね。

いわゆる「性の不一致」ってことですか。

概念が合わないという話では、ある新婚の若奥さんが、結婚したら性交は毎日するものと思っていたらしく、「主人がしてこない日がある。病気じゃないか?」って病院にED相談に来たんだって。

え〜、なんですか、それ!

第16章 勃起障害

こんなふうに無知だったり、誤った知識を持ってることで、EDだと思い込むケースもあるってことだ。

◆女性がED相談

けど、その奥さん女性なのに。ご主人ではなく自分がED相談に行ったんですか？

昔の話だから、恥ずかしくて、ご主人には言えなかったらしいよ。
でもね、実のところ病院に相談に来るのは男性だけじゃなくて、そのパートナーがいらっしゃることも少なくないんだよ。

以前はね、勃起障害の治療基準として、「性交のチャンスの75％以上（4回のうち3回以上）で性交が行えない状態」と定義されていたんだ。これは男性の視点から見て考えられたものだね。

だけど、最近は本人もしくはパートナーが不満を訴えるものも勃起障害の治療対象としているようだよ。

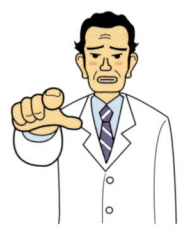

最後は、混合型だ

❸ 混合型勃起障害

混合型は、器質的要因の上に心理的要因がかなり濃厚に加わっているものを言います。それには、次のようなものがあります。

（1）糖尿病

毛細血管や末梢神経を障害する糖尿病では、当然、勃起に関連する血管・神経も障害されるので勃起障害が起こります。ですが、糖尿病による神経障害のように器質的な要因での勃起障害は、糖尿病患者の3割程度に過ぎません。その多くは糖尿病に対するイメージなど、心因的要因が加っているものと思われます。

（2）腎不全

腎不全による透析患者の50～80％に勃起障害が見られると言われています。これは、透析に伴う身体的・精神的なストレスが原因の1つに考えられます。また器質的な障害は、いくつもの原因が絡み合って発生するものと考えられています。

器質的障害の例として、透析患者の多くは血中テストステロン値 p.306 が低いことが報告されています。また、透析患者の25～55％に高プロラクチン血症が見られることも報告されています。高プロラクチン血症ではその90％に勃起障害が伴い、透析患者に勃起障害が多い理由とされています。

プロラクチンは下垂体前葉から分泌されるホルモンで、乳腺刺激ホルモン、あるいは催乳ホルモンと呼ばれ、女性では妊娠中から授乳期にかけて多く分泌され、乳腺を刺激し乳汁の分泌を促進するよう働きます。その一方で性腺（卵巣）の機能を抑制する働きや、視床下部から分泌される性腺刺激ホルモン放出ホルモンの分泌を抑制する働きがあります。そのため、必要のない時にプロラクチンが多く分泌されると、排卵が止まり生理不順や不妊の原因になります。 p.418

男性の場合には、性腺（精巣）の機能が低下し、性欲減退や勃起障害の原因になります。また、視床下部から分泌される性腺刺激ホルモン放出ホルモンの分泌が抑制されると、テストステロンの分泌も低下すると言われています。

◆糖尿病の方は、自己暗示をかけてるのかも

糖尿病のイメージってどんなものですか？

君のお父さんかおじいちゃん、そのくらいの年代の人には「糖尿病＝インポ」っていうイメージが一般的に定着してるんだよね。だから、糖尿病と診断されると、本人もパートナーも「もうダメなんだなぁ」って思い込んで、そんな暗示的な要因で勃起障害になっちゃうことが多いんだよ。

◆透析の副作用は、死にたくなるほどツライ！

ところで、透析ってそんなに心身の負担が大きいものなんですか？

それは大変みたいだよ。1回4時間、週3回というのが標準的な透析時間だ。

それに通院時間を含めたら、すごい時間を透析にとられてしまうんですね。
そんなんじゃ、お勤めや生活にも支障がありますよね。

でも、これでも生命維持のための最低限度の時間数なんだ。
患者さんの要望で回数を少なくすることもあるみたいだけど、その間尿が作れないわけだから、それだけたくさんの水や毒素が身体に溜まることになるよね。時間を短くすれば、血液から水や毒素を取り除くのが、より急激になるわけだから、身体の負担がものすごく大きくなる。週3回のペースでも、次の透析までに2～3ℓの水が溜まるんだよ。それを数時間のうちに血液から抜かれてごらん。急激に血圧が下がるのと同じことで、フラフラになっちゃうよ。他にも急激な変化によって頭痛・悪心嘔吐・痙攣・脱力感・譫妄・不穏など、いろいろな副作用が出ることがあって、透析の問題は費やされる時間のことだけじゃないんだよ。

特に、糖尿病性腎症のために透析をするようになった人は、血管・神経・臓器の障害が相当進行して透析するまでに至ったわけだから、身体が透析によるダメージに耐え切れない。中には、あまりのつらさに透析を拒んで、死を選んだ人がいるくらいだ。

というように、透析によって勃起障害を起こす確率はとても高いけど、それ以上に体力も性欲もなくなってしまうから、勃起障害の治療を望む人は少ないんだよ。

（3）泌尿器科疾患

泌尿器科疾患では勃起障害を訴えることが多いのですが、それには原因疾患によって残尿感・会陰部不快感・排尿痛など、局部に近い部位の症状があるため、そのことが心理的要因となっていることが多いと考えられます。この場合、泌尿器疾患が治ると同時に勃起障害もほとんど治ります。

（4）外傷および手術

外傷や骨盤内悪性腫瘍の根治術、各種脳脊髄疾患の後遺症として勃起障害が起こります。

第16章 勃起障害

この場合、受傷・術後の経過とともに多くは勃起機能を回復するのですが、患者は手術をする原因になった疾患の後遺症や予後に強い不安を持つことが多いため、心因性の勃起障害を起こす場合があります。

◆あなたなら手術を受けますか？ 受けませんか？

骨盤内の手術は陰茎の近くを切ってるわけだから、その傷も癒えてないような術後すぐには、性交をしようという気にはならないだろうし、身体の方も子孫繁栄より傷を治すことに専念するよね。それにがんだったのなら、その後の放射線や抗がん剤の影響もあるだろうし、再発するんじゃないかっていう不安が常に付きまとうわけだからね。

さっき電話で問い合わせてきた方は、この状態なんですか？

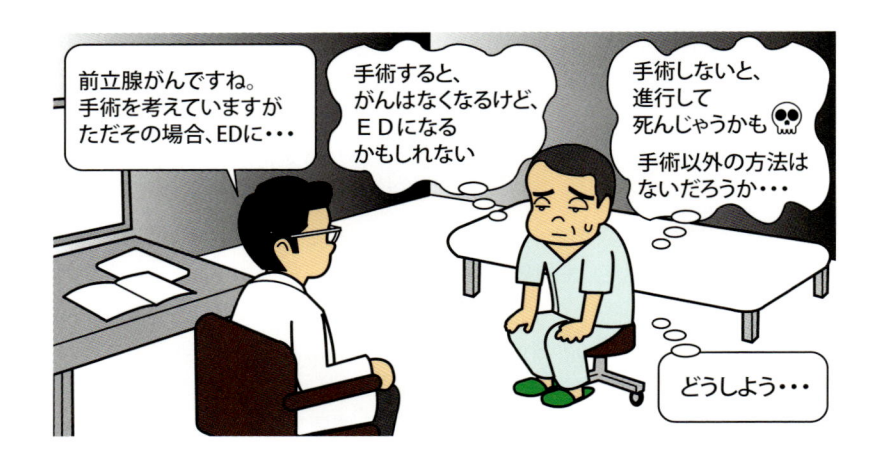

（イラスト：医師と患者の会話）
- 前立腺がんですね。手術を考えていますがただその場合、EDに・・・
- 手術すると、がんはなくなるけど、EDになるかもしれない
- 手術しないと、進行して死んじゃうかも 手術以外の方法はないだろうか・・・
- どうしよう・・・

ん〜、それにしては日が経ち過ぎてるんだよねぇ。手術から1年半も経ってるそうなんだ。術後半年から1年で兆しがなければ、器質的障害の神経性（末梢性）と考える方が妥当だろうね。それより酷いのはさ、手術前に担当医からリスク説明が何もなかったそうなんだよ。

え〜、前立腺がんの手術なんですから、勃起障害のリスクは当然あるでしょうに。

そう思うよね。だけど、世の中には「命に比べたら、それ以外は取るに足りないものだ！」っていう生命第一主義があってさ。その人達から見れば、「がんで死ぬことを思えば、勃起障害くらい問題にならないでしょ」ってことなんだろうね。

そりゃ命が大切なのは当然だけど、生きるってそうじゃないだろう。生きている限りは人間らしく生きたいし、できる限りやりたいことをやっていたいよね。だから最近はQOL（生活の質）っていうことが言われるようになってきたし、尊厳死運動なんていうのも世界各国で生まれているんだ。何が重要かは患者さん1人1人で違うものなんだから、「勃起障害の可能性があるのなら、私は前立腺がんの手術を受けません！」って言う人だっているかもしれない。

実のところ、前立腺がんは最もおとなしいがんのうちの1つだから、それも「あり」かもしれないんだよね。

「おとなしい」とは？

転移もなく、症状もほとんどなく、自分に前立腺がんがあるってことを知らないまま、他のことが原因で亡くなるようながんだってこと。

　高齢で亡くなった方の司法解剖では、その4割ほどに前立腺がん・甲状腺がんが見つかるんだって。だけど、そのがんが原因で亡くなったわけじゃないってことだよ。

　まあ、今回の患者さんの場合、今さらそんなことを言っても始まらない。やってしまったものはしょうがないからね。彼とは「ダメもと」で鍼灸治療をやってみましょう、という話になっているよ。

わかりました。

◆鍼灸治療

ところで先生、勃起障害の治療って何をするんですか？

ん〜、骨盤内の神経にアプローチする意味で、**次髎から仙骨孔を貫いて通電**してみようかな。
　以前、精力が減退気味だって患者さんに頼まれて、陰茎の両脇に鍼を入れたり、**関元**あたりから陰茎の方に響かせたりしてみたけど、効果なかったからなぁ。まぁでも、この方法で効果を得ている先生もいらっしゃるから、やりもせずに効かないと決めないで、試してみる価値はあるけどね。あとは、術後の体調を整えることも重要だ。

（5）加齢
　加齢に伴って性機能は低下します。その原因は、性ホルモンの変化をはじめ、総合的な精神・身体機能の低下によるものと考えられますが、その詳細は不明です。また、その個人差も大きいです。

（6）アルコール
　アルコールには脳の活動を抑制する作用があり、正常な男性ではアルコールに対する感受性に個人差があるにしても、摂取量が適当であれば、不安や精神的抑圧が緩和されて性欲を亢進させる効果があります。ですが、泥酔状態では抑制されすぎて、むしろ性欲は消失し、勃起やその他の性行動も抑制されるようになります。

（7）薬物の副作用
　薬物が性機能に影響を与える作用機序は、大きく分けると中枢性・末梢性・その他があって、性反応を調節する神経系に作用します。

　また、性行動は脳内の神経伝達物質と密接な関係を持ち、その神経伝達物質の働きには男性ホルモンが影響します。このように性行動は神経作用だけでなく、性ホルモンなども関与する極めて複雑なメカニズムから成り立っているため、薬物が性行動発現に微妙な影響を及ぼし、勃起障害を起こすことがあります。

「そういえば、勃起障害が発症する少し前から、○○の薬を飲み始めたなぁ」なんてことがあれば、その薬が影響しているのかもしれない。特に、安定剤（抗不安薬・抗精神薬）や降圧剤で起こることが多いらしい。そんな時には、薬を処方された医師に相談してみると良いよ。

第16章 勃起障害

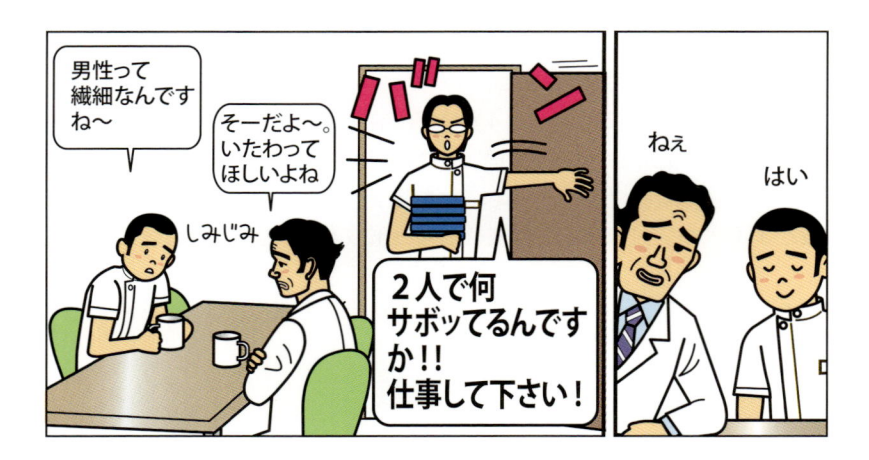

まとめ

- さて、勃起の話はこれくらいかな。どう、理解できたかい？

- う〜ん、ともすれば男性は単純とか下半身で生きてるとか言われますけど、実は複雑で繊細な生き物なんですね。

- そうだよぉ。実際、女性の心ない一言で勃起障害になる男性は多いんだから。女性陣には男性をもっと労わってほしいよね。

- ちょっと〜、2人で何サボってんですか！ 喋ってないで、仕事してください！

- ねぇ。

- ……はい（苦笑）。

これで勃起障害について大体わかったかな？
Any Question?

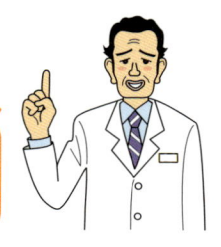

基礎知識 その㉛ 陰茎（いんけい）の構造と勃起

1 陰茎の構造

　陰茎は根・体・亀頭の3つの部分からなります。陰茎根は恥骨の下面に固定されている部分で、体表からは見えません。陰茎先端の膨大部が陰茎亀頭で、その後縁の高まりを亀頭冠と言います。根と亀頭の間で陰茎の主部をなすのが陰茎体で、その前面（上面）を陰茎背、後面（下面）を尿道面と言います。

　陰茎内部は、**尿道海綿体**と左右一対の**陰茎海綿体**の2種類の海綿体組織からできています。尿道海綿体はその中央を尿道が貫いていて、その遠位端は亀頭になります。それぞれの海綿体は、白膜と呼ばれる硬い繊維性の皮膜で被われています。陰茎海綿体を包む白膜は、正中部で陰茎中隔を形成して陰茎海綿体を左右に隔てています。

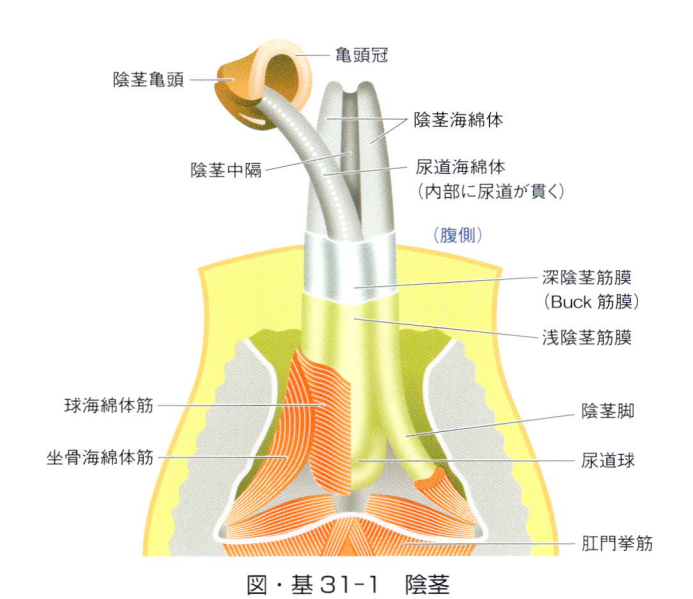

図・基31-1　陰茎

> 陰茎海綿体は2本あって陰茎中隔で区切られているけど、陰茎中隔には小さな孔がたくさんあって、血液は自由に行き来ができるから、勃起の時の血流動態から見た場合、陰経海綿体を1つと考えて良いよ。

2 陰茎の内部構造

　海綿体はその名のとおりスポンジのような構造をしていて、海綿体小柱とその間隙の海綿体洞からなる組織です。海綿体洞は不規則な形の静脈洞で、ここに多量の血液を容れることができます。

　この海綿体洞に流入する血液は、主に内陰部動脈に由来します。内陰部動脈は内腸骨動脈から分岐したのち、陰部神経とともに陰部神経管を通って前進し、陰茎背動脈・陰茎深動脈・球部動脈などに分かれて陰茎に分布します（図・基31-2）。

第16章 勃起障害

図・基31-2　陰茎の横断面

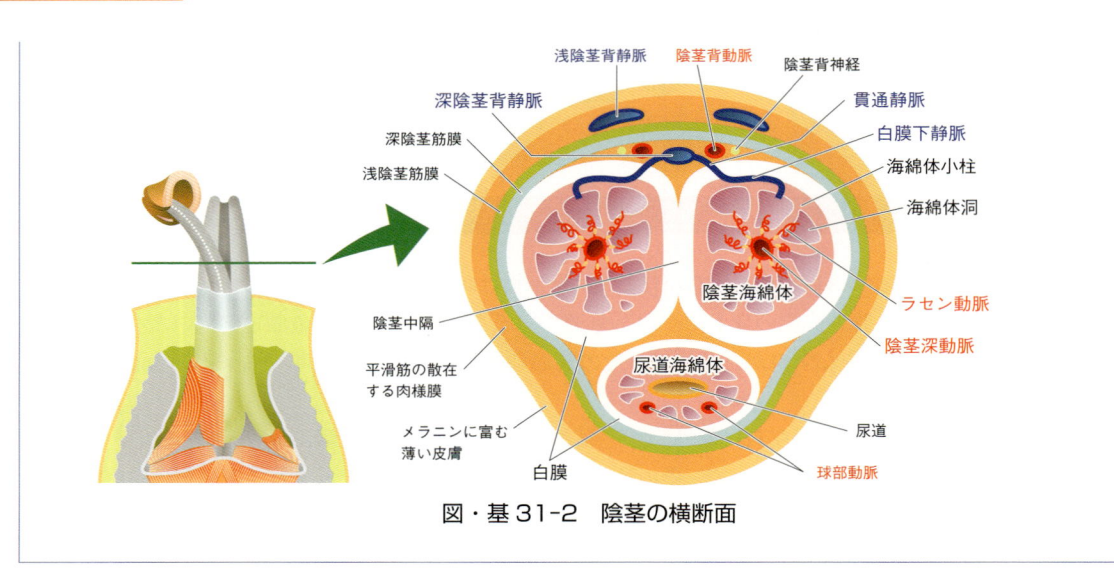

3 勃起のメカニズム

　勃起とは、海綿体が充血し陰茎が大きく硬くなる現象です。2 の説明にあった陰茎の内部構造のうち、直接勃起に関係するのは陰茎海綿体と陰茎深動脈です。

　陰茎深動脈は別名を海綿体動脈と言い、陰茎海綿体のほぼ中央部を走り、ここから多数のラセン動脈を分枝して、海綿体洞に血液を供給しています。海綿体洞に注がれた血液は、白膜下静脈、貫通静脈を経て深陰茎背静脈へ流出し、内陰部静脈から内腸骨静脈を通って戻っていきます。

　海綿体小柱は疎性結合組織と平滑筋でできています。また、陰茎深動脈やラセン動脈には平滑筋があります。それらの平滑筋には自律神経が網の目のように分布していて、平滑筋の収縮・弛緩を調節しています。とくにラセン動脈の分岐部にある平滑筋の収縮・弛緩は、海綿体洞へ流れ込む血液の量を調節する働きを持ちます(図・基31-3)。

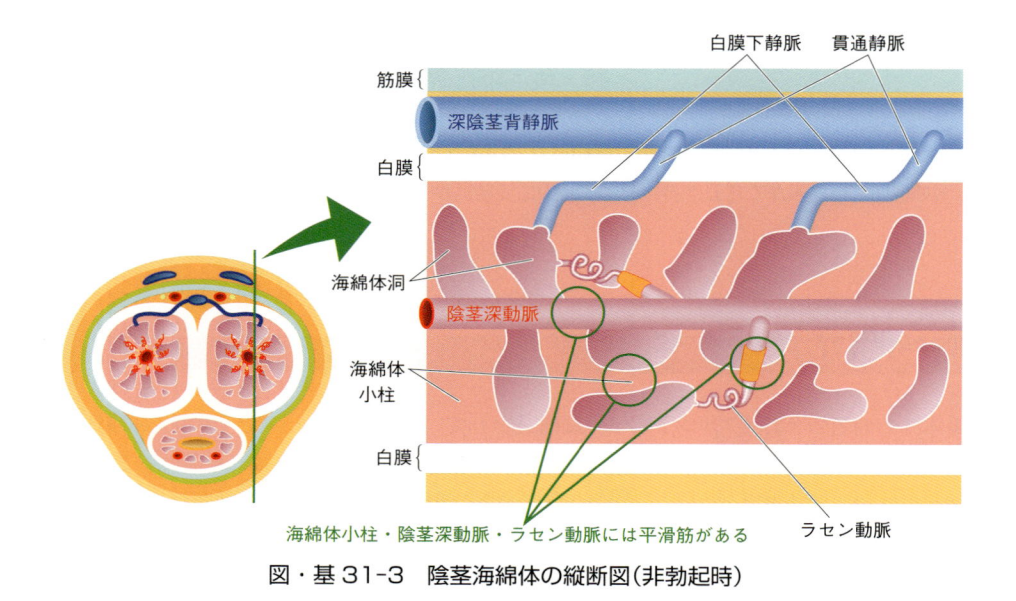

図・基31-3　陰茎海綿体の縦断図(非勃起時)

通常の勃起していない状態では、陰茎深動脈・ラセン動脈・海綿体小柱の平滑筋は収縮しています。動脈血は海綿体組織を栄養するのに必要な量だけ流れており、海綿体洞にはほんの少量の血液が注いでいるだけで、ふつうの末梢組織と同じように陰茎深動脈から毛細血管を通って静脈に戻るルートが優位になっています。

ここに性的な興奮があると、副交感神経の作用で平滑筋が弛緩（ゆる）します。すると、陰茎深動脈・ラセン動脈が拡張し、海綿体小柱が緩むので、動脈血が大量に流れ込み海綿体洞に貯留しはじめます。一方、血液の流出路である白膜下静脈は、白膜の直下で数百ミクロンの距離だけ白膜に平行に走っているので、膨脹した海綿体と白膜とによって押しつぶされます。また、貫通静脈は斜めに白膜を貫くので、引き伸ばされた白膜によって絞扼（こうやく）されます。

このように血液が海綿体洞に流れ込み、海綿体が大きくなればなるほど出口が塞（ふさ）がれることになり、逃げ場を失った血液が海綿体洞に充満（じゅうまん）し、陰茎海綿体は白膜がピンと張るまで膨大するのです。これが勃起で見られる血液動態です（図・基31-4）。

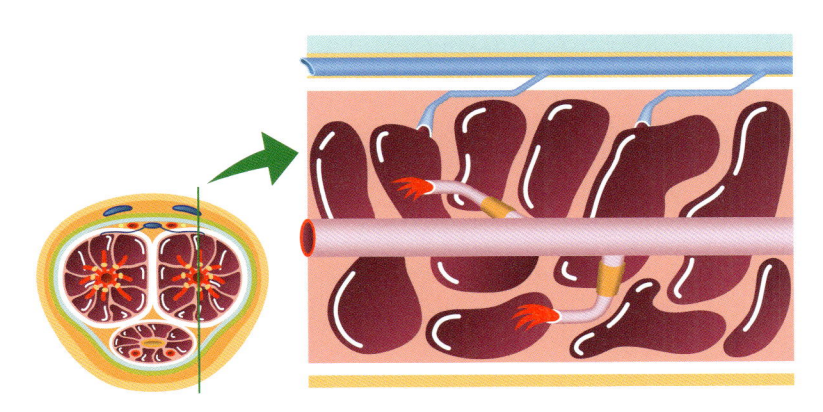

図31-4　陰茎海綿体の縦断図（勃起時）

陰茎が硬くなるのは、厚い白膜に包まれているから

はぁ～、白膜下静脈と貫通静脈って、上手（うま）い構造になっているものなんですねぇ。

本当だよね。でもそれだけじゃなくて、もう1つ。白膜もミソなんだよね。
2種類ある海綿体のうち、勃起の主役は陰茎海綿体だって言ってるけど、勃起時に大きくなるのは尿道海綿体だって同じなんだよ。だけど、海綿体を包んでいる白膜が、陰茎海綿体では厚いけど尿道海綿体では薄いんだ。だから海綿体が大きくなって白膜がピンと張った時、陰茎海綿体はカッチカチ！になるけど、尿道海綿体はボヨンボヨンして軟らかいんだよ。石田君も大っきくなった時に自分のを触ってごらん。上面はカッチカチ！だけど、下面はボヨンボヨンだから。

あ～、はい。そのうちに（恥）。

というわけで、挿入するには硬くないといけないんだけど、その硬さを作っているのは陰茎海綿体とそれを包む白膜というわけだ。

第16章 勃起障害

基礎知識 その32　勃起の神経機構

1 勃起中枢

　男性の性的興奮には2つのパターンがあり、1つは五感(視覚・聴覚・臭覚・味覚・触覚)やイメージ、空想などがきっかけで起こる中枢性の性的興奮です。これは大脳皮質や辺縁系が興奮することによって、勃起の上位中枢である視床下部の間脳性勃起中枢が興奮します。それが下位中枢である仙髄の脊髄性勃起中枢に伝わり、骨盤内臓神経を介して勃起を起こします※。

　もう1つは性器に与えられた局所の感覚刺激による末梢性の性的興奮です。これは局部を刺激すると、それが陰部神経によって脊髄性勃起中枢に伝えられ、骨盤内臓神経を介して陰茎に達する反射弓を形成しているので、反射性の勃起を起こします。それと同時に、脊髄性勃起中枢から末梢情報が上行し、間脳性勃起中枢が興奮するので勃起が持続します。

※ただし、上位と下位を結ぶ連絡経路はまだ不明。

2つの勃起中枢の優位性

- 性行為っていうのは下半身だけの行為に見えるけど、実は脳が優位に支配しているものなんだね。

- だから、悩みごとやうつの状態があると、間脳性勃起中枢の興奮が妨げられて、EDになっちゃうんですね。

- そうだね。そんな時、局部を刺激すれば多少は大きくなるけど、頭の方が興奮しないから性行為に及ぶほど持続しないんだよね。ちなみに、反射性の勃起は赤ん坊でも見られるんだよ。

- え〜、ホントですか！

- そりゃ、大人みたいなのとは違うけど、オムツを換える時に局部をキレイにしてあげてると、ピコッ！って元気になるんだよ。

2 末梢神経

　勃起は副交感神経に支配されています。脊髄性勃起中枢は仙髄($S2〜4$)にあり、ここから起こる骨盤内臓神経(副交感神経)が、陰茎の動脈や海綿体など勃起組織の平滑筋に分布しています。

　性的刺激が脊髄性勃起中枢に伝えられ骨盤内臓神経が興奮すると、その節後ニューロンから神経伝達物質の一酸化窒素(NO)およびアセチルコリンが放出され、それによって陰茎組織の平滑筋が弛緩するので、その結果、海綿体小柱が弛緩し、陰茎深動脈・ラセン動脈が拡張して、血液が大量に海綿体洞に流れ込み勃起が起こります。

副交感神経が血管を拡張する!?

あれ〜、血管は交感神経支配で、副交感神経は関与しないんですよね？ なんで骨盤内臓神経が血管を拡張させられるんですか？

ちょっと「基礎知識⑤　自律神経系①」p.086 を見返してごらん。「2．形態学的な違い」の副交感神経のところに、「血管との関係は認められない。※一部例外あり」って書かれているだろう。その例外の1つが、陰茎の血管に分布する骨盤内臓神経なんだよ。

そうなんですか。でも先生、もう1つ疑問があるんですけど。
節後ニューロンからの神経伝達物質って、交感神経はノルアドレナリンで、副交感神経はアセチルコリンですよね。NO って「基礎知識⑰　血圧調節機構①」p.192 で出てきた血管内皮由来の血管弛緩因子だったと思うんですけど、それが節後ニューロンから放出されるんですか？

そうなんだよ。次を見てごらん。

3 NANC 神経

交感神経の節後ニューロンは、ノルアドレナリン(N-Adr)を神経伝達物質として放出します。このように、ノルアドレナリンを伝達物質として放出する神経を「アドレナリン作動性神経」と呼びます。同じように、副交感神経の節後ニューロンは、アセチルコリン(Ach)を伝達物質として放出するので「コリン作動性神経」と呼ばれます。

ですが、交感神経・副交感神経のいずれにも、ノルアドレナリン・アセチルコリン以外のものを神経伝達物質として放出する神経が見つかっていて、これを「非アドレナリン非コリン作動性神経(NANC 神経：Non-Adrenergic Non-Cholinergic Nerve)」と呼びます。

この NANC 神経が放出する伝達物質には、一酸化窒素(NO)や、ドーパミン他、50 以上の物質が認められており、さらに NANC 神経は消化管壁の神経節と、骨盤神経節に特に多いということがわかっていて、中でも「骨盤内臓神経の節後ニューロンには、コリン作動性神経のほか、NO などを神経伝達物質とする NANC 神経が含まれている」ということが証明されています。

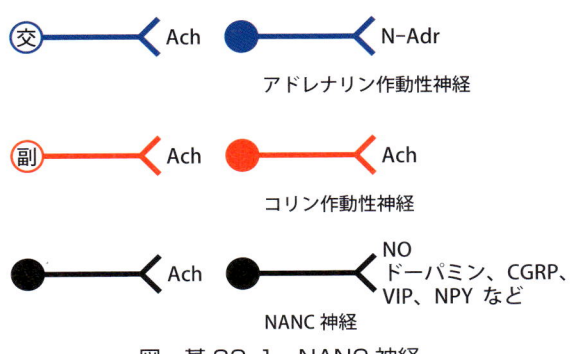

図・基 32-1　NANC 神経

第16章 勃起障害

4 情報伝達のメカニズム

　一酸化窒素(NO)はガス状の物質なので細胞膜を自由に通過できるため、パラクリン作用※p.021 で近くの平滑筋細胞に入って効果を現します。

　骨盤内臓神経の節後ニューロンの1つ、「NANC神経」からはNOが放出されます。もう1つの節後ニューロンである「コリン作動性神経」からはアセチルコリンが放出され、それが血管内皮細胞の受容体に結合すると、その細胞内でNOが合成され遊離されます。これらのNOが平滑筋細胞の中に入ると、グアニル酸シクラーゼという酵素を活性化し、この酵素が活性化されるとGTPからサイクリックGMP(cGMP)の合成が促進されます。cGMPはGキナーゼを活性化し、それによって筋小胞体のCa^{2+}ポンプの働きが高まり、平滑筋細胞内のCa^{2+}が筋小胞体に取り込まれるので、細胞内Ca^{2+}濃度が低下し、その結果、陰茎深動脈・ラセン動脈の血管平滑筋や海綿体小柱の平滑筋が弛緩して、血液が大量に海綿体洞に流れ込み勃起が起きます。

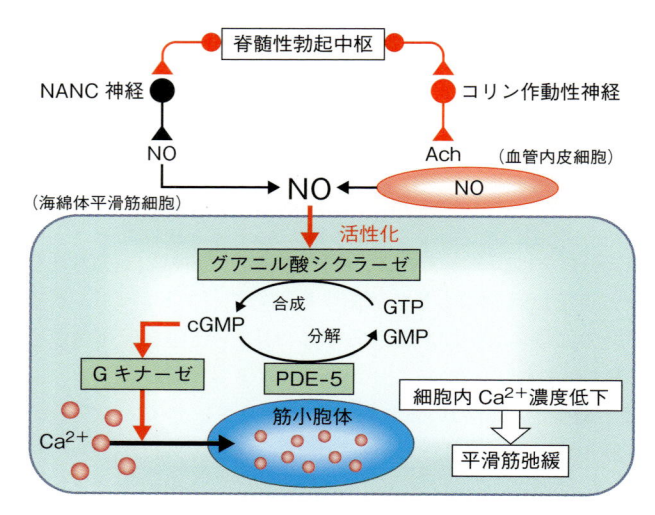

図・基32-2　情報伝達のメカニズム

5 男性ホルモン

　一般的に、男性ホルモン(テストステロン)は勃起に重要な役割を果たすと考えられてきましたが、両側の精巣摘出後のように男性ホルモンが減少した男性でも、勃起は正常で性交も可能です。ですから男性ホルモンの減少は勃起とは直接関係ありません。

　一方、脳内の神経伝達物質あるドーパミンの増加は勃起や射精を誘発し、セロトニンの増加はこれを抑制することがわかっていて、さらに、これらの物質の作用を発現させるためには男性ホルモンが必要であることが報告されています。

　このことから、ただ反射的に勃起を起こすためには男性ホルモンは必要ないけれど、性欲に関わる脳内神経伝達物質の作用は男性ホルモン依存性であると言えるでしょう。

ちょっとだけクスリの話　バイアグラ

ちょっと余談なんだけどさ、「一酸化窒素（NO）は身体のいろいろなところで作られていて、しかもこんなシンプルで不安定なガス状の化合物が、血管弛緩の情報伝達物質として働いている」ってことを明らかにしたアメリカの3人の教授達は、1998年にノーベル医学生理学賞を送られているんだよ。

実は、この時、アメリカでは「バイアグラの作用機構の発見がノーベル賞を取った！」と報道されたんだ。バイアグラって知ってるかい？

はい、EDの特効薬として有名な薬ですよね。

そうなんだけど、実はこのクスリ、当初は降圧剤として開発されたものだったんだ。
副作用として勃起の持続症状が現れたんだけど、機序のわからないまま、それが逆に効能として使われるようになってたんだよね。だから、この時の報道は、当たらずと言えど遠からずでね。

それまで、これとは別のところでNANC神経研究がされていて、ノルアドレナリン・アセチルコリン以外のものを神経伝達物質として放出する神経の存在、それが消化管など末梢に発達していること、その伝達物質がNOであることはわかっていたけど、肝心のNOの末梢での機能がわかっていなかったんだよ。それが「NOは血管平滑筋の弛緩因子だ」ということがノーベル賞をとったことで結びついて、4 にあるような勃起に関わる神経の情報伝達のメカニズムが解明されたもんだから、バイアグラがどこに作用しているのかがわかって、こんな報道になっちゃったんだよ。

それで先生、この機序のどこにバイアグラが関わってくるんですか？

ふつう陰茎は、勃起したままじゃないよね。交感神経の活動である射精が起こると元に戻るし、作られたcGMPが海綿体の平滑筋内にたくさん存在しているホスホジエステラーゼ5型（PDF-5）っていう酵素で分解されることでも、勃起がおさまるんだ。バイアグラは、このcGMPを分解するPDF-5の働きを阻害する薬なんだよ。

PDF-5が働けなければcGMPが分解されずに増えていく。すると、cGMPの作用である平滑筋弛緩作用が続く ＝ 勃起が維持される というわけだ。
ただね、ここで勘違いしちゃいけないのは、バイアグラを飲んだだけでは勃起は起きないということ。

えっ？　そうなんですか？

あ〜、やっぱりそう思ったか。考えてみなさいよ、バイアグラを飲むと何にもないのに勃起が起こるんだったら、逆にマズイだろう。
バイアグラはcGMPが分解されるのを防いで平滑筋弛緩を維持するものだから、先にcGMPが作られる状態がなければ意味がないんだよ。ということは、脊髄性勃起中枢が興奮して、cGMPが作られるような性的な刺激が必要だってことだ。
この薬は、cGMPの産生量が少ないか、PDF-5が多いために、勃起が起きても硬さが足りないとか、維持できずに途中で萎えてしまうような人に効果のあるものなんだよ。

16　勃起障害　基礎知識その32　勃起の神経機構

第17章

咳（咳嗽）
がい そう

◆咳で骨折!?

🧑 ちょっと〜、テーピング持ってきて〜。

🧑 は〜い。

🧑 彼女、肋骨にヒビがはいったか、肋軟骨の付着部炎みたいだから、テーピングしてあげて。

🧑 私がですか？

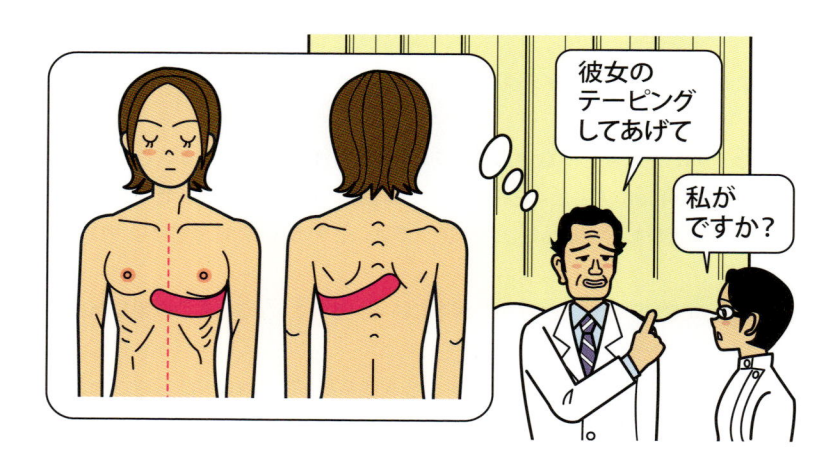

> 彼女のテーピングしてあげて
>
> 私がですか？

🧑 胸のところだから女性の方が良いだろう。左の6番目。なんとか胸の下でテーピングができるから。腹部の正中のちょっと右から、痛いところをカバーするように肋骨に沿って、背骨をまたいで右側までいって終わるようにテープを貼ってね。

🧑 はい。

……… テーピング中 ………

🧑 はい、終わりました。テープが痒くなるようだったら、我慢しないではがしてくださいね。では、今日はこれで終わりです。お大事になさいませ。

……… しばらくして ………

🧑 先生、さっきの方は、ぶつけたか転んだかされたんですか？

👨‍⚕️ あ〜違う、咳だよ。

🧑 え〜！　咳で、肋骨にヒビですか？

👨‍⚕️ 肋骨は弱いからね。僕もゴルフのスイングで2度ほどやったことあるよ。

🧑 そっかぁ、彼女、風邪引いてひどい咳してましたもんね。それで咳が出たら、痛いだろうなぁ。だからテーピングをしてあげたんですね。

👨‍⚕️ ん〜、実のところ、そんなに効果のあるものではないんだけどね。

🧑 えっ？　そうなんですか？

👨‍⚕️ 咳は肺の空気を一気(いっき)に出すものだから、胸郭(きょうかく)が急激に内側(ちぢ)に縮むんだ。呼吸でも同じだけど、吸気時に胸郭が外側へ膨(ふく)らむのは、胸に何かきつく巻いておけば押さえられるけど、呼気時に胸郭が縮むのは押さえようがないんだよね。だから、胸帯やコルセットは、あまり意味がないんだよ。
　テーピングも同じだけど、皮膚に直接粘着している分、まだ少しは役に立つ。ただこれも、かぶれて痒(かゆ)くなりやすいから、ずっと貼っておくことはできないんだけど、今日は彼女、これから動かなきゃいけないって言うからさ。動作に対するテーピングの効果はあるからね。

🧑 あ〜そうなんですか。ところで八の字先生、風邪薬は長引かせるだけでしょうけど、彼女みたいに胸の痛い時には咳止めを使っちゃダメでしょうかね？

👨‍⚕️ 彼女の咳は、その意義を考えたら使わない方が良いけど、咳の害も大きいからなぁ。

🧑 「彼女の咳は」って、人によって咳の違いがあるんですか？

👨‍⚕️ 人によってということはないけど、咳のタイプによってね。
よし、今日は咳について勉強するか。それから、北乃君。鍼灸の免許を持ってるんだから、咳は咳止めじゃなくて鍼灸で止めようよね。

🧑 どうやってですか？

👨‍⚕️ あ〜（苦笑）、その話も含めながら話をしていこう。

17 咳（咳嗽）

第17章 咳（咳嗽）

Ⅰ. 咳（咳嗽）とは

　咳とは、気道内の分泌液 ☞p.324 や異物などを体外へ排出するため、胸腔内に空気を溜めて一気に吐き出すことで急速に激しい空気の流れを生じさせる防御反射の1つです。一般に反射運動 ☞p.328 ですが、意識的にも起こすことが可能です。また、ある程度我慢することもできる随意的な現象でもあります。

　液体や固形物質、異常な温度・湿度が気道に入ると、異物や異常状態と認識されて咳が起こります。咳は、このような異物や腫瘍などによる機械的刺激の他、刺激性ガスによる化学的刺激、気道の炎症で増加した分泌液などが刺激となって起こります。

Ⅱ. 咳の分類

1 乾性咳嗽

　痰を伴わない「コンコン」という乾いた感じの咳で、「空咳」または「刺激性の咳」などと言われます。上気道炎症の初期や、埃などの異物・刺激性ガス・タバコの煙・冷たい空気などを吸い込んだ時に、機械的刺激受容器や化学受容器が刺激されて咳が起こります。また、間質性肺炎や気管支喘息、肺水腫などで伸展受容器が刺激された時にも起こります。☞p.329

　乾性咳嗽の多くは、咳が続くとその刺激によって気道の分泌液が増えますし、分泌細胞そのものの数も増えていくので、次第に痰が伴う湿性咳嗽 ☞p.312 に移行していきます。

◆肺炎とは違う肺炎!?

　八の字先生、間質性肺炎は肺炎なのに、痰が出ないんですか？

　君の思ってる肺炎は、細菌やウイルスの感染が原因で、肺胞の内部（空気のあるところ ☞p.322）に炎症が起こるものを言ってるんだろう。

　そうですけど、違うんですか？

　まぁ一般的には、それを肺炎と呼んでいるから間違えてもしょうがないけど、この間質性肺炎はふつうの肺炎とはかなり違うんだよ。ふつうの肺炎が肺胞内部の炎症であるのに対して、間質性肺炎は肺の間質部分に炎症が起きるものなんだ。

　肺の「間質」とは、どの部分のことですか？

　肺胞のまわりの壁の部分、肺胞と肺胞の間の支持組織のことを「間質」と言うんだよ（図17-1）。肺胞の壁はとても薄いんだけど、そこには様々な細胞があって、毛細血管が網の目のようにはりめぐらされている。息を吸うと、肺胞の中は空気でいっぱいになるだろう。すると、その空気の中の酸素が、肺胞の壁を通して血液中に拡散して、逆に、血液中の二酸化炭素が肺胞に放出されるんだ。これからわかるように、間質は「呼吸の現場」なんだよ。

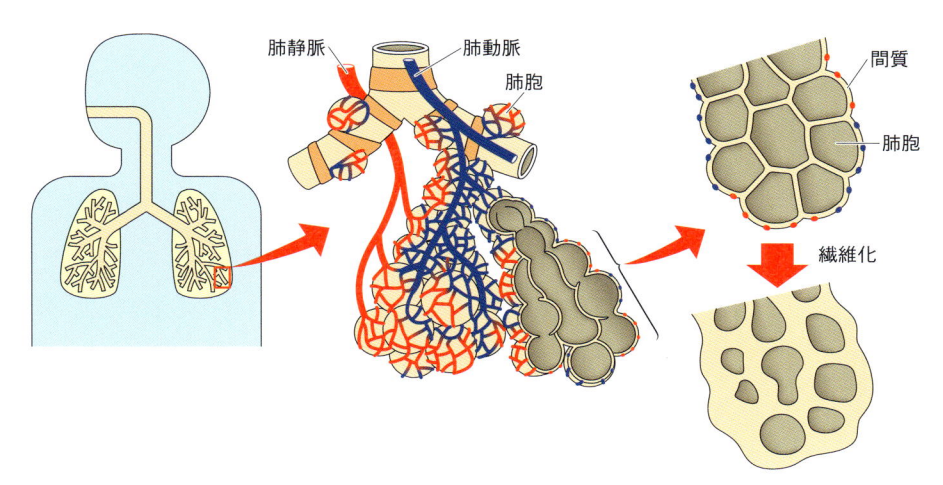

図 17-1　肺胞と間質

　この「間質」に炎症が起きる病気を総称して間質性肺疾患と呼んでいて、この中で繊維化を起こしやすいものを特に「間質性肺炎」とまとめて呼んでいるんだ。

🧑 繊維化っていうのは？

👨 炎症が起こると、それを治すのに間質の細胞や膠原繊維が増殖して、肺胞壁が厚くなってくる。すると、だんだん肺胞の形が不規則になって、硬くなってくる。これを繊維化と言っていて、このような病態を肺繊維症と言うんだ。
　皮膚で言うと、火傷や傷の痕が、ケロイドになるようなもんだね。ケロイドの皮膚は伸び縮みしにくいだろう。あれと同じで、肺も伸縮しにくくなるんだよ。

🧑 肺が膨らまなくなることで、肺に存在する咳受容器が刺激を受けたように反応してしまうから、咳が起こるんですね。

👨 そういうこと。そして、これは肺胞内部の炎症じゃないから、分泌液は増加しない。だから乾性咳嗽になるんだよ。

◆怖いのは、呼吸障害

👨 ただこの病気の場合、深刻なのは咳ではなくて、肺の繊維化によって呼吸ができなくなることだけどね。

🧑 繊維化すると、なんで呼吸ができなくなるんですか？

👨 肺が膨らまなければ、だんだん肺活量が落ちてくるだろう。それに、肺胞壁が厚くなると、毛細血管と肺胞が離れてしまって、ガス交換がしにくくなるんだよ。これが進行すると、繊維性成分の固まりになってしまって、その部分の肺機能は完全に失われてしまうんだ。

第17章 咳（咳嗽）

— 大変な病気じゃないですか！

— 肺がんほど悪いものではないけど、間質性肺炎は特定疾患＊の1つだよ。

— ということは、治らないんですか？

— 残念ながら今のところは、炎症を抑えるためのステロイドや免疫抑制剤、息苦しさには酸素吸入といった対症療法しかないね。肺移植という方法もあるみたいだけど、まだ例は少ない。
　繊維化が肺のどこまで広がるか、どれくらいの早さで進行するかは人それぞれ。慢性的に進行するもの、薬で炎症が抑えられるものは、10年以上生存することも多いけど、進行性で薬が効かないものでは、数週間で死に至る場合もあるようだ。

— しつこく続く乾性咳嗽は、注意した方が良さそうですね。

＊特定疾患：一般的に「治りにくい病気」「不治の病」とされる「難病」のうち、日本において難病対策推進のための調査研究の対象になっている疾患のこと。

2 湿性咳嗽

痰を伴い「ゴホンゴホン」という湿って濁った感じの咳です。急性・慢性気管支炎、気管支肺炎などの炎症の際に、気道の分泌液 p.324 が増すことによって各種の受容器 p.329 が刺激されて咳が起こります。

湿性咳嗽は、痰を体外に排出するための反射運動 p.328 です。咳の気流によって生じる振動が気道壁に伝わって、付着している分泌液を剥がして喀出させます。このような咳による喀出は、第7分岐 p.323 くらいまでの気管支にある痰には有効ですが、それより末梢にある痰には効果がありません。末梢にある痰は、線毛運動 p.326 によって上部に運ばれ、その後に咳によって喀出されます。

この時、痰が無色であればウイルス感染、タバコ、大気汚染、有毒ガスによる粘液の過剰分泌を考え、有色膿性痰であれば細菌感染を考えます。

Ⅲ. 咳による体内の変化

咳を出すための胸腔内圧上昇は、100mmHgを超えることもあります。胸腔の圧力が高いと、心臓へ血液が戻りにくくなるので、右心への静脈還流量が減少して、それに伴って心拍出量が減少します。そのため、脳への血流量が減少して、咳による失神発作を起こすことがあります。また、動脈血圧や静脈圧、脳脊髄圧へも影響し、これを上昇させます。これらの原因によって、頭痛、めまい、嘔吐など様々な症状が起こります。

咳による胸郭の激しい動きは、筋肉痛や肋軟骨付着部炎を起こします。特に、咳では胸が膨らむことよりも、咳を出した時に胸の空気が一気に出され、急激に胸郭が縮むことによる衝撃の方が強く、ひどい時には肋骨にヒビが入ることもあります。

また、咳は急速で激しい気流だからこそ異物を外に出せるのですが、その気流は自身の気道粘膜も傷つけます。咳によってできた粘膜の損傷がまた咳刺激になり、咳の悪循環を発生させる原因になります。咳が長時間続くと、呼吸筋によるエネルギー消費が大きくなり、体力を消耗します。さらにそれが夜間に起これば睡眠が障害され、生体を疲労・消耗させることになります。

まとめ

◆咳を止めるのは、良い？　悪い？

　今までの話で、咳は異物を出すのに必要だとわかりました。でもその害はずいぶん大きいですし、咳が咳を作り出してしまうのでは、やっぱり時によって咳を止めてあげる必要がありそうですね。

　うん、その通りだね。けど、「時によって」というのが具体的にどんな時なのかわかってるかい？

　さっきの患者さんみたいに、あまりに激しい時や、長く続く時には止めた方が良いんじゃないですか？

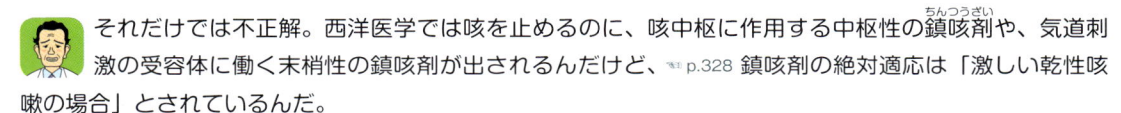

　それだけでは不正解。西洋医学では咳を止めるのに、咳中枢に作用する中枢性の鎮咳剤や、気道刺激の受容体に働く末梢性の鎮咳剤が出されるんだけど、☞p.328 鎮咳剤の絶対適応は「激しい乾性咳嗽の場合」とされているんだ。

　痰を伴う「湿性咳嗽」は、薬で咳反射を抑制すると、痰が排出されず逆に症状が悪化することがあるから、止めてはいけないことになっている。その代わり、気道の分泌を増やして痰の粘り気をゆるめ、喀出しやすくする去痰剤が処方されるんだ。

　彼女は風邪のために咳が出ていて、痰があっただろう。だから、安易に薬で止めることを考えちゃダメだ。ただ、彼女の場合は、咳による害があまりにも大きいから、少し助けてあげた方が良いだろうね。

　そこで鍼灸だよ。鍼灸は薬のように神経的に咳反射をピタッと止めるわけではないから、彼女のような場合や、体力を消耗するような激しい咳の時、睡眠の妨げになるような時には、湿性咳嗽でも治療をしてあげて構わないと思うよ。治療によって少し咳がマシになれば、体力が回復して、病気の治癒にも良いからね。

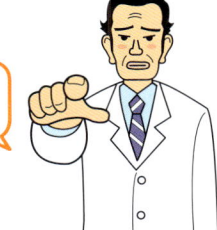

> 湿性咳嗽は、安易に止めてはいけない！

　そうそれっ！　鍼灸での治療の方法、咳の止め方が聞きたかったんです。どうすれば良いんですか？

◆咳の鍼灸治療。アレルギー性の咳には……。

　伝統的な手法がいくつかあるんだけど、よく知られているところでは、「治喘の灸」があるよね。咳止めの代表的なツボだ。ここに透熱灸をすえると良い。透熱灸には副交感神経を抑制する作用があるから、その働きである気管の平滑筋の収縮と分泌促進作用を抑制することができる。

　だから同じ咳でも、副交感神経が優位になっている気管支喘息のようなアレルギー性疾患に、特に効果的だ。症状の重さによって、灸の壮数を加減して使うと良いよ。この時、臥位よりも、患者さんに座位になってもらって施灸した方が、効果が高い。

第17章 咳（咳嗽）

　なんでですか？

　寝ているより座っている方が交感神経が優位になり、副交感神経は抑えられているだろう。その上に、さらに灸で副交感神経を叩けば、より抑制が強まって効果が高まるというわけさ。
　ついでだから喘息での注意点なんだけど、鍼灸治療って臥位で行うことが多いよね。この時、臥位は副交感神経が優位になる、そこに鍼をすると交感神経が抑制されるから、ますます副交感神経が優位になって、喘鳴や喘息発作を誘発してしまうことがあるんだ。
　発作が頻繁に起きている時期には、長い置鍼をしないとか、座位で治療をするとか、灸を多用するとか、治療方針を考えた方が良いね。

◆咳の鍼灸治療。風邪の咳には……。

　咳の話に戻ろう。
　風邪の時など、ひどい咳でつらいとか寝られないようなら、「吸角」をしてあげると良い。背部を鍉鍼で赤くなるくらいに摩って、その後に吸角をつける。5～7個くらい。内出血にならないくらいの強さで、ほんの数十秒～1分程度で構わないよ。
　この時の僕のこだわりなんだけどね、ポンプで中の空気を吸いだしてくっつけるタイプじゃなくて、火で中の空気を温めて吸い付けるタイプを使うようにしている。

　それには何か理由があるんですか？

　ボイル・シャルルの法則でさ、「気体の圧力（P）は体積（V）に反比例し、絶対温度（T）に比例する」というのがあるんだ。これに従って考えると、気圧が下がると温度も下がるから、ポンプだと背中を冷やしてしまうような気がして嫌なんだよ。火を使うタイプなら先に空気を温めてるから、温度が下がっても冷やす程にはならないんじゃないかと思ってさ。

◆咳の鍼灸治療。寝汗がひどい咳には……。

　もう1つは、「からしの湿布」というのがある。
　知ってる？

　いえ、知らないです。初めて聞きました。
　からしって、唐辛子のことですか？　カプサイシン効果ですか？

　違うよ。おでんにつける「和からし」のことだよ。

　え～、「和からし」ですか。
　それをどうするんです？

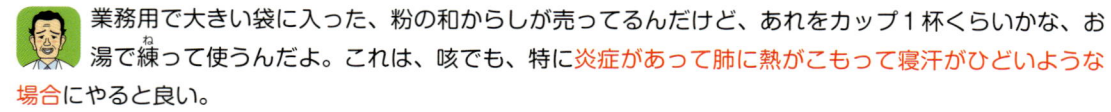

　業務用で大きい袋に入った、粉の和からしが売ってるんだけど、あれをカップ1杯くらいかな、お湯で練って使うんだよ。これは、咳でも、特に炎症があって肺に熱がこもって寝汗がひどいような場合にやると良い。
　胸と背中の両方にやるんだけど、まず身体の上に2枚くらい重ねて和紙を敷いて、その上に熱湯で練った和からしを壁塗りみたいに塗って広げていくんだ。その上にまた和紙を敷いて、今度はその上に蒸しタオル

用意するもの

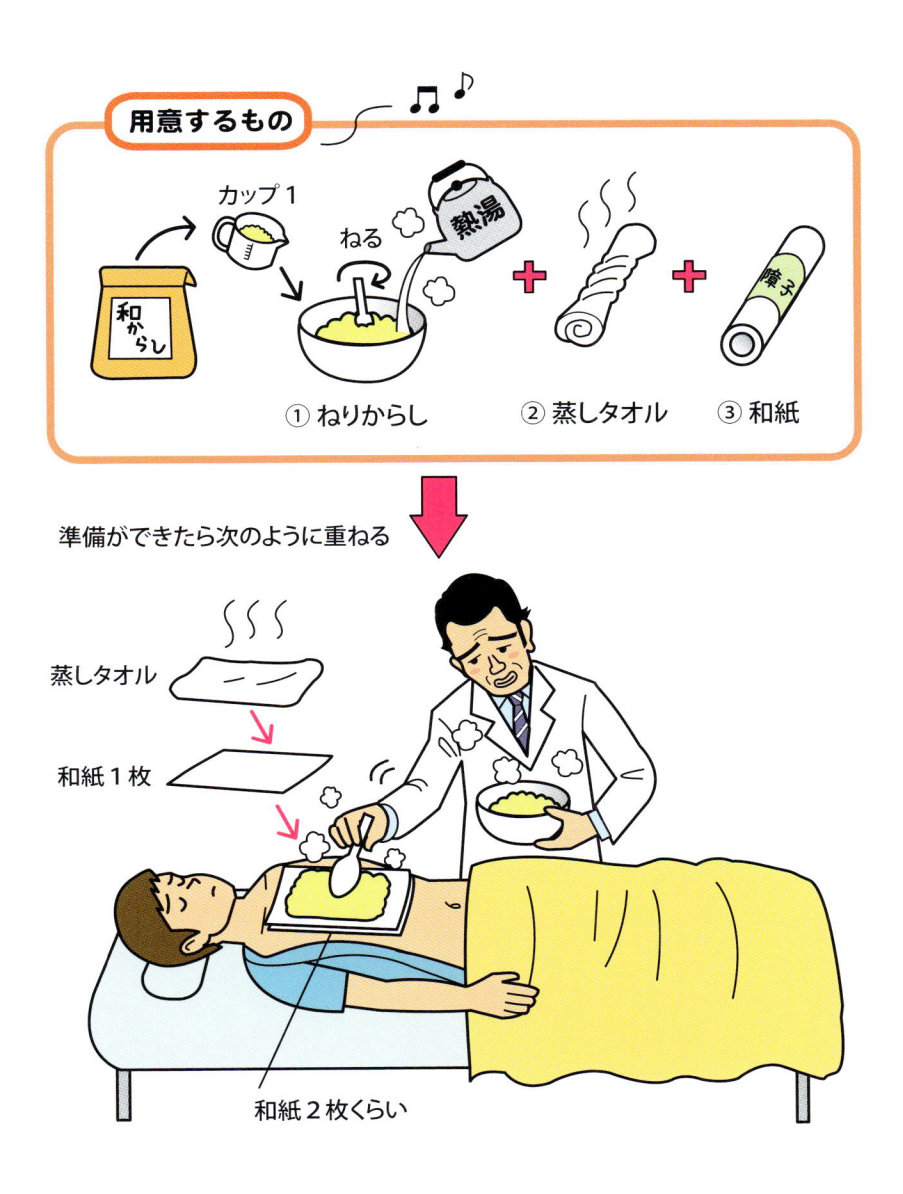

カップ1 / 和からし / ねる / 熱湯

① ねりからし　② 蒸しタオル　③ 和紙

準備ができたら次のように重ねる

蒸しタオル
和紙1枚
和紙2枚くらい

をのせて、冷めるまで1〜2分そのままにしておく。

　やってもらう方は、からしの刺激と熱湯・蒸しタオルの熱さとで、熱いわヒリヒリするわで、大変なんだよ。それを、少しの間、我慢(がまん)してもらうわけ。この時、和紙が薄かったり、あまり長くやりすぎると、火傷になって皮膚がただれちゃうから注意してね。

　はずしたら、しっかり汗を拭(ふ)いてあげて終わりだ。昔はこれで肺炎を治したんだよ！

　こんな手法を、治療に加えてみると良いと思うよ。

　わかりました。今度機会があったらやってみます。

17 咳（咳嗽）

第18章 痰（喀痰）

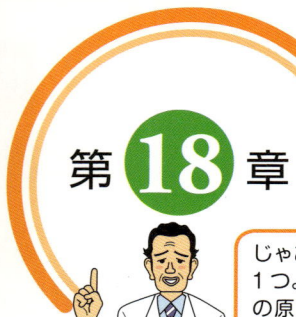

> じゃあ、ついでにもう1つ。咳を起こす一番の原因、「痰」についても知っておこう

I. 痰（喀痰）とは

　痰とは、気道に分泌される粘液性分泌液 ☞p.324 を主体として、これに炎症やうっ血などによって生じた滲出物や肺胞内容物、外界から吸入した異物、上気道分泌液、唾液などが加わったものを、咳とともに気道外に喀出したものを痰あるいは喀痰と言います。

　正常者の気道分泌液は1日100mℓ以下で、そのくらいの量ならば気道の線毛による輸送によって喉頭まで運ばれ反射的に飲み込まれるので、痰として意識されず喀出されることはありません。これが一定の量を超えて異常に粘液が発生すると、痰（異物）として認識され、咳を起こす受容体の刺激となって咳が起こり気道外に喀出されます。

◆痰の性状で病気がわかる!?

　痰って、自覚はないけど、ふだんから作られているものなんですね。

　そう。痰は、害になるような埃や細菌を粘液でくるんだ結果できたものだ。それは異物の侵入を防ぐってことだけじゃなくて、粘液にくるむことで排出しやすくなるし、その粘液には細菌の働きを抑える成分も含まれていて、何重にも役立っているんだ。☞p.326 量が多ければ咳を起こす原因になったり、呼吸のジャマになったりするけど、働きを考えたら一概に悪いものとは言えないことがわかるだろう。

　それに、異物による刺激が多ければ粘液の量が増えるし、粘液に混ざるものが何なのかによって、でき上がる痰の様子が違ってくる。こんなことから、痰の状態を知ることで、病態の判断ができるんだよ。病院に行った時、「どんな痰が出ますか？」って聞かれるだろう。

　ああ、そうですね。
　鍼灸の問診でも聞きますよね？

　ん〜、鍼灸の場合、多くは色を聞いて「寒熱」の診断をしているものだから、ちょっと話が違うなぁ。この場合の痰の性状は、次のようなもののことだよ。

II. 痰の分類

喀痰は肉眼的所見によって次のように分類されます。

1 泡沫性痰

泡の混ざっている痰のことです。肺水腫など肺循環系から漏出する液が多い疾患にみられます。肺に水が溜まっている状態でガス交換が行われるので、分泌液が泡立ってしまい、泡沫性の痰が作られます。肺水腫が進行すると、出血して痰に血液が混ざり、泡がピンク色になることもあります。

2 漿液性痰

サラサラした水様あるいは唾液様の痰です。気管支喘息や細気管支肺胞上皮がんなど、肺胞や気管支壁の透過性が亢進して滲出液が多い疾患に見られます。

3 粘液性痰

最も多くみられる半透明でネバネバした粘稠性の強い痰です。慢性の気道炎症や気管支喘息など、気道からの粘液分泌が過剰になる疾患に見られます。

4 膿性痰

黄色から黄緑色のドロッとした痰です。この痰は、多数の好中球が含まれていることを意味しています。これは急性気管支炎や急性肺炎、気管支拡張症*など感染性の疾患に見られます。感染して免疫反応が起こった結果、好中球や細菌の死骸が分泌液に混ざることで、このような痰になります。

原因になった細菌が緑膿菌の場合にはより濃い緑色に、肺炎球菌の場合には鉄サビ色になります。また嫌気性菌の場合には、悪臭のある膿性の痰になり、肺化膿症*が疑われます。

*気管支拡張症:気管支の一部が拡張する疾患。先天性のものと、肺炎・肺結核などの感染症で気管支の壁が破壊されることよって起こる続発性のものとがある。拡張した気管支に痰が溜まり、そこに細菌が感染しやすいため、気管支炎を繰り返す。

*肺化膿症:細菌感染による肺の化膿性疾患の総称。多くは誤嚥によって口内の細菌が気管に入ることで起こり、感染によって肺組織が壊死して空洞になり、そこに膿が溜まる。歯槽膿漏が原因になる事も少なくない。

◆痰を見れば、風邪の始まり〜終わりがわかる!

風邪の経過の中ほどで見られるネバネバした痰や鼻水は**3**だよね。それに同じ風邪でも症状がひどい時、最後の方で見られる黄色くて粘り気の強い痰は**4**だね。膿性痰は、風邪で弱った気道に何らかの細菌が感染したってことだ。だけど、その痰が出てきたってことは、好中球と細菌が戦った死骸が出てきたわけだから、そろそろ戦いも終わりに近いですよって合図だね。

一般的には、痰も鼻水も風邪の引きはじめから治るまでに「なし→漿液性→粘液性→(膿性)→漿液性→なし」と変わっていくことが多い。だから、痰の性状を聞くことで、今、患者さんが風邪の経過のどのあたりにいるのかを知ることができるんだよ。

余談だけど、よく「風邪は人に移すと治る」って言われるじゃない? 実はあれって逆なんだよね。

逆って、どういう意味ですか?

第18章 痰（喀痰）

「風邪が治る頃になると、人に移りやすい」っていうのが本当だよ。
風邪の治りかけってさ、風邪のウイルスと免疫細胞が戦って、ウイルスが負けだしたってことなんだよね。すると、ウイルスが人の身体から逃げはじめて、たくさん外に出てくるんだって。だから、風邪は引き始めやピークの時よりも、治りかけの方が人に移りやすい。言い換えれば、「人に移るようになったら、風邪は治る」ってことだよ。

5 血痰

　血液が混ざった痰です。これは気管・気管支の粘膜が傷ついたり、肺実質が破壊されたりすることで血管が損傷し、出血した血液が痰に混ざったものを言います。この時、口の中は鼻・食道・胃とも通じているので、そこからの出血が痰に混ざったり、口腔内の傷からの出血が痰を吐き出す時に一緒に出てきたりすることもあるので、それとの区別が必要です。
　粘膜が傷つく原因には、気管支炎などによる咳刺激、肺がんなどの粘膜病変、気管支拡張症による粘膜萎縮や炎症、異物による刺激・損傷などがあります。
　肺実質が破壊される原因には、各種肺炎や肺結核、肺化膿症などがあります。

◆痰に混ざった血液、それはどこからの出血？

　痰に血液が混ざっていた時、それが気管・気管支・肺実質からの出血で真の「血痰」であるのか、それ以外からの出血がただ痰に混ざっただけのものなのか、何で見分けられるんでしょう？

　簡単なものでは、鼻から落ちてきた痰に血液が混ざっているなら鼻からの出血だろうし、歯磨きの時に血液が混ざるなら歯肉、うがいのときなら口腔内からの出血だろうと判断できるよね。
　他には、一概には言えないけど、肺の中から出血している場合には、痰の中に血液が混ざり合っていることが多くて、それ以外の時には、痰の周りに血液が付いていることが多いかな。

　鼻や歯肉からの出血なら、患者さんご自身でも状況からわかるでしょうけど、血液の混ざり方は、予備知識がない患者さんには判断できないですよね。
　といって、患者さんにどうだったか伺っても、血痰が出た患者さんって、「血が出た！」「私、病気？」「肺がん？」って心配でいっぱいになっちゃって、出た痰を冷静に観察するなんてしないでしょうから、多分覚えてらっしゃらないですよね。

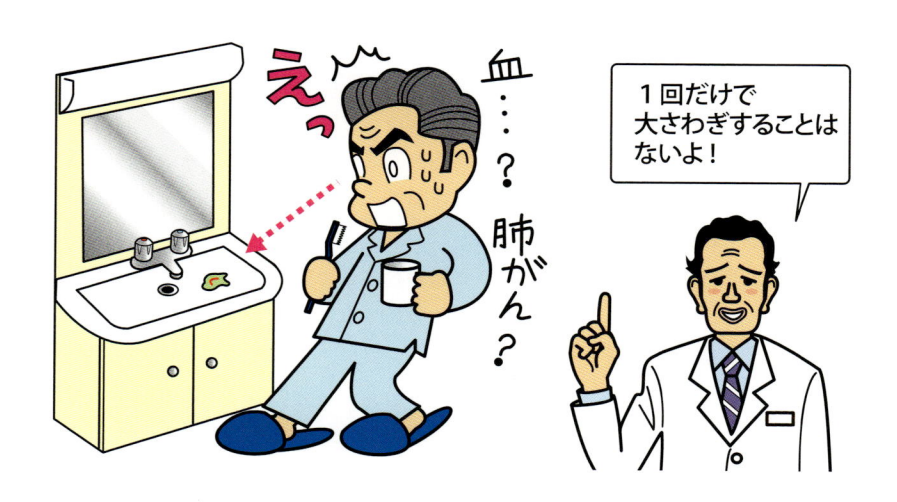

1回だけで大さわぎすることはないよ！

まぁ、そうだろうね。そういった詳細がわからない場合でも言えることは、「血痰が1回出ただけで大騒ぎする必要はない！」ということだろうね。特に、その時の血痰がほんのわずかの血液が混ざっているようなもの、例えば点状の血液や糸クズみたいな線状の血液が混ざっているような血痰なら、病気が隠れていることはほとんどないから心配しなくて良い。

注意すべき血痰は、たとえ1回でも血液の量が多い場合や、血液の量を問わず血痰が何日も続く場合や、繰り返す場合だ。こんな時には、それこそ肺がんなどの重篤な疾患が疑われるから、検査に行くことを勧めるべきだろう。

◆「血痰」「喀血」「吐血」。その違いは？

血液の量の話が出たついでに言っておくと、血痰っていうのは、あくまでも痰が主体で、それに血液が混ざっているものを言うんだよ。吐き出されたもののほとんどが血液の場合には「喀血」と言って、区別する必要があるからね。

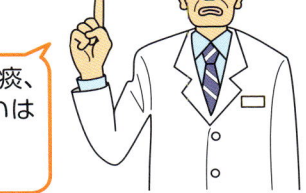

もう1つついでに、喀血以外で口から血液を吐くものがあるんだけど、知ってる？

> 血液の量が多い血痰、何日も続くあるいは繰り返す血痰は、要検査！

胃から出血する「吐血」ですよね。

お〜すばらしい！　そのとおり！
じゃあ、この2つの見分け方はわかる？

胃の内容物が含まれていれば「吐血」で、痰が混ざっていれば「喀血」ですか？

まぁ、それもあるね。他にも、「喀血」の場合には、吐かれた血液が泡状だったり、真っ赤な鮮血であることが多いけど、「吐血」の場合には血液が胃酸で酸化されるから、血の色が黒っぽいことが多い。胃からの出血には、このような特徴がある。

喀血・吐血するような時には重症例が多いから、即検査・即処置が必要なことが多いけど、僕達が言うまでもなく、ご本人がビックリして病院に行くよね。

Ⅲ. 痰による体内の変化

気道内の痰は、存在する場所とその量、またどのくらいの範囲に広がっているかによって、様々な病態を現します。

痰が気管にある時には、息を吸うときに喘鳴として認識され、このような痰は咳払いや咳によって喀出することができます。これに対して、末梢の気道に痰がある時には、聴診器を当てると断続性ラ音として認識できるだけで、意識的に即座に喀出させることはできません。この場合は、線毛運動☞p.326で上部に運ばれてから、咳によって喀出されます。

さらに、多量の痰がある場合や、痰が末梢の気道に広い範囲で存在する場合には、換気が障害されて息苦しさが起こります。

第18章 痰（喀痰）

> **まとめ**

さて、先にも言ったように、痰は異物を侵入させず、なおかつ効率よく排出するためのものだから、身体にとって大切な機能を果たしていることはわかったよね。だけど、咳が出たり、呼吸が苦しくなったりする弊害もあるから、なるべく速やかに出て行ってもらうに限るね。

でも、高齢者は線毛運動が弱くなっていて、できた分泌液を運べないから若い人より痰ができやすいし、喀出するための筋力も低下しているから、なかなか出せないんだよね。

痰を出しやすくするには、どうすれば良いですか？

乾燥して痰の粘度が強くなると、よけい喀出しにくくなるから、部屋の湿度に気を配ったり、水分をたくさん摂ったりすると良いよ。痰を出しやすくするには、湿度と水分補給！

周囲が気を配ってあげることも大切ですね。

さて、これで咳や痰について大体わかったかな？
Any Question?

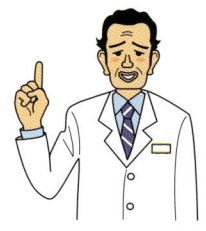

基礎知識 その㉝ 気道の形態

気道は鼻腔(口腔)に始まり、第6～7頸椎の高さで喉頭から気管へ移行します。鼻腔(口腔)から気管までを**上気道**、これ以下を**下気道**と呼びます。

1 気管

気管は直径約2～2.5cm、長さ約10cmの管で、16～20個の気管軟骨が上下に積み重なってできていて、吸気時の陰圧で管が潰れないようになっています。

軟骨はU字形をしており、気管の前壁から側壁にかけて全周の4/5～2/3を覆っています。後壁には軟骨がなく、U字の両端を平滑筋が結んでいます。この部分を**膜性壁**と言い、その背側には**食道**が接しています。

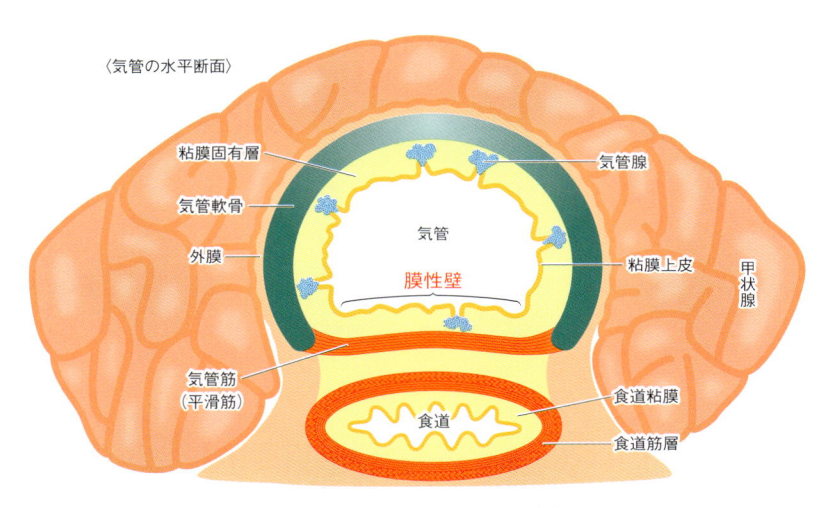

図・基33-1　気管の水平断面

2 気管支

気管は、左心房の後ろ、第4～5胸椎の高さで左右の主気管支に分かれます。主気管支には左右差があり、右主気管支は短くて太く、長さは2.5cm程で、6～8個の軟骨を持ちます。それに対して左主気管支は心臓をまたぐため長くて細く、長さは4.5cm程で、9～12個の軟骨を持ちます。また、正中線からの角度が右主気管支は25°、左主気管支は45°と、右の方が急傾斜しています。ここでの軟骨も全周は覆わず、2/3～1/2周を覆うだけです(図・基33-2)。

> 左右の主気管支にこんな構造上の違いがあるために、異物が気管に入ると、右主気管支へ落ちやすいんだよ。高齢者の誤嚥性肺炎が右下の肺に多いのはこのためだね。

第18章 痰（喀痰）

主気管支は肺門から肺内に入り、すぐに分岐して左は2本、右は3本の葉気管支になります。葉気管支はさらに分岐して、左右とも10個の肺区域を支配する区域気管支になります。区域気管支がさらに数回分岐するところまでは区域気管支枝と呼ばれます。ここまでは管壁に軟骨が存在しますが、軟骨はだんだん小さくなり、形や配列も不規則になって、ついには存在しなくなります。

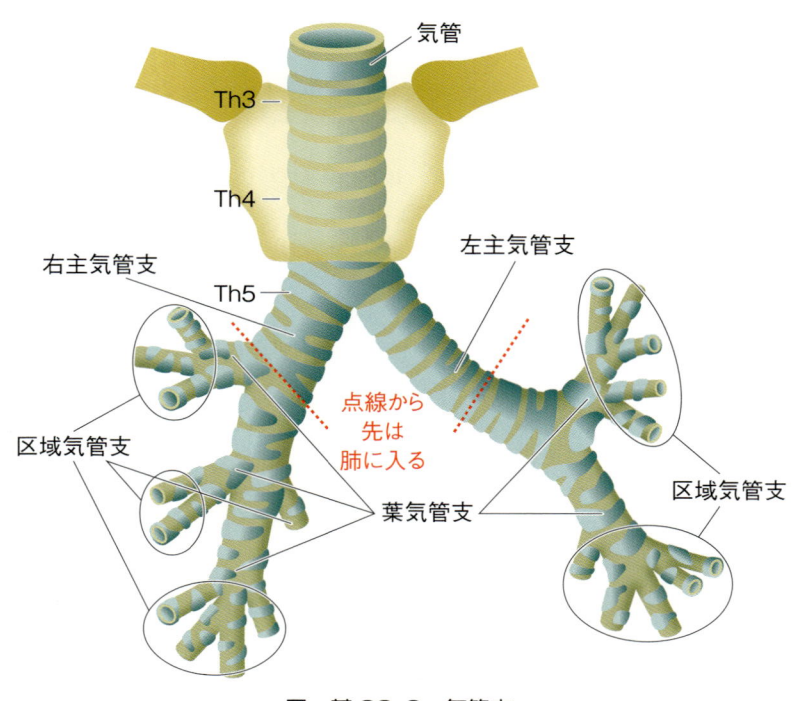

図・基33-2　気管支

3 細気管支以下

内径2mm未満の軟骨を持たない膜性気管支を細気管支と言います。肺実質は、結合組織の中隔で仕切られたピラミッド形の小区画（この区画を小葉と言う）が集まってできています。

細気管支はピラミッドの頂点から各小葉に入り込み、小葉内で分岐を繰り返して終末細気管支になります。終末細気管支はさらに呼吸細気管支に分かれ、これが分岐して肺胞管になり、肺胞嚢で終わります。

呼吸細気管支以下では、その壁に外へ向かうポケット状の膨らみ、すなわち肺胞が現れることに特徴があります。呼吸細気管支では肺胞がまばらに存在しますが、肺胞管の壁はすべて肺胞で占められ、行き止まりの肺胞嚢は2～4個の肺胞が袋状になったものです（図・基33-3）。

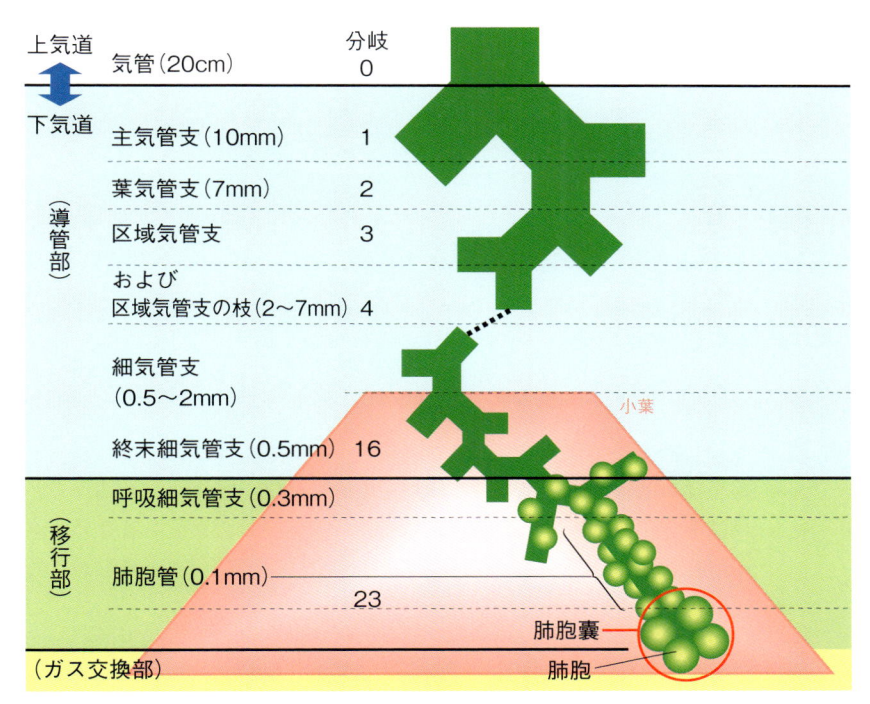

```
上気道 ──┐                    分岐
         │   気管（20cm）        0
下気道 ──┘
         ┌─ 主気管支（10mm）     1
         │
         │  葉気管支（7mm）      2
（導管部）│
         │  区域気管支          3
         │  および
         │  区域気管支の枝（2〜7mm） 4
         │
         │  細気管支
         │  （0.5〜2mm）
         │
         └─ 終末細気管支（0.5mm） 16

（移行部）┌─ 呼吸細気管支（0.3mm）
         │
         └─ 肺胞管（0.1mm）
                                23
                        肺胞囊
（ガス交換部）           肺胞
```

図・基33-3　細気管支以下

　この肺胞でガス交換が行われます。また、終末細気管支まではガス交換に関与せず、ただ吸呼に伴って空気が流体として動く通路であるにすぎません。これに対して、呼吸細気管支・肺胞管・肺胞囊は空気の通路でもあるけれど、一部ガス交換の場としての機能も持っています。

　したがって、下気道をこのような機能面から考えて、肺胞を**ガス交換部**、終末細気管支までを**導管部**、呼吸細気管支・肺胞管・肺胞囊を**移行部**と呼びます。

第18章 痰（喀痰）

基礎知識 その34　気道の壁構造

1 気管・気管支

内腔面から粘膜（粘膜上皮と粘膜固有層）、粘膜下組織、軟骨、筋、繊維（靭帯）、外膜からできています。

a．粘膜上皮は偽重層（多列）線毛円柱上皮でできていて、それを構成するのは主に線毛細胞と杯細胞です。

> 線 毛 細 胞：気管（支）上皮で最も多くみられる円柱状の細胞。管腔面に多数の線毛を持つ。線毛は、毎分500〜1000回にも及ぶ同期した運動を行っている。
>
> 杯　細　胞：粘液を分泌する。細胞の基底側は細く、管腔側は大きな粘液性の分泌顆粒が多く集まり膨らんで杯のように見えるのでこの名がつく。管腔面には、短い微絨毛が散在する。
>
> 　通常、杯細胞は気管から太い細気管支まで存在するが、大気汚染や喫煙の常習、慢性感染症などがあると、その数が増えてより末梢の細気管支にまで認められるようになり、その結果、粘液の産生量が増える。

b．粘膜固有層は膠原繊維と多量の弾性繊維からなり、リンパ小節が存在します。

c．粘膜下組織には気管腺・気管支腺と呼ばれる混合腺が存在し、上皮の間に分泌腺が開口します。

> 気管（支）腺：漿液と粘液からなる混合腺。気道内の分泌液は粘液が主体で、その大部分が気管（支）腺からの分泌液である。
>
> 　通常、気管（支）腺は気管から小葉 ☞p.322 に入るまでの細気管支に存在し、小葉に入ると見られなくなるが、慢性の気道感染があると気管（支）腺は肥大して、その数も増えるので、気道内の分泌液が増加し、痰として喀出されるようになります。

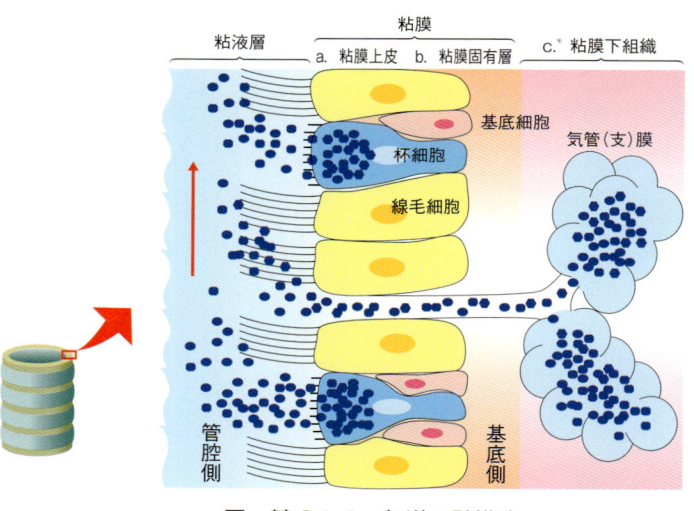

図・基34-1　気道の壁構造

2 細気管支以下

細気管支の粘膜上皮は偽重層（多列）線毛円柱上皮でできていますが、末梢に行くにつれて丈が低くなり、単層線毛立方上皮に移行していきます。ここでの粘膜上皮を構成する細胞は、主に**線毛細胞**と**クララ細胞**です。クララ細胞は、杯細胞に代わる分泌細胞です。

また、細気管支からは**軟骨**がありません。その代わりに、豊富な弾性繊維が管腔を保持する働きをしています。加えて、気管・気管支では膜性壁にあるだけだった平滑筋が、細気管支からは全周を覆うようになり、これも管径の保持・調節の働きをすると考えられます。

気道の平滑筋が攣縮して、呼吸困難になった状態が気管支喘息だね。
特に、気管支喘息は細い気管支から細気管支の平滑筋が収縮するので、気道の内腔が狭まって、空気が通りにくくなるから苦しいんだよ。
下の図は気管支の形態と壁構造のまとめだ。
軟骨、気管支腺、線毛細胞、杯細胞、クララ細胞、平滑筋がどこにあるのか確認しておこうね。

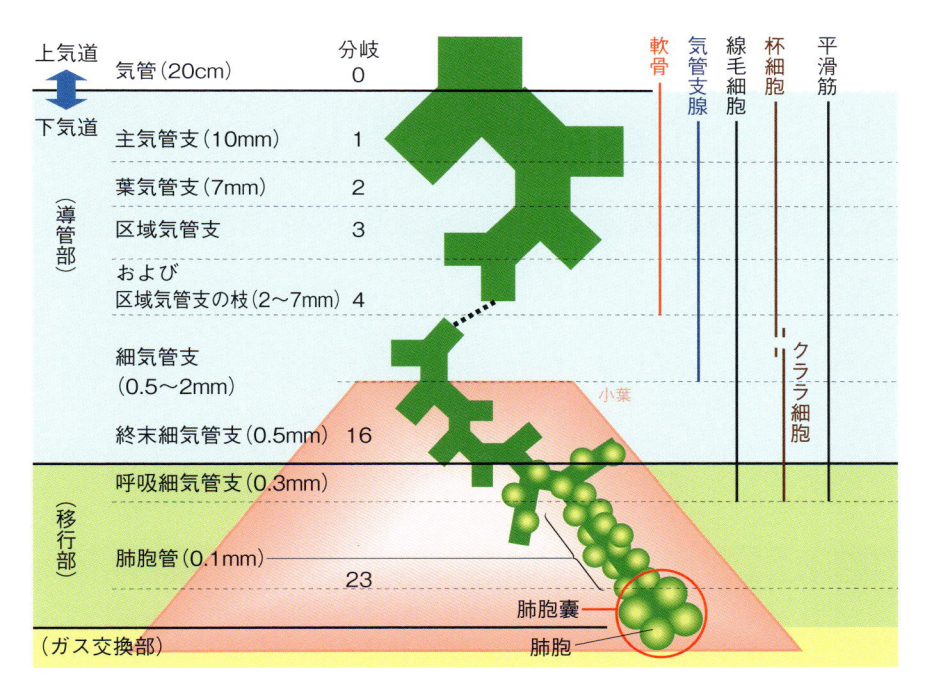

図・基34-2　気管支の形態と壁構造のまとめ

第18章 痰（喀痰）

基礎知識 その35　気道の防御機能

　気道、肺には大量の空気が出入りしていますが、この空気はけっして清浄なものではなく、塵や埃、細菌やウイルス、有害なガスなどが混ざっています。そのような異物が鼻から吸入されると、大きなものはまず鼻毛によって遮られ、これを通過したものは、鼻の分泌物や線毛上皮によって取り除かれます。粒子径約 10μm 以上の異物は、ここまででほとんど取り除かれますが、2〜9μm の粒子は、通過した気管・気管支・細気管支の上皮を覆う分泌物に衝突しながら沈着します。それ以下のものは肺胞に到達して沈着しますが、0.3μm 以下の粒子の 50％は水蒸気と一緒に呼出されます。
　気道や肺には、これらに対して次のような防御機能が備わっています。

1 粘液の分泌

　杯細胞と気管腺・気管支腺 p.324 から分泌される粘液は厚い層を作っていて、空気に混ざって入ってきた異物をからめとり、その侵入を防いでいます。また、粘液には微生物の活性を抑える成分が含まれており、最近では、クララ細胞 p.325 が分泌するたんぱく性の分泌液には、炎症を抑えたり解毒に関与したりする成分が含まれていることも知られています。

2 線毛運動

　線毛細胞 p.324 から管腔面に伸びる線毛は、杯細胞と気管腺・気管支腺から分泌される粘液の層に埋まっていて、毎分 500〜1000 回にも及ぶ同期した運動を行っています。その動きによって粘液が喉頭の方へ速い速度で波打つので、粘液とそれに沈着した異物が口方向に運ばれ、外へ排出されます。

3 くしゃみ・咳反射

　異物、刺激性物質、痰などは、それ自身が鼻粘膜や気道にある受容器 p.329 を刺激することによって、くしゃみ・咳反射 p.328 を起こし、外部に排出されます。

4 細胞性免疫

　細気管支から肺胞 p.322 領域に到達した粒子は、マクロファージと好中球に貪食されます。肺胞腔には肺胞マクロファージ（塵埃細胞）が住み着いていて、吸気中の塵や埃、細菌などの異物を貪食しています。マクロファージは肺胞腔を自由に移動し、また一部は間質 p.310 や血管内にも存在します。

5 加温・加湿

　冷たく乾燥している空気が吸息によってそのまま肺に入ってしまうと、核心温度 ☞p.129 が下がり、粘膜が乾燥して傷つくので、異物の侵入に対する防御機能が低下してしまいます。そうならないように、入ってくる空気は気道を通過する際に温められ、粘液が気道内腔を潤している ことで適度な湿度に調節されながら送り込まれます。

　また、呼息時には加湿された空気が排出されるので、不感蒸泄となって体温の調節がなされます。

> 寒い国の人達の鼻が高いのは、吸気を暖めるためだよ。

> 私も北国に生まれたら、もう少し鼻が高くなったかなぁ（笑）。

第18章 痰（喀痰）

基礎知識 その36　咳反射

1 反射経路

　受容器が気道内の異物や肺の強い伸展を感知すると、その情報が迷走神経の知覚枝によって<u>延髄の咳中枢</u>に伝えられます。すると、認識された異物や異常状態を回復するために、横隔神経・肋間神経・迷走神経（反回神経）などの運動神経に遠心性情報が送られ、横隔膜や呼吸筋などを収縮させるのと同時に、声門が閉鎖されて、気道内圧を上昇させます。その後、一気に声門を開放させることによって空気が急速に吐き出されます。これが、咳反射です。
　この時、大脳皮質系は、咳中枢の神経伝達を促進したり抑制したりすることができ、これによって意識的に咳を出したり弱めたりなど、コントロールすることができます。

耳掻きすると、咳が出る？

　実はさぁ、気道以外が刺激されても咳が起こるって知ってた？

　えっ、知らないです。
　どこを刺激すると起きるんですか？

　必ずってことではないけど、胸膜、横隔膜、鼻腔、副鼻腔、耳管、外耳道、心外膜、食道などにある受容体が刺激されると、三叉、舌咽、迷走、横隔神経などが刺激を咳中枢に伝えて、咳反射が起こることがあるんだよ。
　時々、耳そうじをするのに耳かきを耳に入れると、咳やくしゃみが出る人がいるんだけど、あれがこの反射だよ。

　へ〜、珍しいですね。

　そうでもないよ。周りに聞いてごらん。

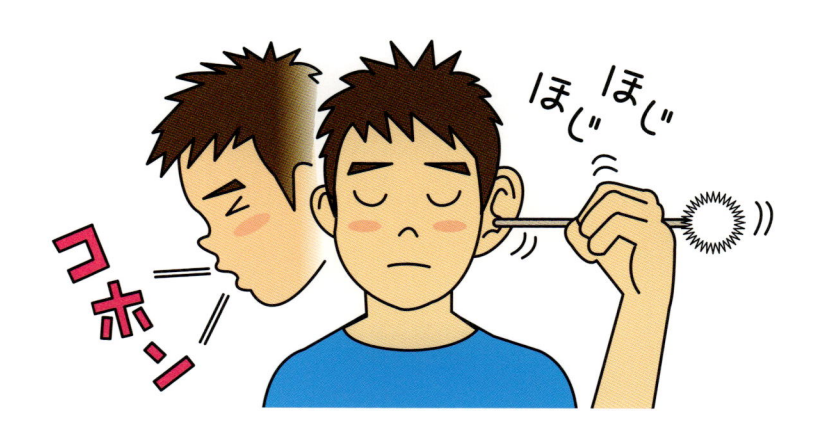

2 受容器

気道内の異物や肺の強い伸展を感知する受容器は、咽頭・喉頭・気管・気管支・細気管支・肺胞領域に存在します。それには、次のようなものがあります。

機械的刺激受容器	主に咽頭、喉頭、気管、気管分岐部、太い気管支など、上部の気道壁に分布。周囲からの圧迫や気道壁の伸展など、種々の機械的刺激に対して刺激と同時に反応する感度の高い受容器。
化 学 受 容 器	細めの気管支や細気管支など、下部の気道壁に分布。刺激性ガスやタバコの煙などの化学的刺激に反応する。
伸 展 受 容 器	気管、気管支、細気管支の平滑筋繊維内に分布。息を吸って肺が伸展されたことを感知して呼気を誘発する。呼吸をコントロールするヘーリング-ブロイエル反射*を担っている。
傍肺毛細血管受容器	J受容器（juxta-pulmonary capillary receptor）。肺の毛細血管周辺に分布。呼吸数の増加に関わる。

*ヘーリング-ブロイエル反射：吸息によって肺が伸展すると、肺の伸展受容器が刺激を受け、その情報が迷走神経を介して延髄の呼吸中枢に伝えられ、吸息中枢を抑制する。その結果、吸息が抑制され、呼息に切り替わる。この迷走神経反射をヘーリング-ブロイエル反射と言う。

この4つの受容器のうち、機械的刺激受容器と化学受容器が咳反射を起こす主犯だよ。伸展受容器と傍肺毛細血管受容器は、呼吸を調節するのが本来の働きだけど、咳反射にも補助的に関与しているんだ。

第19章 嚥下障害

◆ノドが引っかかる、原因の見極めを急がなきゃ!!

八の字先生、今日「ノドに引っかかりを感じる」っておっしゃる患者さんが見えたんです。どんな原因が考えられるのか思いつかなかったんで、今日は**天突**などの局所治療を加えて、お帰りいただいたんですけど……。

それは、飲み込む時に引っかかって、飲みにくいってこと？

はい。それに、「ふだんも何かノドに異物感があって、咳払いするけど、痰は出ない」そうです。ご本人は「タバコのせいかなぁ？」っておっしゃったんですけど、前回の咳・痰で勉強したことを考えると、タバコが原因なら痰が出るでしょうから、関係ないですよね？

その方、タバコ吸うの？

10代から吸ってるそうです。今56歳ですけど、1日40〜60本だそうです。

うはっ、すごいね。で、その症状は最近の話？

2週間くらい前からだっておっしゃってました。

ところで、引っかかるのは食べ物、飲み物どっち？

えっ？　聞いてませんけど、何か違うんですか？

おいおい、そこは大事なところだぞ。ということは、患者さんの嗜好も聞けてないなぁ？

いえ、それはちゃんと伺いましたよ。魚が嫌いっておっしゃってました。

あ゛〜、嗜好は、嫌いなものよりも、好きでたくさん食べているものを聞くようにって、頭痛の時にも言ったよね。 p.040

あっ、そうだ。……すいません。

19 嚥下障害

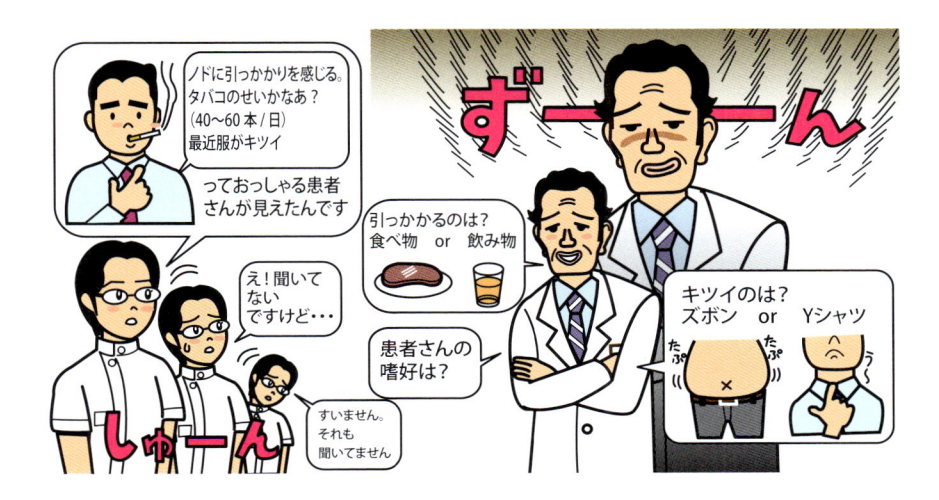

（漫画部分）
- ノドに引っかかりを感じる。タバコのせいかなぁ？（40〜60本/日）最近服がキツイ　っておっしゃる患者さんが見えたんです
- え！聞いてないですけど・・・
- 引っかかるのは？食べ物 or 飲み物
- 患者さんの嗜好は？
- キツイのは？ズボン or Yシャツ
- すいません。それも聞いてません

👨‍⚕️ う〜ん、ヘービースモーカーねぇ、まずいかなぁ。その方は、また近いうちに見える？

👨 今週、もう一度見えますけど。

👨‍⚕️ あっそう。じゃあ、その時で間に合うか。

👨 えっ、何か急ぐんですか？　今日見る限りでは、緊急を要する病態ではないですよね。悪くてがんと考えても、少し経過を見てからで良いんじゃないですか？

👨‍⚕️ ふつうのがんはそれで良いんだけど、ノドの場合はそうはいかない。結論を急ぐんだ。

👨 でも痛みはないし、食欲・睡眠・便通はいずれも良好で、それどころか「最近服がキツクて、ちょっと太ったかも」って言ってらしたので、がんで体調が悪いようには思えないですよ。

👨‍⚕️ 服がキツイって、ズボン？　もしやYシャツの首周り？

👨 そこまで聞いてないです。

👨‍⚕️ まぁ、そうだろうなぁ。今日はしょうがないとして、次にいらした時には、ちゃんと問診しよう。そのためには、今のままではあまりにも知識不足だな。飲み込むこと、ノドの違和感・異物感について、勉強しておこうか。

👨 はい。

I．嚥下障害とは

　嚥下とは、口に入れた飲食物を、咽頭から食道を経て胃に送り込むまでの一連の過程を言います。

第19章 嚥下障害

　そして嚥下障害とは、「正常な嚥下の過程が何らかの理由によって妨げられ、飲食物の通過が円滑に行われない状態」を指しています。

◆嚥下障害の症状はいろいろ！

　この時、患者さんは「飲み込めない」「飲み込みにくい」「食物が途中でつかえる」と訴えることもあれば、「物を飲み込むときにむせる」「咳き込む」「飲み込んだ物が鼻に入る」「鼻から出てくる」などと訴えてくることもある。

　いろいろな表現ですね。嚥下障害と一口に言っても、その症状には様々なものがあるんですね。

　そうだね。そして、いろいろな表現があるとおり、症状が違えば、その原因・メカニズムも違ってくる。とすれば、治療法も予後も違ってくるはずだよね。
　では、実際に起こる嚥下障害にはどんなものがあるのか見ていこう。

II. 嚥下障害の分類

　嚥下運動のいずれかの過程に障害が起こると、嚥下障害の症状が現れます。嚥下障害は、その原因によって次のように分けられます。

１ 器質的嚥下障害

　飲食物の通路あるいはその周囲に起きた炎症・腫瘍などの器質的病変によって、飲食物の通路が狭くなったり痛んだりすることで、飲食物の通過が妨げられるものを言います。嚥下に関連する筋を動かす機能には問題がないので、これを静的嚥下障害と呼ぶこともあります。
　その原因には次のようなものがあります。

（1）口腔・咽頭の障害

　口内炎、舌炎、咽頭炎、扁桃炎では炎症による局所の腫れや痛みがあるため、舌がん、咽頭がん、喉頭がん、甲状腺がんでは腫瘍の浸潤や圧迫によって飲食物の通路が狭くなるため、飲食物の通過が障害されます。そのため異物感やノドの引っかかり感などの嚥下障害が起こります。
　また、口内乾燥症やシェーグレン症候群*では、唾液が出ず食塊がうまく作れない☞p.342ため、嚥下しにくくなります。

*シェーグレン症候群：膠原病の１つ。主に唾液腺や涙腺などの外分泌腺が慢性炎症を起こす疾患。その結果、涙や唾液が出にくくなる。

◆口腔・咽頭の器質的障害、その特徴は？

　口腔・咽頭の障害では、第１期（口腔期）・第２期（咽頭期）☞p.343が障害されることになるね。嚥下のどの時期の障害なのか、患者さんの話を聞いて、きちんと判断しよう。
　それと、これは見極めに重要なことだ。痛みがあることは器質的障害、とくに口腔・咽頭に炎症がある場合の特徴になる。同じ器質的障害でも、食道の炎症の場合には、痛みはあまり感じられない。これは、痛みを伝える神経の違いからくるものだ。
　口腔・咽頭は体性知覚神経が痛みを伝えるけど、食道は自律神経求心路☞p.093によって内臓痛覚が伝えられ

> 痛みがあれば、口腔・咽頭の器質的障害！

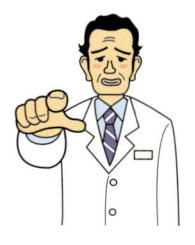

るので、はっきりした痛みは感じられなくなるんだ。

> 「ノド元過ぎれば熱さを忘れる」って諺は、解剖学的な根拠があるんですね。

（2）食道の障害

食道に炎症やがん、異物があったり、周囲から圧迫を受けたりすることによって食道内腔が狭まり、飲み込む際につかえ感がでたり、飲み込みにくくなるなどの嚥下障害が起こります。

食道炎、食道がん、胃噴門がんの食道浸潤、食道異物、食道裂孔ヘルニア、肺がん、縦隔腫瘍、上大静脈症候群、胸部大動脈瘤、大血管の走行異常などによって症状が出現します。

◆食道の器質的障害、その特徴は？

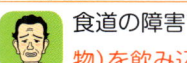

> 食道の障害では、第3期（食道期）p.348 が障害されることになるね。この時、**初期には食べ物（固形物）を飲み込む時だけ嚥下障害が起きるっていうことが特徴**になる。通路に狭窄があると、その部分で大きい物はつっかかるけど、水は詰まらずに流れていくからね。
> ところで、ノドのつかえ感の原因第1位は何だと思う？

> 食道がんですか？

> ブー！ ハズレ！ 魚の骨だよ。

> え〜、何ですかそれ〜。

固形物だけ飲み込みにくいのは、食道の器質的障害！

> ありえないと思うけど、本当の話なんだよ。
> それに、高齢者では、部分入れ歯をはずさないで寝てしまって、寝ている間にはずれて飲み込んじゃったなんてこともよくあるみたいだよ。部分入れ歯には、他の歯に引っ掛けるための、釣り針みたいな金具がついてるからさ、それがノドや食道に刺さって引っかかっちゃうんだって。同じようなことで、薬のパッケージが刺さるってこともよくあったらしい。

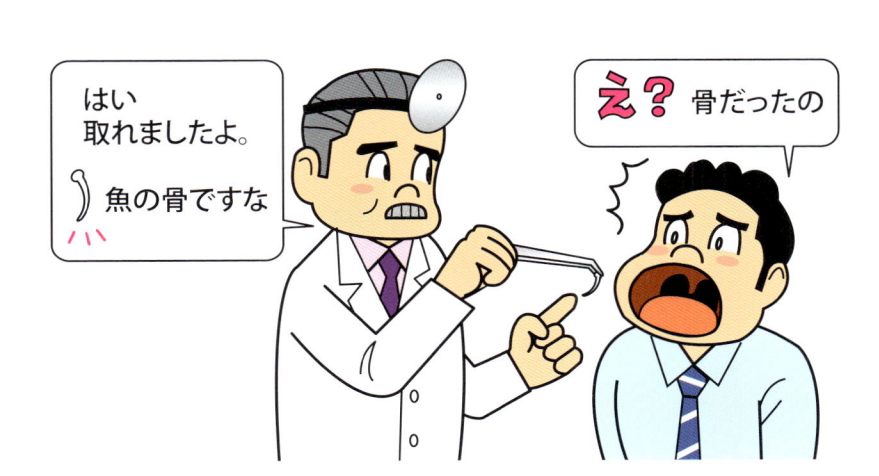

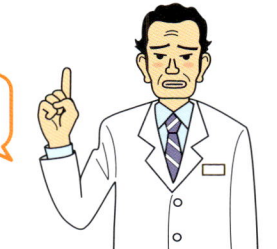

第19章 嚥下障害

　薬のパッケージって、銀色のシートにカプセルや錠剤が個別に入ってて、プチッて取り出すあれですか？

　そう、それ。信じられないけどね。銀色のシートって、1錠ずつ分けられるように切れ目が入ってるじゃない。それで、切ったシートごと薬を飲んでしまう事故が時々あるんだって。だから最近では、それを防止するために、敢えてシートが切れないようになってるんだよ。

◆経過を見ていては手遅れになる！

　さて、ここで、ちょっと真面目な話に戻すよ。器質的障害によって起こる嚥下障害で、注意しなければならないことをいくつか話すから、しっかり覚えておいてね。
　まず1つ目は、患者さんがノドのつかえ感を訴えた時、問診から食道・咽頭・喉頭のがんが疑える場合には、それがはっきりとした疑いでなかったとしても、しばらく経過を見るようなことはせず、すぐに検査を勧めよう。

　はじめの話でも、先生、おっしゃいましたよね。
　腫瘍なのに、そんなに急がなくてはいけないんですか？

　この場合のがんは特別なんだ。自覚症状が出てから手遅れになるまでが、びっくりするくらい早いんだよ。それに場所が場所だから、手術ができたとしてもがんが広範囲だと、声が出せなくなったり、一切の固形物が飲み込めなくなったり、その後の生活がひどく不自由になってしまうんだ。だから、早く診断をつけて、がんであれば早く取ってしまうべきなんだよ。
　それと、このがんの確率を高める危険因子として、タバコや香辛料が挙げられる。タバコは圧倒的にノドのがんになる確率が高くなるし、香辛料、特に辛い物の摂り過ぎは消化管粘膜を傷つけるから、食道・咽頭のがんになる確率が高くなる。そんな生活習慣や食べ物の嗜好も、問診の時に確認すると良い。

> 食道・咽頭・喉頭のがんが疑われたら、早急な検査を勧めること！

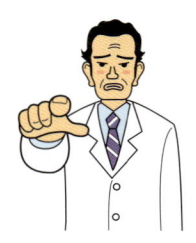

◆Yシャツの首周りがキツクなったら、即検査!!

　次に、患者さんが「太ったかも」とおっしゃったら、要注意だ。

　あぁ、それ疑問だったんですよ。
　「服がキツイってズボン？　もしやYシャツの首周り？」って聞かれましたけど、どういうことなんですか？

　結論から言うと、上大静脈症候群（SVC-S：superior vena cava syndrome）を疑ったんだよ。これはどんな病気か知ってる？

　いえ、知らないです。

　じゃあ、上大静脈はわかる？

嚥下障害

はい。頭・頸・腕からの血液を心臓に戻す静脈ですよね。

そう。その血管が閉塞して、血流障害によるうっ血症状を起こすものを上大静脈症候群と言うんだよ。閉塞する原因はいろいろだけど、90％は肺がん、その他には悪性リンパ腫とか縦隔腫瘍、動脈瘤などが大きくなって上大静脈を圧迫することで起きるんだ。そこが圧迫されると、上半身の血液が戻れないから、顔・頸・腕が浮腫んでくる。

だから、周りの人から「最近太ったんじゃない？」なんて言われるし、自分でもＹシャツの首周りがキツくなって、太ったかなぁなんて思うけど、身体は太ってないから、そのうちおかしいな？ってことになるんだ。この時、気管や食道が圧迫されると、息苦しさ・ノドのつまり感・嚥下障害などが現れる。

上大静脈症候群そのものは緊急を要するものではないけど、原因を考えると進行したがんであることが推定できるから、早く病院を受診すべきだよね。

Ｙシャツの首周りだけキツくなったら、要注意！

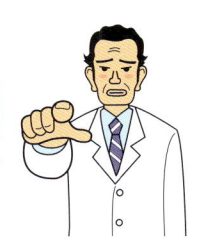

2 機能的嚥下障害

嚥下に関連する筋の異常や神経の障害によって、上手く飲食物を飲み込むことができないものを言います。この場合、通路の形状には問題がなく、通路の動きが悪くなるものなので、これを動的嚥下障害と呼ぶこともあります。

その原因には次のようなものがあります。

(1) 神経系の障害

その原因には、出血あるいは梗塞性病変、神経の変性疾患、炎症性疾患、腫瘍、中毒、外傷など様々ありますが、嚥下障害の病態を考えるには、これら疾患の種類よりも、病変部位とその程度の方が重要です。

◆病変部位と程度が重要？

どういうことですか？

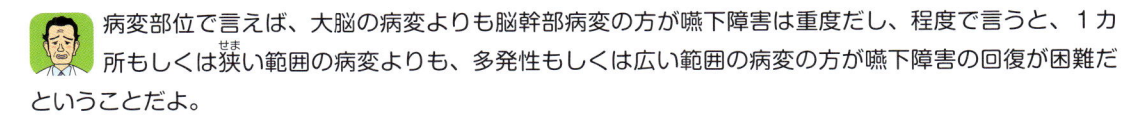

病変部位で言えば、大脳の病変よりも脳幹部病変の方が嚥下障害は重度だし、程度で言うと、１カ所もしくは狭い範囲の病変よりも、多発性もしくは広い範囲の病変の方が嚥下障害の回復が困難だということだよ。

大脳病変より脳幹部病変の方が重度なんですか。何ででしょう？

その理由はこれから見ていこう。

❶ 核性障害

脳幹部が障害されたものを言います。脳幹部には嚥下中枢のほか、嚥下関連筋群に命令を送る運動性脳神経核やそれらを連絡する神経伝導路があります。 p.352 そのため、この部位が障害される病変では、片側性の場合でも顕著な嚥下障害が起こります。特に、延髄の障害に

335

第19章 嚥下障害

よるものを球麻痺と呼び、嚥下不能になることも少なくありません。

第1期（口腔期）p.343の障害では、舌の片側麻痺と萎縮が起こり、咽頭への送り込みが障害されますが、この程度は軽度です。第2期（咽頭期）p.344の障害では嚥下反射が起こらず、口腔から咽頭への送り込みが強く障害されます。また、軟口蓋や喉頭の挙上が障害されるため、誤嚥や鼻腔への逆流が起こります。さらに、食道の入り口が開かない場合には、全く嚥下できないという状態にもなり得ます。

リハビリによる改善は比較的良いという報告もありますが、両側に病変がある場合や知覚が障害されている場合には、予後不良な場合が少なくありません。

原因としては、変性疾患（筋萎縮性側索硬化症*、脊髄性進行性筋萎縮症*など）が最も多く、その他、脳血管障害、腫瘍、中毒、外傷、延髄空洞症などがあります。

*筋萎縮性側索硬化症（ALS）：運動ニューロン疾患の1つ。上位・下位運動ニューロン*ともに病変を認める。最終的には呼吸筋麻痺を呈するために生命予後は不良である。重度の嚥下障害を生じ、その25%の症例は球麻痺症状で初発する。

*脊髄性進行性筋萎縮症：運動ニューロン疾患の1つ。下位運動ニューロンの障害が主体で、四肢・体幹の筋力低下の進行はきわめて緩徐である。嚥下障害は比較的まれで、起きても軽度。

*上位運動ニューロン：大脳皮質運動野から脳幹の運動性脳神経核や脊髄前角細胞に至る繊維。

*下位運動ニューロン：運動性脳神経核や脊髄前角細胞から筋に至る繊維。

> 延髄がある部位は解剖すると膨らんでいて「球」のように見えるから、昔はこう呼ばれていたんだ。球麻痺っていう呼び方は、その名残りだね。

❷ 核上性障害

脳幹部よりも上位が障害されたものを言います。脳幹部にある嚥下中枢やほとんどの運動性脳神経核は、左右の大脳皮質運動野から皮質延髄路によって情報を受け取る**両側性支配**（図19-1）の形をとっているので、片側性の大脳病変の多くは重度の嚥下障害は出現しないか、起きても一過性です。この場合、最も多く見られるのは嚥下反射の遅れp.352です。球麻痺と違い嚥下中枢や脳神経核の機能は正常ですから、嚥下反射の運動パターンは残っているのですが、食塊が咽頭に落ちても反射が起きにくく、たとえ反射が起こっても弱かったり、他の動きとの協調性に欠けていたりするため、食塊の一部が咽頭に残ってしまったり、誤嚥や鼻腔への逆流を起こしたりします。

ただし、両側性の大脳病変では、左右の嚥下中枢・脳神経核への情報が障害されるため、球麻痺に似た症状が現れます。これを仮（偽）性球麻痺と呼びます。

原因疾患には、脳血管障害、変性疾患（筋萎縮性側索硬化症、パーキンソン病*など）、炎症性疾患（ベーチェット病*、多発性硬化症*、脳炎、膠原病など）、腫瘍、中毒、外傷などがあります。

*パーキンソン病：中脳黒質の神経細胞が変性し、神経伝達物質のドーパミンが減少する。そのため振戦・無動・筋強剛・姿勢反射異常などの症状が現れる錐体外路障害の代表疾患。嚥下障害の程度は、運動機能障害の重症度に比例する。

*ベーチェット病：口腔粘膜のアフタ性潰瘍・外陰部潰瘍・目の症状（虹彩炎・ブドウ膜炎）・皮膚の発疹を主症状とし、その他に関節炎・消化管病変・血管病変・中枢神経病変などが認められる全身性炎症性疾患。増悪と寛解を繰り返しながら慢性の経過をたどる膠原病類縁疾患。重症になると失明し、脳や末梢神経が侵されることもある。

＊多発性硬化症：中枢神経系に多発性の大小様々な脱髄巣を生じる疾患。再発と寛解を繰り返しながら慢性・進行性の経過をとることが特徴である。出現する症状は病巣部位によって異なる。嚥下障害の発生頻度は欧米で30％前後だが、日本では非常に少ない。

両側性支配　　　　　片側性支配

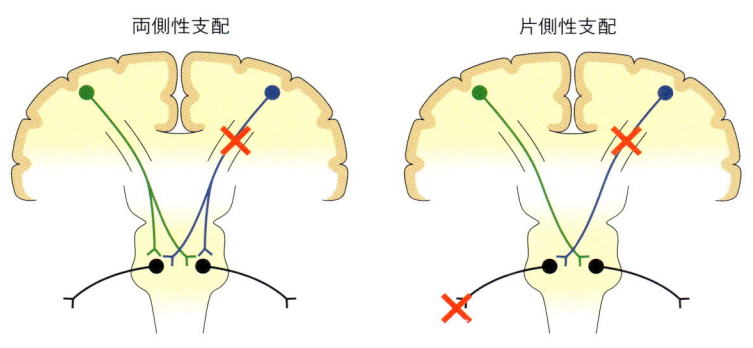

図19-1　両側性支配と片側性支配

❸ 核下性障害

脳幹部より下位が障害されたものを言います。つまり、嚥下に関連する末梢神経の障害です。どの神経が障害されるかによって症状は異なりますが、単独もしくは一側性の障害では嚥下障害は起きないか起きても軽微なもので、両側性の場合や複数の障害では高度な嚥下障害を来します。

原因疾患には、**炎症（ギラン・バレー症候群＊、多発性脳神経炎など）、腫瘍、糖尿病、中毒、外傷、手術など**があります。

＊ギラン・バレー症候群：急性の運動麻痺をきたす末梢神経障害。多くは感染症の後に起こり、四肢の筋力低下を主徴とするが、脳神経障害を伴うこともある。神経症状の回復は良好。

◆神経系の障害、その特徴は？

核性・核下性の障害は下位運動ニューロンの障害、核上性障害は上位運動ニューロンの障害。その違いは嚥下反射のパターンが障害されているか残っているか、舌の筋萎縮があるかないかってところで判断できる。

要するに、ゴックンってできるかできないかってことですよね。

そういうこと。それよりも、他の嚥下障害との違いを覚えておいて。これら神経系の障害では、多かれ少なかれ誤嚥・鼻腔への逆流があるってことだ。

それと、説明の中には出てこなかったけど、これらは舌・唇・軟口蓋・喉頭などの動きが障害されるものだから、発声にも異常が出てくる。いわゆる構音障害というものだ。鍼灸院ではほとんど診ることはないと思う。たとえ来院されたとしても、ご自身で病態を把握してらっしゃるだろう。

だけど、変性疾患の初発症状に、誤嚥・鼻腔への逆流・構音障害が現れることがあるから、頭の片隅に置いておくと良い。

誤嚥・鼻腔への逆流・構音障害があれば、神経系の障害！

（2）筋原性・神経筋接合部性の障害

　筋疾患では、筋ジストロフィー*や多発性筋炎*、神経筋接合部の異常では重症筋無力症*やボツリヌス中毒*で嚥下障害が現れます。これらの疾患によって嚥下に関連する筋が障害されれば、それに応じた障害を起こします。

　　＊筋ジストロフィー：X染色体に関係した先天性疾患。筋の弱力化が進行する。

　　＊多発性筋炎：骨格筋の炎症によって、筋力が低下したり、筋肉痛を起こす。自己免疫的機序が疑われており、膠原病の一種に分類される。

　　＊重症筋無力症：筋のアセチルコリン受容体を攻撃する抗体が作られ、レセプターが壊されるために神経からの伝達物質が受け取れなくなり、骨格筋の働きが弱くなる。

　　＊ボツリヌス中毒：ボツリヌス菌の感染症で、菌から産生された毒素が自律神経系の神経節や神経筋接合部にある神経終末に作用し、アセチルコリンの放出が抑制される。

（3）食道の機能異常

　食道の筋の筋力低下や過緊張によって、食道の蠕動運動や下食道括約筋の機能が障害されて、嚥下障害を起こします。この時、食道内に食塊が停留すると、胸痛を起こすこともあります。
　原因疾患には、筋萎縮性側索硬化症、全身性強皮症*、食道アカラシア*、汎発性食道痙攣*などがあります。

　　＊全身性強皮症：皮膚が硬くなり、内臓も硬化し繊維化していく膠原病の１つ。食道では特に下部が硬くなり、食道の蠕動運動が弱くなったり、胃酸が逆流して炎症を起こしたりする。

　　＊食道アカラシア：食道下部および噴門の壁内神経叢の神経組織が変性し、食道の蠕動運動が低下し、下食道括約筋が開かなくなる疾患。このため食塊の通過障害と食道の異常拡張がみられる。

　　＊汎発性食道痙攣：神経原性の食道運動の障害で、蠕動運動障害や下食道括約筋の機能不全が起こり、嚥下困難や時には狭心痛様の胸痛を起こす。

◆**機能的嚥下障害、その特徴は？**

　さて、ここまで嚥下の機能的障害を見てきたけど、わかったかな？

　ん～、難病に指定されている疾患がたくさん出てきて、なんだかややこしいですね。
１つずつ覚えるの大変そう。

　疾患名から原因・症状まで全部覚えるなんて無理。大体、必要ないよ。僕達は難病の専門家じゃないし、目の前の嚥下障害が、どの疾患が原因で起こっているかなんてことは診断する必要はない。
　ただ、機能的嚥下障害では、固形物・流動物どちらも嚥下が障害されるということが特徴になるから、食道の器質的障害の「初期には固形物だけが飲みにくい」という特徴と、その違いでしっかり見極めて、「難しそうな病気だ。鍼灸だけでは対応できそうにないな」という判断ができれば良い。

> 固形物・流動物どちらも飲み込みにくいのは、機能的嚥下障害！

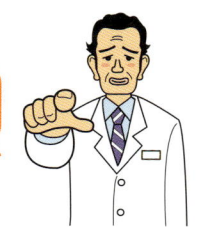

3 精神的嚥下障害

　嚥下に関連する部位には器質的・機能的異常が認められないにもかかわらず、咽頭・喉頭・食道あたりに圧迫感や異物感、狭窄感、瘙痒感などを訴えるものを言います。この場合、一般的に安静時や空嚥下時に感じ、実際の嚥下が行われる食物摂取の際には異常を感じないことが多く、食事に支障はありません。

　異常がなくて嚥下困難を訴える患者には、ヒステリーやうつ病などが含まれます。ヒステリーでは、ノドや胸部に食塊が溜まっている感じを訴えたり、何かが胃の方から突き上げてくる感じ（ヒステリー球）を訴えたりすることがありますが、必ずしも全てのヒステリー患者が訴えるわけではありません。近年では検査の発展によって、そのような感覚が起きている人のノドの筋肉は、かなりの速度で細かく動いている（痙攣している）ことがわかり、精神的な要因やストレスで自律神経が不具合を起こすことが発生原因の1つであると考えられています。

◆精神的障害、その特徴は？

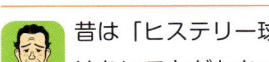

　昔は「ヒステリー球＝ヒステリー患者」という認識や偏見があったけど、今では両者がイコールではないことがわかってきた。たとえば寝不足だったり疲れた時に、目蓋がピクピクと痙攣することがあるだろう。

　目蓋だけじゃなくて、足とか腕の筋肉がピクピクすることもありますよ。

　あれと同じことが、食道や咽頭・喉頭の筋肉にも起きてるってことさ。そう考えれば、けっして特別なことじゃないよね。

　こういう時は鍼治療をして体調を整えれば、自然と自律神経の不調も落ち着いてくるから、痙攣も治まるよ。だけど、神経質な人だと気にしてしまって、余計に症状を悪化させることもあるから、「気にしないことが治療ですよ」って言ってあげることも僕達の治療の1つだよ。

> 食事の時の飲み込みに支障がないのは、精神的嚥下障害！

まとめ

◆ノドの引っかかり、問診の進め方!!

　よしっ！　これで飲み込むこと、ノドの違和感・異物感についての話は終わりだな。
　今度患者さんがいらした時、何を確認すれば良いかわかったかい？

　はい。まず、痛みがあるかないかを確認して、あれば口腔・咽頭の器質的障害。
　なければ次に、物を飲み込む時に引っかかるかどうかを確認して、飲み込みに支障がなければ精神的嚥下障害。引っかかるのであれば、さらに固形物と流動物のどちらなのかを確認して、固形物だけなら食道の器質的障害。この時、頸・顔・腕の浮腫み、息苦しさがあれば、上大静脈症候群なので即病院。がんが疑われるなら、早く検査を勧める。タバコ・香辛料はがんのリスクファクター。
　一方、固形物・流動物の両方なら機能的嚥下障害。この場合、神経系の障害、筋原性・神経筋接合部性の障害、食道の機能異常など、それぞれ症状の違いに特徴はあるけど、細かく見極める必要はなく、難しい疾患だと判断すれば良い。と、こんなところでどうでしょう？

第19章 嚥下障害

器質的嚥下障害	機能的嚥下障害	精神的嚥下障害

口腔咽頭の障害／神経系の障害

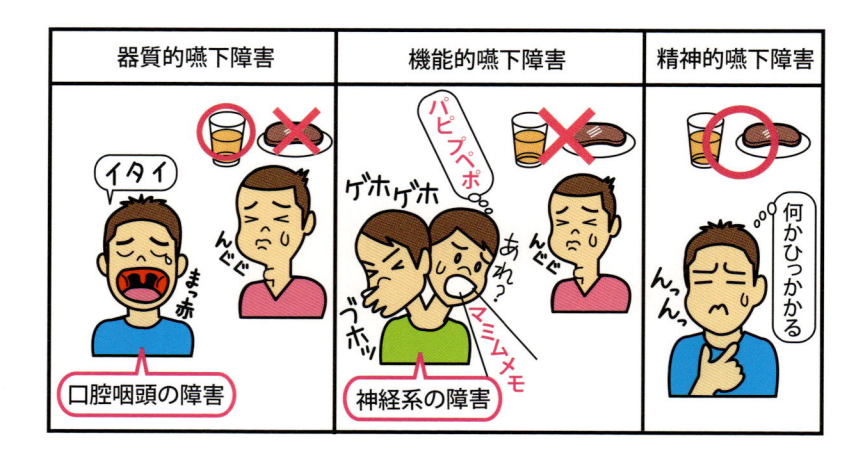

- ん〜、OK！ すばらしい。It's perfect!
ちゃんと理解できたみたいだね。特に追加することもないから、今度はちゃんと問診してくれよ。

- はい。

- じゃあ、これで嚥下障害について大体わかったかな？

Any Question?

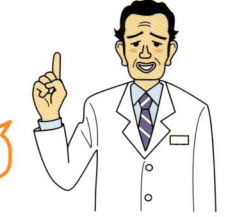

基礎知識 その㊲　嚥下のメカニズム

　摂食行動は、先行期(認知期)・準備期(咀嚼期)・第1期・第2期・第3期の5つに大別でき、このうち第1～3期が嚥下に関わります。

1 先行期(認知期)

　一般的に摂食行動は、空腹感が起きて、食欲が湧いてくることで、食物を探す行動を起こし、食物を見つけることから始まります。その後、目の前にある食物が何か、その味は、温度は、硬さはどういった物なのかということを記憶と照らし合わせながら認知します。その上で、周りの様子や雰囲気などにも気を配りつつ、どのくらいの量をどのくらいの速さで口に運ぶか、そのまま口に入れるか冷ましてからにするかなど様々なことを判断する一方で、姿勢や唾液の分泌などを整えて、食器を扱って食物を口に持っていくのと同時に、口唇を構えて受け入れる用意をします。
　このような一連の流れが、摂食・嚥下機能の中での先行期の内容です。

食べるためには、いろいろな脳機能が使われている！

　いつも無意識にやっていることだから何とも思わないけど、これには脳のいろいろな機能が関わっているんだよ。
　まず一番の基本だけど、食べるには起きていて、意識がしっかりしてなきゃダメだよね。それから食欲は「本能」が関わるし、認知するとか、行動のプログラミングをするとか、それを実行するのは「高次脳機能」といわれる非常に複雑な機構だ。それから、実際食べるには、手を動かす姿勢を制御するということも必要だよね。

　すごいですね。ここまででも、脳のいろいろなところが使われてますね。
　でも、これを見るかぎりでは、先行期は嚥下に関係しませんよね？

　そうなんだけど、例えば飲み込めない程のたくさんの物を一気に口の中へ突っ込んだら、むせたり、間違って気管に入ったりする。下手をするとノドを詰まらせて死んでしまうことだってあるように、食べ物の性状や食べ方を正しく判断できない子供や認知症の高齢者では、先行期の機能が問題になって、嚥下障害を起こすこともあるんだよ。

2 準備期(咀嚼期)

　開口して食物を取り込んでから咀嚼を終えるまで、すなわち食物を嚥下できる状態に整えることが準備期の内容です。
　咀嚼に関わる筋が咀嚼筋 ☞p.349 であることはよく知られていますが、決してそれだけで営まれているわけではありません。また、咀嚼は1つの運動ではなく、咬み合わせ運動・すり合わせ運動・その他の運動が組み合わさった運動です。
　咬み合わせ運動とは、下顎を動かして上下の歯を咬み合わせる運動のことです。このとき下顎を挙

第19章 嚥下障害

上させるのは咀嚼筋の働きですが、下顎を下げる(口を開ける)のは<u>舌骨上筋群</u> ≋p.350 の働きで、その時、同時に舌骨を固定する<u>舌骨下筋群</u> ≋p.350 も働いています。一方、すり合わせ運動とは、歯を咬み合わせたまま下顎を前後左右にすり合わせる運動です。これには咀嚼筋が主に関与します。

これらに加えて舌筋や表情筋 ≋p.349 も協力し、食物を適当な位置に移動させたり、混ぜ合わせたり、頬に溜めたりすることによって咀嚼を助けています。さらに、咀嚼を終えるまで食物を口腔内に保つためには、前は口輪筋、後ろは奥舌・軟口蓋・軟口蓋筋群 ≋p.350 が働いています。

準備期にかかる時間は、食物の種類・粘度・硬さなどによってかなり変動があり、また咀嚼の回数は個人差がとても大きいものです。

口を開けるには？

咀嚼筋以外にも、ずいぶんいろいろな筋が関わってるんですねぇ。

中でも、舌骨の上と下の筋は見落とされがちだね。
舌骨はノド元にあって、固定されていない。言ってみれば、下顎の下にぶら下がっているようなものなんだ。だから、下顎と舌骨を結ぶ舌骨上筋群だけが収縮すると、舌骨が下顎の方に上がってしまうことになる。

そこで、舌骨と胸骨・肩甲骨を結ぶ舌骨下筋群も同時に収縮して、舌骨を下に引っ張ることで、舌骨が上がってしまわないよう固定しているんだよ。だから下顎が下がって口が開くんだ。

〈顔面・頚部 正中断面図〉

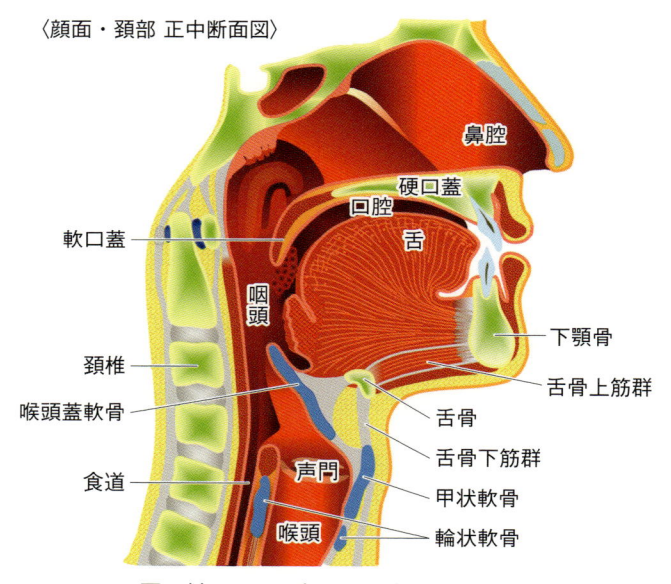

図・基37-1　顔面・頚部正中断面図

飲み込むための条件とは？

ところで、この準備期も嚥下には直接関係しませんね。

そうだね。でも、ここで食べ物を細かくしたり、口の中で唾液と混ぜ合わせたりできないと、飲み込むことができないんだよ。適度な湿り気を持った食塊であることが、嚥下の第一条件だからね。
さあ、食塊ができ上がったら、次こそ嚥下のはじまりだ。

3 第1期（口腔期、随意期）

咀嚼が終わった食物は、舌で食物を飲み込みやすい適当な大きさの湿った塊（かたまり）にして、口蓋と舌の間に保ちます（図・基37-2）。これを口腔から咽頭に送り込むことが、第1期の内容です。

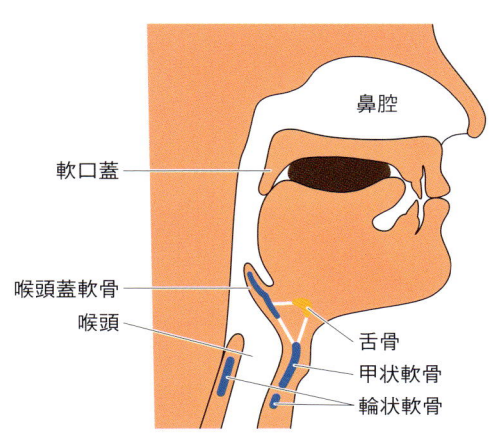

図・基37-2　第1期①

まず舌先が前歯の裏側に接して、その接触が順番に後ろへ広がっていき、食塊を後ろへ送ります。そして、舌の奥の方が下がり、舌根がやや前方に移動します。すると、中咽頭に空間ができ、そこへ食塊が落ち込んでくるように入ってきます（図・基37-3）。

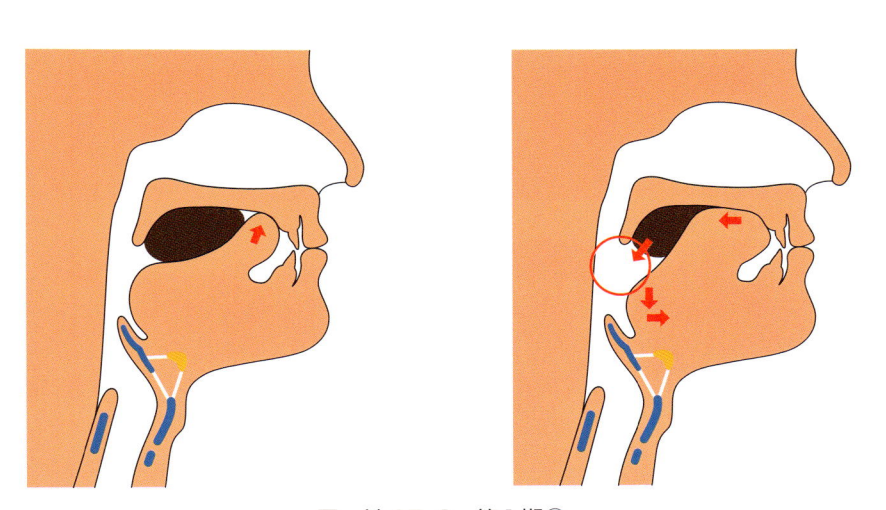

図・基37-3　第1期②

第19章 嚥下障害

　この時ほぼ同時に、軟口蓋が口蓋帆張筋と口蓋帆挙筋 ☞p.350 の働きで挙上し、咽頭挙筋 ☞p.351 によって咽頭が挙上し、さらに上咽頭収縮筋 ☞p.351 が収縮することによって咽頭後壁が隆起します。これによって、軟口蓋と咽頭後壁とがくっついて上咽頭と中咽頭の間を閉鎖します。すなわち鼻腔への通路を遮断するのです。

　また先の舌で食塊を口の奥へ移動させるときの動作で、舌の大部分が硬口蓋に密着しているので、口腔も遮断された状態になっています（図・基37-4）。

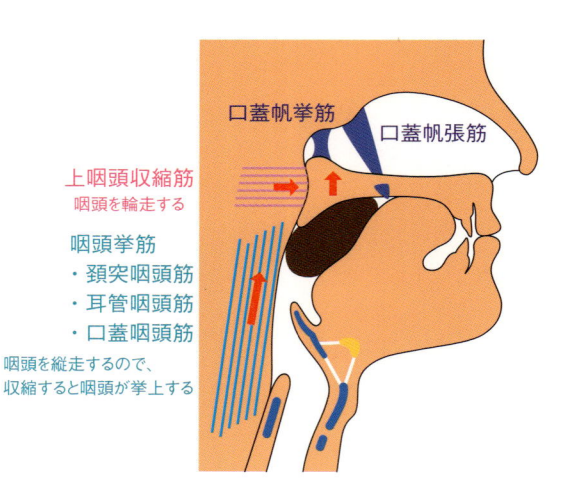

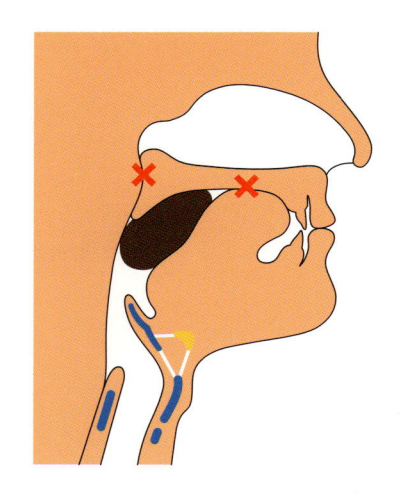

図・基37-4　第1期③

飲む飲まないは、調節できる

　第1期の運動は、ふつうに食事をしている時には、意識せず自動的に行われているよね。
　だけど、意識的に送り込むこともできるし、逆にずっと口の中に溜めておくこともできるよね。
　ということは、これは「随意的な運動」であるんだ。
　そのため第1期は、「随意期」とも呼ばれるし、食塊の存在場所を基準にして「口腔期」と呼ぶこともあるよ。

4 第2期（咽頭期、反射期）

　第2期の内容は、咽頭腔に入った食塊を食道の入り口に送り込むことです。この運動は、誘発されると止めることのできない不随意的な反射運動です。

　ここで最も重要なことは、気道を閉鎖することです。ヒトをはじめとする哺乳類では、飲食物と空気が咽頭のところで一時同じ通路を通り、そのあと空気は前方の気道へ、飲食物は後方の食道へ交差しながら入っていきます（図・基37-5）。このような構造になっているので、間違いなく飲み込むためには、咽頭腔が鼻腔・口腔・喉頭腔から遮断されて、その後に食道の入り口が開く必要があるのです。

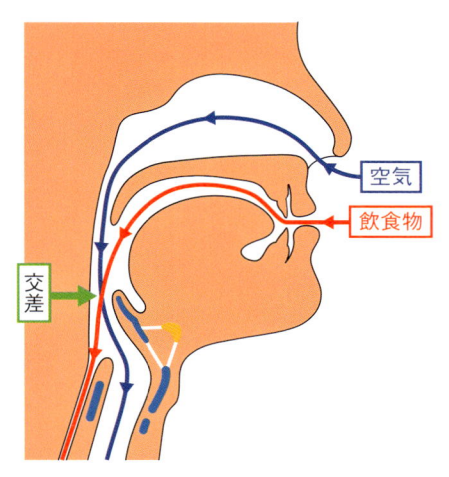

図・基 37-5　空気と飲食物の交差

話すための代償？

ややこしい構造になってるんですね。
空気と食べ物が交わらずに、それぞれ専用の通路を通れば簡単な話でしょうに。

そうだね。そうすれば誤嚥などの障害は起こらなくてすんだよね。
でも、この構造によって、話すときのような複雑な発声が可能になったんだよ。

　鼻腔・口腔の遮断は第1期で完了しているので、第2期では喉頭腔を遮断して、食道の入り口を開け、食塊を食道へ送り込みます。
　食塊が咽頭に流入すると嚥下反射が起こります。まずは、舌骨上筋群と甲状舌骨筋（舌骨下筋群）
☞ p.350（図・基 37-6、37-7）によって舌骨が引き上げられ、それにつれて喉頭も引き上げられて椎体1個分ほど上前方に挙上します。

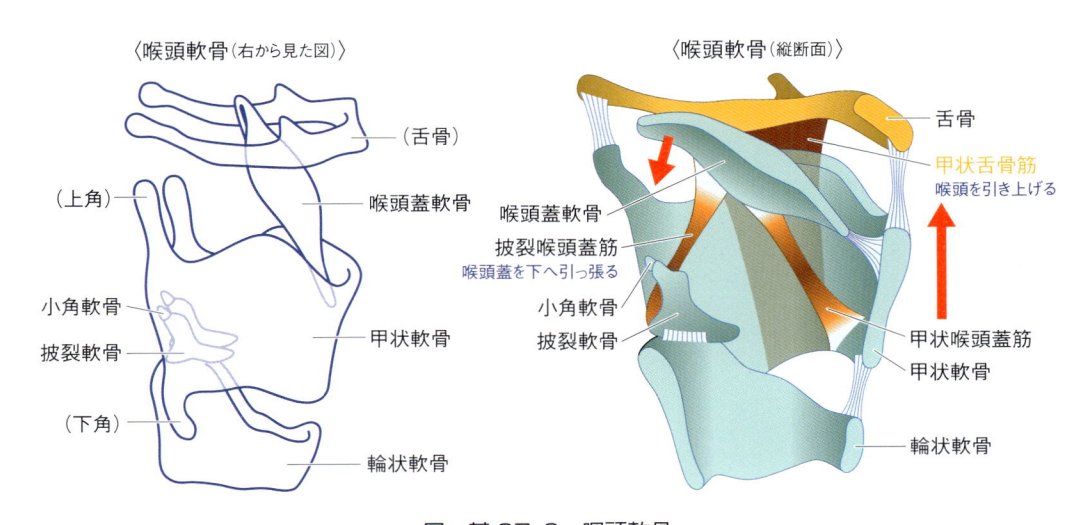

図・基 37-6　咽頭軟骨

第19章 嚥下障害

舌骨が上がると、喉頭も上がる！

舌骨は、ノド元にあって、固定されずに下顎にぶらさがっているようなものだと言っただろう。その舌骨にはさらに喉頭が吊り下がっていて、6種8つの喉頭軟骨が靭帯と筋肉でつながれた構造をしているんだよ。

だから、舌骨が引っ張られると、喉頭もそれにつれて挙上するんですね。

そう。それに加えて、嚥下の時には喉頭の筋群も収縮するから、よりいっそう喉頭が持ち上がるんだ。

喉頭が挙上することによって舌根部に押しつけられるので、喉頭蓋が舌根に押されて沈下し、喉頭前庭を覆い、喉頭口が閉鎖されます。さらに声門裂の閉鎖と呼吸停止が起こり、喉頭腔は食物の通路から遮断されます（図・基37-7）。

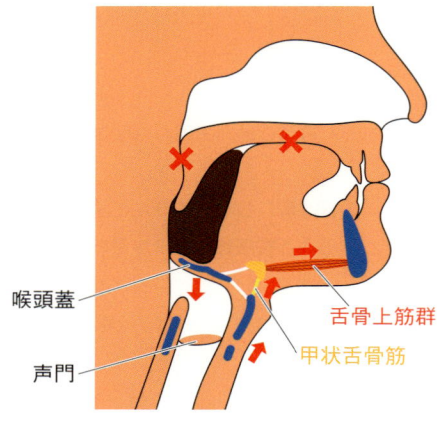

図・基37-7　第2期①

次いで、咽頭腔を狭めるための筋肉は咽頭を輪走し、咽頭収縮筋 p.351 と呼ばれます。これは上・中・下の3つのパーツから構成されていて、喉頭が挙上している間、食塊より上の咽頭収縮筋が収縮することによって、咽頭がまるで蠕動運動をしているかのように、食塊を食道の方へ押し込んでいきます（図・基37-8）。

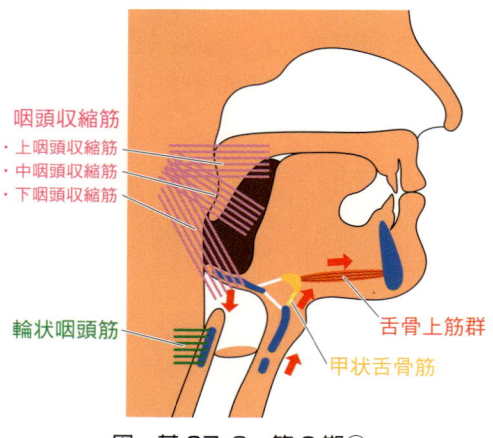

図・基37-8　第2期②

上咽頭収縮筋はほぼ水平に走行しているけど、中から下咽頭収縮筋にかけて徐々にその走行が斜めになってくる。これは、咽頭が収縮すると斜めに走る筋の作用で、舌骨や喉頭が挙上する運動を助けるようにできているんだ。

さらに、下咽頭収縮筋の下で、輪状軟骨に付く部分には**輪状咽頭筋** ※1 p.351 が存在します（図・基37-9）。この筋肉は下咽頭をグルッと取り囲むように走行していて、いつもは下咽頭を閉鎖するように働いていますが、嚥下の時にほんの一瞬（0.5秒）弛緩して、下咽頭を開放します。

そして、咽頭収縮筋と舌根部の働きで生じた咽頭の圧力によって、食塊は食道へ押し出されます。

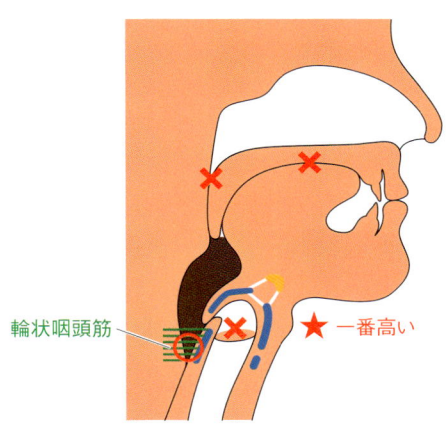

図・基37-9　第2期③

喉仏が一番上がった時！

食塊が食道の入り口に来た時が、舌根・喉頭の一番上がっている時なんだよ。
男性の方が喉仏がわかりやすいから、食べてるところを見てみるといい。ゴックンって喉仏が上がりきった時が、まさに食塊が食道の入り口を通過するときだ。

食塊が食道に入る頃、舌根・喉頭は下がり始め、喉頭蓋が起き上がり、喉頭口が開き始めます。食塊が食道に入り終わると、輪状咽頭筋が収縮して、食道の入り口を閉じ、逆流を防止します（図・基37-10）。

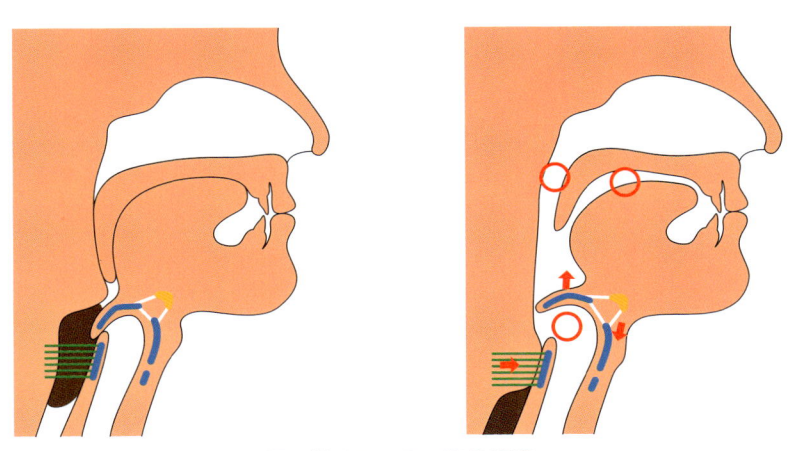

図・基37-10　第2期④

第19章 嚥下障害

> 次で最後だ。食塊が食道に入った後、どうなるかを見ていこう。

5 第3期（食道期、蠕動期）

　第3期の内容は、**食道**に入ってきた食塊を**胃**に送り込むことです。食塊は重力と食道の蠕動運動によって胃に運ばれます。この時、食塊を逆流させないことも重要です。

　食道の筋は、内側の輪走筋と外側の縦走筋の2層からなります。その上部1/3は2層とも横紋筋が優位で、その運動は迷走神経に支配されています。下部2/3は内側からだんだんと平滑筋に置き換えられていき、噴門に近づくほど平滑筋が優位になります。下部でも迷走神経の支配を受けていますが、主に局所の粘膜下神経叢・筋層間神経叢による蠕動運動が行われています。

　また、逆流させないためには、食道の入り口である下咽頭部に輪状咽頭筋（上食道括約筋）、食道と胃の境界で横隔膜を通過するあたりに下食道括約筋があって、食塊の通過を調節するのと同時に逆流防止の働きをしています。

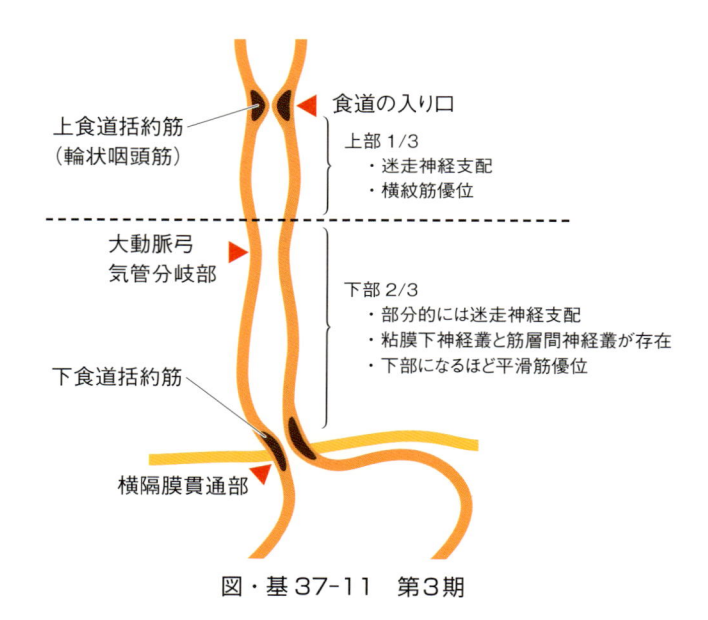

図・基37-11　第3期

食道の生理的狭窄部位

> それに食道には、食道の入り口、大動脈弓・気管分岐部と交わる部分、横隔膜を通過する部分の3カ所に生理的に狭くなっている部分があるよ。

基礎知識 その㊳ 嚥下関連筋群

咀嚼筋群

筋肉名	起始	停止	神経	作用
側頭筋	頭蓋の側頭骨窩	下顎骨の筋突起と下顎枝	三叉神経	下顎骨を挙上し口を閉じる 下顎骨を後ろへ引く
咬筋	頬骨弓	下顎骨の下顎枝		下顎骨を挙上し口を閉じる
内側翼突筋	口蓋骨、翼状突起内側板、上顎骨結節	下顎骨の下顎枝		下顎骨を挙上し口を閉じる
外側翼突筋	蝶形骨の大翼と翼状突起外側板	下顎骨の関節突起の頚部		下顎骨を下げて口を開ける。下顎骨を前へ出す。下顎骨を左右へ動かす

顔面筋群

筋肉名	起始	停止	神経	作用
口輪筋	周囲の筋群	口唇と口角の周囲の皮膚	顔面神経	口唇を開閉、突出、内反、ねじる
小頬骨筋	頬骨	口輪筋の上口唇部		上口唇を上外方へ引っ張る
上唇挙筋	上顎骨の眼窩下孔の直下	口輪筋の上口唇部		上口唇を挙上する
上唇鼻翼挙筋	上顎骨突起	口角の皮膚、口輪筋		口角を引き上げる
大頬骨筋	頬骨	口輪筋の繊維と口角		上口唇を上方に引き口角を上行方へ引く、笑筋
口角挙筋	上顎骨の犬歯窩	口角付近の下口唇		口角を引き下げる
口角下制筋	下顎骨の下縁の外表面とその上部	頬の皮膚、口角、下顎骨下縁		下口唇を下へ引く。口角を内下方へ引く
下唇下制筋	下顎骨下縁	下口唇の皮膚と口輪筋		下口唇を下げる
オトガイ筋	下顎骨の切歯窩	頬の皮膚		下口唇を押し上げ、顎を挙上する
笑筋	広頚筋、咬筋の筋膜	口角、口輪筋		口角を外方へ引きエクボをつくる。顔に張りのある表情をつくる
頬筋	上顎骨の歯槽突起 下顎骨の頬筋隆線	口角、口輪筋		頬を平らにして食物を歯と接触させる。口角を左右に引く

第19章 嚥下障害

舌骨上筋群

筋肉名	起始	停止	神経	作用
顎舌骨筋	下顎の顎舌骨線（下顎骨内面）	舌骨帯と正中の縫線	三叉神経	舌と口腔底を引き上げる。舌骨固定時は下顎を下げる
顎二腹筋前腹	舌骨の中間腱	下顎骨二腹筋窩（下顎骨下縁正中）	三叉神経	下顎固定時は舌骨を挙上する。舌骨固定時は下顎を下げる
オトガイ舌骨筋	下顎骨のオトガイ棘	舌骨	頚神経（C1・C2）	舌骨を前方に引く。舌骨固定時は下顎を下げる
顎二腹筋後腹	乳様突起	舌骨の中間腱	顔面神経	舌骨と舌根部を引き上げる
茎突舌骨筋	側頭骨の茎状突起	舌骨の大角	顔面神経	舌骨と舌根部を引き上げる
舌骨舌筋	舌骨の大角	舌側縁	舌下神経	舌を引き上げる
オトガイ舌筋	下顎骨のオトガイ棘	舌尖や舌底に放散	舌下神経	舌を突出させ、下へ引く
茎突舌筋	茎状突起前縁	舌尖部付近の側面	舌下神経	舌を後上方へ引く
口蓋舌筋	口蓋腱膜	横舌筋	迷走神経	口峡部を狭める。舌後方を引き上げる

舌骨下筋群

筋肉名	起始	停止	神経	作用
甲状舌骨筋	甲状軟骨の斜線	舌骨下面	舌下神経 C1	舌骨と甲状軟骨を近づける（喉頭挙上に関与）
胸骨舌骨筋	胸骨柄の後面、胸鎖関節	舌骨後面上端	C1～C3	舌骨を下方に引く
肩甲舌骨筋	舌骨体	肩甲切痕付近の肩甲骨上縁	C1～C3	舌骨を下方に引く
胸骨甲状筋	胸骨柄の後面	甲状軟骨の斜線	C1～C3	咽頭を下方に引く

軟口蓋筋群

筋肉名	起始	停止	神経	作用
口蓋帆挙筋	頭蓋底	軟口蓋の口蓋腱膜	迷走神経	軟口蓋を挙上する
口蓋帆張筋	蝶形骨窩、耳管の膜性板	軟口蓋の口蓋腱膜	三叉神経	軟口蓋を緊張させる
口蓋舌筋	口蓋腱膜	横舌筋	迷走神経	口峡部を狭める 舌後方を引き上げる
口蓋咽頭筋	口蓋腱膜、翼状突起	咽頭後壁	咽頭神経叢	口腔咽頭を狭め、咽頭を挙上して、鼻咽腔を閉鎖する
口蓋垂筋	口蓋棘、口蓋腱膜	口蓋垂全体	迷走神経	口蓋垂を短くして挙上

咽頭筋群

A．咽頭挙上筋群（咽頭を縦走）……咽頭を挙上する作用がある

筋肉名	起始	停止	神経	作用
茎突咽頭筋	茎状突起の基部	甲状軟骨の上下端、咽頭粘膜下	咽頭神経叢	咽頭を持ち上げて、広げる
耳管咽頭筋	耳管軟骨端	口蓋咽頭筋に合流する		上咽頭側壁を引き上げる
口蓋咽頭筋	口蓋腱膜、翼状突起	咽頭後壁		口腔咽頭を狭め、咽頭を挙上して、鼻咽腔を閉鎖する

B．咽頭収縮筋群（咽頭を輪走）……咽頭を狭める作用がある

筋肉名	起始	停止	神経	作用
上咽頭収縮筋	翼状突起、翼突下顎突起、下顎骨、舌	咽頭縫線＊　＊咽頭縫線：頭蓋底の咽頭結節に固定された強靱な結合組織性の部位。	咽頭神経叢	咽頭を収縮させる（狭める）
中咽頭収縮筋	舌骨の大角、小角			
甲状咽頭筋	甲状軟骨、輪状軟骨の外側面			
輪状咽頭筋	輪状軟骨外側面に起始部をもつが、正中の縫線ははっきりせず、左右からの繊維は完全に結合している			上部食道括約筋として、安静時には持続的に収縮し、食塊が通過する時には弛緩する

第19章 嚥下障害

基礎知識 その39　嚥下の神経機構

　嚥下の第2期に起こる嚥下反射に関与する知覚受容体は、口腔内・舌根部付近（舌根・咽頭・扁桃・軟口蓋）・喉頭などに広く分布しています。

> 口　腔　内：三叉神経（舌の前2/3）、顔面神経が分布
> 舌根部付近：舌咽神経が分布
> 咽頭・喉頭：迷走神経が分布

　末梢の知覚受容体が刺激されると、そこに分布する知覚神経を求心路として延髄網様体の弧束核（頭部）に入力され、知覚情報はここで統合されます。統合された情報は、**嚥下中枢の延髄網様体の弧束核（腹側）** 送られます。ここでどの運動神経をどの順番で動かすか、嚥下運動のプログラミングをします。

　弧束核（頭部）で統合された情報の一部は、大脳皮質にも送られ、また嚥下中枢に送り返されます。大脳皮質は反射を起こりやすくするなど、口腔期 p.343 からスムーズに咽頭期 p.344 へ移るように嚥下中枢を調節しています。

　嚥下中枢はプログラミングされたとおり、三叉神経核・顔面神経核・舌咽神経核・舌下神経核・迷走神経核を興奮させて、それぞれの支配する嚥下関連筋群を動かしていきます。

```
           末梢知覚受容体
                ↓
       延髄網様体の弧束核（頭部）
          ↓          ↓
    上位中枢   →   延髄網様体の弧束核（腹側）
    大脳皮質          嚥下中枢
       ↓     ↓      ↓      ↓      ↓
   三叉神経核 顔面神経核 舌咽神経核 舌下神経核 迷走神経核
       ↓     ↓      ↓      ↓      ↓
       嚥下関連筋群（口腔・咽頭・喉頭・食道の筋）
                    ⇒ 正常な嚥下
```

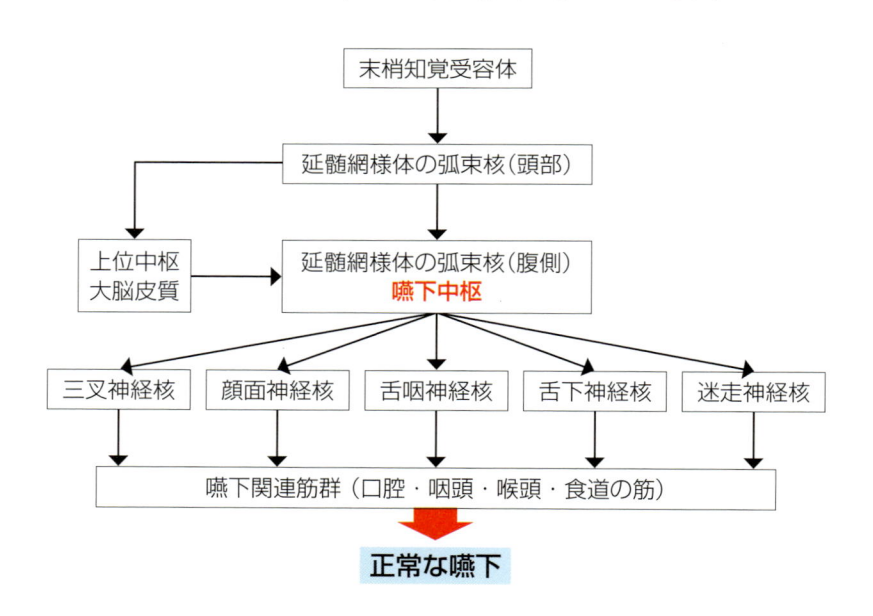

図・基39-1　嚥下中枢と神経機構

嚥下運動の神経支配は？

　いろいろな脳神経が関わっていて、とても複雑なんですね。

そう見えるだろうけど、実は嚥下運動の咽頭期をかなり大雑把に捉えると、その遠心路のほとんどが迷走神経だと言える。咽頭期 ☞ p.344 の説明に出てきた筋の支配神経を「嚥下関連筋群」 ☞ p.349 で確認してごらん。ほとんどが「咽頭神経叢」となっているだろう。この咽頭神経叢の主たる神経が、迷走神経と考えられるからだ。

はぁ？　どういうことですか？

迷走神経は、頚静脈孔から頭蓋の外に出てくるんだけど、出てすぐの所に神経節を作るんだ。その神経節から出る迷走神経咽頭枝と、舌咽神経の枝や頚部交感神経幹からの枝が一緒になって、咽頭神経叢が作られる。この咽頭神経叢によって、一部の例外を除いた咽頭・口蓋の筋が支配されているんだよ。そして、咽頭神経叢の主成分は、迷走神経だと考えられているんだ。

　一部の解剖書では、口蓋や咽頭の筋を舌咽神経支配としているものもあるんだけど、はっきり区別できないというのが本当のところらしい。

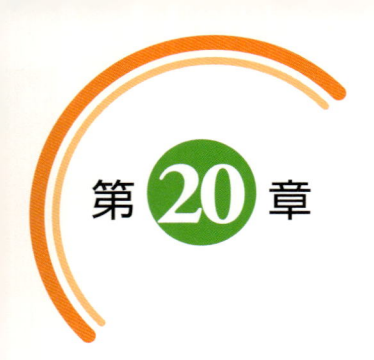

第20章 痩せ

◆女性の体重、聞くべきですか？

　〔食欲〕は聞く必要あるよね。

　食事の回数は、問診事項から削除しても良いですよね？
　それより、食べたい！っていう欲があるかないかを問うべきですよね。

　そうね。
　食欲はないけど、しょうがないから食べてるって場合が結構あるものね。

　逆に食べたい気持ちはあるのに痛みで食べられないとか、食べた後に具合が悪くなる場合もありますよね。とすると、食欲の有無、食べられるか食べられないかを問うべきですね。

　あっ、あと空腹感があるかないかも聞かなきゃ。
　次は〔睡眠〕。これも聞く必要あるよね。

　睡眠時間も一応聞いた方が良いですかね？

　ん～、あえて聞く必要はないと思うけど。それより睡眠障害のあるなしと、あるなら障害のタイプと、薬の使用状況を確認することが大事よね。
　それに〔便通〕ね。良・不良を聞くのと、不良なら「下痢・軟便・便秘・兎糞様便（とふんようべん）・下痢と便秘を繰り返す（くかえす）」のうち、どのタイプか確認しなきゃね。

　便秘の場合は、薬の使用状況も聞いたほうが良いですね。
　〔尿〕は、「量・色・臭い」を患者さんに聞いても、他人と比べるわけじゃないから当てにならないですよね。

　トイレの回数なら、客観的な数字として判断材料にできるわよね。
　1日の回数と、睡眠中の回数を聞けば、大体のことがわかるんじゃない？

　〔身長・体重〕かぁ。
　僕、患者さんにこれ聞くの嫌なんですよね。特に女性の場合、「えっ!?」って顔されるんですよ。

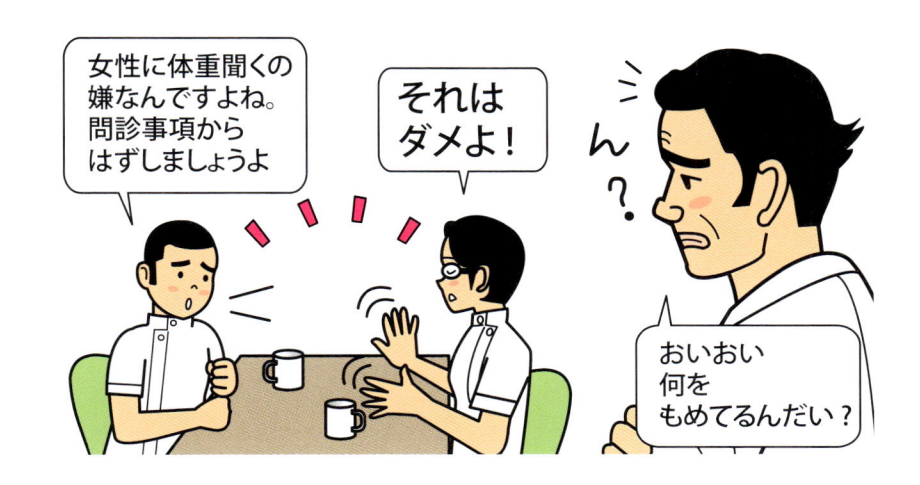

[漫画:
- 「女性に体重聞くの嫌なんですよね。問診事項からはずしましょうよ」
- 「それはダメよ！」
- 「ん？おいおい何をもめてるんだい？」]

でも、太ってるか痩せてるかって、実は症状にすごく関係する事柄だから、聞かなきゃまずいでしょ。ただ、せっかく聞いても、本当の体重をおっしゃるとは限らないよね～。

そっか！ サバ読むこともあるのか！ うわ～、そんなこともあるのか～。
じゃあ、なおさら聞いても意味ないじゃないですか。問診事項からはずしましょうよ。

それはダメよ！

おいおい、何を揉めているんだい？

あ～八の字先生。

別に揉めてたわけじゃないですよ。これまでいろいろ勉強してきたので、それを踏まえて初診時の一般症状の問診事項を見直そうってことで、今2人で話し合ってたんですけど、身長・体重を聞くか聞かないかで意見が分かれまして……。
　というのは …… かくかくしかじか …… なので。

あ～そういうことね。

◆今の体重より、最近の体重変化が重要！！

確かに身長・体重は、患者さんの現状を把握するために必要な情報の1つだけど、ただそれだけだ。細かい数値を聞かなくても、見た目で太ってるか痩せてるかわかるだろう？
　それよりも問診では、ここ最近太ってきた、あるいは痩せてきたという、体重変化を聞くことの方が重要だ。だから、「身長・体重は？」と聞かずに、「ここ最近、体重の変化はありますか？」と聞けば良いんだよ。そうすれば、聞く側も聞かれる側も、抵抗ないだろう？

あ～そうですね。

体重の変化が、何で重要なんですか？

第20章 痩せ

　急激な体重の変化は、痩せたにしろ太ったにしろ、症状の出現や悪化の原因になってることがあるからだ。それに、ある疾患の結果として痩せたり太ったりすることがあるから、病態を見極めるのに、とても大事な問診事項なんだよ。

　そもそも、どうして痩せたり太ったりするんでしょう？

　むずかしい質問だね。単純に考えれば、摂取エネルギーと消費エネルギーのどちらかが多いため、ということだよね。通常、食べ物が十分あって健康であれば、動物はちょうど良いバランスを保つ機構を持っているはずなんだけど、何らかの原因でそれが崩れてしまうんだねぇ。
　よし！　今日は、なぜヒトが痩せたり太ったりするのか考えてみようか。それとついでに、痩せたり太ったりすることが特徴になる疾患もチェックしておこうね。

　はい。

I. 痩せとは

　摂取エネルギー量よりも消費エネルギー量が多い時、痩せが起こります。診断上の定義では、「標準体重の10％以上体重が減少した場合を、痩せ」としていますが、このくらいの痩せは日常生活上・健康上どちらも問題はありません。何らかの支障が出てくるのは、およそ20％以上の体重減少がある場合と思われます。

◆女の子の理想、医学的には痩せすぎです!!

　北乃君は身長どのくらい？

　163cmです。

　ということは、「標準体重（kg）＝身長（m）×身長（m）×22」に当てはめて計算すると、1.63×1.63×22 だから、君の標準体重は 58.5kg だね。

　それって、結構がっしり系ですよね。

　そうね。肥満ではないけど、ちょっと太めに見えるかもね。
　で、その10％減というと 52.7kg、それを痩せと言っているわけだ。

　え〜、そのくらいで良いと思いますけど。

　だろうね。さらに20％減というと、46.8kg だ。
　ここまでくると、細いなぁって印象が出てくるけど、君は47kgだったよね？

　はい。

👨‍🦳 ほぼこの数値だけど、元気だよね？

👨 はい。今のところ特別何の問題もないと思いますけど。

👨‍🦳 君みたいに、「以前からずっと変わらず、そのくらいの体重です」という人は、体質なんだろうから心配いらないよ。という具合に、痩せていることは、即病気というわけじゃあない。ただ、何か病気をした時には、体力的に弱いだろうなぁと思うことと、それ以上痩せると、生理が止まったり、免疫力が低下して病気をしやすくなったり、支障が出てくるだろうなぁと思うだけだ。

それと、気付いたと思うけど、医学的に見る痩せと、君らが見た目で感じる痩せとは、その体重に随分開きがあるよね。そのことからわかるように、今の若い女の子達が理想にしている体型は、痩せ過ぎなんだよ。だから無理なダイエットをして身体を壊すんだ。そのあたりの認識を改めるべきだね。

さて、君みたいにずっと変わらない痩身は心配ないけど、「ここ最近、痩せようと意識しているわけでもないのに体重が減ってきた」と言われたときには、要注意だ！　何かの疾患によって、痩せが起きてる可能性があるから、原因を追究する必要がある。

では次は、痩せを起こす疾患にはどんなものあるのか注意しつつ、分類を見ていこう。

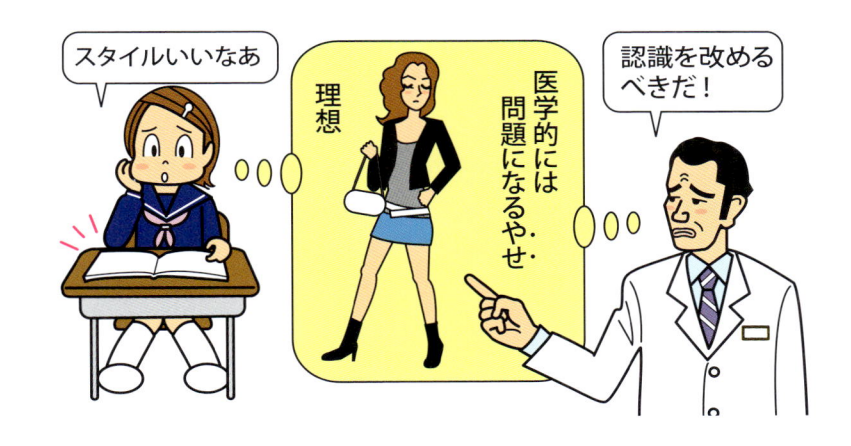

Ⅱ. 痩せの分類

1 先天性・体質性痩せ

遺伝的な要素が強く、生まれながらにして痩せているものを言います。食物摂取においても、代謝においても問題がなく、健康である場合がほとんどです。

2 単純性痩せ

環境や習慣によって小食が続いたため痩せているものを言います。栄養失調がなければ**1**と同様に、医学的には全く問題ありません。また、経済的な問題や介護者の不足などで満足に食事ができない場合なども、これに含まれます。

第20章 痩せ

◆環境が変われば、体重も変わる

　環境っていうのは、戦争中で食糧が手に入らないとか、水不足で作物が育たないとか、国によっていろいろなことがあるよね。日本では経済的な理由が多いかな。

　習慣っていうのは、家庭の影響が大きいね。育った家での食習慣が基本になるから、親の影響が色濃く出るよね。

　ただし、単純性痩せの人は、元々小食な質（たち）ってわけじゃないし、けっして太らない体質というわけでもない。食糧が手に入るようになったり、一人暮らしや結婚などで食の環境が変わったりすると、それをきっかけに、むしろ過食になって太ってしまうこともあるから、注意が必要だね。

　僕も、一人暮らしになったこの1年足らずで5kgも増えちゃいました。
　実家にいた時は63kgだったのに、外食とコンビニ弁当が多くなったからだと思います。

　それは困ったもんだ。
　さて、ここまでは、特に気にする必要のない痩せだけど、次からは要注意だぞ！

3 症候性痩せ

　何らかの疾患によって痩せたものを言います。それには次のようなものがあります。

(1) 食物摂取量の不足

　摂取エネルギー量が減るため、消費エネルギー量の方が多くなり痩せていきます。摂取エネルギー量が減る原因には次のようなものがあります。

▶摂取障害
　食物の通り道（口から肛門まで）に何らかの器質的・機能的疾患があることで、食物の摂取が障害されるため痩せる。舌・食道・胃・腸の炎症やがん、胃・十二指腸潰瘍のほか、嚥下障害などの中枢性疾患から、入れ歯が合わないといった単純な原因まで考えられる。

▶食欲不振
　食べたいという意欲が低下・消失することで、食べる量が減ってしまうため痩せる。その原因は複雑で、消化器疾患や大脳の器質的疾患による摂食中枢の異常、膠原病や慢性感染性症、がん、腎不全などの全身疾患、毒物、薬物など様々なものが考えられ、さらに心因性の場合も多くみられる。

◆1日3回食べてれば、食欲良好？

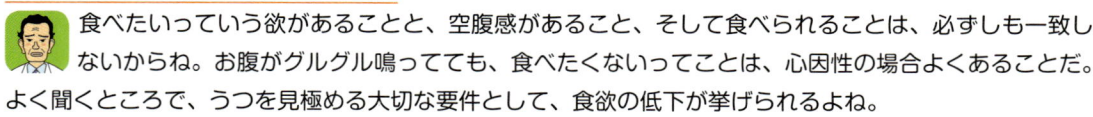

　食べたいっていう欲があることと、空腹感があること、そして食べられることは、必ずしも一致しないからね。お腹がグルグル鳴ってても、食べたくないってことは、心因性の場合よくあることだ。よく聞くところで、うつを見極める大切な要件として、食欲の低下が挙げられるよね。

　睡眠障害のところで出てきた不眠症、その中の早期覚醒もうつを見極める用件でしたよね。☞p.143

　そう。食欲と睡眠欲、それに性欲を加えた人間の3大欲求が低下することが、うつの特徴に挙げられるんだよ。

😐 ふ〜む、うつは意欲の低下とともに、本能の欲も低下するのかぁ。

😟 ただね、心因性の場合、消化器症状がなければ、食べたくなくても、食べれば食べられることが多いんだよね。「時間が来たから食べてる」、「食べないと身体に悪いから食べてる」っておっしゃるのがそれかな。

😐 そんな食べ方じゃあ、食事が楽しくないし、美味しくないですよね。

😟 逆に、消化器系の疾患がある時には食べたくても、痛くて食べられないとか、食べるとつらくなるから食べるのを控えてしまうってことが多いね。

というように、食欲を尋ねるときには、君達が話し合っていたように、食べたいっていう欲があるか、食べることができるか、空腹感があるかってことをそれぞれ確認しておくべきだね。

それに、食事が「楽しい」とか、食べた時に「美味しい」とか、満足感があるかってことも加えると完璧だね。健全な食欲とは、「空腹感があって、食べたいと思い、食べることができて、美味しいと感じる」こと。このうちの、どれか１つでも欠けるようなら、どこか異常があるかもしれないね。

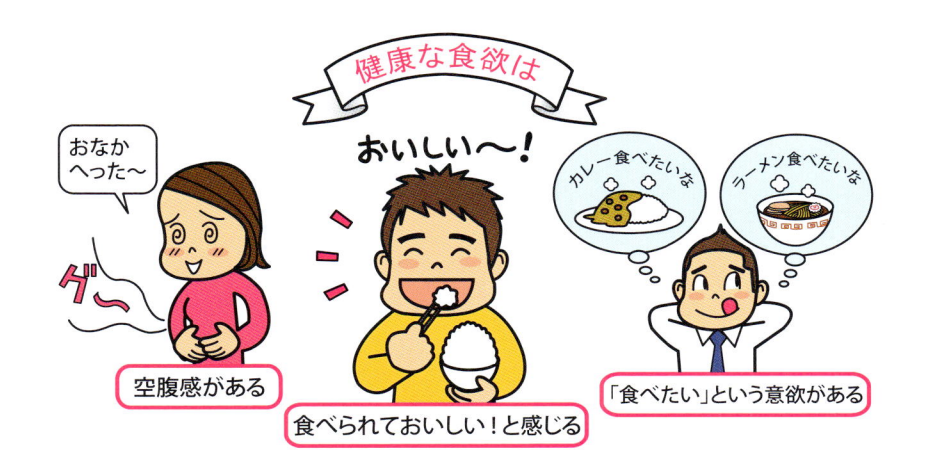

（2）消化・吸収の障害

食べている量は同じでも、消化・吸収ができないため、結果的に摂取エネルギー量が減ることでエネルギー消費量の方が多くなり、痩せていきます。消化・吸収が障害される原因には次のようなものがあります。

▶消化液の分泌障害

消化液が分泌されないと食べたものが分解できないため、吸収できず痩せる。無酸症、胃腸切除、膵障害（膵炎、膵がん）など。

▶炎症、運動亢進

消化管に炎症があったり、運動亢進によって内容物が急速に通り過ぎたりすると、吸収できないため痩せる。潰瘍性大腸炎、クローン病、過敏性腸症候群、赤痢、持続する下痢など。

第20章 痩せ

▶吸収面積の減少
　主に手術によって、栄養吸収の場である腸管を切ってしまうことで、吸収率が低下するため痩せる。腸管切除、腸管短絡手術、小腸疾患など。
▶種々の薬剤
　消化器系に影響を及ぼす薬剤は、全て吸収障害を起こす可能性があるため、そのような作用が出た時には痩せが起こる。

（3）食物の利用障害
　食べている量は同じでも、消化・吸収した栄養をエネルギーとして効率的に使えないため、痩せていきます。食物の利用が障害される原因には次のようなものがあります。
▶ホルモン低下
　糖尿病では、インスリンが不足して糖の利用ができないため、痩せが起こる。
▶肝機能障害
　肝機能が障害されると、糖代謝、たんぱく合成、脂肪合成など様々な代謝が障害されることで痩せが起こる。ただし、余程の末期に限る。

◆インスリンの働きは血糖値を下げることじゃない！　それは結果だ!!

　あれ？　先生、糖尿病って、太った人がなる病気じゃなかったですか？　痩せるんですか？

　君が言ってるのは、生活習慣病のⅡ型糖尿病の話だね。Ⅱ型の話で言えば、太っているのは始めのうちだ。インスリンが出せなくなる末期では、痩せてくるんだよ。ところで、インスリンの働きはわかってる？

　インスリンは膵臓から分泌されるホルモンで、血糖値を下げるんですよね。

　ん〜、まぁ正解だけど、それは結果だね。正確に言うと、インスリンは食事によって一気に増えた血中グルコース（血糖）に反応して、膵臓から分泌される。そして、脳細胞を除くほとんどの細胞に作用して、細胞内へのグルコース取り込みを促進する働きがあるんだ。グルコースが血中から細胞内に取り込まれるから、結果的に血糖値が下がるんだよ。

◆使わないグルコースは貯蔵する！

　細胞は、グルコースを取り込んで、どうするんですか？

　もちろん、細胞の活動エネルギーに使うのさ。でも、いっぺんに全部は使い切れないから、あまったグルコースは必要な時に使えるよう、いろいろなところに溜め込んでおくんだよ。代表的な貯蔵庫は、骨格筋・肝臓・脂肪細胞だね。

　どうやって溜めておくんですか？

　グルコースをグリコーゲンや脂肪に作り変えて取っておくんだよ。例えば、骨格筋では運動時など大量のエネルギーが必要な時にすぐ使えるように、グルコースからグリコーゲンが合成されて溜め込まれている。

肝臓でもグルコースからグリコーゲンを合成して貯蔵している。肝臓のグリコーゲンは、血糖値が下がってきた時に分解されて、再度グルコースに作り変えられて、血中に供給されるんだ。食後の高血糖、空腹による低血糖に対応して、血糖値を調節しているのは、肝臓のこの機構だよ。

　最後に脂肪細胞だけど、ここでは取り込んだグルコースから脂肪を合成して貯蔵しているんだ。しばらく食べなくても生きて動けるのは、この機構のお陰だ。これは、食べ物の少ない環境で生きてきた動物が、長い歴史の中で獲得した能力だと考えられている。エサがあるときにたくさん食べて、それを脂肪にして貯蔵しておけば、エサがなくて食べられないときには、しばらくの間それを分解してエネルギーを作り出すことができるってわけさ。

　要するに、食い溜めの機構ってことですね。

　そう。だけど、現代の日本では、いつでも食べ物が豊富にあるからさ、たくさん食べて溜まっていくばかりで、貯蔵した脂肪を出してる暇がない。だから、肥満・糖尿病が起こるんだ。

◆糖の輸送装置「GLUT4（グルット）」

　食べて太って糖尿病になるんですよね？　どこで痩せが出てくるんですか？

　それには、インスリンがどのように細胞内へのグルコース取り込みを促進するのか、もう1つメカニズムを知る必要がある。

　さっき話した、グルコースの貯蔵庫のうち、骨格筋と脂肪細胞には、GLUT4って呼ばれるものがあってね、これはふだん細胞内の小胞の中に入ってるんだけど、インスリンが細胞膜の受容体に結合すると、小胞に「GLUT4を出して〜！」っていう「連絡」が来て、細胞膜にGLUT4が「移動」していくんだ（図20-1）。

　GLUT4って何をするものなんですか？

　正式名称をグルコーストランスポーター4（糖輸送担体4）といって、その名の通り、糖の輸送装置だ。これが細胞膜に出てくると、グルコースがこのGLUT4を通ってどんどん細胞の中に取り込まれるんだ。ということは、インスリンは骨格筋や脂肪細胞にグルコースが取り込まれるきっかけになるということだね。

　逆に言うと、インスリンがないとGLUT4が出てこないから、糖が取り込めないということだ。

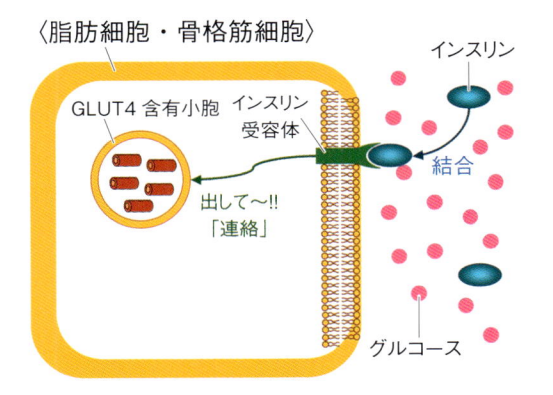

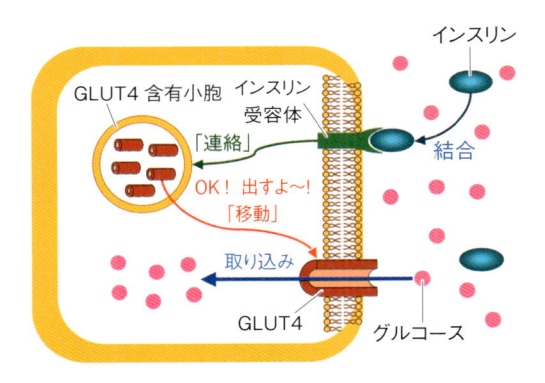

図20-1　GLUT4

第20章 痩せ

◆糖尿病の太る時期

これを踏まえて、糖尿病のメカニズムを見ていこう。糖尿病予備軍って言われているような時期には、たくさん食べて血糖値が上がると、即座にそれに見合った量のインスリンが分泌される。それによって、余分なグルコースはどんどん脂肪細胞に取り込まれて脂肪として蓄えられ、その結果、脂肪細胞が大きくなる。要するに、太るってことだね（図20-2）。

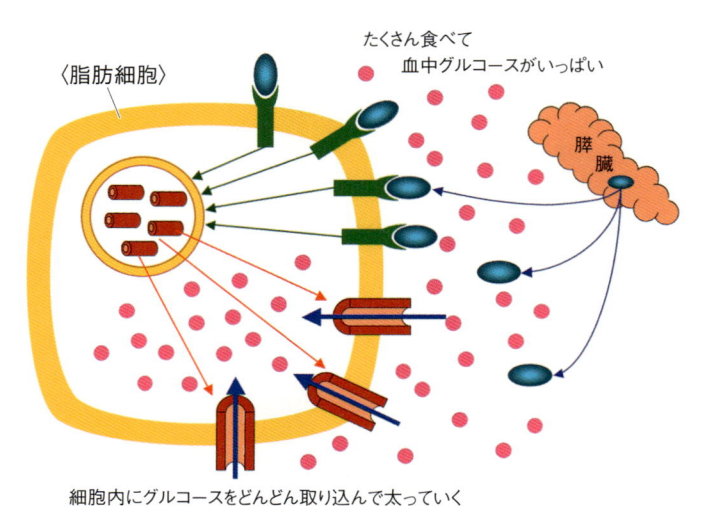

図20-2　太る時期

さて、ここで問題が出てくる。というのは、脂肪細胞は大きくなると、それまで分泌していたインスリンの働きを促進させる物質（アディポネクチンなど）が出せなくなったり、逆にインスリンの働きを悪くする物質（TNF-α、遊離脂肪酸など）を分泌したりするようになるんだ。これによって、インスリンは正常に分泌されているのに、骨格筋・脂肪細胞でGLUT4が出ず、グルコースが取り込めないという状況が起きてくる。

このように、インスリンの作用が発揮されなくなることを「インスリン抵抗性」と呼ぶんだ（図20-3）。

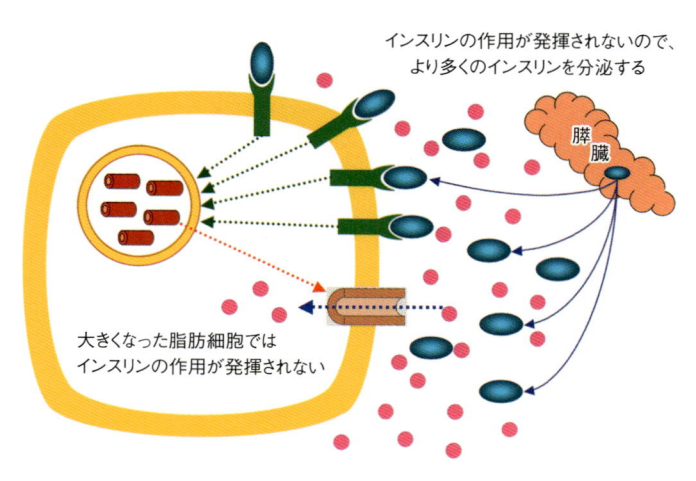

図20-3　インスリン抵抗性

🧑 脂肪細胞って、分泌機能があったんですか!?

👨 そうなんだ。近年、脂肪細胞は脂肪を蓄えるだけじゃなくて、いろいろな情報伝達物質（サイトカイン ※p.028）を分泌する分泌細胞としての機能が注目されているんだよ。

　そしてこのインスリン抵抗性が現われてくると、インスリンの効きが悪い分、膵臓は今までよりももっと多くのインスリンを分泌するようになる。だけど、そんな状態が長く続いていると、だんだん膵臓は疲れてきて、インスリンの分泌量が減ってきたり、食後の急激な血糖値上昇に対応したインスリンの大量分泌ができなくなってくる。こんなふうに、グルコースに対してインスリンの分泌能力が低いことを「耐糖能異常」と言うんだ（図20-4）。

　すると、どうなるか。インスリンの分泌量が少ないから血糖値がずっと高いままだったり、少しずつしかインスリンが分泌できないので食後の急激な血糖値上昇を抑えられず、通常より食後血糖値がずっとずっと高くなってしまい、その後長い時間をかけてゆっくり下がるようになったりする。つまり、食後の高血糖が、通常より長く続くようになるということだ。

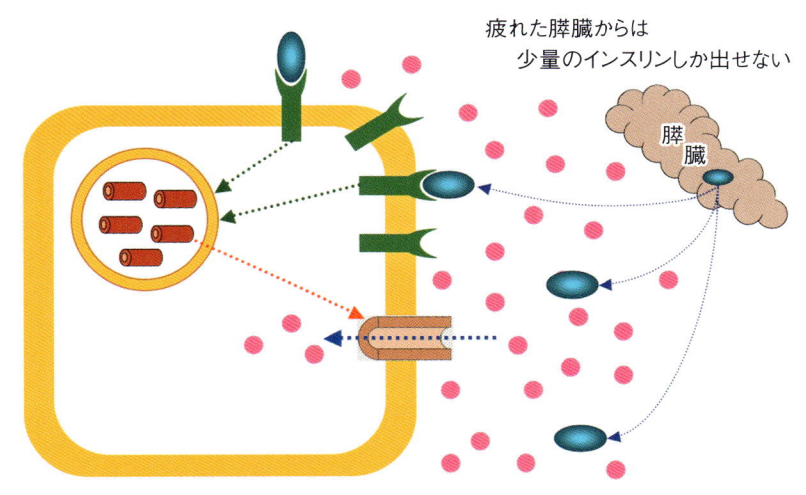

図20-4　耐糖能異常

◆糖尿病の痩せる時期

👨 こうした理由で、血糖値の高い状態が続くと、細胞に取り入れられず血中にあふれたグルコースは、尿に出てくるようになる。そしてこの時期、外にはグルコースがいっぱいあるのに、インスリンが足りない & インスリンが効かないために、細胞はグルコースを細胞内に取り入れることができなくなり、糖をエネルギーとして利用できなくなってくる。すると、脂肪やたんぱく質を分解して、代わりのエネルギー源として使うようになる。だから、痩せてくるんだ。

　それでも膵臓は、「まだ血糖値が高いよぉ、インスリンを出さなきゃ〜」って、疲れてヘトヘトなのに頑張って、頑張って、頑張って、頑張って……、最終的には疲れ果てて、インスリンを分泌することができなくなってしまうんだ（図20-5）。膵臓はものすごい頑張り屋さんなんだよ。

🧑 だとしたら、糖尿病で痩せてきた時には、膵臓がもう限界だ！ってことですよね。

第20章 痩せ

もうヘトヘトだよ〜
けど、インスリン出さなきゃ〜

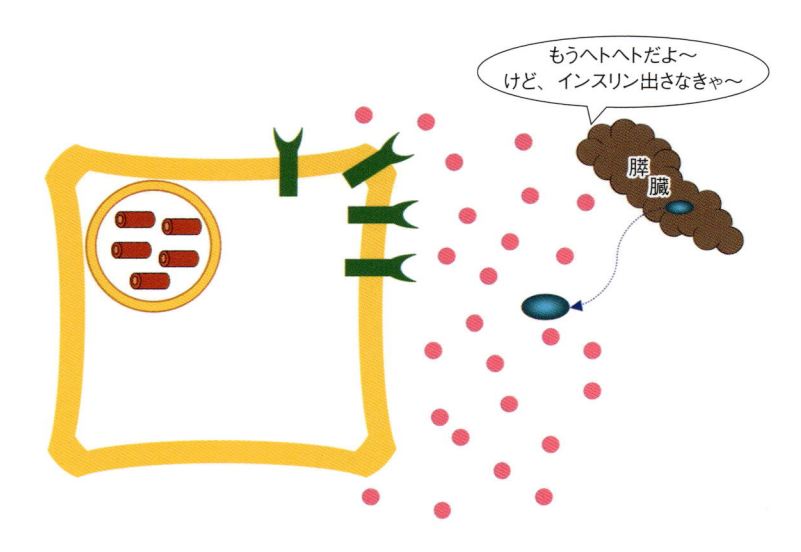

膵臓

図20-5　痩せる時期

　そういうことだね。

◆高血糖は、なぜ悪い？
　……先生、今さら言いにくいんですけど。
　糖尿病のメカニズムは今の話でわかりました。けど、実際のところ、血糖値が高いことの何が悪いんですか？　合併症が怖いって言われますけど、どういったものですか？

　あらら、そこがわかってないのか。
　いいかい、血液の中にグルコースがたくさん含まれているってことは、甘くてドロドロの浸透圧の高い血液が、血管の中を流れてるってことだよね。異常なノドの渇きと多飲っていうのが糖尿病の自覚症状だけど、それはこの血液の高い浸透圧を受容器が感知して起きるものなんだ。

　「血液が濃いぞ！　水で薄めろ！」ってことですね。

　それだけじゃない。高血糖は血管をボロボロにするんだ!!
　血管では浸透圧の差によって、血液と接する血管内皮細胞から水分が血液中に移動するため、内皮細胞は水分を失って死んでしまうんだ。
　大血管は血管壁が分厚くできてるから、多少内側に傷が付いても大丈夫だけど、毛細血管は内皮細胞1枚でできているものだから、内皮細胞が死ぬと、どんどん血管が壊れていくんだよ（図20-6）。
　毛細血管が壊れれば、その血管が担当していた局所の代謝が低下するよね。その最たるものが壊疽だ。栄養が来なければ、その部分の神経も機能障害を起こすようになる。それが末梢神経障害。痺れ・痛み・蟻走感などの異常感覚が起きるし、感覚麻痺が起きると痛みや熱さを感じにくくなる。すると怪我や火傷をしやすくなって、しかも代謝が悪いから治りにくい、というように、どんどん悪い方へ転がっていくんだ。
　患者さんの足を見てごらん。糖尿病の人は、指先が赤黒くて、足部の皮膚が茶色くて薄黒く、下肢全体に茶色いシミ（シンスポット）や傷痕がいっぱいある。こんな特徴的な皮膚をしているよ。

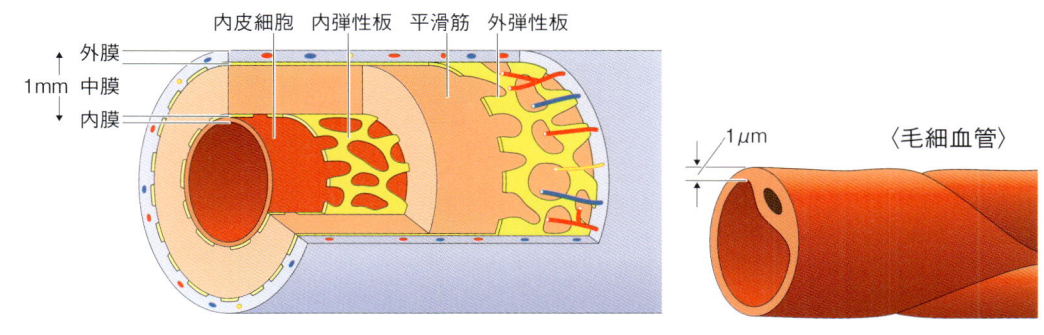

〈動脈〉
外膜
中膜 1mm
内膜
内皮細胞　内弾性板　平滑筋　外弾性板

〈毛細血管〉 1μm

図20-6 血管

　熟れたバナナみたいな感じですね。

◆いろいろな症状。だがその原因はすべて糖尿病！！
　他にもいろいろ症状はあるけど、どれも基本機序は同じ。血管が障害されたことで起こるものだ。大きい血管では内皮細胞が傷付くと、それがきっかけになって内皮細胞の内側にLDL（コレステロール・脂肪）、それを取り込んだマクロファージ（泡沫細胞）が蓄積してくる。それに、平滑筋細胞も侵入してきて増殖しだすから、血管内膜は大きく膨らんでくるんだ。これをプラーク（粥腫）と言うんだよ（図20-7）。

　そんなコブみたいなものができたら、血液が流れるのに邪魔になりますね。

　そうなんだよ。それだけじゃなくて、脆くなっているプラーク部分に血流が当たるから、この部分はよりいっそう内皮細胞が傷つきやすい。しかも内皮細胞が傷ついたところでは、血小板が粘着・凝集して「血小板血栓」が作られるから問題なんだ。この血小板血栓が大きくなれば血管を塞ぐ原因になるし、途中で血小板の塊が剥がれれば、流れた先で脳梗塞・心筋梗塞などを起こす原因になるんだよ。実のところ、心筋梗塞の6割は、糖尿病が原因と言われている。
　そんな血管症状が目で起こると、失明することになる。網膜は眼球の一番奥にあって、光を感じる神経細胞で覆われているフィルムのような組織だよね。その網膜に栄養を補給している細い血管が傷ついて出血したり、コブができたり、詰まったりして、網膜が障害されると視力が失われることになる。成人してから失明する原因の第1位は、糖尿病性網膜症だ。その他、糖尿病では白内障や緑内障も起きやすくなる。
　腎臓だって同じ。糸球体は毛細血管が毛玉みたいになっていて、そこに圧力をかけて血液を濾し出して、尿を作るところだったよね。その毛細血管が壊れれば、尿が作れなくなるのはわかるだろう。今では、新たに透析を始める患者さんの原因疾患第1位は、糖尿病性腎症だ。

◆それはある日突然襲ってくる!!
　このように、糖尿病っていうのは、全身の血管がボロボロになっていく病気だ。それに伴って、神経もボロボロ。この神経には自律神経も含まれるから、臓器機能もガタガタ。ついには手足が腐って切断しなきゃならなくなる。

第20章 痩せ

図20-7　プラーク

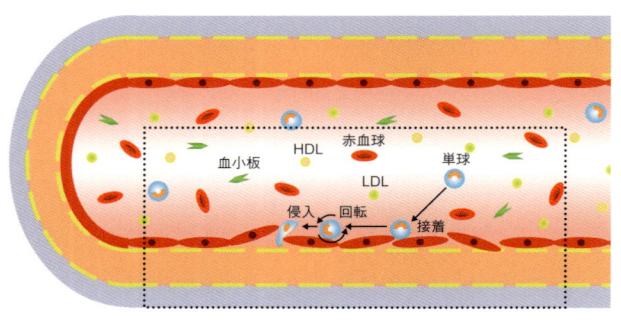

内皮細胞が障害あるいは活性化されると、内皮細胞に接着分子が発現して単球が接着し、単球は内皮細胞上を回転しながらさらに接着を強め、内皮細胞の間隙から内膜に侵入していく。

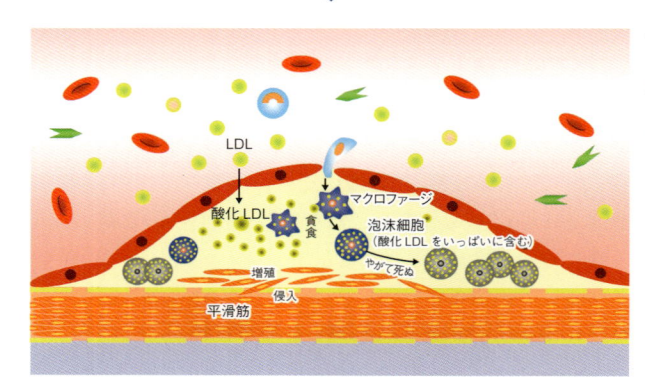

侵入した単球はマクロファージに成熟・分化し、酸化LDLを取り込んで泡沫細胞を形成する。やがて泡沫細胞が死ぬことで、含まれていたLDL(コレステロールや脂肪)が内膜に蓄積される。また、平滑筋細胞も内膜へ侵入し増殖する。それらの結果、内膜が厚くなったものを「プラーク(粥腫)」と呼ぶ。

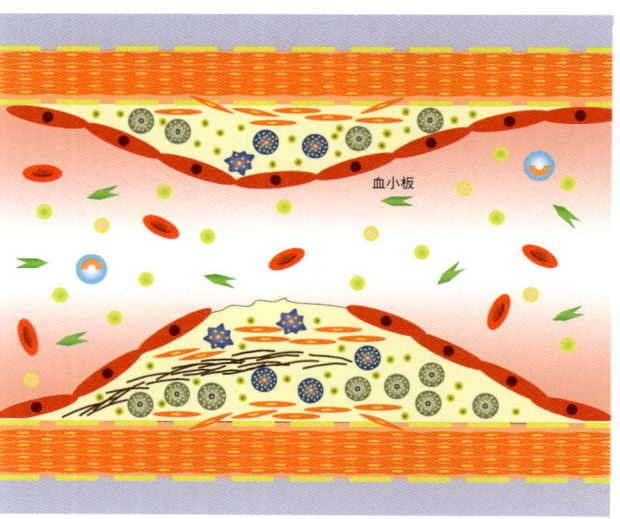

大きくなったプラークほど脆弱になり、また常に各種の機械的・血行動態的な力が加わるため、内皮細胞は傷つきやすく、プラークは破裂しやすくなる。

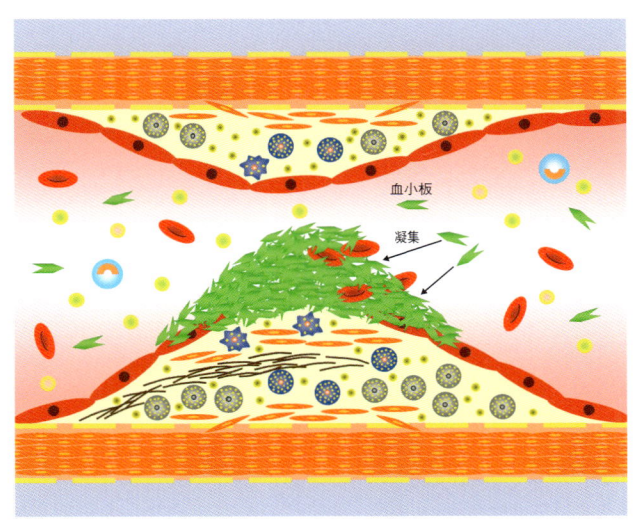

プラークが破裂すると、内皮細胞の損傷などにより血小板が活性化され、その部位を覆うように血小板が粘着し凝集する。これを「血小板血栓」と呼ぶ。大きくなると動脈を塞ぐ原因になり、また血小板血栓は不安定で剥がれやすいため、形成過程において血小板の塊が剥がれて流され、別の箇所で微小血管を塞ぐ（塞栓）原因にもなる。

血小板
凝集

しかも、患者さんには何の自覚症状もないまま、日々着実に進行していって、ある日突然、合併症が次々出現して苦しむものなんだよ。

その自覚症状がないっていうのが嫌ですね。
食べたら痛いとか気持ち悪いとか、何か症状があれば生活を改めるでしょうにねぇ。

そうなんだよ。それが糖尿病治療を妨げる一番の原因なんだ。
でもね、糖尿病は合併症が起きてから生活を変えたのでは遅いんだよ。そうなってからでは坂を転がり落ちるようにどんどん悪化していくだけで、為す術がないんだ。だから、引き返せるうちに、1日でも早く生活を改善しなきゃいけないんだよ。

◆**正確な糖尿病診断には、空腹時血糖値だけでは不十分！**

ずいぶん長い脱線になっちゃったけど、糖尿病とその予備群の数は、1870万人（厚生労働省「国民健康・栄養調査結果の概要」平成18年）と推計されているんだ。今や日本の成人6人に1人、40〜74歳の中高年者では3割が糖尿病とその予備軍と言われている。これは国民病と言っても過言じゃない。なのに、今の日本の糖尿病検査には大きな問題があるんだよ。

どんなことですか？

健康診断なんかでよく行われている糖尿病検査は、前日の夕食から十数時間何も食べず、空腹にした状態の血糖値（空腹時血糖値）を測定するものだ。実はこのやり方だと、この時膵臓が疲れていてインスリンの分泌量が少なくなって血糖値がずーっと高いままになっている人は、糖尿病と判定されるけど、食後の血糖値上昇に対応したインスリン分泌ができなくなっている人は、多くが正常と判定されてしまうんだよ。

どうしてですか？

第20章 痩せ

たとえ少しずつしかインスリンを分泌できなくて、食後の血糖値がものすご〜く高くなったとしても、晩ご飯を食べてから翌日採血するまで十数時間も食べずにいたら、余程でない限り正常範囲まで下がるからだよ。正確に糖尿病を診断しようと思うなら、空腹時血糖値だけでは不十分なんだ。

なので、厚生労働省のガイドラインでは、糖尿病の検査法として空腹時血糖値の測定だけじゃなく、OGTT（経口ブドウ糖負荷試験）もあげられている。

OGTT（経口ブドウ糖負荷試験）って、どんな検査ですか？

十数時間絶食した後に75ｇのブドウ糖を飲んでもらい、その後30分・1時間・2時間と血糖値を測定して、どのように変化するかを見る検査だよ。この方法なら、食後の血糖値上昇に対応したインスリン分泌ができているかどうか、見ることができるよね。

けど、OGTTは時間がかかるし、医療費もかかるんだよね。しかも、75ｇのブドウ糖を飲むってことは、コーヒーに付いてくるスティックシュガーが2〜5ｇだから、その15〜25倍の糖分を摂ることになる。これには糖尿病の人が高血糖発作を起こすような問題もあって、あまり行われていないのが現実なんだ。

そんな現実を踏まえて、今、食後の血糖値上昇に対応したインスリン分泌ができなくなっている人が、空腹時血糖値の検査だけ受けたとするよ。すると、図20-8のピンク色のところ、この領域に入る人達は、空腹時血糖値で見たら正常〜境界型と診断されるよね。だから、自分は大丈夫だと思っているんだけど、実は食後の血糖値が高い人たちだ。

でも、それはOGTT検査をやらなければ、わからないことなんだよね。つまり、この図でピンクの色が濃い領域に入ってる人ほど、自分が思っている状態と実際の糖尿病の進行度合いにギャップがあるということだ。

糖尿病患者が年々増えていることを懸念して、2002—2003年の診断基準（図20-8上）と比べると、最近の2010年の診断基準（図20-8下）は、空腹時血糖値もOGTTも基準は厳しくなったんだよ。だけど空腹時血糖値しか測定しないのでは、ピンク領域の人を見逃してしまうことも、その人達の思い違いも、変わらないままということだ。

◆糖尿病全体の45％が見逃されている!!

このようにOGTT検査をやらないことで、実際は糖尿病が進行しているのに見逃されて、患者さんには自覚がないケースが非常に多いんだ。しかも、欧米の研究で、「日本人を含むアジア人種は、空腹時血糖値が正常でも食後高血糖の人が多く、それが糖尿病全体の45％を占めている」という結果が出ている。つまり、OGTT検査をやらない今の日本では、糖尿病の45％の人は見逃されている！ということだ（図20-9）。

こんなふうに、病院で糖尿病や高血糖を指摘されていない隠れ糖尿病患者がたくさんいるわけで、それを思うと実際の糖尿病とその予備軍の数は、先にあげた1870万人をはるかに越えている可能性も高いよね。

ここで考えてみて。こうやって見逃された人達は、空腹時血糖がいくら正常でも、食後速やかに血糖値が下がらない。長い時間血管が高血糖にさらされているんだから、糖尿病の病状は進行していってる！ってことはわかるよね？　しかも、最近のデータでは、空腹時血糖値が高い人達よりも食後高血糖の人達の方が、本物の進行した糖尿病になったり、死亡率が高くなったりすることもわかってきてるんだ。なのに、正常と診断されてしまうから、生活を改めようと思わない。だから、糖尿病が進行していっていしまう。空腹時血糖値だけの検査・診断には、こんな問題があるんだよ。

当院にも、症状から明らかに糖尿病なのに、「検査で正常だから、私は糖尿病じゃありません」と言う人がよくいらっしゃるんだよね。こんな人達には、余程しっかり説明しないとわかってもらえないよ。

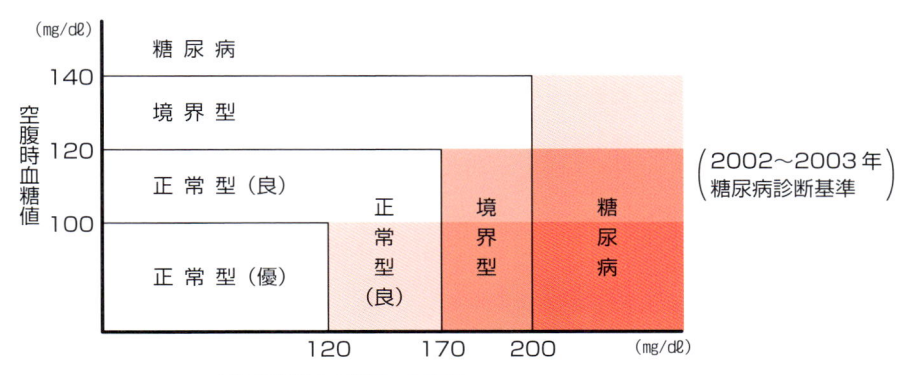

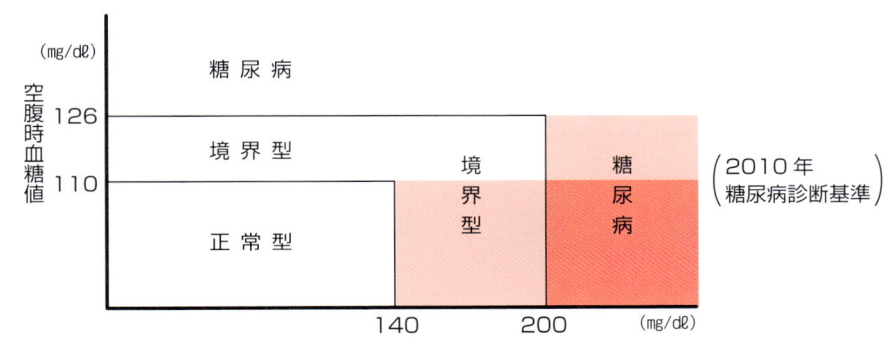

図 20-8　糖尿病の診断基準

*欧州人種では空腹時血糖値で正しく糖尿病と診断される人が多い

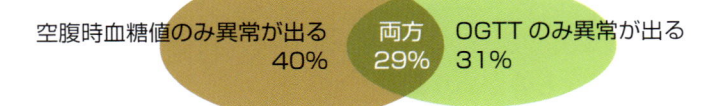

空腹時血糖値のみ異常が出る 40%　両方 29%　OGTTのみ異常が出る 31%

*アジア人種ではOGTTで正しく糖尿病と診断される人が多い

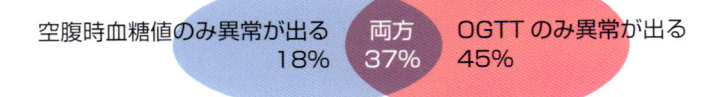

空腹時血糖値のみ異常が出る 18%　両方 37%　OGTTのみ異常が出る 45%

空腹時血糖値のみの診断では 18%＋37%＝55%しか診断できず 45%は見逃されている

※ OGTT（経口耐糖能試験）：ブドウ糖 75g 摂取した後に 30 分～2 時間迄の血糖値を測る

DECODE 及び DECODA 研究 (Lancet 354 1999) をもとに作成

図 20-9　人種による違い

第20章　痩せ

◆糖尿病の予防・改善には、食事と運動の2本柱！

さっきから出てきてる生活改善ですけど、まず一番は食事ですよね？

もちろん食事を改(あらた)めるのは当然だけど、それだけじゃダメ。運動もしなきゃ。運動すると、筋肉ではインスリンと無関係に細胞膜上にGLUT4が移動してきて、筋肉細胞内へのグルコース取り込みを増やすんだ。そのとこでインスリン抵抗性が改善されるんだよ。

だから、いくら食事だけ気をつけてても、運動不足だとインスリン抵抗性が出てきて糖尿病になりやすいんだよ。逆に、たとえ運動選手でも長年過食が続いたり、高脂肪食を好んで食べていれば、やっぱり糖尿病になりやすい。だから、片方だけじゃダメ。運動と食事、この両方が必要だ。

さて、治療院に見える患者さんにも、糖尿病の方が多いから、今くらいの知識は必要だよ。それに、症状は運動器疾患でも、その本質は糖尿病ということがあるから、見極めを間違えないようにしないといけないよ。

具体的にはどんなことですか？

例えば上・下肢痛や手・足部の痛みを訴えてきたものの中には、糖尿病による神経障害や、糖尿病のせいで代謝が悪く浮腫が起きているために、手・足根管症候群を起こしているものがある。脊柱管狭窄症と診断された人でも、実は糖尿病による浮腫が原因ということもあるんだよ。こんな時、ただの運動器疾患だと思って治療していたら、全然良くなってこないことがあるからね。

糖尿病があれば代謝が悪いんだから、どんなものでも治りは健康な人よりずっと遅い。患者さんにもその旨を説明してから治療をしなきゃいけないよ。

加えて、生活改善の勧めもですよね！

もちろん。
では、本題に戻ろうか。

（4）代謝亢進によるエネルギー消耗

摂取エネルギー量は同じでも、消費エネルギー量が多くなるため、痩せていきます。代謝が亢進する原因には次のようなものがあります。

▶ホルモン過剰

代謝を亢進させる作用のあるホルモンが過剰に分泌されると、エネルギー消費量が増すため痩せる。甲状腺機能亢進症、褐色細胞腫＊など。

▶悪性腫瘍

悪性腫瘍が増殖するのに、正常細胞の何倍もエネルギーを消費するため痩せる。がん、悪性リンパ腫、白血病など。

▶発熱

発熱にはエネルギーが必要なため、慢性感染症のような発熱性疾患では痩せる。肺結核など。

＊褐色細胞腫：カテコールアミンを産生する腫瘍。代謝亢進、脂肪分解亢進による痩せが起こる。

（5）栄養素の喪失

摂取エネルギー量は同じでも、栄養が体外に出て行ってしまうため、痩せていきます。栄養素が失われる原因には次のようなものがあります。

▶乳汁分泌
　授乳中は母乳に栄養が取られてしまうため痩せる。

▶体液の喪失
　火傷・手術によって体液が失われるため痩せる。

▶失血
　外傷・手術・慢性出血性疾患によって、血液とそれに含まれる栄養が失われるため痩せる。

▶尿細管異常
　ファンコニ症候群では近位尿細管での再吸収が障害され、必要なものが尿に出てしまうため痩せる。

▶たんぱくの喪失
　たんぱく漏出性胃腸症・ネフローゼ症候群では、たんぱくが体外に出てしまうため痩せる。

まとめ

◆痩せてきた、それはがんのサインかも!?

痩せてくる原因にはいろいろなものがあるんですね。

そうだね。でも、それぞれの疾患によって痩せ以外にも症状が出てくるだろうから、その特徴である程度は見極めができるんじゃないかな。
　まぁ、見逃したくないのは、がんだよね。ダイエットをしてるわけでもなく、食欲不振があるわけでもないのに、最近痩せてきたといった場合には、一番にがんを疑いつつ、問診や治療を進めていくべきだろうね。

でも先生、たかだか1kgくらい痩せたって、がんとは思わないですよね。それに、最近っていうのも、人によって1～2週間のこともあれば、2～3カ月のこともあるし、具体的な目安はどのくらいですか？

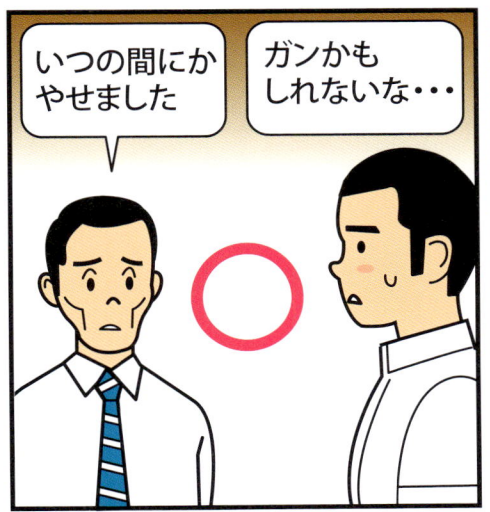

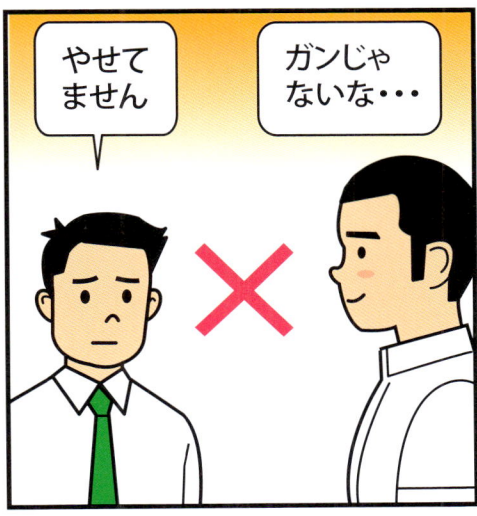

第20章 痩せ

浮腫のところで体重の日差 p.246 の話をしたけど覚えてる？ 食べたり飲んだり排泄・発汗などで体重は変わるけど、それはせいぜい1日1.5kg以内。女性の場合、生理前には浮腫みやすいから、もう少し変動の幅が大きくても生理周期に同調しているなら心配ないだろう。

これを踏まえると、1カ月で3kg、3カ月で5kgを目安にして、ふつうに食べているつもりなのに、それ以上の体重減少があるといった場合には、おかしいぞ！ 何かあるのかな？と思った方が良いだろうね。

ただ、毎日体重を量る習慣のある人で、きちんと時間や条件を決めている人は、誤差が少ないから、この場合には、1カ月で1.5kg、3カ月で2.5kgと判断基準を厳しく設定した方が良いだろう。

---

memo 痩せの判断基準

ふつうに食べているつもりなのに、
「1カ月で3kg以上、3カ月で5kg以上」体重が減少した時は、がんを疑う
※ 毎日決まった条件で体重を量っている人の場合「1カ月で1.5kg、3カ月で2.5kg」

◆痩せてなければがんじゃない？

ここで1つ注意なんだけど、「いつの間にか痩せてきた場合、がんの疑いがある」とは言えるけど、「痩せてないからがんじゃない」とは言えないからね。痩せる原因に挙げられていた疾患でも、必ず痩せるとは限らないし、たとえ痩せたとしてもその程度はいろいろ。逆に、疾患によっては浮腫が加わって体重が増えることもある。

いずれにしろ、「痩せてきた」と言われたら、何か病気があるかもしれないなぁ？という疑いを持って診療にあたろう！ということだ。

よくわかりました！

さあ、これで痩せの話はひとまずおしまい。
Any Question？

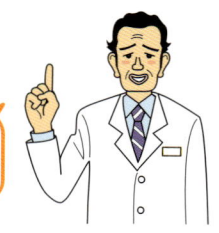

第21章 肥満

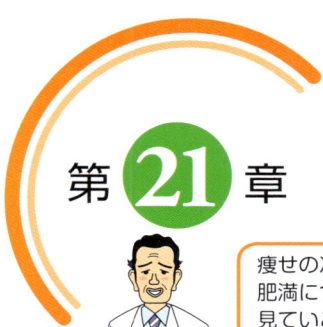

> 痩せの次は肥満について見ていこう！

Ⅰ．肥満とは

　医学的には、「脂肪が身体に過剰に蓄積した状態」のことを言い、より詳しくは「身体の脂肪組織および種々の臓器組織に脂肪が異常に沈着した状態」と定義されています。

　肥満は、あくまでも体内脂肪の貯留が判断の対象であって、筋肉量の増加や浮腫によって起こる体重増加は、肥満とは言いません。

　また、肥満を判定するのに、以下にあげるBMI(Body Mass Index)(表21-1)や体脂肪率(表21-2)が一般的によく使われます。表でわかるように、日本ではBMI：18.5以上〜25未満(平均22)を標準、体脂肪率：女性20％以上〜25％未満・男性15％以上〜20％未満を標準としており、BMI：25以上、体脂肪率：女性30％以上・男性25％以上を肥満の目安としています。

　ただし、これはあくまでも平均からみた目安であって、人種・年齢・性別などによってその値は変わり、けっして万国共通の値ではありません。

表21-1　BMI
[計算式：BMI＝体重(kg)÷身長(m)÷身長(m)]

低体重	18.5以下
標準体重	18.5以上〜25未満
肥満1度	25以上〜30未満
肥満2度	30以上〜35未満
肥満3度	35以上〜40未満
肥満4度	40以上

表21-2　体脂肪率(％)

	女性	男性
痩せ気味	20％未満	15％未満
標準	20％以上〜25％未満	15％以上〜20％未満
肥満傾向	25％以上〜30％未満	20％以上〜25％未満
肥満	30％以上	25％以上

◆ BMIはあくまで目安！

　石田君は太ったんだっけ？　今の身長・体重はどのくらい？

　173cm、68kgです。

　ということは、68÷1.73÷1.73＝22.7だから、標準ど真ん中だ。ただ、これはあくまで計算上の話だからね。運動して体重が増えたなら、筋肉量が増えて重くなったとも考えられるけど、君の話からすると、外食やコンビニ弁当が多くて太ったみたいだから、原因はカロリーオーバー。脂肪が増えて太ったってことだよね。とすると、あまり良い話じゃないねぇ。

第21章 肥満

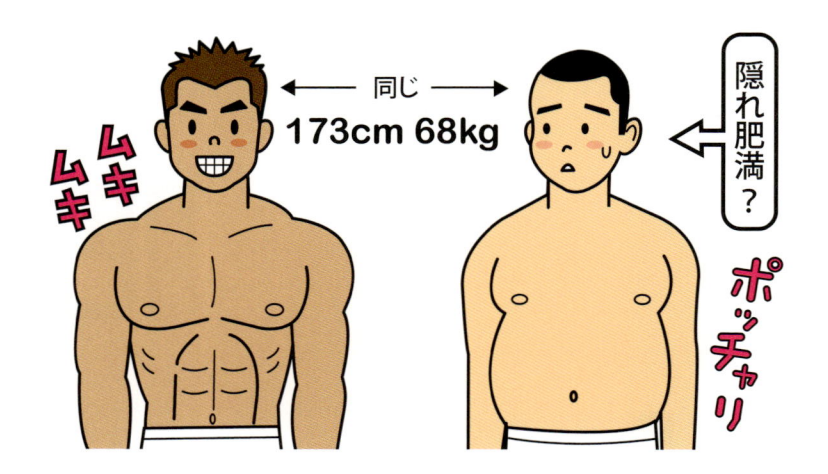

というように、同じ身長・体重でも、脂肪や筋肉の付き方は人それぞれだから、BMIだけでは身体に占める脂肪の量はわからない。痩せているように見えても、実は脂肪の占める割合が多い人がいるんだよ。これを「隠れ肥満」と言って、このような人を見逃さないために、体脂肪率があるんだよ。

◆体脂肪率の測り方

体脂肪率はどうするとわかりますか？

いろいろな測定法があるけど、一番簡単なのは、市販されている体脂肪計だね。あれは、身体の電気抵抗を測って、脂肪の割合を算出しているものだ。筋肉は血液など水分が含まれているので電気を通しやすいけど、脂肪は電気を通しにくい性質を持っている。この原理を利用して、体内に微弱な電流を流して、「電気が流れない部分＝脂肪」という具合に測定しているんだ。

ただし、体脂肪計は体内の水分に着目して体脂肪を測定しているものだから、体内の水分量が変化すると測定値も変化してしまうことになる。例えば、運動して汗をかいた後とか、食事をした後とか、風呂に入った後とか……などだね。あと、浮腫みの問題もある。身体が浮腫んでいるときに測ると、それだけ電気を通しやすくなるからね。朝や夕方～夜は、健康な人でも多少の浮腫みがあるものだ。

そこで、起きてから適度に活動して浮腫みがとれた頃、だいたい昼の12時～4時くらいまでの時間帯に測るのが、正確な体脂肪率に一番近いと言われているよ。

え～、そんな時間に服を脱いで体重を量るのは無理ですよ。

だとしたら、測る時間や条件を決めて、毎日同じ条件で測るようにすればOK！

◆肥満はすぐに改善を!!

さて、BMIや体脂肪率から判断して、「あなたは肥満ですよ」と言われたとしよう。痩せの場合なら、「体質的にずっと痩せなら心配ない、放っとけ！」と言えるけど、ずっと太ってる場合には、そうは言ってられない。太っていることは、すなわち治療対象ということだ！

治療といっても、手術だの薬だのって話じゃなくて、痩せるように今すぐ行動を開始する必要があるということだ。何でなのか、その理由はわかるよね。

そのままでいると、高血圧・高血糖・高脂血症から糖尿病、心筋梗塞、脳血管障害を引き起こす可能性が高くなるからですよね。

　　　そう、生活習慣病と言われるものだね。それに、肥満は膝・腰・足などを傷める原因にもなるしね。特に、若い頃はふつうだったけど中年になって太ってくる、いわゆる中年太りだと、元々痩せていた体重を支える筋力しかないところへ、年齢による筋力の衰えと逆行して体重が増えてくるわけだから、あちこち傷めやすいよね。元々太ってた人でも、最近急に体重が増えたなんてことがあると、それがきっかけでどこか痛くなることもあるし、脂肪細胞が大きくなって糖尿病が急に進行することもある。
　　臨床では、太っているから傷めやすい → 傷めた部位に体重がかかって治りにくい → 痛くて動かないからさらに太る → さらに痛い → ますます動けない → もっと太る → 糖尿病進行 → さらに治りにくい……という悪循環をよく見かけるよ。
　　こんなふうに、子供の時からずっと太っていたもの、年をとるにつれ太ってきたもの、最近急に太ってきたもの、いずれもよろしくない。痩せてきた場合には、その原因が何かを考えなきゃいけなかったけど、太ってきた場合には、原因よりも今後を考える必要がある。

　　　でも、中には病気が原因で太ってくる場合もあるんですよね。

　　　数少ないけど、あるよ。
　　それにはどんなものあるのか注意しつつ、次の分類を見ていこう。

Ⅱ. 肥満の分類

　肥満は、摂取エネルギー量が消費エネルギー量より多い時に起こります。その原因によって、次のように分けられます。

1 体質的肥満

　両親が肥満の場合、その子供が肥満になる確率は約70%、片親が肥満の場合でも40%〜50%が肥満になると言われています。このことから体質的な遺伝因子の関与が考えられ、今では脂肪細胞の成長・分化を調節するPPARγや、脂肪の代謝に関係するβ_3アドレナリン受容体など、いくつかの関連遺伝子が見つかっています。
　ですが、肥満に対する遺伝因子の関与については否定的で、それよりもむしろ食習慣や運動習慣、社会的環境からの影響の方が強いと考えられています。

◆遺伝子よりも生活習慣！

　　　高血圧のところでも話したね。※p.181 太りやすい遺伝子を持ってるからといって、必ず全員が肥満になるというわけではない。どんな遺伝子を持ってたって、食べなきゃ太らないからね。つまりは、その人の心掛け次第ということだ。

　　　それは、僕も「心掛け次第」ってことですね、やっぱり。

第21章 肥満

2 単純性肥満（原発性肥満）

　肥満の90％以上を占め、健康なままに太ったものを言います。いわゆる過食や運動不足の結果起こるもので、特別な原因疾患はありません。

　単純性肥満には、若い頃には正常だったのに30～40歳頃から太り始める成人型と、成長期や子供の頃から太り始める若年型とがあります。

　脂肪細胞は、身体が成長する時期にはその数を増やし、成人するとあまり数を増やしません。また、できた脂肪細胞はその数を減らすことはありません。そのため、成人型肥満では脂肪細胞の数はあまり増えず、細胞自体が大きくなることで肥満を起こしますが、若年型肥満では肥満細胞の数が増えて肥満を起こすので、痩せにくく、また太りやすくなります。

　単純性肥満には、次のような因子が関わります。

（1）食事性因子

　食事の量と質、その摂り方の違いで太りやすくなります。当たり前ですが、たくさん食べれば太ります。カロリーは同じでも脂肪の割合が多い食事を摂っている場合、また、食べ方が早い場合や、まとめてたくさん食べる場合も太りやすくなります。

◆お相撲さんは反面教師

　お相撲さんの食べ方を考えればわかりやすい。彼らは朝ご飯を食べず稽古をして、極度な空腹にしてから昼ごはんを一気にドカッと食べて、すぐに寝る。夜、またさらに大量に食べて飲んで寝る。こんな生活を繰り返していると、あの身体ができあがるんだ。

　つまり、インスリンが大量に分泌されるような食事の仕方をして、吸収効率を高める生活をしていると、太りやすいということだ。

　どういうことですか？

　一度に大量に食べると血糖値が急激に上がって、それに対応してインスリンが大量に分泌されるから、多くのグルコースが蓄積されることになる。しかも、極度な空腹にすると身体が飢餓状態になるわけだから、食べ物が入ってきた時に「今のうちに溜め込んでおこう！」って反応が大きくなって、より吸収率が上がってしまうんだよ。さらには、食後に動けば吸収したグルコースがエネルギーに使われるのに、寝ていたらエネルギー消費がないし、内臓がよく働いて消化吸収が高まるから、ほとんどが蓄積される。

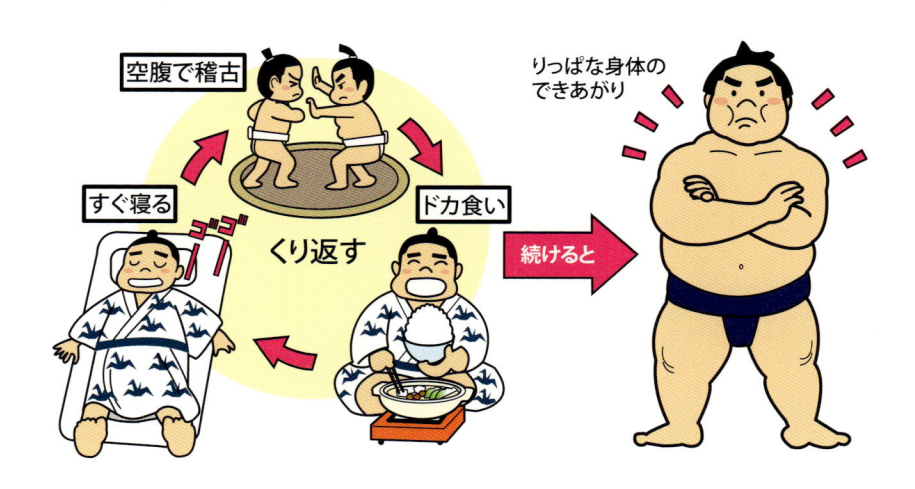

ということは逆に、同じカロリーならば、1回でまとめて食べるよりも何回かに分けて少量ずつ食べて、食べた後に動くと太りにくいということだ。

◆肥満防止のためにも、一口30回咬みましょう！

🧑‍⚕️ 早食いは、何で太りやすいんですか？

👨‍🏫 摂食中枢 ☞p.383 は、食べ始めて上がってきたグルコース濃度（血糖値）を感知すると、満腹感を起こして食べるのを止めるんだ。☞p.386 早食いだと、血糖値が上がって満腹感を感じる前に食べ終わってしまうから、食べ過ぎになっちゃうんだよね。
　逆にゆっくり食べていると、途中で血糖値が上がってくるから、少ない量で満腹になるんだよ。「よく咬んで食べなさい！」と言われるのは消化のためもあるけど、咬むことで摂食中枢を刺激すること ☞p.385 と、ゆっくり食べることで食べすぎを防止することになるんだね。

> **memo 太りにくい食べ方**
> 1．何回かに分けて食べる ＝ 飢餓状態を作らない
> 2．1回量を少なくする＝血糖値の上がり方が少ない、インスリン分泌が少ない
> 3．食後に動く ＝ 摂取カロリーを消費する
> 4．ゆっくり食べる ＝ 食べ終わる前に血糖値を上げる、食べすぎ防止
> 5．よく咬んで食べる ＝ 摂食中枢を刺激する

（2）運動性因子
　運動が不足すると、消費エネルギーの低下から肥満になります。また、太ったことで身体が重くなり動きにくいことから、さらに運動量が減少する、という悪循環をきたしやすくなります。

（3）社会的領域因子
　日本の社会では、個人の社会的地位、環境によって摂取エネルギーの過剰、消費エネルギーの不足をきたすことも少なくありません。

◆偉い人は太りやすい？

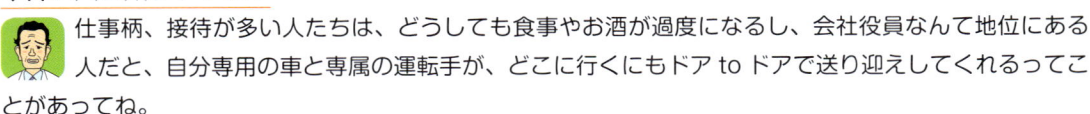

👨‍🏫 仕事柄、接待が多い人たちは、どうしても食事やお酒が過度になるし、会社役員なんて地位にある人だと、自分専用の車と専属の運転手が、どこに行くにもドア to ドアで送り迎えしてくれるってことがあってね。

🧑‍⚕️ うらやましいけど、身体には良くないですね。

👨‍🏫 それに意外にも、都会より車生活の田舎の方が、運動量が少ないとかね。

第21章 肥満

（4）精神性因子

精神的ストレス、心理的な葛藤があると、食欲に転換されて肥満に結びつくことがあります。これを「代理摂食」とか「ヤケ食い」と言います。

◆幸せホルモンと安心ホルモン

「ストレスがあると食べちゃう！」という人のことですよね。
私には考えられないんですけど、そんなことがあるんですか？

マウスの実験でも、ストレスを与えたマウスは、食べる量が増えることが観察されている。このような行動は、脳の神経伝達物質であるドーパミンやセロトニンが関係していると考えられている。

ドーパミン、セロトニンがどう関わるんですか？

基本的な作用から説明すると、ドーパミンは脳を興奮させる物質で、俗に「幸せホルモン」と言われるもの。これは、食べることで分泌されて、空腹中枢を刺激して食欲を亢進させる働きがある。そして、分泌されたドーパミンによって脳が興奮して、「あ〜美味しい！　幸せ！　楽しい！」っていう喜びを感じるらしい。

セロトニンはその反対で、興奮した脳を鎮静化させる物質で、「安心ホルモン」と言われるもの。セロトニンが分泌されると、満腹中枢が刺激されて食欲がおさまって、ドーパミンによって興奮した脳が鎮められるので、「あ〜満腹。これで安心だ〜」って満足感を感じるんだそうだ。 p.384

困ったことに、ドーパミンが分泌されるのは食べてる時だけじゃない。ドーパミンは、興味・意欲・学習など、何かの行動を起こすきっかけになるものなんだ。例えば、好きな食べ物の写真を見たり、近所からカレーの匂いがしてきた時に、急にお腹が空いたりしたことがあるだろう。あれは、食べ物に対する興味からドーパミンが分泌されて、食欲が起きたものだ。嫌いなものなら、まったく知らん顔だろうけどね。

それに、興味は人によって様々だけど、行列ができてる店とか、限定品・半額なんて文字に惹かれてドーパミンが分泌されると、お腹が空いてるわけでもないのに食べたくなっちゃうんだよ。

さらには、ストレスで脳が刺激されることで、ドーパミンの分泌が過剰になることがある。しかも、ストレスがあると、セロトニンの分泌は逆に少なくなるんだ。ドーパミンの作用で過剰に食べてるのに、セロトニンが少ないからイライラして満足できない。それで過食に拍車がかかっちゃう、というのが「ヤケ食い」のメカニズムらしい。

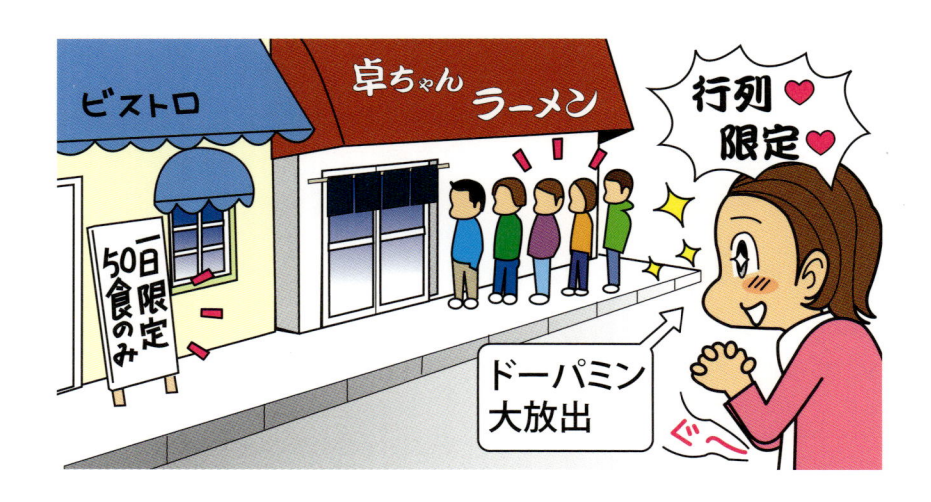

> 現代人の肥満は、食べ物が豊富にあることもさることながら、社会のストレスが大きな原因になっていそうですね。

3 症候性肥満

何らかの疾患によって太ったものを言います。その原因によって、次のように分けられます。

(1) 視床下部性肥満

視床下部にある満腹中枢 p.383 が腫瘍・外傷・出血などで破壊され、食事摂取が過剰になることで肥満を起こします。その他、視床下部の障害には、遺伝性のものもあります。

(2) 内分泌性

ホルモンの分泌異常によって、関与する糖・脂肪・たんぱく代謝などが障害され、肥満が起こります。

▶下垂体前葉性

下垂体前葉機能が障害されることで、TSH(甲状腺刺激ホルモン)・ACTH(副腎皮質刺激ホルモン)・GH(成長ホルモン)などの分泌が障害され、結果的に代謝が低下し、肥満が起こる。

▶甲状腺性

甲状腺ホルモンの分泌が減少することで代謝が低下し、消費エネルギーが減少するために肥満が起こる。甲状腺機能低下症、粘液水腫など。

▶副腎皮質性

糖質コルチコイドが増加することが原因で、たんぱく質が脂肪に置き換えられる。また末梢組織の糖利用が抑制されるため、血糖値が高くなりインスリン分泌が増える。糖質コルチコイドには脂肪の分解作用があるが、これには選択性があり、四肢の脂肪のみが分解される。そのため、手足は細くなり体幹部に脂肪が蓄積する中心性肥満が起こる。クッシング症候群など。

▶膵臓性

インスリンの分泌が亢進することで、脂肪が蓄積され、肥満が起こる。糖尿病の初期、インスリノーマ*など。　　　＊インスリノーマ：ランゲルハンス島のβ細胞腺腫。インスリンを過剰に分泌する。

▶性腺性

エストロゲンが関与していることがわかっているが、その詳細な機序は不明。性腺機能低下症、更年期肥満、精巣摘除術後など。

(3) 薬剤性肥満

薬剤の副作用によって、肥満が起きます。それは現在の服用だけではなく、過去の服用の影響も考えられます。例えば、ステロイドホルモン・経口避妊薬・抗ヒスタミン剤・トランキライザー(抗精神薬)・インスリンなどに、肥満の副作用があります。

◆副作用だけじゃないかも

> 特にステロイドホルモンを投与されたことのある患者さんでは、単純性肥満では考えられないような極度の肥満が起こることがある。
> というのも、当院に来院された方で、失礼だけど正直「うわっ、すごいな！」と思うような肥満の方の問診で、「以前ステロイドを使ってました」と聞くことが何度かあったからね。患者さんご自身、「ステロイ

第21章 肥満

ドの副作用だからしょうがない」と諦めてる……というか、許しちゃってる様子が窺えたんだけどね。

　肥満を諦めて、許してしまったら、止まるところがなくなっちゃいますものね。

まとめ

◆アドバイスは具体的に！

　さて、ここまで痩せ・肥満について話をしてきたけど、何か質問ある？

　ここ最近、痩せようと意識しているわけでもないのに体重が減ってきた時には、その原因を追究する。太ってる場合には、いつからなど関係なく、今後のことを考えて、すぐさま改善に努める。というのが問診後のスタンスですね。痩せの原因追究は私達がやることなので、今後さらに勉強します。
　肥満の改善は、患者さんにやっていただくことが多いのですが、具体的にどういったアドバイスをすれば良いんでしょう。

　そうね、ただ「食事を減らして、運動して」って言っただけじゃわからないよね。

　食事の摂り方は、さっきの説明にありましたから、「脂肪は少なく、小分けにして少しずつ、よく咬んでゆっくり食べて、食後に動く」というのはわかりました。もちろん、今までより少し量は減らして、お菓子や甘いものは食べないのは当然ですよね。

　肉より魚・野菜を多く、というのも今や常識だね。

◆食後の運動で、食後高血糖を防ごう！

　運動では、何か具体的なアドバイスはありますか？

　糖尿病予備軍は、食後の血糖値が長時間上がったままになるのが問題なんだ。この間に血管が傷付くからね。これを防ぐには、食後すぐに、ちょっと息がハアハアするくらいの運動をすること。ジョギングでもダンベル体操でも良いから、食べたグルコースをさっさと使ってしまえば良いわけだ。中国の古い諺に、「食後の300歩、医者要らず」というのがある。昔の人も知ってたんだね。
　それに加えて、痩せたいならば、脂肪を燃焼させるために、30分以上継続した有酸素運動をする。速足の散歩が一番安全で良いだろうね。「痛くて歩けない」と言うなら、体重のかからないプールで歩いても良い。それで体重が減ったら、陸上を歩くようにすれば良いんだ。

◆痩せる鍼ってあるの？

　でも先生、糖尿病になる方の傾向として、「運動嫌い、食べるの大好き！　つらいこと嫌、楽して痩せる方法ない？」って方が多いと思うんですよね……。
　患者さんからも、よく「痩せる鍼ない？」って聞かれるんですけど、どうなんですか？　一時期、「痩鍼」って流行りましたよね？

　要するに、耳鍼のことだよね。よく効く人もいるけど、逆もあるからビミョ〜だなぁ。
　耳には迷走神経が来てるから、そこへの刺激が満腹中枢に伝えられて、食欲を抑えることは考えら

れるけど、本人がいつもどおり食べちゃったら同じだし、逆に「耳鍼してるから、いくら食べても大丈夫！」なんて余計に食べれば太るからね。耳鍼の効果は、食欲を抑える手伝いが少しできるのと、本人が耳鍼をやっていることで、ダイエット中だっていう意識付けができるってことくらいかな。

それより、血圧のところでも話したけど、治療院では患者さんと接する時間が長いんだから、その間にいろいろな話をして、患者さんの意識を少しでも変えることが大切。それができれば、治療の効果も高くなるし、それ以上に患者さんの生活・未来がより良いものになるだろう。

その中で、食事・運動の話をするなら、僕達は患者さんの身体や生活習慣をよく知ることができる立場にあるんだから、その方に合わせたオーダーメイドのアドバイスをしてあげようね。病院のようにパンフレットを渡して、「読んで、この通りやって下さいね」って言われたって、患者さんはできないさ。

◆隣の会話が、アドバイス!?

あ〜、その前に読まないかも。
糖尿病の方って、あちこちで「痩せろ〜、運動しろ〜」って言われて、耳に痛い話ばかりされるから、話を聞くのも嫌になってらっしゃいますよね。それに、食事・運動療法をやってみたけど、続けられなくて断念したって方もいらっしゃるし。
意識転換やアドバイスって難しいなぁ。どうすれば良いんでしょう？

もちろん簡単なことじゃないよ。1回言っただけで聞き入れて下さる方なんて、めったにいないさ。ただね、治療院では患者さんとの直接会話だけが話じゃないってことを知っておくと良い。

時には、たまたま僕が隣の部屋の患者さんと話していたことが聞こえて、それが気付きになることもあるんだよ。

近ごろ個人情報保護が厳しく言われているのに、そんなこと言って良いんですか？

カーテン越しで顔や名前がわからなければ、会話を聞かれても、街で通りすがりの人が話しているのと同じだろう。プライバシーは大切だけど、音も漏れないような密室は、患者さんと2人だけになった時、逆にセクハラなどの対策に良くないと思うよ。患者さんが治療院にいらしてお帰りになるまでの間に、その空間で見ること聞くこと感じることすべてが治療につながると思って、治療者の言動や治療院の雰囲気作りを考えるのも1つの方法だ。

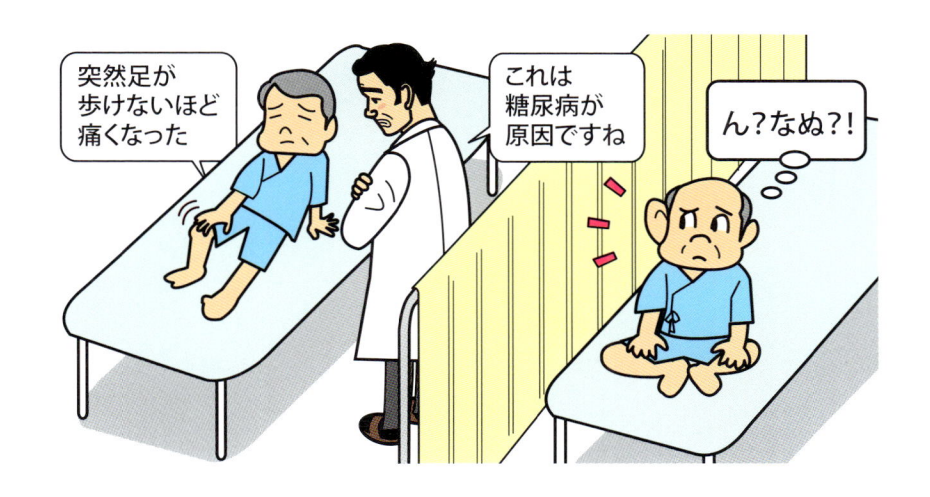

第21章 肥満

◆アドバイスは1つずつ、褒めることを忘れずに！

それと、アドバイスはあれこれいっぺんに言わないで、1つずつ話していくと良いよ。

何でですか？

たくさん言われたらできないけど、簡単なこと1つだけなら、君みたいな面倒くさがり屋でもできそうだろう？

……まあそうですね。

できないと嫌になっちゃうけど、できたら嬉しくって、さらにやる気が出るっていうのが人の心理だよ。その時、患者さんが続けられたら、きちんと認めて褒めること。その上で、「じゃあ、今度はもう1つ、これもやってみましょう！」という具合に、少しずつステップアップしていくんだ。

　お互い焦らず気長に続けていかなきゃね！　うまく患者さんのやる気を引き出して、しかも継続できるようサポートしていくこと、これはすごく大切な治療の一部だよ。

患者さんによって、性格も反応も違いますから難しそうですけど、うるさいって思われないよう気を付けながらやってみます。

さて、これで痩せ・肥満について大体わかったかな？
Any Question?

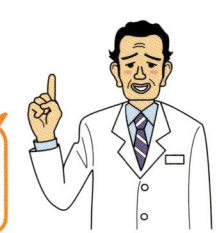

基礎知識 その㊵ 摂食

1 摂食行動

ヒトをはじめとする動物は、仕事量、年齢、性別、健康状態、食物の栄養価、季節など多くの因子に左右されながら、その時々の必要性に応じて摂食を行っています。

原則的には、摂食が不足すると空腹感が起こり、摂食行動を起こします。そして十分に食べたら満腹感が起こり、摂食行動は止まります。このような摂食の短期調節に加えて、いろいろな因子によって起こった摂食の一時的な誤差を修正して、正常な体重へ戻すような長期調節も働いています。ですから、本来健康な動物は、摂取エネルギー量と消費エネルギー量が等しくなるようにバランスが保たれ、極端に太ったり痩せたりすることはないとされています。

摂食は無意識に調節されている

例えば、無理矢理エサを与えて太らせたマウスは、正常な環境条件に戻すと、しばらくは食べる量が少なくなるんだよ。そして、元の体重に戻ると、ふつうに食べるようになるんだ。逆に、絶食させて痩せさせたマウスにエサを与えると、体重が回復するまでの間、たくさん食べるようになるんだ。

人間もこれと同じ。風邪で熱を出して、2～3日あまり食べられずに体重が落ちた時には、そのあと無意識のうちに少し多めに食べていて、しばらくすると体重が戻っているものだ。動物は、こんな摂食調節をしているんだよ。

2 摂食中枢

視床下部に摂食を調節する中枢が2つあります。1つは視床下部外側野にあり**空腹中枢**と呼ばれ、もう1つは視床下部腹内側核にあり**満腹中枢**と呼ばれます。この空腹中枢・満腹中枢を、合わせて摂食中枢と言います。

空腹中枢が刺激されると、空腹感が起こり、摂食行動が促進されます。また破壊されると空腹感が消失し、強い拒食が起こります。満腹中枢が刺激されると、満腹感が起こり、摂食行動が抑制されます。また破壊されると満腹感が感じられず、過食をして肥満になります。

この空腹中枢と満腹中枢は、一方の活動が亢進すれば、もう一方の活動が抑制されるという、相反する関係にあり、摂食行動はこの2つの中枢によってコントロールされていると考えられています。

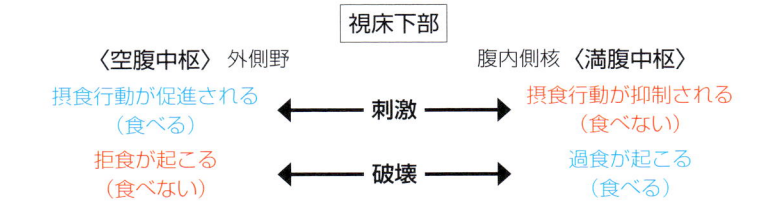

```
              視床下部
〈空腹中枢〉 外側野        腹内側核 〈満腹中枢〉
摂食行動が促進される ←―刺激―→ 摂食行動が抑制される
    （食べる）                  （食べない）
  拒食が起こる    ←―破壊―→   過食が起こる
   （食べない）                  （食べる）
```

空腹中枢を摂食行動の「アクセル」、満腹中枢を「ブレーキ」と考えればわかりやすいね。

第21章 肥満

3 神経機構

　摂食中枢は、体内の代謝産物やホルモン濃度の変化を直接感知し、また末梢臓器からの情報を受け取って、その状況が総合判断されて空腹感が発生します。そして、空腹中枢・満腹中枢、大脳皮質感覚野・連合野、辺縁系などのつながりによって空腹感が認知され、食べ物を探して見つけて食べるといった摂食行動が起こります。と同時に、自律神経系や内分泌系によって、食べ物を受け入れるための体内環境づくりが始まります。

　十分に食べると、今度は満腹に伴う体内の変化や末梢臓器からの情報を摂食中枢が受け取り、満腹感が発生すると、空腹感の認知と同様の神経機構のつながりによって満腹感が認知され、摂食行動が停止します。

　このように、摂食行動はほとんどすべての脳機能の協調と統合によって成り立っています。

肥満・痩せは、発達した脳のせい？

　摂食って、ずいぶん複雑な神経機構で調節されているものなんですね。

　そうだね。とは言え、「エネルギーが足りなくなったのを感知して、空腹を感じて物を食べる。満腹になったら止める」という動物の摂食行動は、ヒトに比べれば単純で調節しやすいものなんだ。
　その証拠に、野生では走れないほど太った動物とか、自ら食べ物を拒絶して死んでしまうような動物は見ないだろう。過食・拒食による肥満・痩せのような状態は、生物としては異常だよね。

　なのに、人間はどうして太ったり痩せたりするんでしょう。

　人間は脳が大きく発達しちゃったからねぇ。外からの刺激やら感情やら、脳のいろいろな活動に影響を受けてしまって、摂食行動が狂っちゃうんだよね。特に他の動物より発達した、大脳新皮質が原因だろうね。

基礎知識 その㊶ 摂食中枢に影響する因子

1 胃壁筋からの情報

空腹感は、胃の部位に感じられる一般感覚です。空腹感は胃が空っぽのときに現れ、胃が食物でいっぱいになると満腹感が起こります。また、空腹時には、季肋部をしめつけられるような特有な感覚が起こりますが、この時胃には律動的収縮が起きていて、これを**飢餓収縮**と呼んでいます。

> お腹が空いたときに、ググググゥ〜って鳴る、あれが飢餓収縮のことだよ。

このように胃の収縮と空腹感とが密接な関係を持つことから、1900年代前半には「空腹感や満腹感は、胃壁筋の機械受容器で感知された情報が、迷走神経を介して摂食中枢へ伝えられるもの。また、胃壁筋の活動（飢餓収縮）は、血液中のグルコース濃度によって左右される」と考えられていました。

ですが、胃の全摘手術を受けた人にも空腹感があることからわかるように、今では胃の飢餓収縮と空腹感とは直接的な関係のないことがわかっています。

> 飢餓収縮は、空腹感発生の1つの要因だけど、それだけで空腹感が成り立っているわけではない、と考えられているようだね。

2 臓器感覚・特殊感覚からの情報

消化管、特に食道と胃の伸展や、肝臓のグルコースセンサーで感知される臓器感覚が、迷走神経を介して中枢へ伝えられると摂食行動が抑制されます。脂肪が十二指腸に入り、コレシストキニン*の血中濃度が増加しても摂食行動が抑制されます。また、食物が胃に到達しなくても、食べ物を咀嚼し嚥下することや、食べ物によって味覚・嗅覚が刺激されることによって、ほんの少し満腹感が感じられます。このように、臓器感覚や特殊感覚から摂食中枢に伝えられる情報は、より細やかな摂食行動の調節に反映されると考えられます。

*コレシストキニン（CCK）：消化管ホルモンの1つ。小腸上部で分泌され、血行を介して膵酵素の分泌促進、胆嚢収縮などの作用を持つ。

> ガムを咬んでいると空腹感がまぎれるのは、口寂しさをごまかしているだけじゃなくて、摂食中枢を刺激しているからなんだね。

3 中枢への直接刺激

空腹中枢・満腹中枢は、空腹時と満腹時に起こる**代謝産物・ホルモン**の血中濃度の変化や、**体温**の変化を血液や脳脊髄液を介して感知して、空腹感・満腹感を起こし、摂食行動を調節します。

第21章 肥満

　例えば、グルコースによって空腹中枢の活動は抑制され、満腹中枢の活動は促進されます。遊離脂肪酸では空腹中枢の活動は促進され、満腹中枢の活動は抑制されます。

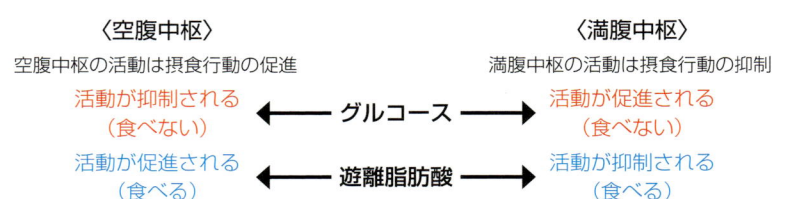

〈空腹中枢〉		〈満腹中枢〉
空腹中枢の活動は摂食行動の促進		満腹中枢の活動は摂食行動の抑制
活動が抑制される （食べない）	←　グルコース　→	活動が促進される （食べない）
活動が促進される （食べる）	←　遊離脂肪酸　→	活動が抑制される （食べる）

グルコースはアクセルを緩めて、ブレーキを踏む！

　例えば、食事をして食べたものが消化吸収されていくと、血中のグルコース濃度（血糖値）がだんだん高くなってくるよね。上の説明では、このグルコースに刺激されて、空腹中枢の活動は抑制、満腹中枢の活動は促進される、と言っている。空腹中枢の活動を「アクセル」に言い換えると、グルコース濃度が高まるにつれて、だんだん抑制される。つまりアクセルが踏めなくなってくるということだ。どうなると思う？

　食べるのが弱まります。

　じゃあ、満腹中枢の活動を「ブレーキ」とすると、それがだんだん促進される。つまりブレーキがギュッと踏まれるということだ。これはどうなる？

　ブレーキがかかって、食べるのを止めます。

　そうだね。つまり、食べて取り込まれたグルコースによって、満腹中枢の活動が促進されるから、お腹いっぱいだ！と認識されて、グルコースによってアクセルが弱まり、ブレーキが踏まれるから食べるのが止まる、ということだね。

遊離脂肪酸はブレーキを緩めて、アクセルを踏む！

　次に、食べるのが止まった後はどうなるか。グルコースはATPを作る原料だから、活動してエネルギーを使っていくと、だんだん少なくなってくるよね。

　アクセルを抑制して、ブレーキを踏んでた力が弱まってきますね。

　すると身体は、血糖値を保つために、肝臓に蓄えられているグリコーゲンを分解してグルコースを作り出したり、脂肪やたんぱく質を分解して、グルコースの代わりのエネルギーとして使える遊離脂肪酸やアミノ酸を作り出したりする。その分解のために、グルカゴン、カテコールアミン、副腎皮質刺激ホルモン（ACTH）、副腎皮質ホルモン、成長ホルモンなどのホルモンが分泌されてくる。そして、分解されてできるグルコース、遊離脂肪酸、アミノ酸が、ここで言う代謝産物のことだ。
　上の説明では、この代謝産物の遊離脂肪酸に刺激されて、空腹中枢の活動は促進、満腹中枢の活動は抑制される、と言っている。つまり、どういうことかわかる？

　エネルギーが切れて、その代わりにでてきた遊離脂肪酸によって空腹中枢の活動が促進されると、空腹感が現れます。遊離脂肪酸はアクセルを踏んで、ブレーキをかからなくするので、摂食行動が起きます。

そのとおり。ややこしいけど、わかったかな。

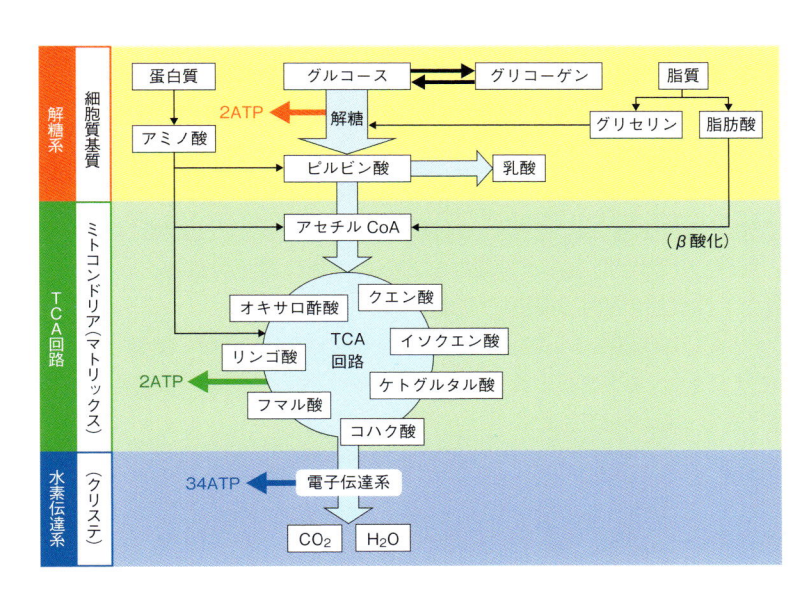

図・基41-1　エネルギー代謝

（解糖系：細胞質基質）
蛋白質 → アミノ酸、グルコース ⇄ グリコーゲン、脂質 → グリセリン・脂肪酸
解糖 → 2ATP
ピルビン酸 → 乳酸
アセチルCoA（β酸化）

（TCA回路：ミトコンドリア（マトリックス））
オキサロ酢酸 → クエン酸 → イソクエン酸 → ケトグルタル酸 → コハク酸 → フマル酸 → リンゴ酸 → 2ATP

（水素伝達系：クリステ）
電子伝達系 → 34ATP
CO_2　H_2O

4 体温の影響

　摂食中枢には直接温度に感受性を持つニューロンは存在していませんが、体温調節中枢から神経繊維が伸びていて、体温調節中枢が温められた時には空腹中枢の活動は抑制され、満腹中枢の活動は促進されます。冷やされた時には、その反対の反応が起こります。
　このように体温調節中枢の働きと摂食調節とは、互いに深い関係を持っています。

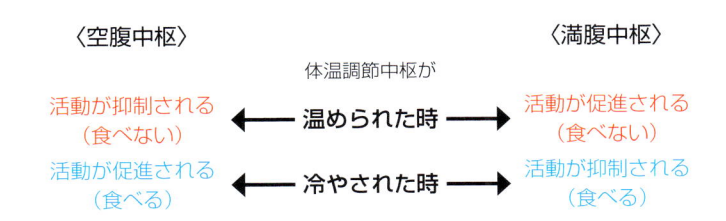

〈空腹中枢〉　　　体温調節中枢が　　　〈満腹中枢〉
活動が抑制される　　　　　　　　　　活動が促進される
（食べない）　　← 温められた時 →　（食べない）
活動が促進される　　　　　　　　　　活動が抑制される
（食べる）　　← 冷やされた時 →　　（食べる）

暑いと食欲が落ちる？
　この反応から、熱のある時や暑い夏には食欲・食事量が減って、寒い時には増すことをうまく説明できる。それに、食べると身体が温かくなるけど、それによって、食事をしていくうちにだんだん食欲が抑えられていくことも考えられるよね。

第21章 肥満

5 扁桃体からの情報

　大脳辺縁系は大脳皮質と視床下部の間に位置し、大脳皮質感覚野・連合野、視床・視床下部、脳幹と連絡しています。特に、辺縁系の一部である扁桃体は、視床下部と直接的な強いつながりを持っています。

　例えば、今目の前に何かがあると、その物体をいろいろな感覚野（視覚野・体性感覚野など）で捉え、その情報が連合野で統合処理され、物体が認識されます。すると、辺縁系の持つ過去の記憶と照らし合わされて、物体の生物学的意味が理解され、その物体に対する摂食をはじめとする本能・情動行動といった視床下部機能の発現が調節されます。

　大脳辺縁系の一部である扁桃体が障害されると情報の連絡ができなくなり、目の前にある物体の生物学的意味が理解できなくなります。そのため、食事の内容に無関心になり、何でも手当たりしだい口に入れるような異常行動が起こります。

リンゴは食べ物⁉

　う〜ん???　生物学的意味って何でしょう？

　具体例を挙げて説明した方がわかりやすいね。

　はい。お願いします。

　例えば、目の前にリンゴがあったとする。視覚野は、その形・大きさ・色といった情報を捉えるだけ。体性感覚野は触ってみて、その感触・温度といった情報を捉えるだけだ。

　そんなあちこちの感覚野で捉えたバラバラの情報を連合野が統合して、それが「リンゴだ！」という認識がされる。このリンゴという情報と、辺縁系の記憶とが結びつくと、ここではじめて「それは甘くておいしい食べ物だ！」と理解されるんだ。この、リンゴという物体に対する、「食べ物！」という理解が、生物学的意味というものだ。それが理解されると、視床下部が働いて「食べたい！」っていう情動が起きる。すると周囲の環境にあわせて摂食行動が調節されていくことになる。

　辺縁系が壊れると、リンゴ＝食べ物という理解ができない、本能・情動行動の調節ができない、という状況が起きる。そこで空腹感が現れると、我慢することなく摂食行動が起こるし、食べ物かどうかの理解もできないから、目の前にある物を手当たりしだい口に放り込むようになる、というわけだ。これでわかったかい？

　はい。

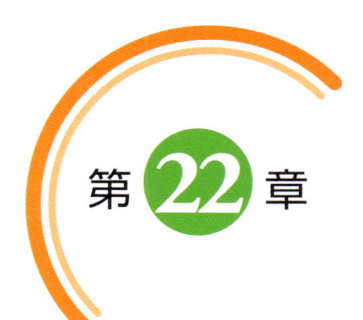

第22章 耳鳴り

◆耳鳴りの鍼灸効果は、1/3・1/3・1/3

今日の新患さん、3人とも耳鳴りが症状だったんですよ。
同じ症状の患者さんって、不思議と続くんですよねぇ。

不思議じゃないよ。統計的にはその方が自然だよ。逆に、毎週1人ずつ均等に耳鳴りの患者さんが来る方が、不自然でおかしいよ。
波だって風だって一定じゃないだろう。弱い時もあれば強い時もあるように、揺らいでいる方が自然なことなんだよ。

そうかぁ、そう考えればそうですね。
って、そんなことは良いんですけど、先生、耳鳴りって治りますか？

これはまた、すごい直球だね。

お1人は、突発性難聴の後から耳鳴りが始まって、2週間くらい続いてるそうなんですけど、他の2人の方は原因がはっきりしないですし、病歴は1人は半年で、もう1人は3年になるそうです。この3年の方は、主訴は肩こりで見えたんですけど、もし治るなら耳鳴りも診てほしいっておっしゃって。

結論から言うと、やってみなけりゃわからない！としか言いようがない。病歴の長い短いに関わらず、治療をしてすぐ治る場合が1/3、しばらく治療を続けているうちに治る場合が1/3、どんだけやっても治らないのが1/3というところかな。
耳鳴りの原因自体まだ解明されてないし、何ともわからないんだよね。今わかっているのは、耳鳴りは難聴と同時に現れることが多いから、この2つには何らかの関係があるだろうということくらいかな。

余計なものが聴こえる耳鳴りと、必要なものが聴こえない難聴は、逆の現象に思えるのに、それもまた不思議な話ですね。

音を聴くメカニズムを考えれば、不思議じゃないよ。
じゃあ、今日は耳鳴りと難聴について、今わかっていることを見ていこうか。

はい。

第22章 耳鳴り

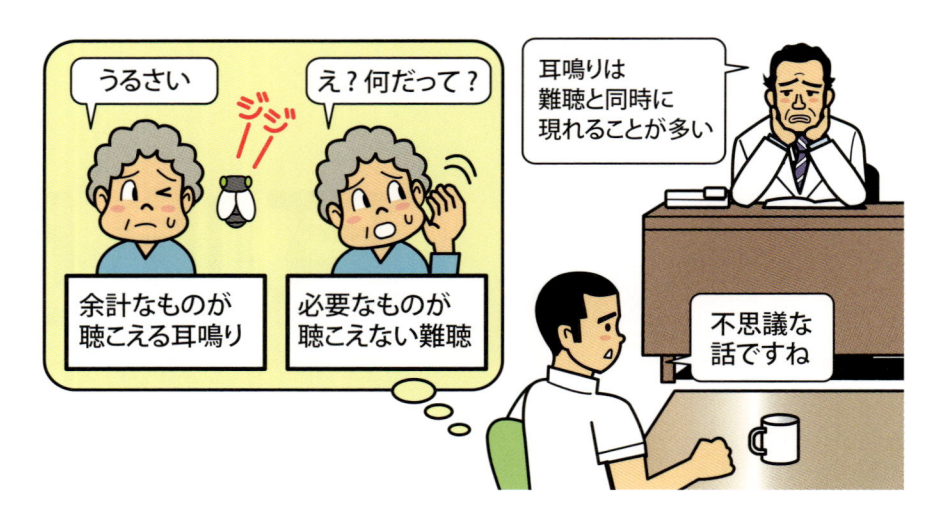

I．耳鳴りとは

　体外に音源がないのにもかかわらず、耳に感じられる音のことを耳鳴りと言います。これには幻聴（げんちょう）は含まれませんが、頭鳴とは厳密に区別されておらず、今のところ同じものとして取り扱われています。

　また、難聴の患者が同時に耳鳴りを訴えることも多いため、耳鳴りと難聴の原因はほぼ同じと考えられていますが、その症状は特殊な場合を除いて患者の訴えで表現されるのみで、実態は把握されていません。成因や障害部位についても、未だ十分な解明はなされていません。

◆意味を持つ音、それは幻聴

　言われてみれば、幻聴も音源がなく、本人にだけ聞こえているものでしたね。
　でも、幻聴は脳の問題で、耳鳴りとは質の違うものだっていうのは、誰だってわかりますよ。

　じゃあ、はっきり区別する方法はわかる？

　え～とぉ……。

　その音に意味を持つかどうかでわかるよ。

　意味？

　耳鳴りは、「ザー」とか「ピー」とか「ブーン」とか、ただ音が鳴ってるだけだけど、幻聴の場合は、例えば「耳元で『バーカ、バーカ、バーカ、バーカ……』ってずっと誰かが言い続けるんです」なんてのがそうだよね。

　そっか、音の意味ってそういうことですかぁ。
　それより、もう1つの「ずめい」って読めば良いんですか？　これは何ですか？

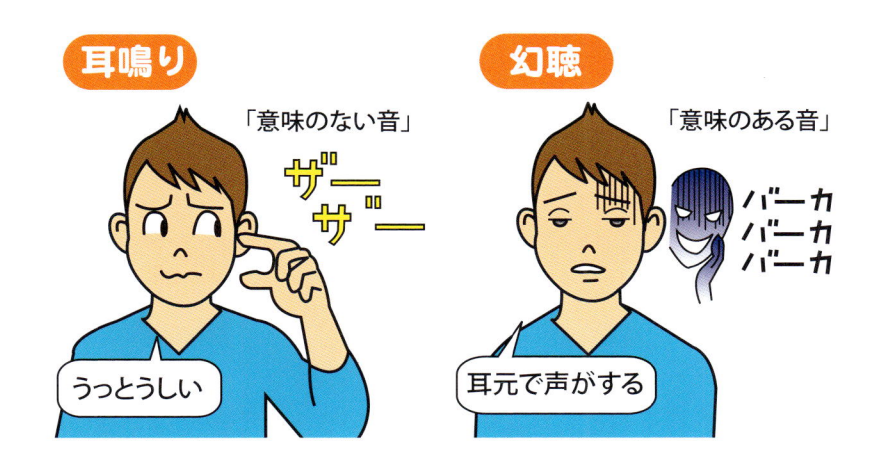

耳鳴り 「意味のない音」 ザーザー うっとうしい

幻聴 「意味のある音」 バーカ バーカ バーカ 耳元で声がする

「頭鳴（ずめい）」もしくは「頭鳴（あたまな）り」と言うんだ。ふつう耳鳴りは「右（左）耳で鳴ってる」「両耳とも鳴ってる」というのがわかるんだけど、時々「どこで鳴っているかわからない」「真ん中で鳴っている」「頭の中で鳴っている」と訴えられることもあって、これを頭鳴と言ってるんだよ。耳鳴りも頭鳴も、まだどちらの機序も未解明で、違うものか同じものかもわからないから区別できない、というのが本当のところだね。

Ⅱ. 耳鳴りの分類

耳鳴りは、外耳から中耳の伝音系に入る雑音や、音波を電気信号に変換する内耳、それを中枢に伝達する聴覚伝導路の不具合によって起こると考えられています。このような原因の違いによって、次のように分けられています。

1 他覚的耳鳴り

聴覚系以外から発生し、音源を捉えられるものを言います。その原因には、次のようなものがあります。

- ▶ 呼吸性：耳管開存症など。
- ▶ 筋肉性：痙攣（けいれん）など。
- ▶ 血管性：貧血のコマ音、耳近傍の動静脈の奇形・狭窄（きょうさく）・異常走行など。
- ▶ 顎関節性：顎関節症など。
- ▶ 外耳道性：耳垢（みみあか）、異物など。

◆身体の中には、音源がいっぱいある

周りの音がうるさい時には気にならなくても、静かな環境だと、自分の呼吸の音や血液の流れる音が聞こえる時があるんだ。特に、耳管※→p.404 が開いたままになってる人は、空気の通る音が耳に響いてしまう。

それに、異常ではなく、中耳腔の一部には薄い骨をへだてて頸動脈管と接する場所があるし、頸動脈管は蝸牛の骨迷路に近接している部分がある。だから、ザザーザザーというような頸動脈の拍動性血流音が聞こえることがあるんだよ。

寝ている時に、耳が枕に押し付けられていると、聞こえることがありますね。

第22章 耳鳴り

この他に、私も時々あるんだけど、筋が痙攣した時に、その振動が響いて、ブーンっていうような耳鳴りを感じることがあるんだ。中耳には耳小骨筋☞p.404という小さい筋がある。他にも、軟口蓋を挙上させる筋とか、耳管の開閉を調節している筋とか、耳の周りにはいろいろな筋がある。これらが、寝不足や疲れがある時に、まぶたがピクピクするとか、ヒステリー球のノドの異物感☞p.339と同じように、痙攣して耳鳴りを起こすんだ。

顎関節症の場合の咀嚼時や開口時のクリック音とか、外耳道で異物が転がる音とか、そんなものも耳鳴りの原因になるんだよ。

2 自覚的耳鳴り

聴覚系から発生し、音源を捉えられないものを言います。その原因や機序は明らかではありませんが、次のように考えられています。

（1）末梢性の耳鳴り

内耳の有毛細胞☞p.409や第1次ニューロン☞p.412の異常興奮が、耳鳴りの原因とする説です。異常興奮は不必要な信号ですから、それが雑音として伝わり、耳鳴りを起こすのだろうと考えられています。

◆異常興奮する原因って？

なんで異常興奮を起こすんですか？

それがわかれば苦労しないよ。
今のところ、神経細胞の膜の性質が変化したためか、周りのリンパ☞p.405のイオンバランスが変化したために、閾値が下がって興奮しやすくなったのではないか、というのが1つ。もう1つは、神経の軸索突起に巻きついているミエリン（髄鞘）が剥がれて、隣の神経線維に漏電して、必要のない興奮が伝わってしまうのではないか、ということが考えられている。

いずれにしろ、何で変化が起きた？　なんでミエリンが剥がれた？　本当にそれが原因なのか？　など、わかってないことだらけだけどね。

◆聞こえないのに、聞こえる耳鳴り!?

ところで、昔、あんまりにも耳鳴りがつらくて、外科的に蝸牛神経を切断した人がいるんだよ。

そんなことしたら、何も聞こえなくなっちゃうじゃないですか。

そうなんだけど、片方だったからね。それに、「聞こえなくなっても耳鳴りが消えるなら良い」と思うほど悩まされていた、ということだろうね。
これがひどい悲劇でさ。手術して、周りの音は聞こえなくなったのに、耳鳴りだけは残ってしまったんだよ。

え～！　最悪じゃないですか。

でも、この結果から、蝸牛神経を切断しても耳鳴りが消えないということは、中枢性の耳鳴りがあるだろうって推察できたんだ。それが次の話だよ。

（2）中枢神経性の耳鳴り

　聴覚伝導路に入力される求心刺激が減少することによって中枢の抑制システムが消失するため、上行するニューロンが過剰興奮し、これが耳鳴りになるという説があります。また、神経細胞が興奮している部位から興奮していない部位の間の神経細胞の活動が、中枢賦活系によって強調された結果、耳鳴りになるという説もあります。

◆要らない音は、切り捨てている！？

　わかりにくいですね。

　じゃあ、解説しようか。まず、1つめの説だけど、これは、聴覚にも痛みのような中枢性抑制系がある、ということが前提になる。
　僕達の周りには、たくさんの音が溢れているだろう。それらを耳で拾って、全部をそのまま脳に伝えていたのでは、うるさくてしょうがないよね。僕らの聴覚は、いくつかのニューロンを中継して上に伝えていく際に☞p.412〜413、必要な音だけを抽出したり、いらない音に抑制をかけて上がってこないようにしたり、無意識のうちに取捨選択をしているんだよ。

　テレビを見てる時に話しかけられても聞こえなかったり、ガヤガヤした中で特定の人の話を聞き取ったりってことですね。

　そうだね。この時、脳に上がってくる音が少なくなってくると、抑制するシステムが減弱して、不必要な音情報が上がってきてしまうので、耳鳴りになるってことらしい。

◆聞こえにくいと、ボリュームを上げる

　もう1つの説は、例えばマイクのボリュームを思い浮かべてほしい。興奮しない神経細胞の音は聞こえない。すると、マイクのボリュームを上げるように、遠心性神経☞p.410がその神経が支配する有毛細胞を含む周辺の感度や細胞活動、信号の伝わり方を高めるよう調節する。それで異常に興奮してしまって、耳鳴りになるというんだ。
　実際検査をしてみると、難聴の音域と耳鳴りの音の高さは、同じことが多いんだよ。

　声を拾うのにボリューム上げると、ギュイィーンってノイズが入るのに似てますね。

　そうね。

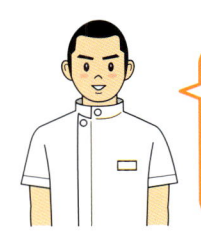

　今の話で、耳鳴りと難聴が同時に起きる理由がわかりました。というより、耳鳴りは難聴の結果起きてくる、ということなんですね

第23章 難聴

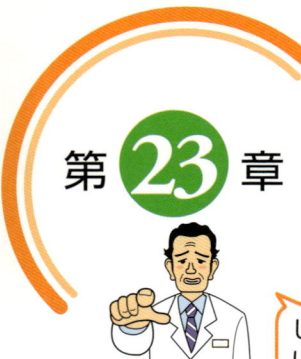

じゃあ今度は、難聴について見ていこうか

Ⅰ. 難聴とは
聞こえにくい状態を言います。

Ⅱ. 難聴の分類

1 伝音性難聴
　外耳から中耳 ☞p.403 までの音波が伝わっていく部位（伝音系）に異常があって起こる難聴です。その特徴として、気導聴力は低下しても、骨導聴力は低下しないことが挙げられます。また、音波を感じとる内耳 ☞p.405 （感音系）には障害がないので、音の聞こえに歪みはなく、明瞭度も悪くありません。
　伝音性難聴を起こす原因には、次のようなものがあります。
- ▶ 外耳：耳垢、異物、外耳道の狭窄または閉鎖
- ▶ 鼓膜：炎症、穿孔、外傷
- ▶ 耳小骨：癒着、離断、欠損
- ▶ アブミ骨底：耳硬化症*
- ▶ 中耳：各種中耳炎、中耳癒着症
- ▶ 耳管：耳管炎、耳管狭窄

＊耳硬化症：アブミ骨底が骨化して固着する疾患。

◆耳管が開かないと、耳閉感が起こる

　伝音性難聴は音量が足りなくて聞こえないものだから、大きな声で話しかけてあげれば、相手はちゃんと聞き取れるよ。

　原因に挙げられている耳管は、中耳と上咽頭をつないで、中耳内の気圧調節をしている管のことだ。☞p.404 エレベーターで上がったり下がったりした時に、耳が詰まったような嫌な感じを受けたことがあるだろう。あれは耳閉感と言って、中耳の中と周りの気圧に違いが生じたために起こる症状で、その時片方からの圧力に押されて鼓膜や耳小骨が正常に振動できないから、周りの音も聴こえにくくなるんだ。

　唾を飲み込むと治りますよね。

　そう。耳管はふだん閉まっていて、あくびや嚥下の時に開くんだ。唾を飲み込んだ時にも耳管が開いて、中と外の圧力が調節されて耳閉感が治るんだよ。風邪や中耳炎、副鼻腔炎を起こすと、粘膜

が炎症で腫れたり粘液の分泌が増えたりして、耳管の通りが悪くなるから、耳閉感や音の聞こえづらさが起こるんだよ。

2 感音性難聴

音波を感じとる内耳から中枢 p.412 までの障害によって起こる難聴です。この時、気導聴力・骨導聴力が共に低下し、また音の聞こえが歪み、明瞭度の悪いことが、特徴として挙げられます。

感音性難聴を起こす原因には、次のようなものがあります。

▶ 内耳性
内耳や蝸牛の有毛細胞が障害されて難聴が起こる。メニエール病、各種薬物中毒、騒音性難聴（音響外傷）、老人性難聴、各種内耳炎など。

▶ 末梢神経性
蝸牛神経の第1次ニューロンが障害されて難聴が起こる。聴神経腫瘍、突発性難聴、神経炎など。

▶ 中枢神経性
脳幹から大脳皮質に至る聴覚伝導路が障害されて難聴が起こる。腫瘍、出血、変性疾患など。

◆聞き間違え、それは感音性難聴の始まりかも？

感音性難聴は内耳で音波が捉えられないことや、有毛細胞からの信号を脳へ伝える神経が上手く働かないことで起こるものだ。だから、単に「聞こえない」っていう音量だけの問題じゃなくて、「聞き取れない」という音質の問題もある。

感音性難聴の患者さんは聞き間違えが多く、場合によっては、音量は普通に聞こえているのに、言葉の内容がさっぱりわからないということもあるようだ。

じゃあ、この場合は相手に大きな声で話しかけてもダメなんですね。

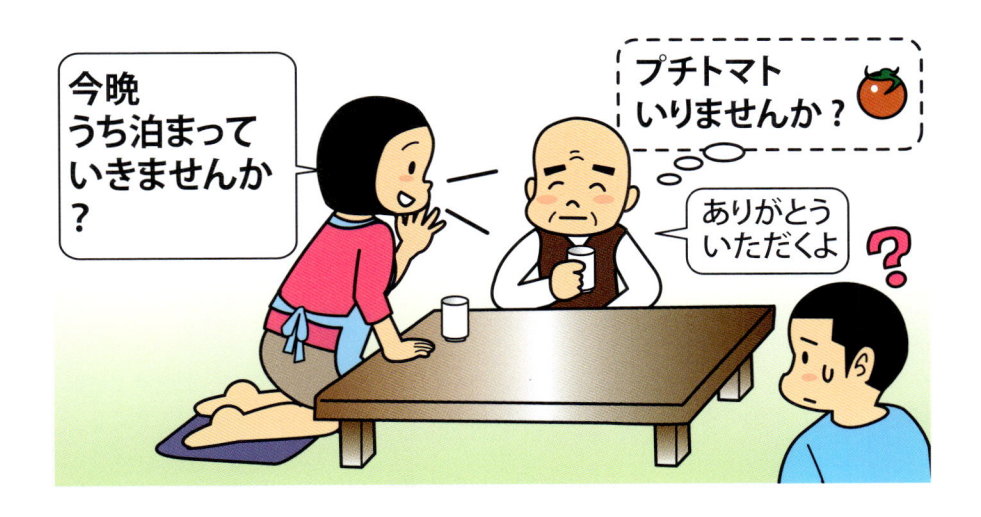

第23章 難聴

◆いろいろな原因疾患

原因に挙げられているメニエール病、ストレプトマイシン・カナマイシンという薬物の副作用、聴神経腫瘍、突発性難聴については、眩暈のところで話したよね。☞p.206

内耳のリンパ液の圧力が変化するメニエール病では、蝸牛を伝わる振動や聴毛の動きが障害される。いわゆるストマイ・カナマイでは神経細胞が死んでしまう。腫瘍が蝸牛神経にできれば、蝸牛からの情報伝達が障害される。内耳神経・蝸牛神経に炎症が起きても同じだね。

このようなことで音波がキャッチできなかったり、信号が送れなかったりすると、難聴が起きるんだけど、同時にこれが原因で間違った神経の興奮が起こると、それは雑音（耳鳴り）として感じることになるんだよ。

それと、突然強大な音が入ってきた時や、大きい音をずっと聴き続けていると、その刺激で有毛細胞が壊れてしまって難聴を起こす。これを騒音性難聴（音響外傷）というんだ。

音がイヤホンの外に漏れるほど大きな音で音楽を聴いてる人や、パチンコ屋の店員に多い難聴はそれですね。

◆高音域から聞こえが悪くなるのはなぜ？

ところで、神経細胞は死んだらそれまで。生き返ることはなかったよね。内耳の有毛細胞も同じ。しかも、聴毛☞p.408が抜けたり折れたりしても、それは生え変わることがないから、細胞が生きていても音波を捉えられなくなるんだよ。だから、年とともにだんだんと聴力が落ちてくるんだ。

それはわかりますけど、高い音から聴こえなくなって、低い音が残ることが多いですよね？　それは何でですか？

高い音は周波数が高い。周波数っていうのは1秒間の波長の数だよね。聴毛はこの周波数と一致して傾斜・回復を繰り返すから、20Hz（低音）と16000Hz（高音）☞p.401だったら？

1秒間に20回なら耐えられるけど、16000回も揺れたら、聴毛が引きちぎれちゃいますよね。

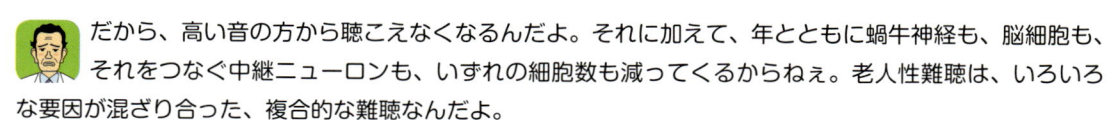

だから、高い音の方から聴こえなくなるんだよ。それに加えて、年とともに蝸牛神経も、脳細胞も、それをつなぐ中継ニューロンも、いずれの細胞数も減ってくるからねぇ。老人性難聴は、いろいろな要因が混ざり合った、複合的な難聴なんだよ。

◆感音性難聴でも治る!?

これらの難聴は治りますか？

西洋医学では理論上、伝音性難聴は、原因となる構造を手術で修正すれば治るものとされている。風邪や副鼻腔炎で耳管が狭窄しているようなことで難聴が起きているなら、元を治せば難聴も治るんだから、鍼灸でも、治療の効果は期待できるよね。

それに対して、音を捉えたり伝えたりする神経自体の障害である感音性難聴は、西洋医学でも鍼灸でも治すことはできないと考えられるね。

ただし、腫瘍や神経炎・神経障害で起こる難聴は、その原因が取り除かれれば回復する可能性は大いにある。その場合、神経がどのくらい損傷してしまったかによって、回復の度合いが違ってくる。

つまり、どの程度の難聴が後遺症として残るか、ということですね。

その通り。死んだ神経細胞は生き返らない。末梢神経繊維はある程度再生するけど、完全ではない。だから、最終的に残ってしまった感音性難聴は、どのような方法をもってしても治らないと言える。

後遺症を最小限にするには、眩暈のところで話があったように、早い治療が必要なわけですね。

そういうこと。
でもね、中には治りませんと診断された感音性難聴でも、治る場合があるんだよね。

どういうことですか？　誤診ってことですか？

そうじゃないよ。これは、神経細胞が機能していないんだけど死んではいない状態、言ってみれば、細胞が仮死状態みたいになっているんじゃないかと考えられているんだよ。だけど、正確なところはわかっていないんだよね。
　でも、もしそういうことなら、仮死状態で長い間放置されたら死んでしまうけど、発症後すぐに何らかの刺激を与えれば、目覚めるかもしれない。だとすると、もし治る見込みがないと言われた難聴でも、治してみる価値があるかもしれないよ。

まとめ

◆耳鳴り・難聴の鍼灸治療

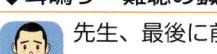

先生、最後に前の耳鳴りも含めて質問したいのですが。
今の話で、感音性難聴は治療の効果が望めないものだとすると、その結果起きる耳鳴りも、治すことは無理なんでしょうか？

いや～、患者さんに聞かれても、「大丈夫、治りますよ～」なんて気軽に言えないのは確かだけど、何かの拍子に治ることもあるから、試してみる価値はあるよ。

治療法は？　何か特別なことはありますか？

割と定番な経穴として、**聴宮・翳風**といった耳の周りを使ってみたり、流注から考えて三焦経の**外関**を使ってみたり、耳なので腎経を使ってみたりすることが多いかな。
　それに、耳鳴りがしていると煩わしいから、耳鳴りがしている側の耳の周りや頸・肩は、知らないうちに緊張しているものなんだよ。反対に頸や肩にコリがあっても、耳鳴りが鬱陶しく感じるから悪循環だ。そんな場合、頸や肩のコリをとってあげることで、耳鳴りが治らないまでも、煩わしさをグッと減らせるんだ。

◆耳鳴りと仲良くなろう！

あとは、患者さん自身に耳鳴りを意識しないよう心掛けてもらうことだね。
耳鳴りには、これが一番大事なことなんだ。

意識するなと言われても、難しいですよね？

第23章 難聴

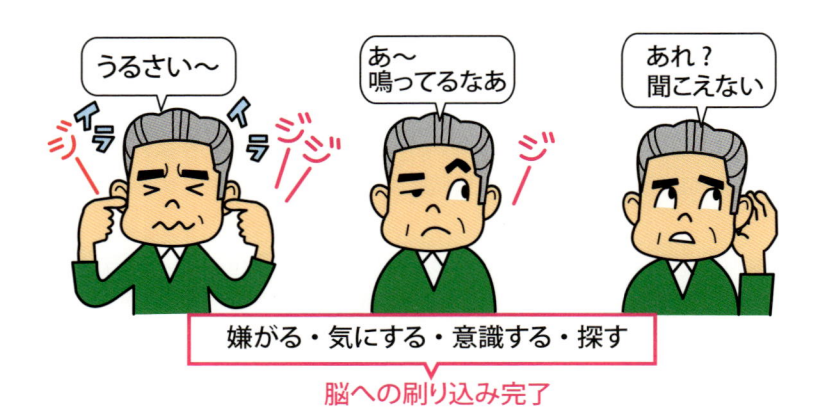

> うるさい〜
> あ〜鳴ってるなあ
> あれ？聞こえない

嫌がる・気にする・意識する・探す
脳への刷り込み完了

　でも、例えばさ、気にしてない時には全然聞こえてなかった時計の音が、気にしだしたら耳についてしょうがない、イライラして寝られなくなる、なんてことがあるだろう。そんなふうに、気にして嫌だ嫌だと思っていると、耳鳴りに意識が集中して、イライラや苦痛が増してしまうものなんだ。
　だから、なるべく嫌だと思わず、気にしないことが大切！　たとえ鳴っても、「あ〜また鳴ってるわ〜」くらいに大らかな気持ちでいると、苦痛が減って、仕事をしている時や何かに集中している時には忘れることも出てくるよ。

◆自分で作ってしまう耳鳴りもある！

　次に、これも大切！　耳鳴りがない時には、あえて耳鳴りを探さないこと。
　患者さんてさ、耳鳴りが聞こえないと「あれっ？　耳鳴りがない？」と思って音を探して、耳鳴りが聞こえると「あっ、やっぱりあったぁ」なんて、がっかりしたような安心したような、変な行動をしてしまうんだよね。そうやってずっと意識していると、脳に耳鳴りの音が刷り込まれてしまって、聴神経を切っても消えない、つまり脳が作り出す耳鳴りができあがってしまうんだ。
　だから、患者さんには「耳鳴りは、気にしない、意識しない、探さないこと。これも治療ですよ」と助言すると良い。私たちの治療の中で、一番大事なことはこれだね。

　はい。よくわかりました。ありがとうございました。
　今回の患者さん方にも、本来なら初診時にインフォームド・コンセントを行って、治らない可能性もあることを納得していただいた上で、治療を始めるべきだったと思います。すいませんでした。今後はきちんとした説明ができるように、心掛けます。

　そうだね。頼むよ。

　はい。それと、「気にしない！　意識しない！　探さない！」、今度の治療で言ってみます。

　うん。ぜひ患者さんに知っていただくと良いよ。

> さて、これで耳鳴り・難聴について大体わかったかな？
> Any Question?

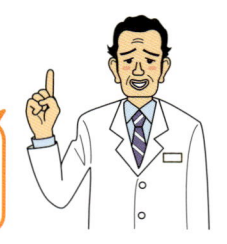

基礎知識 その㊷　音

気体・液体などを伝わってくる振動を耳が感知して、それを神経への信号に変換し、脳に伝えられ認識されたものが「音」、その振動を「音波」と呼んでいます。また音を発生する物体を「発音体」あるいは「音源」と言います。

1 音波

ギターの弦を爪弾いたり、太鼓を叩いたり、人が声を出すのに声帯を振わせたりして、発音体が振動する時、発音体は周りの空気を作っている気体分子を押したり引いたりします。すると、発音体に押された空気は圧縮され、その部分の分子の密度は高くなり、次の瞬間元に戻ろうとして隣の空気を押します。逆に、発音体が引いた時には空気が膨張し、その部分の分子の密度は疎らになります。

このように、空気の密度に「疎」と「密」の部分を交互に生じながら、圧力の変化と同じ方向へ伝わっていく波を「疎密波」と呼び、音波もその1つにあたります。

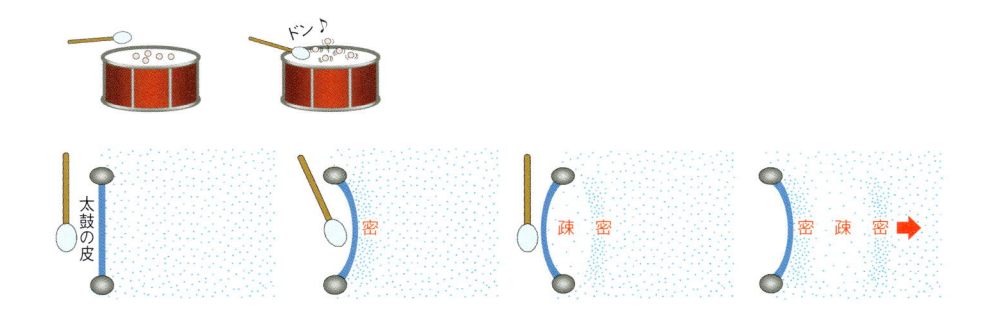

図・基 42-1　疎密波

2 横波と縦波

波には「横波」と「縦波(疎密波)」があります。

> 横波：振動の伝わる方向が、波の進行方向と直角になる波。水面にできる波紋など。
> 　　　ある地点を見た場合、それは上下の動き(振動方向)として見える。
> 縦波：振動の伝わる方向が、波の進行方向と同じ方向になる波。音波など。
> 　　　縦波では振動方向と波の進行方向が同じなので、ある点の間隔が密になったり疎になったりする。

図・基 42-2 の赤い線上にある黄色い○に注目して！　振動が左から右へ伝わっていくのに対して、横波は○が上下に動いている。縦波は振動の伝わる方向と同じ、○が左右に動いているのがわかるかい。この動きの違いが、横波と縦波の違いだよ。

第23章 難聴

〈横波〉　　　　　　　　　〈縦波〉

気体分子

空気が押される

→ 振動が伝わる方向

→ 振動が伝わる方向

密度が高い

密度が疎ら

疎　密

疎　密

図・基42-2　横波と縦波

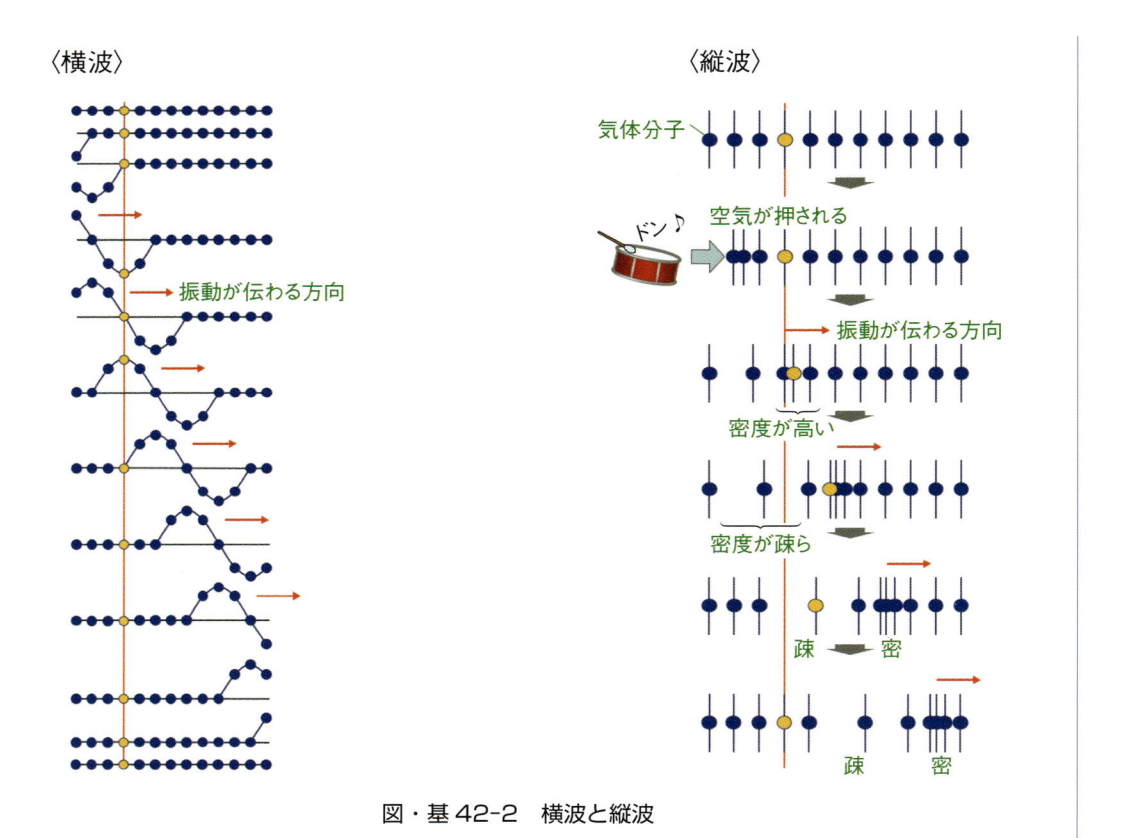

3 音の3要素

音の性質を決める要因の最も基本的なもので、音の大きさ・音の高さ・音色の3つを「音の3要素」と言います。

強さ（大小）：物理的には音圧の大小、音波のエネルギーの大きさよって決まる。
　　　　　　　振幅が大きい方が大きい音、振幅が小さい方が小さい音。
　　　　　　　※人が音を聴く場合は、音の大きさが音波の振幅の大きさに比例しない場合もある。
高さ（高低）：音の高さは、音波の振動数（周波数）によって決まる。
　　　　　　　振動数が多いほど高い音、少ないほど低い音。
音　　　色：音色は、音波の波形の形の違いによって決まる。

よく音を表すのに次の図・基42-3のような横波の図が出てくるけど、これはオシロスコープなどの機械を通して、振動した幅と時間の関係を表示して、音波を視覚的にわかりやすくしたものだよ。
音波は縦波。勘違いしないようにね！

◆ 波長と振幅

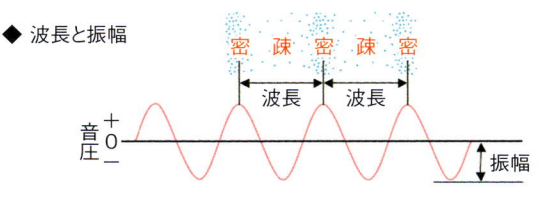

◆ 音の高さ
　低い音（振動数が少ない＝波長が長い）
　高い音（振動数が多い＝波長が短い）

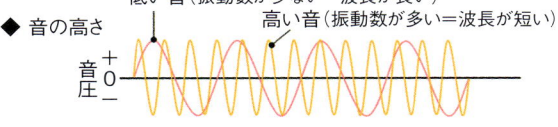

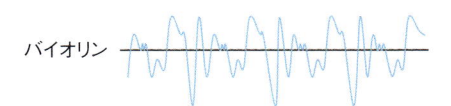

◆ 音の強さ
　大きい音（振幅が大きい）　小さい音（振幅が小さい）

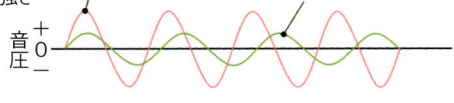

◆ 音色
　音叉（おんさ）
　フルート
　バイオリン

上の3点は山内昭雄ほか．感覚の地図帳．講談社．2001．p.36 より許可を得て掲載

図・基 42-3　音の要素

4 可視聴音

　ヒトの聞くことのできる音の振動数の範囲（可聴範囲〔図・基 42-4〕）は、成人でほぼ 20 ～ 16000Hz と言われています。その中でも一番捉えやすい音波は 1000Hz ～ 2000Hz（可聴領域〔図・基 42-5〕）の間で、3 ～ 4Hz の違いも聞き取ることができます。

　また、子供では成人より高い 20000Hz くらいまで聞こえますが、加齢に伴い可聴範囲は高音域から低下していき、老人では 5000Hz くらいまでしか聞こえなくなります。

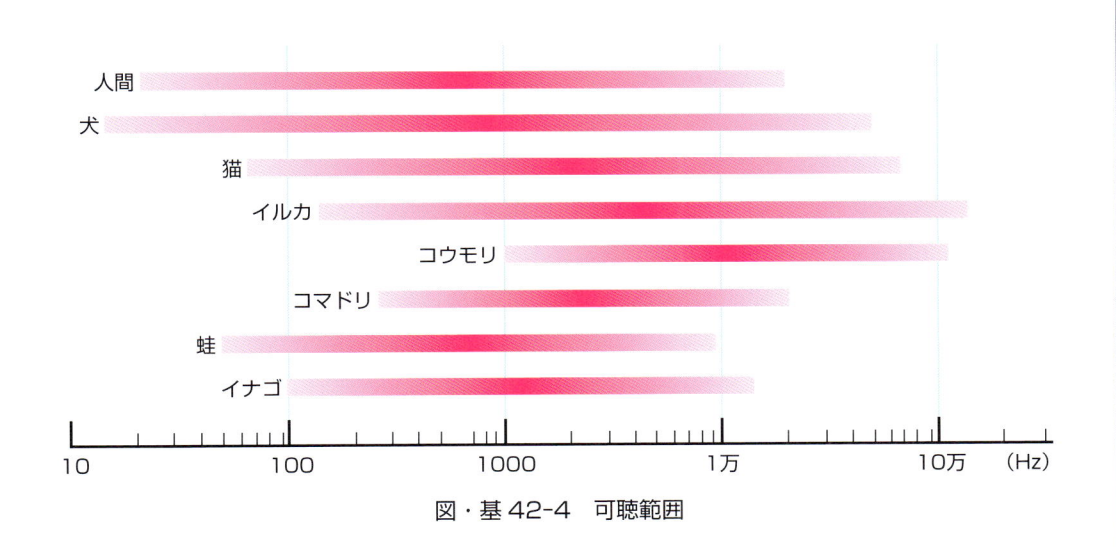

図・基 42-4　可聴範囲

第23章 難聴

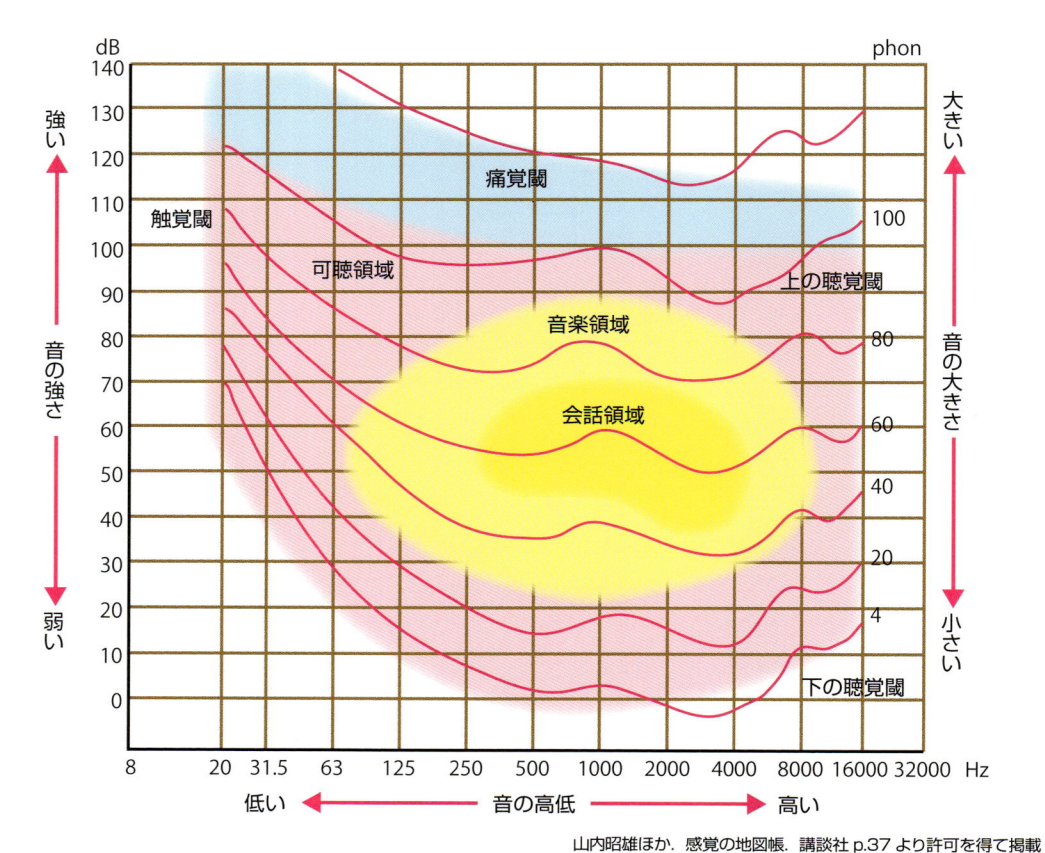

図・基42-5　可視聴音

山内昭雄ほか. 感覚の地図帳. 講談社 p.37 より許可を得て掲載

20Hz以下・20000Hz以上の振動数は超低周波・超音波と呼ばれて、ヒトの耳では捉えることができないんだ。ヒトには感じとれないこの超音波を使って、コウモリが暗闇でも障害物や獲物を捉えたり、イルカやクジラが仲間同士で会話している、というのはよく知られている話だよね。

基礎知識 その㊸　耳の構造

1 外耳

　耳介と外耳道を合わせたものが外耳です。耳介にはいろいろな深さの丸い窪みや細長い溝があり、これはいろいろな周波数の音をキャッチして外耳口の方へ反射させ、音を集めるのに役立っています。また、外耳口から始まる外耳道は、成人では直径約0.6cm、長さ約2.5cmの管で、共鳴腔（音を響かせるための空洞）としての意味を持っており、2500〜4000Hzの音を共鳴によって増幅しています。

　耳介の集音作用と外耳道の共鳴現象には、空気中の音が鼓膜で反射されて失われる音エネルギーを補う意味があります。

ヒトの耳の優れた点

　人の耳の集音作用は、動物に比べると大したことない。兎みたいに大きな耳だと捉えられる音も多いし、しかも彼らはより多くの音を捉えるよう、耳を音の来る方へ向けることができる。

　人にはできない技ですね。

　でも、人は2つの耳の位置や向きが違うから、それぞれが捉える音の違いで、音源の定位には有利にできているんだよ。

　音源の定位？

　例えば、大体の場合、遠くの音は小さく聞こえて、近くの音は大きく聞こえるよね。それと、右から来る音は右耳に先に入って、ちょっと遅れて左の耳に入ってくるし、右で鳴ってる音は右耳の方でよく聞こえるよね。こんなふうに、純粋な音の大小に加えて、左右の耳で音を捉える時間の差とか、捉えた音の大きさの違いとか、そんな左右の違いも含めて、耳で捉らえた情報を統合処理して、どこから音がしているかを瞬時に推察することができるんだよ。この音のする場所を定めることが、音源の定位ということだ。

　ただ、水中では、音波は空気中の約3倍の速さで伝わるから、左右の耳でほぼ同時に音波が捉らえられる。そのため、どこから音がしているのかわかりにくいんだよ。

2 中耳

　外耳道を伝わった音波が中耳に入る時、その入り口にある鼓膜に当たります。鼓膜は100μm以下の厚さの極めてしなやかな膜で、皮膚が変化してできたものです。その振動のしやすさは、空気を振動させるのとほぼ等しいため、外耳道に入った音エネルギーの大部分は鼓膜に伝わります。

　また、鼓膜は一枚すべてが同じ厚さの膜ではなく、部分によってその厚さが異なります。そのため部分によって振動しやすい音波が違い、このことは様々な音を捉えるために意味があります。

第23章 難聴

鼓膜が破れたら聞こえない？

鼓膜が破れる事故が時々ありますけど、そうすると音は聞こえなくなるんですか？

完全に破れてしまったら無理だよね。でも、部分的な損傷や孔（あな）があるくらいなら、まったく聴こえないことはないよ。それに、ある程度なら、鼓膜の再生は可能だからね。

中耳は、ツチ骨、キヌタ骨、アブミ骨と呼ばれる3個の耳小骨が存在する部屋です。この中は外界と同じ気圧の空気で満たされています。中耳の下部からは、上咽頭＊につながる耳管が伸びており、耳管は通常閉じていて、あくびや嚥下などによって一瞬だけ開きます。これによって中耳腔内の空気交換と気圧の調整をしています。また耳管の粘膜には線毛があり、上咽頭の方に向かって動いているため、中耳腔内の分泌物や、空気と一緒に入ってくる埃や微生物は、耳管を通じて上咽頭へ排出されます。さらに、耳管が通常閉じていることで、自分の声や呼吸音が直接耳に響くのを防いでいます。

＊上咽頭：咽頭は上咽頭・中咽頭・下咽頭の3つに分けられ、上咽頭とは鼻腔後方の突き当たりで口蓋垂の裏側にあたる領域。鼻咽腔あるいは咽頭鼻腔部とも言う。

鼓膜の振動は、耳小骨に渡されます。まず鼓膜の内側に接しているツチ骨が鼓膜の振動を受け取り、それがキヌタ骨・アブミ骨を経由して内耳の入り口（前庭窓）を揺らすことで、その向こう側の内耳の外リンパに振動を伝えます。

液体は空気に比べて振動しにくいので、空気の振動がそのまま前庭窓に伝えられても、外リンパを振動させることはできません。ですが、鼓膜の面積とアブミ骨底の面積は17：1になっていて、大きな鼓膜の振動が小さな前庭窓に集約されます。また、耳小骨の動きはテコの原理になっているので、小さなエネルギーで大きな作用が発揮できます。このような構造によって、鼓膜の振動は前庭窓に伝わるまでにおおよそ22倍に増大されるので、振動しにくい外リンパを振動させることができるのです。

また、中耳腔には鼓膜張筋、アブミ骨筋と呼ばれる2つの耳小骨筋があります。鼓膜張筋はツチ骨柄の内側に付着して、下顎神経の枝が支配し、鼓膜を中耳腔の方に引っ張って緊張させるように働きます。鼓膜張筋は、驚いた時や外耳道・顔面皮膚を刺激した時などに収縮しますが、その役割はまだ十分に解明されていません。アブミ骨筋は、全身で最も小さい横紋筋であると言われています。これは顔面神経の枝が支配していて、鼓膜を弛めるように働きます。アブミ骨筋は、大きな音が入ってきた時一過性に収縮して、アブミ骨の動きを抑制し、鼓膜が破れないようにしています。このように強大な音が入力した時の安全機構として作用しているほか、自分が声を出すよりも少し前に収縮して、自分の声で刺激されることを防ぐ役割もあります。

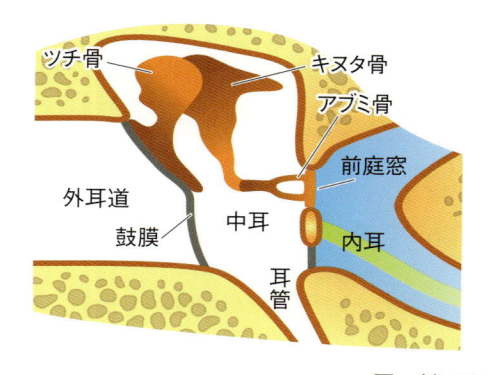

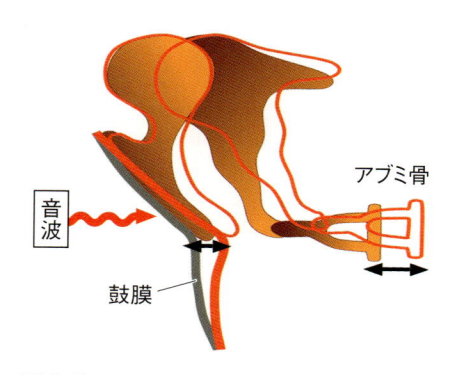

図・基43-1　耳小骨

3 内耳の蝸牛

　蝸牛は2回転半した巻貝のような形をした聴覚受容器で、内耳の骨迷路の一領域で。蝸牛の断面内腔は3つの部屋に分かれていて、それぞれ**前庭階**、**鼓室階**、**蝸牛管**と呼ばれます（図・基43-2）。蝸牛管の中は**内リンパ**で満たされています。前庭階と鼓室階は蝸牛頂部（巻貝の頂点部分）でつながっていて、その中は**外リンパ**で満たされています。

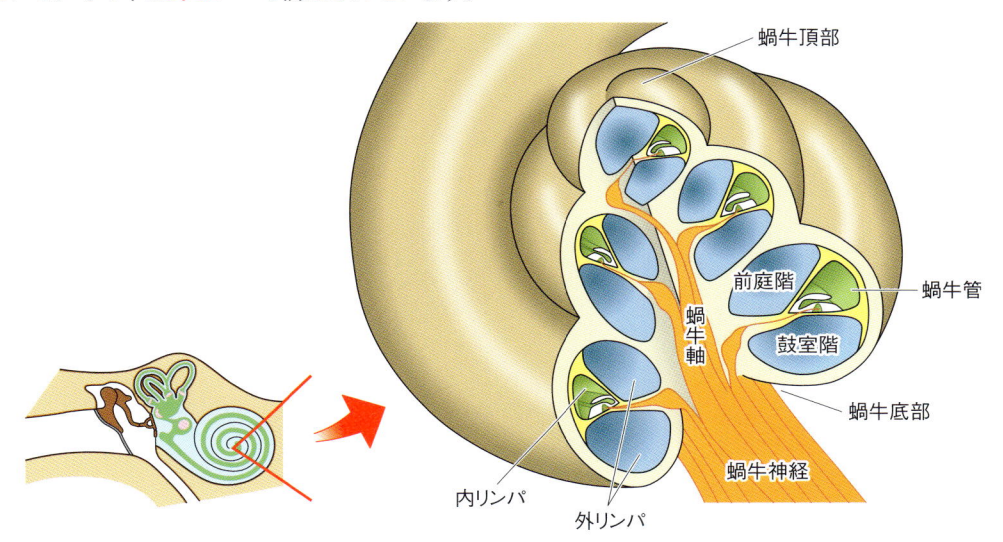

図・基43-2　蝸牛

基本構造は前庭器官と同じ

　蝸牛を巻いたままで考えているとわかりにくいけど、巻貝をビヨ～ンと引っ張って伸ばした拡大図（図・基43-3）で見ると、その構造がわかりやすくなるよ。

　骨で囲まれた骨迷路、その中に同じ形をした膜迷路が入っている。この構造は、「基礎知識～その20～」p.214でやった前庭・半規管の構造と同じだ。ここでの膜迷路は蝸牛管（緑色の部分）のこと。だから、この中には内リンパが入っている。この膜迷路の管を前庭階と鼓室階（青い部分）が挟みつけるような形になっている。そして、前庭階・鼓室階は、膜迷路と骨迷路の間の空間なので外リンパが入っている、というわけだ。

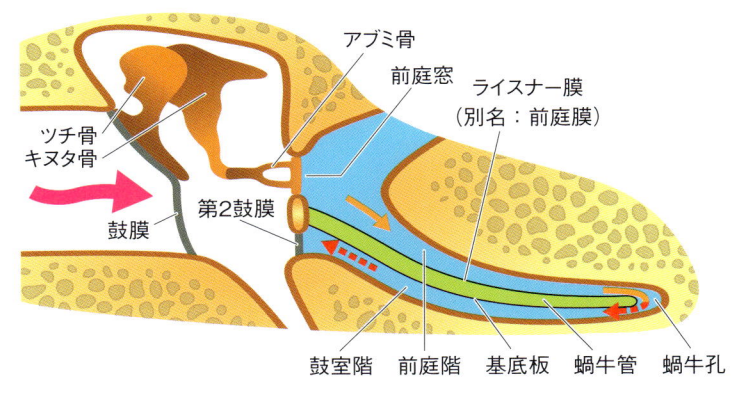

図・基43-3　蝸牛管

第23章 難聴

蝸牛管は前庭階との間を**ライスナー膜（別名：前庭膜）**、鼓室階との間をコルチ器が存在する**基底板**で仕切られ、外側には血管の豊富な**血管条**があります（図・基43-4）。

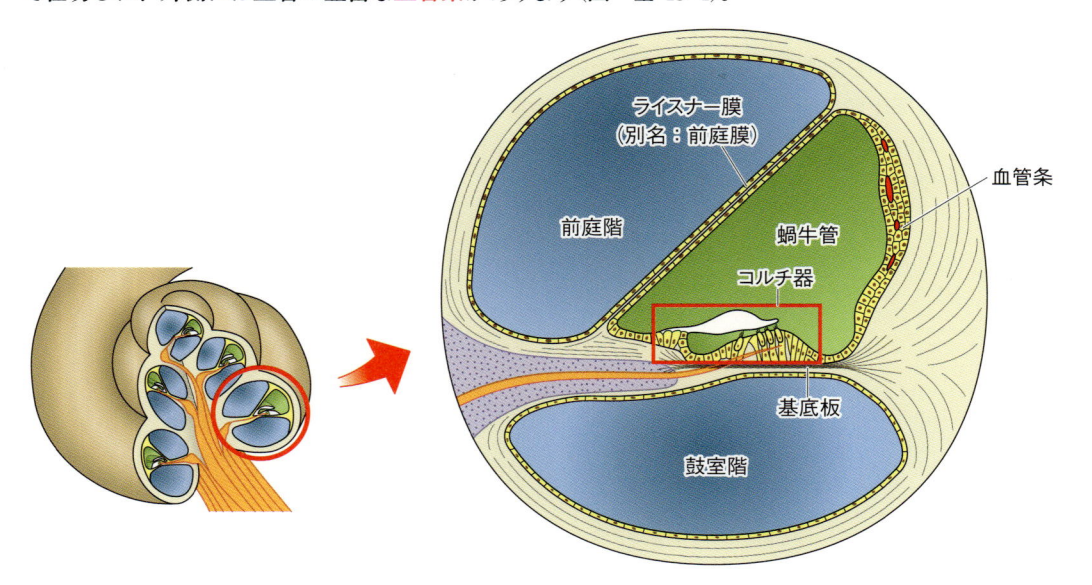

図・基43-4　血管条

血管条の役割

膜迷路は完全な閉鎖管で、中に満たされている内リンパは、外とは全く交通がないんだけど、代謝はされている。その役目を果たしているのが、蝸牛管の外側面を構成する血管条の血管だ。血管内の血液成分と、蝸牛管の内リンパの成分をやり取りすることによって、内リンパの量やイオンバランスを保っているんだよ。

基礎知識 その㊹ 音波の伝わり方

1 音波の経路

アブミ骨が前庭窓を揺らすことで内耳に伝えられた音波は、まず前庭階の中を上行し（オレンジの主線）、蝸牛頂部で蝸牛孔から鼓室階に移り下降し（赤の点線）、最終的に蝸牛窓を塞いでいる第2鼓膜と呼ばれる膜を振動させます（図・基44-1、44-2）。

その一方で、音波が上行する時、前庭階に接しているライスナー膜を振動させ、下行するときは鼓室階に接している基底板を振動させます。この振動が、内リンパの波を生みだします。

また、音波が蝸牛窓まで達すると起こる第2鼓膜の振動は、鼓室階へ跳ね返る音波として、あるいは中耳に広がる音波として、音の増幅に再利用されます。

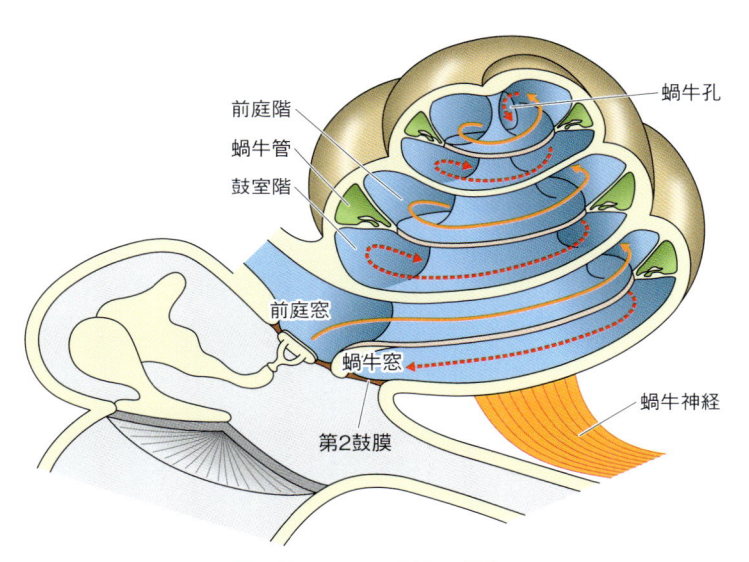

図・基44-1　音波の経路1

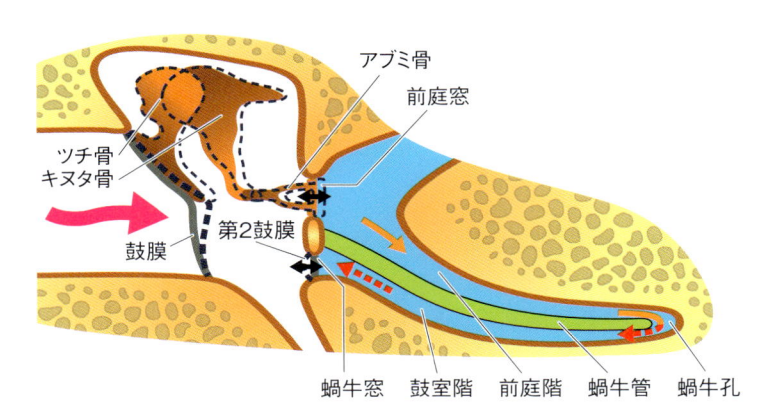

図・44-2　音波の経路2

第23章 難聴

第2鼓膜があるから、音波が伝わる

　第2鼓膜の役割は他にもある。
　ちょっと考えてほしいんだけど、水を満タンに入れた頑丈な密閉容器に、1カ所だけ穴をあけて膜を張っておくとする。その穴を押して水面を凹ませようとするなら、途方もなく大きな力が必要だ。だけど、それが2カ所だったら、1つの穴を押した時、もう1つの穴に張ってある膜が外側に盛り上がることで、押した部分の水面を凹ませることができるよね。

　それはつまり、第2鼓膜がなければ、前庭窓から外リンパを押そうとするアブミ骨の動きは跳ね返されてしまうけど、これがあることで振動が伝えられる、ということですね。

2 音波の受容器（コルチ器）

　音波の直接の受容器は、基底板の上にあるコルチ器の有毛細胞です。コルチ器は有毛細胞と、それを支える支持細胞とで構成されています。
　有毛細胞は、**聴毛**と呼ばれる整然と並んだ多数の毛を持っています。聴毛の上には**蓋膜**が乗っかっています。外有毛細胞の毛の先端は蓋膜に突き刺さっていますが、内有毛細胞の毛はいつでも蓋膜から少し離れています（図・基44-3）。

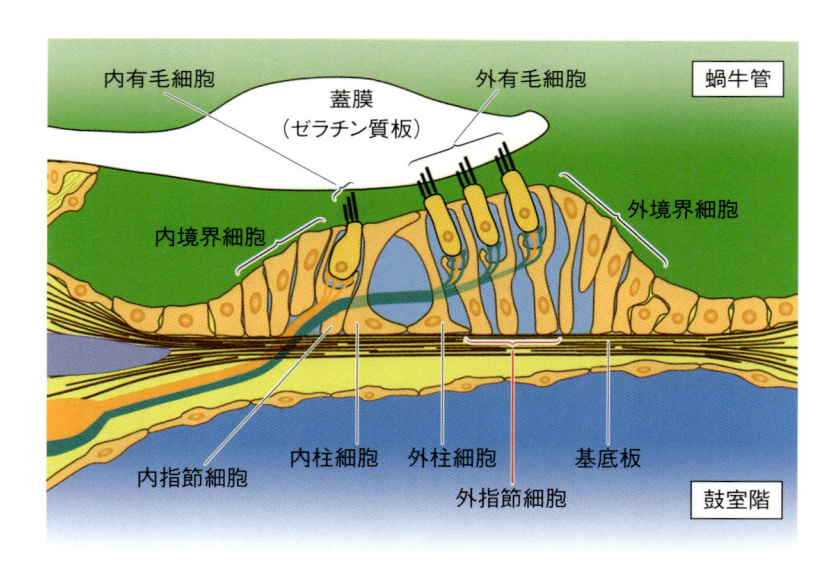

図・基44-3　コルチ器

　音波の振動によって有毛細胞と蓋膜がズレると、そのズレに応じて聴毛が屈曲します。聴毛が屈曲することによって有毛細胞が興奮し、この興奮が蝸牛神経に伝えられます（図・基44-4）。
　この時、コルチ器の乗る基底板は、蝸牛底では幅が狭く硬いため、**高い**周波数の時に多く振動し、蝸牛頂に向かうにつれて幅が広くやわらかくなるため、**低い**周波数の時に多く振動します。このことから、音の高さは振動する基底板の部位の違いによって識別されていると考えられています。

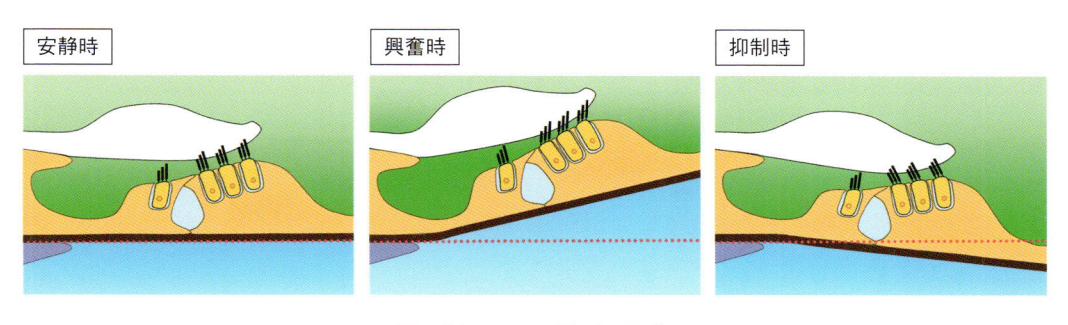

図・基44-4　聴毛の屈曲

3 内有毛細胞と外有毛細胞

　有毛細胞※ p.408には内有毛細胞と外有毛細胞の2種類があり、コルチ器の中に内有毛細胞は3500個ほどしか存在しませんが、外有毛細胞は1万2000個くらい存在しています。

　圧倒的に外有毛細胞の方が多いんですね。

　外有毛細胞の数は、内有毛細胞の3〜4倍なんだよ。

　どちらも20〜16000Hzの音波を受けると、その周波数と正確に一致して聴毛が傾斜・回復を繰り返します。内有毛細胞の場合、この聴毛の動きは直ちに蝸牛神経に聴覚刺激として伝達されますが、外有毛細胞では、周波数と一致した細胞自身の伸縮運動が起こります。

　この外有毛細胞の運動は内リンパを振動させ、それは受けた音波のコピーを作ることになり、これによって内有毛細胞が音波を受ける作用は1000〜1万倍にも高められることになります。

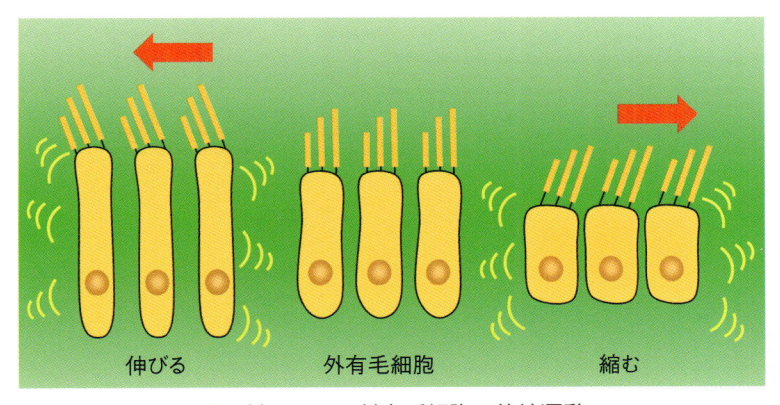

図・基44-5　外有毛細胞の伸縮運動

第23章 難聴

4 コルチ器への蝸牛神経の分布

　らせん状の蝸牛の中心（蝸牛軸）から約7万5000本の神経繊維がコルチ器に入り込み、有毛細胞の底部にシナプスを作ります。その神経繊維のうち、約7万本は有毛細胞の信号を脳へ送る求心性繊維で、約5000本はコルチ器に調節信号を送る遠心性繊維です。

　蝸牛器官の神経繊維は、圧倒的に求心性繊維が多いんですね。

　そりゃあ、聴くのが目的の神経だからね。

　求心性繊維の90〜95％は、1本の神経繊維が1つの内有毛細胞にシナプスを作るのに対して、残りの5〜10％は1本の神経繊維が枝分かれをして、いくつもの外有毛細胞にシナプスを作っているに過ぎません。また、外有毛細胞には遠心性繊維がより多く結合しています。
　遠心性繊維は、多数に枝分かれして内・外有毛細胞にシナプス結合し、外有毛細胞の感度、内有毛細胞からの神経信号の伝わり方などをおおまかに調節しています。

〈コルチ器への蝸牛神経繊維の分布〉

求心性繊維（7万本）
- 90〜95％（6万3000〜6万6500本）　← 内有毛細胞（3500個）
- 5〜10％（3500〜7000本）　← 外有毛細胞（1万2000個）

遠心性繊維（5000本）　→ 内有毛細胞・外有毛細胞

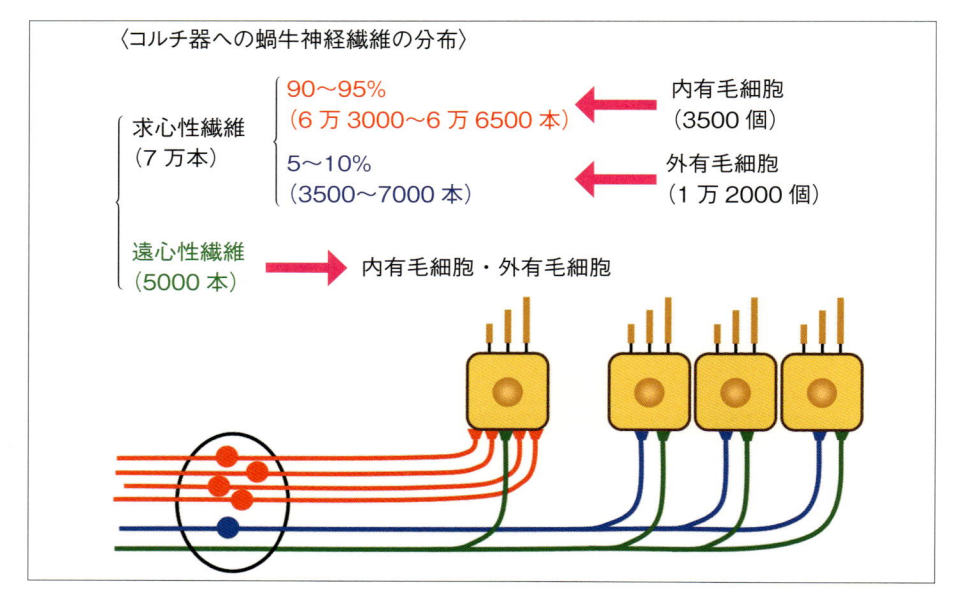

図・基44-6　神経繊維

内有毛細胞と外有毛細胞、どっちが重要？

　内有毛細胞は約3500個。そこに7万本の90〜95％、ということは6万3000〜6万6500本の神経がくっつくわけだから、平均すると内有毛細胞1個に20本くらいの求心性繊維がシナプス結合するってことですね。

　そう。多いところでは、内有毛細胞1個に100本もの求心性繊維がくっついていることもあるんだよ。

🧑 それに比べて、外有毛細胞は1万2000個もあるのに、7万本の5〜10％、ということは3500〜7000本の神経繊維しかくっつかないんですね。

👨 そうなんだよ。ということは、1本の求心性繊維が2〜4個くらいの外有毛細胞を受け持ってることになるよね。ここまでのことを踏まえると、

・聴毛の動きがすぐに音信号として蝸牛神経に伝わること
・たくさんの神経繊維がひとつの有毛細胞に結合していること

　この2つの点から見て、「内有毛細胞の方が、数は少ないけど、音を聞くうえでは特に重要な役割を果たしている！」ということがわかるよね。

第23章 難聴

基礎知識 その45　聴覚伝導路

1 第1次ニューロン

　コルチ器と脳幹をつなぐすべての神経繊維は、蝸牛軸を通ります。ここにはラセン神経節が存在し、神経細胞はここに細胞体を置いて、そこから細胞突起を2本、正反対の方向に伸ばします。
　1本はコルチ器の有毛細胞へ、もう1本は内耳神経*を構成する神経繊維として脳幹に入ります。脳幹に進んだものはすぐに2つに分かれ、同側の蝸牛神経背側核、蝸牛神経腹側核という2つの中継箇所に聴覚信号を送り届けます。この神経細胞体と2本の細胞突起が、聴覚伝導路における第1次ニューロンです。

*内耳神経：第Ⅷ脳神経。前庭神経と蝸牛神経が合流して内耳道を通る部分を指す。

2 第2次ニューロン

　聴覚系の第2次以降のニューロンは、すべて中枢神経内にあります。
　蝸牛神経背側核に細胞体を置く第2次ニューロンは、中脳に向かい上行しますが、そのうち約半数が同側、残りが反対側の外側毛帯の構成成分になります。
　蝸牛神経腹側核に細胞体を置く第2次ニューロンは、台形体*を構成する神経繊維として橋を横に走り、反対側を上行して外側毛帯の構成成分になるものと、台形体の中に存在する上オリーブ核に終わるものとがあります。

*台形体：橋以下の高さで横(左右)に走行する神経繊維群のこと。

3 第3次ニューロン

　上オリーブ核からはじまる第3次ニューロンは上行し、左右の外側毛帯の成分になります。外側毛帯では、その中の外側毛体核で第3次ニューロンに乗り換えるものもあれば、そのまま通過して中脳の下丘で終わるものもあります。

脳血管障害、患側の聴力は失われるか？

　さて、ちょっとここで、図・基45-1の外側毛帯を構成する神経繊維を見てもらえるかな。
　そこには、右耳からの情報を伝える赤い繊維と、左耳からの情報を伝える青い繊維があるよね。それに加えて、緑の繊維もある。この緑の繊維は、上オリーブ核から上行してきている繊維だ。
　その上オリーブ核にある、緑の神経細胞体を見てごらん。そこには、右耳からの赤い繊維と、左耳からの青い繊維の両方が連絡しているだろう。ということはだよ、上オリーブ核で緑の神経細胞は、左右の耳からの少しずつ異なった信号を受けている。そして、左右の違いを検出した情報を上に送ってるということなんだ。ということは、片方の外側毛帯には、同側の耳からの情報と、反対側の耳からの情報と、すでに左右の違いが検出された情報とが上がってきているというわけだ。

何が言いたいかというと、例えば脳血管障害で片方の脳が障害されてしまった場合でも、機能しているもう片方の脳には、右耳からの音も、左耳からの音も、左右の違いを検知した音も入力されるので、音は正常に認識されるということだ。

耳自体が障害されてしまえば、そこからの情報は送れないので、障害された側の音は認識できなくなるけどね。

4 第4・5次ニューロン

外側毛帯は中脳の下丘で終わります。下丘で次のニューロンに乗り換えて、内側膝状体までの第3または第4次ニューロン、内側膝状体で最後のニューロンに乗り換えて、大脳皮質1次聴覚領までの第4または第5次ニューロンの繊維は聴放線となり、最終的な受け皿である大脳皮質1次聴覚領が興奮すると「音」が認識されます。

これはあくまで「音」を認識するまでの話だよ。この音のつながりを言葉や音楽として認識したり、その意味を理解したりするには、さらに大脳皮質の別の領域との連携が必要だからね。

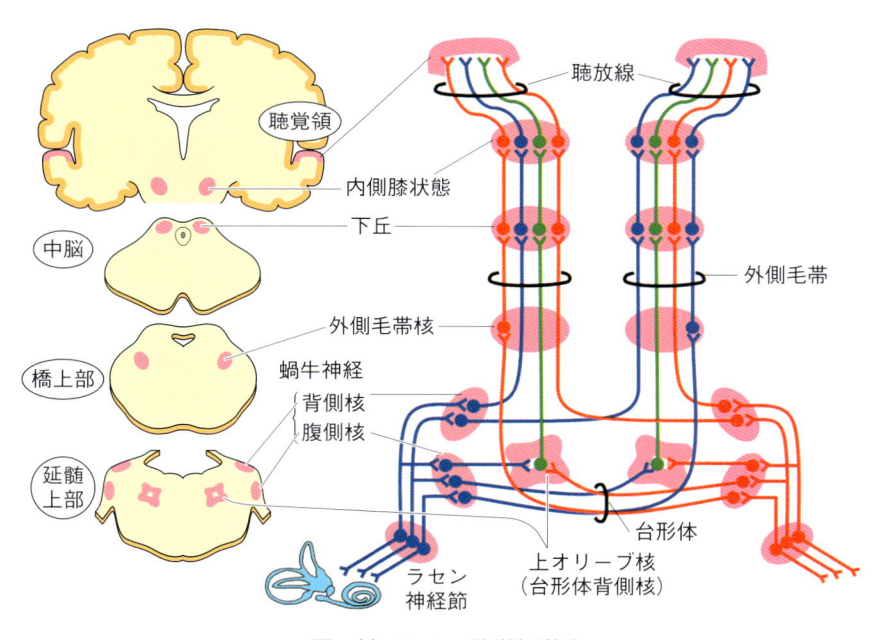

図・基45-1 聴覚伝導路

第24章 月経異常

◆月経は個人差が大きいけど、どこまでが正常で、どこからが異常？

🧑‍⚕️ う゛～。

👨‍⚕️ 何だ？　調子悪そうだなぁ。具合悪いのか？

🧑‍⚕️ あ～別に何でもないです。生理痛ですから。

👨‍⚕️ あれ？　いつもそんなだっけ？

🧑‍⚕️ いえ、今回いつもよりちょっと痛みが強いだけです。
先生、私、月経周期が35日前後なんですけどね。

👨‍⚕️ 何？　突然。

🧑‍⚕️ 実は、前からちょっと気になってるんです。
教科書には、女性の月経周期は28日って書かれてるじゃないですか。それに比べて、ずいぶん月経周期が長いし、日数もピッタリ決まってるわけじゃなくて、32日で来るときもあれば、うっかりしてると40日も来てないこともあってバラバラなんです。これって問題でしょうかね？

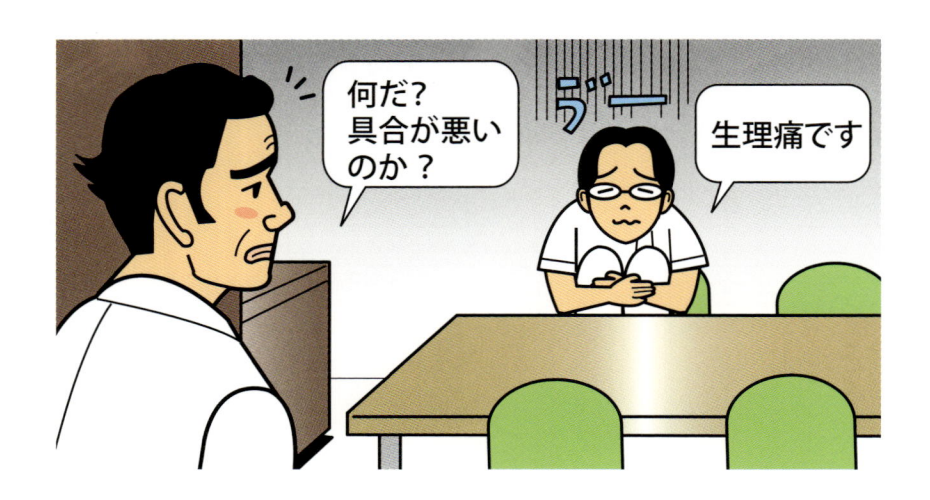

月経周期には個人差があるから、厳密に28日である必要はないよ。日本人の場合、25日〜38日が正常範囲とされてるけど、これは日本人の平均から見た数値だから、1日でも外れたら即異常というわけじゃないからね。
　周期が長いのは気にしなくて良いとして、バラバラなのはあまり良いことではないね。それでも排卵があれば問題ないけど、どうなの？

えっ？　生理があるから排卵してるんじゃないですか？

おいおい、排卵はなくても生理はくるぞ。

そうなんですか？

基礎体温表は付けたことある？

いえ、ないですけど？

困ったもんだ。
自分のことなのに、女性の性機能について全然無頓着なんだなぁ。

だって〜、生理なんて妊娠や出産を考える状況なら別ですけど、来なきゃ来ない方が楽ですもん。ひどい生理痛とか不正出血があるわけじゃなし、今まで本気で気にしたことないです。

子供がほしくなってから考えたんじゃ遅いんだよ。まぁね、生理痛があるようだから、多分排卵してるだろうけど、しばらく基礎体温を測ってごらん。それを見てからじゃないと何とも言えないよ。
　近頃は環境のせいなのか食べ物のせいなのか、生理不順や不妊症の女性が増えてるよねぇ。それを主訴に、治療院に来る方も増えているしね。先日、不妊治療中の患者さんが、「人工授精の卵が子宮にちゃんと着床するよう体調を整えたい」と言っていらしたよ。

この頃は人工受精も珍しくなくなってきましたね。

うん。一昔前は、排卵誘発剤で5つ子ちゃん誕生！なんてことがニュースになったけど、今じゃ人工授精やら体外受精やら、果ては代理出産まで、どんどん不妊治療が進歩しているよね。
　そんな最新の医療事情は、専門家じゃない僕達がわからなくてもしょうがないけど、基本的な女性の性機能は、医療人として知っておくべきだと思うよ。特に君は女性なんだから、僕達男性よりも患者さんから相談されやすいだろう。話がわかるように勉強しておいた方が良い。

はい。

じゃあ今日は、月経異常について話そうか。

第24章 月経異常

I. 月経異常とは

　月経とは、「約1カ月の間隔で起こり、限られた日数で自然に止まる子宮内膜からの周期的出血」と定義され、日本人の正常月経の範囲は月経周期日数25～38日(変動6日以内)、出血持続日数3～7日、経血量20～140mℓ、初経10～14歳、閉経43～54歳としており、これに当てはまらないものを月経異常としています。また、月経に伴う症状が、日常生活に支障をきたすほどひどい場合も月経異常に含めます。

　ただし、月経は人種差・個人差がかなり大きいことや、思春期には卵巣や子宮、女性ホルモンの機能が未熟であったり、閉経前にはそれらの機能が低下してきたりするため、月経異常が現れやすいことを踏まえると、上記の正常範囲からはずれているからといって即異常であるとは言い切れません。

II. 月経異常の分類

1 無月経

(1) 定義

　月経がない状態のことを言います。ただし、妊娠・産褥期*・授乳期・閉経期・思春期以前は、月経がないのが当然で、これを生理的無月経と呼びます。これ以外のときに月経がないものを、病的無月経として扱います。

　またこの時、18歳までに一度も月経がないものを原発性無月経と言い、それまであった月経が3カ月以上停止したものを続発性無月経と言います。

*産褥期：出産後母体が回復するまでの期間。

(2) 分類

❶ 視床下部性

　視床下部からのGnRH ☞p.440 の分泌不全によって無月経が起こります。この場合、原則としてゴナドトロピン ☞p.440 の値も、性腺ホルモン ☞p.434 の値も低下します。

▶原発性

　遺伝的要因によって、視床下部に器質的・機能的障害を持つため無月経となる。カルマン〔kallmann〕症候群(嗅球と視床下部外側隆起核の発生障害)、ローレンス・ムーン・ビードル〔Laurence-Moon-Biedl〕症候群(間脳障害)、フレーリヒ〔Fröhlich〕症候群(視床下部の器質的・機能的障害)など。

▶続発性

　大きな手術、激しい運動の連続、極端な体重減少など、身体に大きな負担がかかる場合や、精神的ストレスによって視床下部機能が障害されると無月経になる。また、視床下部の機能障害によって、高プロラクチン血症が引き起こされると無月経が起こる。

◆極端に痩せると、月経は止まる！

　原発性無月経は稀なものだけど、続発性無月経は鍼灸臨床でもよく見られるものだ。月経・排卵のサイクルは、子孫を残すために生物にとって非常に大切なものだけど、その前に自分が死んじゃしょうがないからね。自分の命が危ない時には、我が身を守るために、月経を止めるんだ。

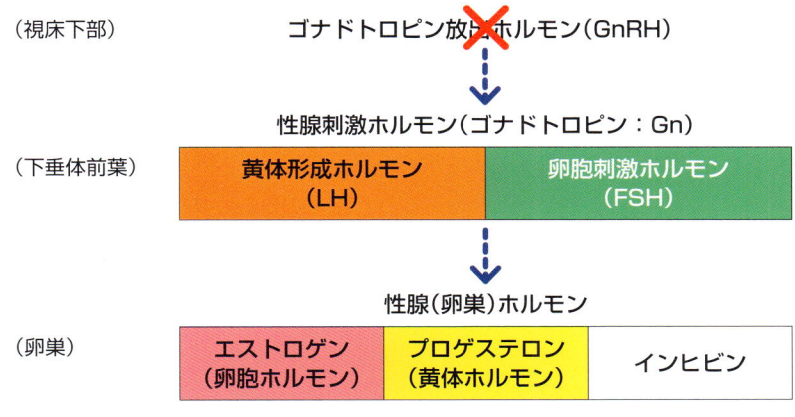

```
(視床下部)          ゴナドトロピン放出ホルモン(GnRH)
                              ↓
                   性腺刺激ホルモン(ゴナドトロピン：Gn)
(下垂体前葉)  | 黄体形成ホルモン  | 卵胞刺激ホルモン |
              |     (LH)        |    (FSH)        |
                              ↓
                        性腺(卵巣)ホルモン
(卵巣)     | エストロゲン    | プロゲステロン  | インヒビン |
           | (卵胞ホルモン)  | (黄体ホルモン)  |           |
```

図 24-1　ホルモンの分泌

🧑 どういうことですか？

👨 月経は、胎児がいなければ、子宮にエネルギーを溜めて捨てるだけの行為だよ。例えば、大きな手術をして体力が極端に落ちてる時に、こんなエネルギーの無駄遣いはしていられないだろう。
　それに、女性ホルモンの原料はコレステロール ☞ p.434 だから、あまりにも痩せて脂肪がなくなってしまうと、ホルモンが作れなくなってしまう。運動選手で体脂肪率が数％なんて女性は、月経がないことが多いし、一般女性でも体重が標準体重を20％以上下回ると、月経が止まってしまうことが多いんだ。拒食症や極端なダイエットで無月経を起こすことも、少なくないんだよ。

◆ストレスでも月経は止まる！

🧑 肉体的な問題だけじゃなくて、精神的ストレスでも月経は止まっちゃうんですね。

👨 そうだね。治療院に来る患者さんでは、検査をしても器質的な原因がなくて、「多分ストレスでしょう」なんて言われるものが多いね。

🧑 ストレスは、月経にどう関係するんですか？

👨 視床下部は、下垂体からLH・FSHを分泌させるために、GnRHを適当なリズムでパルス状に分泌する必要があるんだよ。☞ p.440　その視床下部は自律神経の中枢だろう。そして、身体的・精神的な変化に対し適切な反応を起こして、身体の機能を調節・維持することが仕事だよね。逆に言えば、いろいろな変化を受け取るから、その影響を受けやすいということでもある。
　変化やストレスが大きいと自律神経の調節機能が乱れるように、同じ理由でGnRHの分泌リズムが乱れると、月経周期が狂ったり、生理が止まってしまったりするんだよ。

🧑 デリケートなものなんですね。

第24章 月経異常

> 他にも、特発性間脳性無月経と言って、検査では器質的疾患は見つからないし、体重減少も、ストレスも、何にも原因が見当たらないのに、無月経になることがあるんだよ。女性の身体は複雑で、わからないことが多いね。

◆プロラクチンは、月経・排卵・妊娠のジャマをする！

> ところで先生、プロラクチンって、乳汁分泌ホルモンのことですよね？ 妊娠中から出産後の授乳期間中は、お乳を出すためと、その準備のために、プロラクチンの分泌が高まりますけど、それと月経は何が関係するんですか？

> プロラクチンには、月経・排卵を抑制する作用があるんだよ。妊娠・授乳中は、他にエネルギーをとられないよう、次の妊娠ができないようにするという意味で理に適っているけど、もしそうじゃない時にプロラクチンが多く分泌されるようなことがあれば、無月経や不妊が起きてしまうんだ。その機序は、まだ完全には解明されてないけど、今のところ『視床下部抑制説』が有力みたいだね。

> 『視床下部抑制説』とは？

> その話をする前に、まずプロラクチンの説明をしないといけない。プロラクチンは下垂体前葉から分泌されるホルモンで、視床下部からの分泌促進ホルモンと抑制ホルモンとによって、その分泌がコントロールされている。分泌されたプロラクチンの働きは、君の言ったように乳汁を分泌する作用もあるんだけど、それ以外に、視床下部に作用して、抑制ホルモンの分泌を促進する作用もある（図24-2）。

> プロラクチンが多い時には、その分泌を止める抑制ホルモンの分泌が高まるってことですね。

> そう。ここにもフィードバック機構 ☜p.442 があるんだよ。
> そして、プロラクチンに刺激されて分泌された抑制ホルモンには、プロラクチン分泌を抑制する作用だけじゃなくて、視床下部のGnRHを分泌する細胞を抑制する作用もあるんだ。つまり、高プロラクチン血症になると、抑制ホルモンがたくさん分泌されて、それがGnRH分泌を抑制するので、LH・FSHが分泌されず、月経・排卵が止まってしまう、というのが『視床下部抑制説』の内容だ。

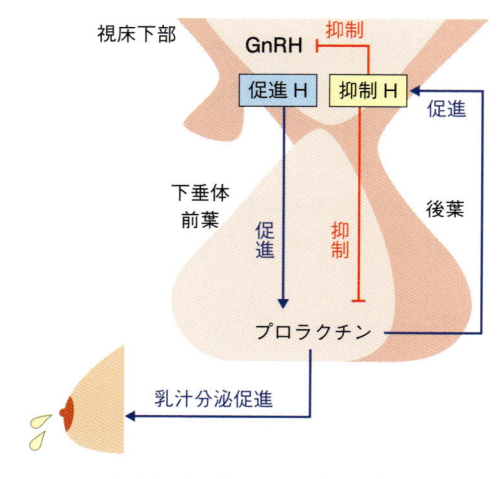

図24-2 プロラクチンの作用

だけど先生、視床下部が機能障害を起こすと、プロラクチン分泌が高まるのは何でですか？

それはね、プロラクチンは他の下垂体前葉ホルモンとは違って、分泌促進ホルモンより抑制ホルモンの方が優位に作用するということに理由がある。抑制ホルモンが優位ということは、視床下部機能が正常であれば、ふだんプロラクチンはほとんど分泌されないということだ。

そこで、視床下部機能が障害されると、プロラクチンの場合、優位である抑制ホルモンの障害が前面に出てくることになるんだ（図24-3）。

つまり、プロラクチンの分泌が抑制できずに、垂れ流されるってことですね。

そういうこと。

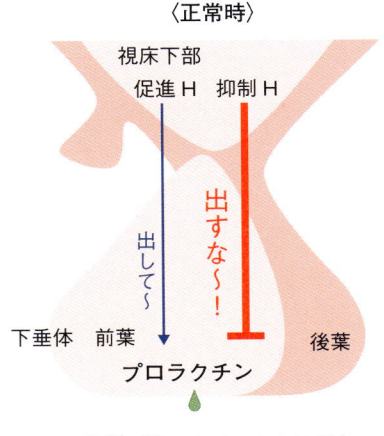

図24-3 視床下部が障害されると……

❷ 下垂体性

下垂体からのゴナドトロピン（LH・FSH）の分泌不全によって無月経が起こります。この場合、原則としてゴナドトロピンの値が低下するのと同時に、直接的に卵巣をコントロールするホルモンが不足するため、エストロゲンの値も重度に低下します。

▶原発性

先天的な異常によって、下垂体前葉の機能が低下したため無月経が起こる。先天性ゴナドトロピン欠損症など。

▶続発性

分娩・その他の原因で下垂体前葉に二次的障害が起きた場合や、下垂体前葉もしくはその周辺に腫瘍ができた場合などに無月経が起こる。

第24章 月経異常

◆分娩による二次的障害って、どんなもの？

分娩で下垂体に障害が起きるんですか？

例えば、シーハン〔Sheehan〕症候群がそれだけど、分娩時に大量出血やショックが起きて、それによって下垂体の血管に攣縮が起きたり、血栓ができたりすると、下垂体が壊死してしまい、機能低下を起こすんだ。分娩とは無関係に、下垂体前葉が壊死する場合もあるしね。

腫瘍は、下垂体腺腫（プロラクチノーマ）といって、プロラクチンを分泌する細胞が腫瘍化して、高プロラクチン血症を起こすものもあれば、下垂体周辺にできた腫瘍が圧迫して、下垂体機能を低下させるものもあるよ。

❸ 卵巣性

卵巣からのエストロゲン・プロゲステロンの分泌不全によって無月経が起こります。この場合、エストロゲン値が低く、そのためフィードバック p.442 が効かないので、ゴナドトロピン（FSH・LH）の値は高いという特徴があります。

▶原発性
　先天的に卵巣の分化・発達に障害があるため無月経になる。多くの場合、染色体異常を伴う。ターナー〔Turner〕症候群（45X0）など。

▶続発性
　一度卵巣が活動し月経のあったものが、何らかの原因で卵巣に障害をきたし、無月経になる。その原因には、摘出術や放射線照射による卵巣の器質的障害、卵巣腫瘍のほか、早発卵巣機能不全、多嚢胞性卵巣症候群などの疾患がある。

◆卵巣の疾患とは？

聞いたことのない病名だなぁ…。
先生、早発卵巣機能不全ってどのようなものですか？

40歳より前に閉経するものを、早発卵巣機能不全って言うんだ。日本人の閉経の平均年齢は、50歳前後。持って生まれた卵胞は、ずっとアポトーシス（細胞の自然死）を続けているし、思春期から1回の月経周期に5〜10個の卵胞が使われて、全部なくなるのがそのくらいの年齢ということだね。それが、先天的に持って生まれた卵胞が少ない場合や、抗がん剤や放射線治療で卵胞閉鎖が急激に起こった場合には、早く閉経してしまう。

それに、卵胞の数は正常でも、ゴナドトロピン（LH・FSH）に反応しなくなることもあって、自己免疫が原因に考えられているけど、こんなことでも通常より早く月経が起こらなくなってしまうんだよ。

もう1つ、多嚢胞性卵巣症候群はどのようなものですか？

卵胞がある程度の大きさには成長するけど、成熟せずに萎縮してしまい、嚢胞*になったものが卵巣の中にた〜くさんつまってしまう病気を、多嚢胞性卵巣症候群って言うんだよ。卵胞が成熟しないから排卵が起こらないし、ホルモンも正常に分泌されないから、無月経・不妊を起こすんだ。

原因はなんですか？

視床下部-下垂体系、卵巣、副腎皮質の機能異常やインスリン抵抗性など、いろいろなものが関わっていることは推定されるんだけど、まだ詳細は確定していないんだ。

＊嚢胞：袋状の組織の中に液体が溜まったもの。

❹ 子宮性

増殖すべき子宮内膜が存在しないために無月経が起こります。この場合、視床下部-下垂体前葉-卵巣系の機能には異常がないので、これらから分泌されるホルモンの値はすべて正常範囲内であり、基礎体温も2相性になります。

▶原発性

先天的に卵巣ホルモンに反応する子宮内膜が存在しないために、無月経が起こる。ロキタンスキー・キュスター・ハウザー〔Rokitansky-Küster-Hauser〕症候群（先天的子宮・腟欠損症）など。

▶続発性

広汎な子宮内膜の炎症や、子宮内操作によって、増殖すべき子宮内膜を失ったために無月経になる。

◆中絶すると妊娠しにくくなる？

子宮内操作って何ですか？

人工妊娠中絶や分娩・流産の後に、胎盤など子宮に残ったものを器具で掻き出す「掻爬術(そうはじゅつ)」のことだよ。掻き出すときに子宮内膜が傷ついて、それが元で子宮腔が癒着することをアッシャーマン〔Asherman〕症候群といって、無月経・不妊の原因になるんだ。

流産や中絶をすると妊娠しにくくなるって聞いたことがありますが、掻爬術のせいですか？

掻爬術を受けると必ず不妊になるってわけじゃないけど、子宮内膜を傷つける確率が高くなるし、流産や中絶自体が母体にかなりの負担になることは確かだ。できるだけ避(さ)けたいものだね。

中絶を簡単に考えてはいけない！
男女共、正しい知識を持ってほしい!!

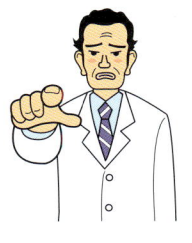

❺ その他

▶原発性

腟欠損症や処女膜閉鎖症などは、実際には月経があるにもかかわらず、性器の一部が閉鎖しているために無月経が起きる。

▶続発性

甲状腺機能低下症・胸壁疾患・一部の薬剤では、高プロラクチン血症を起こすため、無月経になる。

第24章 月経異常

◆甲状腺機能の低下と亢進、どちらも月経が止まる

👨 甲状腺機能低下症で、なんで高プロラクチン血症になるんですか？
どんなつながりがあるんですか？

👨 甲状腺機能低下症の場合、甲状腺ホルモンが分泌されないために、下垂体前葉・視床下部に対するネガティブフィードバック p.442 がかからない。そのため、視床下部からの甲状腺刺激ホルモン放出ホルモンの分泌が増加するんだ。
　この甲状腺刺激ホルモン放出ホルモンは、下垂体前葉を刺激して甲状腺刺激ホルモンを分泌させるだけじゃなくて、プロラクチンを分泌させる働きもあるんだよ。甲状腺刺激ホルモン放出ホルモンは、プロラクチンに対する分泌促進ホルモンの1つに考えられているものなんだ。

👨 へ～、そんな関係があるんですね。
ちなみに、亢進症の場合は、大丈夫なんですか？

👨 それが、亢進症でも無月経が起こるんだよね。
甲状腺ホルモンは代謝を亢進するよう働くものだから、これが過剰に分泌されると、エストロゲン代謝にも異常が起きて、中枢へのフィードバックが乱れて無月経になると考えられているんだ。

◆月経を止めちゃう胸壁疾患って何？

👨 胸壁疾患っていうのは、例えば胸部手術の瘢痕（はんこん）や帯状疱疹のことだけど、これらは部位によって射乳反射を起こすことが問題なんだ。

👨 射乳反射って、赤ちゃんが乳頭を吸う刺激によってプロラクチンが分泌されて、よりいっそうお乳が出されるって反射のことですよね。

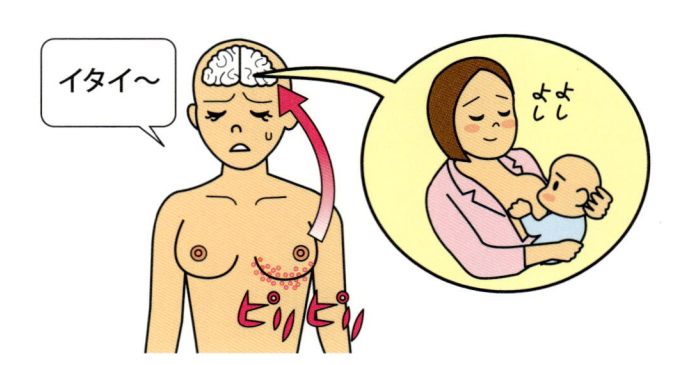

👨 そう。乳頭の支配神経はTh4～5で、この神経が胸部手術の瘢痕や帯状疱疹などで慢性的に刺激されると、視床下部には授乳を求める信号として伝わってしまって、その結果、プロラクチン分泌が亢進するから、無月経になることがあるんだよ。
　さて、ここまでは月経がないものだった。月経がなければ、妊娠しないことは容易に想像できるよね。
　これから先は月経のあるものだ。けど、月経はあっても何らかの異常がある。その中には妊娠に支障が出るものもある。どんな異常があって、それが何で起きるのか、その原因とメカニズムを知ると、妊娠との関係が見えてくるよ。問診でどんなことを聞けば判断できるのか、そんなことも考えながら次を見ていこう。

2 無排卵周期症
（1）定義
　ほぼ規則的な周期で月経と同じような出血が見られるにも関わらず、排卵がないものを言います。この時、排卵がないため黄体が形成されず、プロゲステロンが分泌されないので、基礎体温 ☞p.458 は低いまま、子宮内膜も増殖期のままで分泌期には移行しません。☞p.455
　無排卵周期症では月経周期が不順なことが多く、月経期間も短かったり長かったり、その時によって違います。

　　　排卵がないってことは、不妊になりますね。

　　　そうだよ。生理が不順な場合、無排卵周期症が考えられるから、排卵があるかないかを基礎体温表をつけて確認するよう、患者さんに勧めるべきだね。

（2）分類
　▶散発性：排卵があったりなかったりするもの。
　▶持続性：常に排卵がないもの。

（3）原因
　原因は、視床下部の機能障害、多囊胞性卵巣症候群、高プロラクチン血症、甲状腺機能異常、生理的なもの（思春期・更年期）など様々です。その詳細は不明ですが、いずれもLHサージ ☞p.452 が起こせないために排卵がないものと考えられます。

　◆同じ原因でも、症状が違うこともある

　　　さっきの無月経と同じような原因ですね。

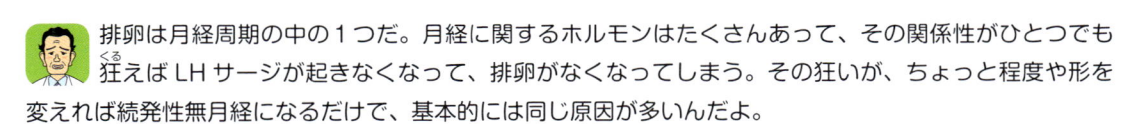

　　　排卵は月経周期の中の1つだ。月経に関するホルモンはたくさんあって、その関係性がひとつでも狂えばLHサージが起きなくなって、排卵がなくなってしまう。その狂いが、ちょっと程度や形を変えれば続発性無月経になるだけで、基本的には同じ原因が多いんだよ。

　　　でもこの場合、月経みたいな出血があるのはどうしてですか？
　　　この出血は、月経ではないんですよね？

　　　それには、次を見てごらん。

（4）出血の機序
❶ 消退出血
　いつまでも排卵が起こらないと、そのうち卵胞は退縮し閉鎖してしまいます。閉鎖するまでの卵胞は、顆粒膜細胞 ☞p.449 が分泌する大量のエストロゲンによって子宮内膜の細胞を増殖させ ☞p.456、そこへラセン動脈 ☞p.455 を成長させて栄養を供給しています。ところが、卵胞が閉鎖すると急激にエストロゲンが減少するため、ラセン動脈を維持できなくなり、虚血によっ

第24章 月経異常

て子宮内膜が壊死・剥落することで出血が起こります。このような機序で起こる出血を消退出血と呼びます。

❷ 破綻出血

いつまでも排卵が起こらず、しかも卵胞が閉鎖せずに成熟状態が続くと、果粒膜細胞はエストロゲンをダラダラと分泌し続けます。排卵がないので黄体が作られず、プロゲステロンが分泌されないため、エストロゲンの作用が抑制されず☞p.456に子宮内膜は増殖を続けます。

ですが、エストロゲンの作用だけでは、肥厚した子宮内膜を栄養するのに見合うほど、ラセン動脈を成長させることができないので、虚血によって子宮内膜の壊死・剥落が起こります。このような機序で起こる出血を、破綻出血と呼びます。

◆消退出血と破綻出血、その違いは？

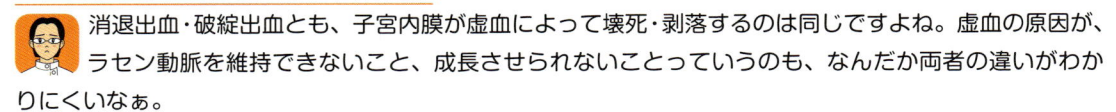

消退出血・破綻出血とも、子宮内膜が虚血によって壊死・剥落するのは同じですよね。虚血の原因が、ラセン動脈を維持できないこと、成長させられないことっていうのも、なんだか両者の違いがわかりにくいなぁ。

2つの違いは、ラセン動脈の維持か成長かってところではなくて、卵胞が閉鎖するか、そのまま生き延びるかってところだよ。それに、虚血の原因はラセン動脈だけの問題ではなくて、ラセン動脈と子宮内膜のバランスの問題なんだよ。

ちょっと復習がてら確認しよう。エストロゲン・プロゲステロンは共に、ラセン動脈に対しては、それを維持したり成長させたりする作用を持つ。子宮内膜に対しては、エストロゲンはそれを増殖・肥厚させる作用を持つけれど、プロゲステロンはエストロゲンの働きを抑制する作用を持つんだったよね。

それを踏まえて、もう一度考えよう。

消退出血では、卵胞が閉鎖してエストロゲンがなくなる。だから、子宮内膜の厚さはそのままだけど、ラセン動脈が維持できなくて虚血になる。破綻出血では、卵胞が閉鎖せずエストロゲンが出続ける。そのため、子宮内膜はどんどん厚くなっていくのに、エストロゲンの力だけでは、それを養えるほどラセン動脈を成長させられないし、プロゲステロンがないから、ラセン動脈の成長を助けることも、内膜の増殖を止めることもできない。だから虚血になるんだ。

しょせん、両方とも自滅なんだけど、消退出血は「干ばつによる食糧不足で餓死」って感じで、破綻出血は「調子に乗って領土を広げたものの、そこまでの補給路が作れず、物資が届けられずに餓死」って感じだね。

◆正常月経の出血は？

ちなみに、正常月経の出血は何なんですか？

正常月経は、消退出血の1つだ。ただし月経は、プロゲステロンによる消退出血だけどね。
排卵の後、黄体が分泌するプロゲステロンによって、子宮内膜の増殖を抑えて、肥厚した内膜に見合うだけのラセン動脈を維持していたものが、黄体が退縮して急激にプロゲステロン（＋エストロゲン）がなくなることで、ラセン動脈が維持できなくなり、虚血によって子宮内膜が壊死・剥落する。これが正常月経の機序だよ。

◆排卵期の出血は、異常？

時々、月経周期の真ん中あたりで、チョビッと出血する人がいますけど、あれは何ですか？ お医者さんには「異常じゃありません。排卵期出血です」って言われますけど、異常じゃないんですか？

図24-4を見てごらん。排卵のところで一時的にエストロゲン分泌が低下するだろう。p.453 子宮内膜は排卵直前までに目一杯まで増殖してるから、このエストロゲン分泌の低下によって、消退出血を起こしちゃうんだよ。でも、黄体ができるとエストロゲン・プロゲステロンの分泌が増えるから、この出血は少量で、すぐに止まるんだ。異常じゃないよ！

ところで、今話した消退出血と破綻出血は、月経周期が短くなったり長くなったりする原因になるんだよ。次は、そんな月経周期の異常を見てみよう。

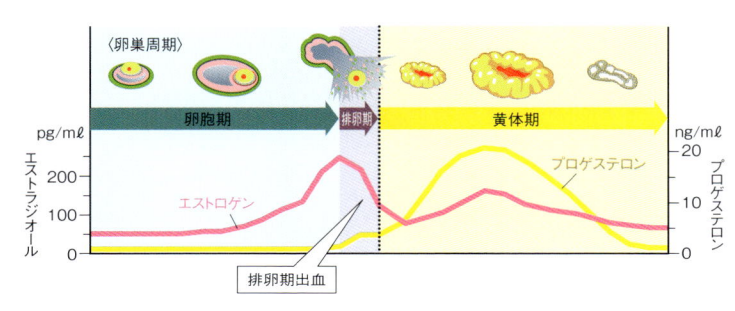

図24-4 排卵期出血

3 月経周期の異常

（1）希発月経

❶ 定義

月経周期が長くなり、39日以上になるものを言います。

❷ 分類

▶排卵性

排卵を伴うもの。黄体の寿命は14日（±2日）とほぼ一定しているので、この場合、卵胞期 p.448 が長くなっている。これは、卵胞の成熟が遅いことを意味する。また、黄体期が存在するので、基礎体温 p.458 は2相性になる。

▶無排卵性

排卵を伴わないもの。この場合の出血は、破綻出血 p.424 による。

❸ 原因

ほとんどは内分泌系の機能異常によるものですが、時には慢性全身性疾患（肝機能障害・糖代謝障害・膠原病など）による場合もあります。

◆周期が長いだけなら問題ない！

排卵性の場合、特に心配する必要はないよ。無月経に移行する頻度はそれほど高くないし、排卵があって、黄体期がきちんと2週間続くのであれば、妊娠には問題ないからね。

28日周期の人より年間の排卵回数が少ないから、妊娠のチャンスがちょっと少ないってだけだよ。

第24章 月経異常

（2）頻発月経
❶ 定義
月経周期が短くなり、24日以内になるものを言います。
❷ 分類
▶排卵性
　排卵を伴うもの。卵胞期もしくは黄体期が短くなる結果、月経周期が短くなる。卵胞期の短縮は、卵胞の成長が短期間で終わるために起こり、多くの場合、卵胞の成熟が不完全になる。初経から間もない時期や、閉経間際に見られる。黄体期の短縮は、黄体機能不全（後述）の一種である。

▶無排卵性
　排卵を伴わないもの。消退出血 ☞p.423 が起こることで月経期間が短くなる。

❸ 原因
視床下部-下垂体-卵巣系の機能障害によって起こります。

> 頻発月経の場合、排卵性・無排卵性いずれも不妊が考えられる。
> 次の黄体機能不全で、その理由は確認してね。

（3）黄体機能不全
❶ 定義
　黄体は通常14日間（±2日）存続しますが、早く退縮してしまい、消退出血を起こしたり（排卵性頻発月経）、黄体からのプロゲステロン・エストロゲンの分泌が不十分であるために、子宮内膜の分泌期様変化 ☞p.456 が十分に起こらない状態を言います。
　体温は2相性を示しますが、高温期が10日未満であったり、高温期への移行に4日以上かかったり、高温期の途中で体温の下がる日があったり、高温期の中頃から体温が下がりはじめたりするような状態が見られたら、黄体機能不全を疑います。☞p.459

❷ 原因
　その詳細は不明ですが、FSH・LHの分泌不足やプロラクチンの分泌異常など、視床下部-下垂体の機能障害のほか、卵巣で黄体を退縮させる物質が作られている、あるいは子宮内膜がホルモンに反応できないなど、原因は様々です。ですが、これらのどれが正しいということではなく、複数の原因が重なり合って発症するものと考えられます。

◆高温期が続かないと、妊娠が維持できない

> これも不妊の原因になるんですね？

> なる。排卵はあるから受精はするけど、黄体機能が不十分だと子宮内膜を卵が育つ環境にできないから、受精卵がきても着床しにくくなる。たとえ着床しても、育てられなくて流産してしまう。

> プロゲステロンが起こす分泌期様変化って、卵に栄養を十分に与えられる環境にすることですもんね。いくら部屋がきれいでも、ごはんがなきゃ、死んじゃいますよね。

次は、月経周期は正常でも、月経の日数や経血量に異常が見られるものを見ていこう。ただ、経血量はなかなか量れるものじゃないから、ふつう日数で判断することが多いけどね。

4 月経期間および経血量の異常

(1) 過短月経・過少月経

❶ 定義

過短月経とは出血日数が2日以内のものを言い、過少月経とは経血量が異常に少ない(20mℓ以下)ものを言います。この2つは同時に起こることが多く、同一の原因で起こります。

❷ 分類

▶器質性

子宮性無月経 p.421 の基礎疾患と共通する。アッシャーマン症候群 p.421 や広汎な子宮内膜炎の後遺症などが挙げられる。

▶機能性

脱落する子宮内膜が少ない子宮発育不全が代表的だが、原因不明のものもかなりある。黄体機能不全症 p.426、無排卵周期症 p.423、稀発月経 p.425、高プロラクチン血症 p.418、甲状腺機能異常 p.422 などが原因になる。

要するに、排出されるべき子宮内膜がない(器質性)or 作れない(機能性)ってことだね。

ということは、不妊になりますね。

(2) 過長月経・過多月経

❶ 定義

過長月経とは出血日数が8日以上のものを言い、過多月経とは経血量が異常に多い(140mℓ以上)ものを言います。この2つは同時に起こることが多く、同一の原因で起こります。

ただし、日常の月経で経血量を測定することは困難なので、実際には貧血による易疲労感や日常生活に支障を来すような不快感がある場合を過多月経としています。また、通常の血液と違い、月経血は固まりませんが、量が増えるとレバーのような凝血塊ができるようになるので、他覚的にはこれが2日以上みられた場合を過多月経としています。

❷ 分類

▶器質性

よく見られるのは子宮筋腫である。その他、子宮内膜症、子宮腺筋症、子宮内膜増殖症、子宮体内膜ポリープ、子宮体がん(子宮内膜がん)、子宮肉腫などは子宮内出血による過多月経を起こす。また、血液疾患、先天性出血性素因などの基礎疾患がある場合や、抗凝固薬を使用している場合にも過多月経になる。

▶機能性

無排卵周期症ではプロゲステロンが関与しないため、また黄体機能不全はプロゲステロンの分泌が不十分なため、子宮内膜の剥落(はくらく)が不完全になって、反復して不規則に剥落する。よってダラダラと出血が続いて、過長月経になる。

第24章 月経異常

◆子宮筋腫は良性腫瘍。手術をしますか？ しませんか？

機能性より器質性の異常の方がはるかに多い。原因疾患はわからなくても、経血量が異常に多い時には「子宮の中で出血があるのかな？ 何か病気があるのかな？」ってことが、ピン！とくればOKだ。この中で多いのは子宮筋腫だね。35歳以上の女性の約20％は、大なり小なり筋腫を持っているらしい。

手術の必要はありますか？

良性腫瘍だから放っておいても命に別状はないんだけど、年齢と苦痛度によっては、手術を選択するかもしれない。

年齢というと、今後出産するかどうかで手術を決めるということですか？

ではなくて、月経があと何年くらいあるかで、手術を考えるってことだよ。というのは、月経があるころは卵巣機能が活発で、卵子を育てるための栄養が子宮に送られてくるから、それを使って筋腫も成長するんだ。逆に、妊娠すれば胎児に栄養が取られるから、筋腫は成長しにくい。

同じことで、閉経してしまうと、子宮には栄養が送られてこないから、筋腫は育たない。あった筋腫も退縮してしまうんだ。だから、閉経に近い年齢だったら、もうちょっと待てば勝手に筋腫が枯れてくれるな、若いのなら妊娠すれば大きくならないな、だけど妊娠の予定がないなら筋腫がどんどん成長するから手術した方が良いかな、だったら小さいうちの方が内視鏡で取れるから負担が少ないな、という風に考えるんだよ。

あとは、ご本人の苦痛度だね。出血による貧血症状や生理痛がひどかったり、筋腫が大きくなって他の臓器を圧迫して痛かったりと、自覚的な苦痛が耐えられなかったら手術を受けるのもしょうがないよね。

◆不正出血があったら要注意！

ところで、子宮筋腫は、なんで出血するんですか？

子宮筋腫は、子宮壁の中ほどにある子宮筋にできる良性腫瘍なんだけど、子宮の筋層は薄いから、腫瘍が大きくなると、子宮の内や外に向かって飛び出してくるんだ。特に、内腔側に飛び出したものを粘膜下筋腫っていうんだけど、こうなると粘膜が引き伸ばされて薄くなるから出血しやすい。だから、月経で子宮内膜が剥がれる時に、この部分の出血が起きて過長・過多月経になるんだ。この出血の原理は、がんだって何だって同じだよ。

この手の疾患では、月経血の量が多くなるだけじゃなくて、時には生理でもないのに出血が見られることがある。これが、いわゆる「不正出血」ってやつだ。不正出血があったら要注意！ 何か子宮内に疾患があるサインだ！

不正出血は、子宮内疾患のサインだ！

◆まずは基礎体温表をつけよう！

さて、ここまでわかれば、患者さんが訴える月経不順が、どのタイプの月経異常なのか、問診で確認できるね。それに、「不妊症かもしれない」って言われたときに、月経の状態を確認しなきゃならない理由はわかったよね。

はい。

最終的に、月経異常のタイプから妊娠に対して障害があるかないか、妊娠可能か否か、つまるところ鍼灸で対応可能かどうかってことを判断するには、基礎体温表を見ないことには、僕達にはわからないよね。たとえ、西洋医学では血液でのホルモン検査ができるといっても、ホルモンは順次移行しているものだから、やっぱり全体を把握するには基礎体温表をつけることになる。いずれにしろ、月経不順のある患者さんには、まず基礎体温表をつけてもらおうね。

さて、ここから先は、月経に伴って起こる症状だ。治療院に見える患者さんは、こちらの治療を求めてやって来ることの方が多いかもしれないね。

> 月経が不順なら、まずは基礎体温表をつけよう！

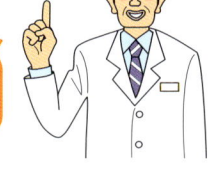

5 月経随伴症状
（1）月経前緊張症（月経前症候群〔Pre-Menstrual Syndrome：PMS〕）
❶ 定義
　黄体期の後半（月経前7～10日）から月経が近づくにつれて易疲労感、イライラ、抑うつ、緊張感などの精神症状と、四肢の浮腫、腹部膨満、便秘、頭痛、乳房緊満などの身体症状が増悪し、月経の開始とともに軽減・消失するものを言います。
❷ 発生機序
　体液の貯留（浮腫）が主な病態ですが、その機序は不明です。エストロゲンとプロゲステロンの不均等説、エンドルフィン説、精神的葛藤説など、様々な要因が考えられています。

◆犯罪を犯すほど!?

最近、PMSの話はよく聞くね。

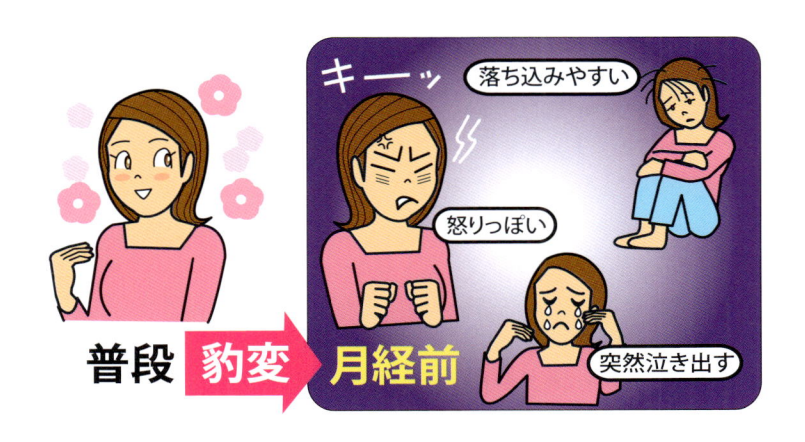

第24章 月経異常

> 女性は生理が近づくと不機嫌になるって、よく言われてましたけど、それが病的にひどい人のことですよね。

> 突然泣き出したり、攻撃的になったり、人格が変わっちゃうほどひどい人がいるみたいだね。事実、女性の万引きなどの犯罪、自殺などの異常行動はこの時期に多いと言われているんだ。
> ただ、月経前緊張症は黄体期に起こるものだから、この症状があると言うことは、排卵して黄体ができている証拠でもあるんだけどね。

(2) 月経困難症

❶ 定義

月経の直前ないし開始とともに症状が発現し、月経終了前ないし終了とともに消失する下腹部・腰部など骨盤を中心とした疼痛のほか、頭痛、悪心嘔吐、便通異常、食欲不振、イライラなどの症状を言います。

月経のある女性の50〜60%にいずれかの症状が見られると言われ、これが社会生活を営むのに支障をきたすほど重症なものを月経困難症と呼びます。

❷ 分類

▶器質性

基礎疾患が原因となって月経困難症を起こす。例えば、子宮内膜症、子宮筋腫、子宮腺筋症、骨盤内炎症など、炎症性の疾患があると、プロスタグランジンが過剰に産生されることが原因と考えられる。また、子宮発育不全、子宮奇形、子宮頚管狭窄、子宮位置異常などでは、月経血の排出路が狭くなっている、あるいは塞がっているので、月経血を押し出すために反射的に子宮の収縮が強くなることが原因と考えられる。

その他、癒着による牽引痛、組織間隙への出血による圧迫痛、骨盤充血による刺激痛、循環障害による虚血などで痛みが発生する。

▶機能性

骨盤内に器質性疾患がなく、排卵のある月経に伴って起こる。無排卵性の月経では起こらない。初経から1〜2年くらいを経て、排卵性月経が確立するころから見られるようになり、妊娠・分娩を経験すると軽減・消失することが多い。

この機序には心因説、体質説、内分泌説、子宮筋過度収縮説、プロスタグランジン説など様々あり、いまだに統一された説はない。だが、最近ではプロスタグランジン（特にPGF2α）説が有力となってきている。

◆プロスタグランジンが犯人か？

> 八の字先生が、はじめに「生理痛があるようだから、多分排卵してるだろうけど……」って言ってらしたのは、このことですね。排卵のあるなしと、生理痛がどう関係するんですか？

> それが最近有力な「プロスタグランジン説」なんだよ。
> 子宮内でのプロスタグランジン合成は、プロゲステロンによって調節されているんだ。その合成量は、卵胞期 ☞p.448 には少なく、黄体期に増加、月経期に一番多くなる。黄体期の終わりにプロゲステロンが少なくなると、子宮内膜ではたんぱく融解酵素が誘導されて、さらにアラキドン酸からプロスタグランジンが合成されるんだ。

黄体期の終わりってことは、月経直前ですよね。ってことは、今まで作ってきた子宮内膜を崩すのに、たんぱくを内側から溶かそうってことですね。

そういうこと。加えて、プロスタグランジン（特にF2α）には子宮筋の収縮作用があって☞p.030、これで子宮内のいらない物を押し出すわけだ。この時、プロスタグランジンは子宮筋だけじゃなくて、他の平滑筋の収縮も起こすから、下痢が起きるし、発痛増強作用があるから、下腹部や腰など、周辺部位に疼痛が起きたりする。それに、プロスタグランジンが体循環に入ると、嘔気・頭痛・易疲労感などの全身症状が起こると考えられている。

◆生理痛があれば排卵してる？

でも先生、生理痛ってその時々で違うし、人によってもその程度は大分違いますよね。それは何でなんですか？

残念ながら、そこまではわからない。月経に伴う不快な症状は、その程度は別にして、月経のある女性すべてに見られるものだけど、月経困難症とみなされる人は一部だけだよね。月経困難症の患者さんは、産生されるPGF2αの量が多いのだろうと考えられているけど、心理的要因によって症状が大きく変動したり、偽薬＊が効くケースも多いことから、それだけでは説明できないんだよね。

　ただ、プロスタグランジンの合成を調節しているプロゲステロンは、黄体が分泌するもので、黄体ができるには排卵が必要だよね。☞p.459 だから、月経痛があるということは、黄体が形成された、つまり排卵があったことを意味するんだよ。北乃君のように、月経周期が不順で、生理痛があったりなかったりするなら、もしかすると「散発性無排卵周期症」☞p.423 かもしれないよ。

＊偽薬：本物の薬と同じ外見・味・重さをしているが、有効成分は入っていない偽物の薬のこと。プラセボとも言う。

まとめ

◆女性性機能が完成するのは20代後半

さて、いろいろ話をしてきたけど理解できたかい？

はい。月経が複雑でデリケートだということがわかりました。ちょっとしたことがきっかけで、狂ってしまうものなんですね。

ついでに言えば、初経から1〜2年は卵巣・子宮がまだ未熟で、ホルモンサイクルが整わないから、無排卵のことが多いんだ。だから、消退出血や破綻出血を起こしやすいので月経周期はバラバラ、逆に排卵がないから、この頃は生理痛があまりないんだ。10代の頃は大したことなかったのに、20代になって月経痛が激しくなったというのはよくある話だ。それは、排卵性月経が確立したってことなんだよ。

　実際、女性の性周期が本当に成熟するのは20代後半だと言われている。黄帝内経『素問』「上古天真論（01）」にも、「四七筋骨堅髪長極身體盛壯（訳：28歳になると筋骨共に引き締まってきて、髪も豊かになり、身体が女性として最も充実した状態になる）」って書かれているんだよ。そのためだろうね、月経前緊張症は30代に一番多いんだ。

10代の生理不順や無排卵は、当たり前！

第24章 月経異常

◆与えられたら、働かなくなる！

👨‍⚕️ それを中学生高校生のうちから、生理不順に対して、ホルモン剤を使って生理を来させるようなことをしていたら、自力でホルモンが作れなくなって、薬なしでは生理が来なくなってしまうよ。

🧑 西洋医学での月経異常に対する治療は、ホルモン剤がほとんどですか？

👨‍⚕️ その病態によって、どのホルモン剤をどれだけ使うかは違うけど、人工的に月経のホルモンサイクルを作り出して、排卵と月経を導いている。

🧑 月経随伴症状に関しては？

👨‍⚕️ こちらは対症療法だ。痛かったら痛み止め。精神不安定なら安定剤。ホルモンバランスが悪ければ、少しホルモンを足すという方法だね。

🧑 先生は先ほど、「ホルモン剤を使っていたら自力でホルモンが作れなくなる」っておっしゃいましたけど、ではホルモン治療には反対ですか？

👨‍⚕️ 年齢と出産予定によって、その適応は違うと思うよ。安全な出産年齢と言われる年まで、まだ余裕のある子が、安易にホルモンを使ってほしくないと思う。
突然だけど、北乃君、宝くじが当たったらどうする？

🧑 えっ！ まず仕事辞めるでしょ。それで、世界旅行に行きたいなぁ。あっ！ でも、それじゃすぐなくなっちゃうから、先に不動産を買って、賃貸料で……ブツブツ。

👨‍⚕️ あ～これこれ。皮算用はそのくらいにして。
君も言ったように、仕事辞めようと思うでしょ。職場の都合も考えずに（ジト～）。

🧑 あっ！ いや、ちゃんと状況を考えますよ。

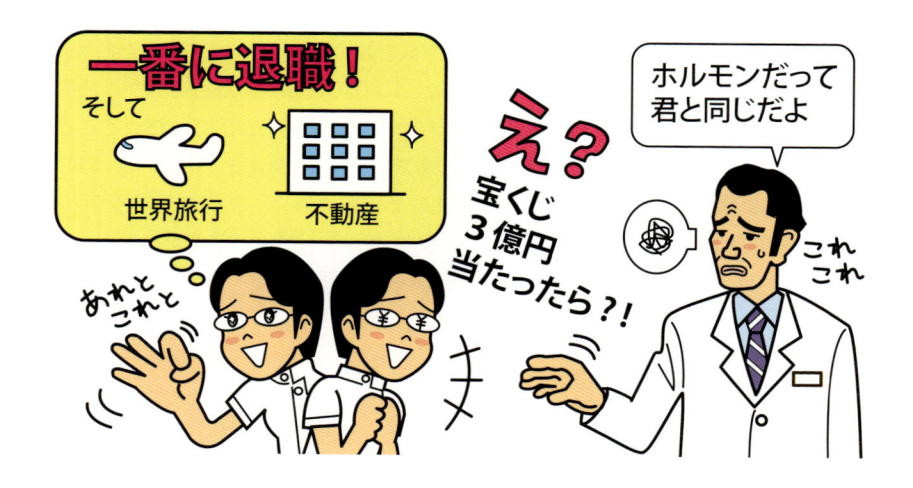

まぁ、その時君がどうするかはわからないけど、これが心情だよ。お金があったら無理して働きたくないでしょ。

婦人科のお医者さんは、「どこか一部の調子が悪くて悪循環で月経が止まったのならば、少し手助けをしてやって歯車を回してやれば、そのまま回転を続けるだろう」と言うんだけどね。身体だって一緒だと思うんだよ。無理して仕事はしたくない。外から与えられるなら、それに甘えるようになってしまうよ。

◆東洋医学で治そうと思うなら

僕が患者さんに初めに言うのは、「東洋医学で治そうと決めたのだったら、ホルモン治療をやめてほしい」ってことだ。

特に、鍼灸治療は体調を整えて、自然治癒を目指すもの。身体が元々持っている能力を鼓舞して、最大限に発揮できるようにするものだ。ホルモン療法とは、その意味合いが全く反対なんだよ。

では先生、鍼灸では具体的にどのような治療をするんですか？

特別なことはしないよ。君達が知っている、女性のツボ、**三陰交・関元・次髎**や**腎兪**は鍼でも灸でもよく使うけど、要はトータルでその人の状態が良くなければ月経は来ないんだから、日ごろの体調管理が大切なんだよ。その指導も、僕達の大切な仕事だからね。

鍼灸治療の場合、週に1回、定期的に通ってもらうことを勧めるね。こうすることで、月経異常だけじゃなくて、月経困難症や月経前緊張症もかなり軽減できるんだよ。

さて、長くなったけど、これで月経異常について大体わかったかな？
Any Question?

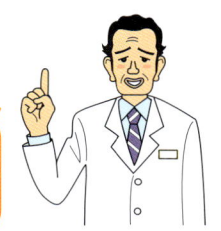

第24章 月経異常

基礎知識 その46　性機能ホルモン① 性腺（卵巣）

　卵巣や胎盤で合成・分泌されるホルモンを「**性腺（卵巣）ホルモン**」と言います。別名「女性ホルモン」とも言われ、このホルモンの主体は、「**エストロゲン**」と「**プロゲステロン**」です。その他、卵巣では少量のアンドロゲン、インヒビンやアクチビンといったホルモンも合成・分泌されています。これらは卵巣機能が成熟する思春期から、卵巣機能が失われる閉経までの間、卵巣や胎盤から分泌されます。

　また、性機能系のホルモンは、性腺（卵巣）・下垂体前葉・視床下部という3段階の調節機構をもっており、性腺（卵巣）ホルモンは、下垂体前葉から分泌される黄体形成ホルモン（LH）と卵胞刺激ホルモン（FSH）の刺激を受けて合成・分泌されます。

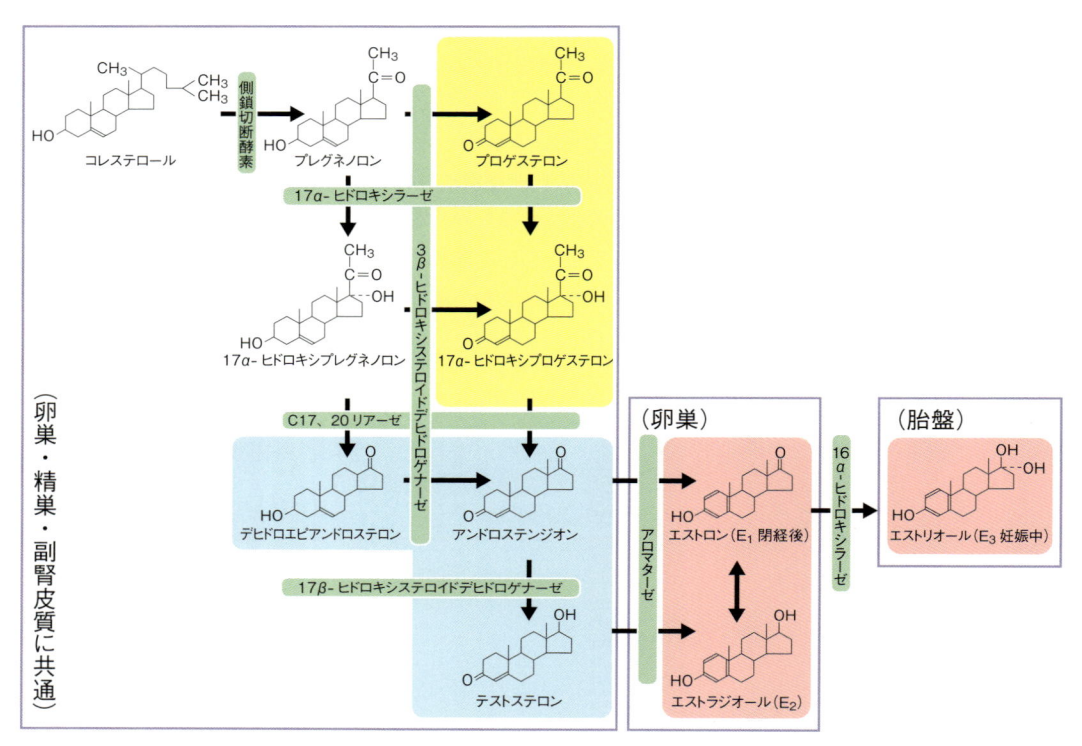

図・基46-1　性機能ホルモン

コレステロールはホルモンの原料！

　図・基46-1を見て。

　ううう（拒否反応）。

　いいから、覚える必要はないから見てごらん。これは、左上のコレステロールに緑色にぬられた酵素が作用して代謝される過程で、いろいろな酵素が作用し、いろいろな物質が作られていく、そんな反応を示したものだ。
　代謝の途中でできる黄色い物質は「プロゲステロン（黄体ホルモン）」、青い物質は「アンドロゲン（男性ホルモン）」、最後にできてくるのがピンクの物質「エストロゲン（卵胞ホルモン）」だ。

ここでこの図を見せたのは、性腺（卵巣）ホルモンの元になっているのはコレステロールだ！　コレステロールの代謝過程でできてくるものだ！ということを知ってほしかったからだよ。コレステロールって世間では悪者のように言われるけど、実は大切な物なんだよ。

コレステロールは、低い方が良い？

　動脈硬化の原因だから、コレステロールは低い方が良いって言われてますよね。

　そうなんだよね。それで、ちょっと血液検査で数値が高いと、「このままだと心筋梗塞や脳梗塞になる危険性があるから、下げる薬を出しましょうね」って薬を処方されるんだよ。
　でもね、今言ったように、コレステロールは①性腺（卵巣）ホルモンの原料なんだし、その他にも②副腎皮質ホルモンの原料、③脂肪の消化を助ける胆汁酸の原料でもあるんだよ。
　それに、コレステロールにはもっと大切な働きがある。というのは、コレステロールは④細胞膜を作る材料になるんだよ。細胞膜には、外からの有害物質の侵入を防ぐ役目と、中の成分が漏れ出さないよう守る役目があって、そのために丈夫な構造を持つ必要があるんだ。その膜を作る材料が少なかったら、細胞膜は脆いものになってしまうね。
　するとどうなるか……。

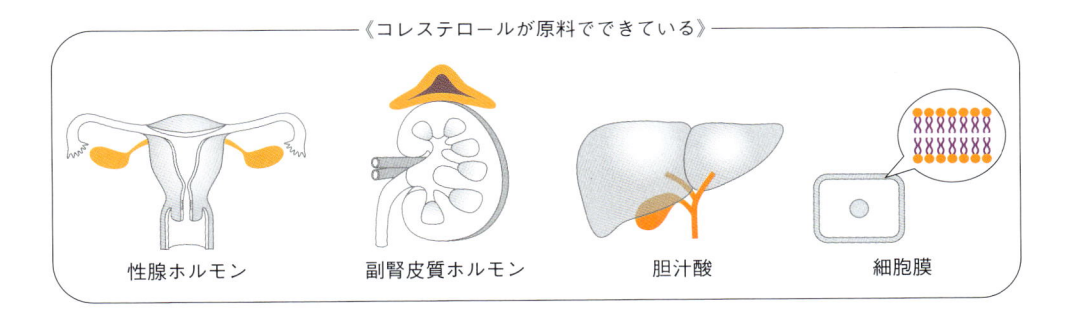

《コレステロールが原料でできている》

性腺ホルモン　　副腎皮質ホルモン　　胆汁酸　　細胞膜

　どうなるんですか？

　細胞に外敵が侵入しやすくなったら感染しやすくなるし、血管を作ってる細胞の膜が弱くなったら出血しやすくなるし、ホルモンが作れなくなったら生体の機能が正常に働かなくなるよね。
　つまり簡単に言うと、風邪を引きやすく、脳出血を起こしやすく、生理も止まれば、がんもできやすくなるってことだ。

　じゃあ、コレステロールが少ないのは、良くないんですね。

　そのとおり！　特に女性の場合、肥満・喫煙習慣・大量の飲酒習慣・高血圧・糖尿病といった血管障害の危険因子が全くないような人は、コレステロールが高いのなんて全然心配いらないし、逆に高ければ高いほど免疫力が高くて、健康で長生きなんだよ。血管障害の危険因子がなければ、女性はコレステロールが高い方が、健康で長生きだ！

第24章 月経異常

1 エストロゲン（estrogen：E）

エストロゲンは、コレステロールが代謝されてできる最終産物で、子宮・膣・外陰・乳腺など、女性性器の発育を促す働きがあります。また、卵胞の成長を促すので「卵胞ホルモン」とも呼ばれます。

エストロゲンには、水酸基（OH）が1つ付いた「エストロン（estrone：E_1）」、2つ付いた「エストラジオール（estradiol：E_2）」、3つ付いた「エストリオール（estriol：E_3）」の3種類があります。

▶エストロン（E_1）：閉経後の主要なエストロゲン。脂肪組織で合成される。
▶エストラジオール（E_2）：閉経前の主要なエストロゲン。卵巣で合成される。一番活性が強い。
▶エストリオール（E_3）：妊娠中の主要なエストロゲン。胎児副腎と胎盤で合成される。

※この3つのうち、エストラジオール（E_2）が月経に深く関与する。

エストロゲンの女性性器などに対する作用

1．子宮内膜：	増殖、肥厚
2．子 宮 筋：	筋層の発育促進、子宮筋の収縮、分娩時のオキシトシンに対する感受性を高める
3．頸管粘液：	分泌亢進、粘稠度低下、牽糸性亢進、無色透明
4．膣 粘 膜：	角化、肥厚
5．乳　　腺：	腺管構造を発達

エストロゲンは、「女の子」を「女性」にする

いろいろありますねぇ。

1つ1つ覚える必要はないよ。
要するに、女の子が女性としての機能を身に付けていく、と考えれば良いんだ。

女性の機能とは？

男には決してできないこと、妊娠・出産だね。
まずは、胎児を育てるために脂肪を蓄えたり、授乳に備えて乳腺を発達させたりする。

それは、胸やお尻が大きく、ふっくらとした女性らしい体型にする、いわゆる第二次性徴のことですね。

そう。これは外見上の話で、内側も同時に変化している。

月経が始まるんですね。

思春期に卵巣機能が成熟すると、卵巣から分泌されるエストロゲンとプロゲステロンによって月経周期が作られるんだけど、その役目として、エストロゲンは受精と出産、プロゲステロンは妊娠を担当していると考えると簡単だと思うよ。

👨 というと、受精に対してエストロゲンはどのように働くんですか？

👨 まず、子宮を受精可能な状態にするんだ。これは、月経で剥がされて傷ついた子宮内膜をきれいに直す作業だね。例えて言うと、部屋をリフォームするって感じかな。

次に、腟を精子が入って来やすい状態にする。入りやすくするには、精子が泳ぎやすい環境にすれば良い。それには頸管粘液を増やすことが必要だ。枯れた川じゃ泳ぎにくいだろ。しかも、その粘液は透明でサラサラしてた方が泳ぎやすいよね。作用に挙げられている粘稠度低下っていうのは、ネバネバ度合いが低下するってこと。牽糸性亢進っていうのは、粘液がサラサラだから、示指と母指で粘液を伸ばすと、ビヨ～ンって糸を引いてよく伸びるってことだ。

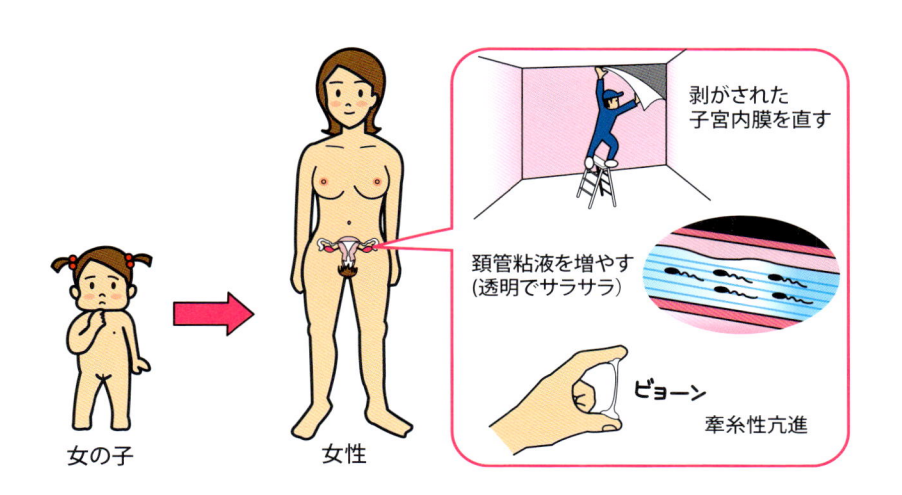

👨 出産に対しては？

👨 子宮筋を発育させる働きがあるし、出産の時にはオキシトシン*に対する感受性を高めて、筋を収縮させるように働くんだ。　＊オキシトシン：下垂体後葉ホルモンの１つ。分娩時の子宮収縮や乳汁分泌を促すなどの働きを持つ。

エストロゲンのその他の作用

１．	肝臓：	血漿コレステロール値低下作用
２．	血管：	血管拡張作用、抗動脈硬化作用
３．	血液：	凝固能の亢進作用
４．	骨　：	骨量の保持作用（骨吸収の抑制）

エストロゲンが、女性特有の疾患をつくる

👨 男性でも女性ホルモンは作られているけど、卵巣のある女性の方が圧倒的にその量は多い。ただし、それは卵巣機能が活発な間だけ。思春期前と閉経後は男性と同じなんだよね。そんなホルモンの動向が、疾患の男女差や、女性特有の疾患の原因になるわけだ。

代表的なものに、血管障害が挙げられる。閉経前の女性は、同じ年代の男性に比べると、心血管障害（狭心症・心筋梗塞など）や脳血管障害（脳梗塞・脳出血など）を起こす人が少ないんだ。でも、閉経するとその数は男性と同じになる。これは、エストロゲンの血漿コレステロール値低下作用・血管拡張作用・抗動脈硬化作用といった

第24章 月経異常

血管を守ってきた働きが、閉経後なくなってしまうからだと考えられるね。
　また、女性に下肢静脈瘤が多いのは、エストロゲンに血液凝固能亢進の作用があるためと、妊娠中に胎児によって腹部の動・静脈が圧迫されるために、下肢の血流が悪くなるからだし、閉経を境にして女性が骨粗鬆症になるのは、エストロゲンの骨量の保持作用が失われるからだね。

2 プロゲステロン（progesterone：P）

　プロゲステロンは、多くの臓器でコレステロールが代謝される過程の途中で作られます。ただし、黄体（妊娠時には胎盤）では、代謝の最終産物として合成されるので「黄体ホルモン」とも呼ばれます。

プロゲステロンの女性性器などに対する作用

1．子宮内膜	：分泌期様変化を起こす
2．子　宮　筋	：子宮筋の弛緩、妊娠時のオキシトシンに対する感受性を低下させる
3．頚管粘液	：分泌低下、粘稠度亢進、牽糸性低下、不透明
4．腟　粘　膜	：菲薄化
5．乳　　　腺	：乳腺の発達

プロゲステロンの働き、エストロゲンとの違いは？

　プロゲステロンは、子宮や腟に対しては、エストロゲンと逆の作用を現すと考えれば良いだろう。その役目は、さっき言っちゃったけど、妊娠を維持することだ。
　妊娠を維持するには、受精卵が子宮に来たら子宮の収縮を止めて、その排出を防ぐこと。それに、邪魔者が入ってこないよう、新たな精子の侵入を阻むことが必要だ。精子が入って来にくくするには、泳ぎにくい環境にすれば良い。それには頚管粘液を減らすこと。水がなけりゃ泳げないだろ。しかも、その粘液がネバネバ・ベトベトしていたら、まとわりついて上手く泳げないよね。粘稠度亢進は、ネバネバ度合いが増すってこと。牽糸性亢進っていうのは、粘液のネバネバが強いために、示指と母指で粘液を伸ばすと、すぐに切れてしまうってことだ。
　そして、受精卵が子宮に来た時、それが着床しやすく、育つのに十分な環境にしておくということ。これが分泌期様変化だ。

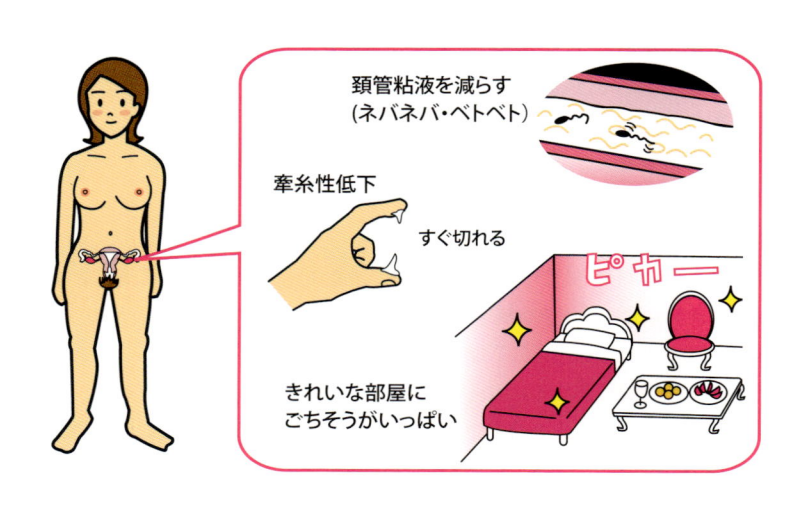

それって、どんな環境ですか？

そうだなぁ、例えて言うなら、エストロゲンがきれいに整えた部屋に、ごちそうを用意するって感じかな。これなら、立ち寄りたくなるだろう。ここにいれば、安全で、いつでも暖かくて、ご飯がもらえるんだから、出て行きたくないよね。長くいると、大きく育つ。そんな環境のことだ。

プロゲステロンその他の作用

1．視床下部 …… 基礎体温上昇

プロゲステロンは体温を上げる

基礎知識～その9～「体温」 p.131 のところで話したね。

覚えてますよ。排卵によって、直後から体温が0.3～1.0℃上昇して高温期を作るんでしたよね。

おっ、えらい！ そのとおり。この体温上昇は、黄体から大量に分泌されるプロゲステロンがその原因の1つと考えられるんだよ。

3 インヒビン（inhibin）

インヒビンは、FSHの刺激によって卵巣の顆粒膜細胞で産生され、卵胞液に含まれています。

インヒビン作用

1．下垂体前葉：FSHの分泌を抑制する
2．卵　　　巣：エストロゲンの合成を促す
3．卵　　　胞：主席卵胞のカギになる

知らない言葉がいっぱい？　大丈夫、大丈夫

？？？？　何のことやら？

FSH・顆粒膜細胞・卵胞液・主席卵胞のことだね。
大丈夫。FSHは次のページ。他も、この後の「卵胞とその成長」 p.445 のところを見ればわかる。インヒビンの活躍は卵巣周期 p.450 のところで出てくるよ。読み進めればだんだんわかるようになるから。頑張ろう!!

第24章 月経異常

基礎知識 その47　性機能ホルモン② 下垂体前葉・視床下部

1 下垂体前葉

　下垂体前葉から分泌されるホルモンの1つで、卵巣に作用して卵胞の発育・排卵・黄体化や、性腺(卵巣)ホルモンの分泌を促進する作用のあるホルモンを「性腺刺激ホルモン(ゴナドトロピン gonadotropin：Gn)」と言います。

　ゴナドトロピンには、「黄体形成ホルモン(luteinizing hormone：LH)」と「卵胞刺激ホルモン(follicle stimulating hormone：FSH)」の2つがあります。

　黄体形成ホルモン(LH)や卵胞刺激ホルモン(FSH)は、ずっと続けて分泌されている基礎分泌に加えて、一定の間隔でパルス状に追加分泌されます。その理由は、ゴナドトロピン放出ホルモン(GnRH)がパルス状に分泌されているからです。

月経周期は、視床下部が作っている!?

　LHとFSHは下垂体前葉の同じ細胞から分泌されてるんだけど、どちらをどのくらい出すかは、視床下部からGnRHがパルス状に刺激してくる、その頻度の違いで決まるんだって。このパルス分泌のリズム・頻度・振幅は変化することが知られていて、どうやらこの変化が月経周期を作っているようなんだ。

　ということは、視床下部のリズムが狂えば、その下も順に調子を崩しだしますね。

　そのとおり！　それで、月経異常が起こったりするんだ。

2 視床下部

　視床下部から分泌されるホルモンの1つで、下垂体前葉のゴナドトロピン(Gn)分泌細胞を刺激して、黄体形成ホルモン(LH)や卵胞刺激ホルモン(FSH)の合成・分泌を促進する働きを持つホルモンを「ゴナドトロピン放出ホルモン(gonadotropin releasing hormone：GnRH)」と言います。

　視床下部のGnRH分泌ニューロンは、GnRHを一定の間隔をおいて瞬間的に分泌する(パルス状分泌)という基本的特性を持っています(図・基47-1)。このような分泌がされるのは、ゴナドトロピンを放出させるために、GnRHが下垂体前葉をパルス状に刺激する必要があるからです。

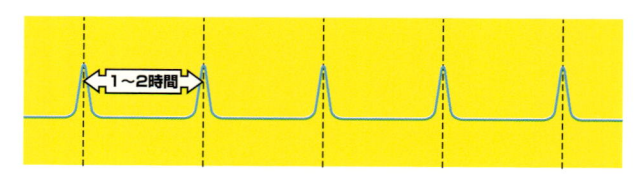

図・基47-1　GnRHの分泌動態

続けて刺激しちゃダメなわけ

何で下垂体前葉は、パルス状に刺激しないといけないんですか？

それはね、下垂体前葉をず～っと刺激し続けてると、下垂体前葉の細胞表面にあるGnRHの受容体が少なくなってしまうからなんだよ。受容体がなくなれば、下垂体はGnRHの刺激を受けられなくなるから、結果的にゴナドトロピンが出なくなってしまうんだ。だから、受容体がなくならない程度に、休み休み刺激する必要があるんだよ（図・基47-2）。

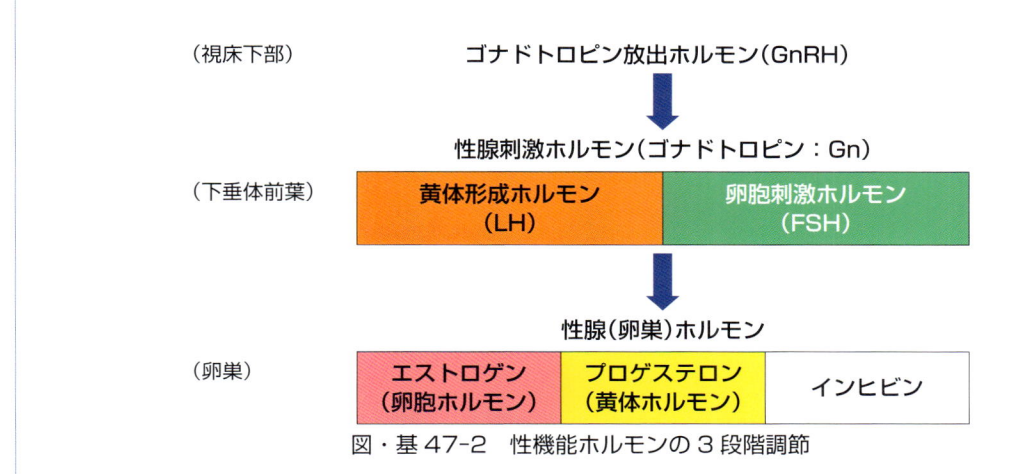

（視床下部）　　　ゴナドトロピン放出ホルモン（GnRH）
　　　　　　　　　　　　　　↓
　　　　　　　　　性腺刺激ホルモン（ゴナドトロピン：Gn）
（下垂体前葉）　| 黄体形成ホルモン（LH） | 卵胞刺激ホルモン（FSH） |
　　　　　　　　　　　　　　↓
　　　　　　　　　性腺（卵巣）ホルモン
（卵巣）　　　| エストロゲン（卵胞ホルモン） | プロゲステロン（黄体ホルモン） | インヒビン |

図・基47-2　性機能ホルモンの3段階調節

第24章 月経異常

基礎知識 その48　フィードバック機構

性機能ホルモンは上位のホルモンによって刺激されることで、下位のホルモンが合成・分泌されます。ですが、上位のホルモンの合成・分泌は、下位のホルモンによって調節されています。このように、末梢から分泌されるホルモンが、より中枢のホルモンの合成・分泌を調節する機構のことを「**フィードバック機構**」と言います。それには次の２つがあり、性機能ホルモンの分泌は、この機構によって調節されています。

１ ネガティブフィードバック

末梢のホルモンが、より中枢のホルモン産生や分泌を**抑制する**機構のことを言います。

▶エストロゲン ☞ p.436

　エストロゲンは、その濃度が一定の範囲内にあるときには、視床下部・下垂体を抑制するよう働く。例えば、エストロゲン濃度が上昇すると、その抑制作用のため GnRH・LH・FSH ☞ p.440 の分泌が減少し、その結果エストロゲンの分泌も減少する。逆にエストロゲン濃度が低下すると、抑制が弱まるので、GnRH・LH・FSH が分泌されるようになり、その結果エストロゲンが分泌される。

▶インヒビン ☞ p.439

　インヒビンは、下垂体前葉に作用して、FSH の合成・分泌を抑制するように働く（※ LH には影響しない）。

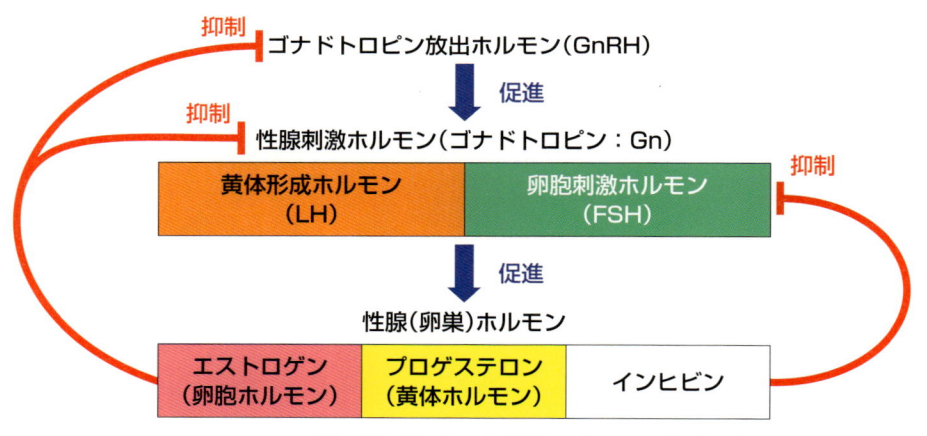

図・基48-1　ネガティブフィードバック

よくできてますね！
多ければ少なく、少なければ多くするわけですね。

大部分の内分泌系のフィードバック機構は、このネガティブフィードバックだよ。
これは、生体の恒常性を保つのに必要不可欠なシステムだ。

2 ポジティブフィードバック

末梢のホルモンが、より中枢のホルモン産生や分泌を**増加させる**機構のことを言います。

▶エストロゲン

　エストロゲンは、その濃度がある一定の範囲を超えると、今まで視床下部・下垂体を抑制するように働いていたものが、突然逆の促進する働きに変わる。すると、視床下部・下垂体は多くなったエストロゲンの促進的刺激を受け、GnRH・LH・FSH を急激に大量に分泌する。その結果、エストロゲンの分泌も爆発的に増え、エストロゲン濃度が急上昇する。

　このようなホルモンが急激に大量分泌される現象をサージ＊と呼び、特に LH が大量に分泌される（**LH サージ**）ことがきっかけになって、排卵と黄体化が起こる。　＊サージ(surge)：大きな波。うねり。

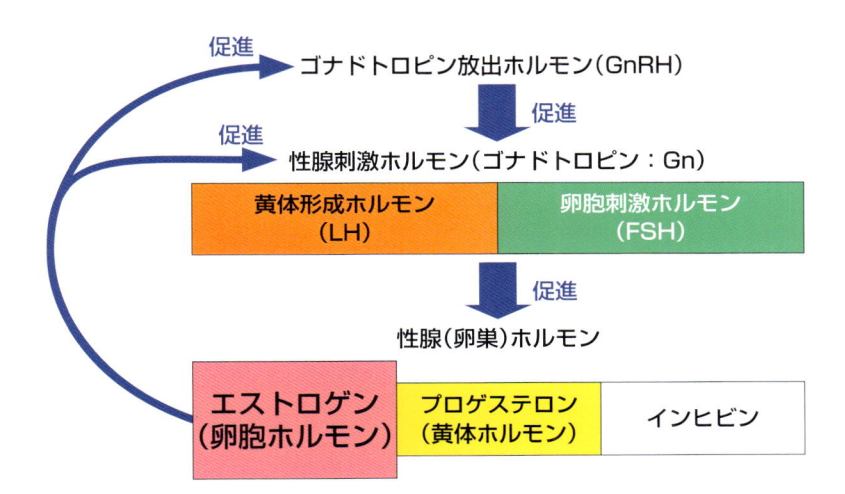

図・基 48-2　ポジティブフィードバック

第24章 月経異常

基礎知識 その㊾ 卵子

1 出生前〜思春期

　胎生3週の終わり頃、将来の卵子になる**原始生殖細胞**が、胎児の卵黄嚢に出現します。胎生5週頃、原始生殖細胞は分裂・増殖を始めながら、卵巣の前身である卵巣原基に移動していきます。

　卵巣原基に到着して**卵祖細胞**になってからも有糸分裂を続け、その数を増やしていき、胎生5ヵ月頃には左右合わせて約700万個になります。それをピークに、卵祖細胞は以後全く増えず、逆にアポトーシス*を起こして、その数を減らしていきます。この間、一部の卵祖細胞は**一次卵母細胞**になります。

　一次卵母細胞とは、卵祖細胞がDNA複製して減数分裂を始めたものが、第1減数分裂の前期（複糸期）で停止した状態のものを言います。一次卵母細胞は、思春期に順番に成熟段階に入るまで、長いものでは40年以上もの間、そのままの状態でとどまっています。

　結果、出生時までに全ての卵祖細胞は一次卵母細胞になり、その数は約200万個になります。さらに出生後も卵母細胞の数は減り続け、思春期には30万個ほどになります。

＊アポトーシス：細胞の自然死のこと。

卵子の数は、生まれる前に決まってる！

　一生分の卵子を全部持って生まれてくるんですね。

　そう。生まれてからは減っていく一方で、増えることはないんだね。対して精子は、毎日新たに作られているものだ。そのあたり、ずいぶん違うよね。

2 思春期〜性成熟期

　思春期以降、成長をはじめた卵胞がほぼ成熟する頃、一次卵母細胞は止めていた分裂を再開して、**二次卵母細胞**になります。

　二次卵母細胞は、第2減数分裂の中期を迎えたところで再び分裂を停止しています。排卵されるとまた分裂を再開しながら輸卵管を通り、受精後に第2分裂を完了して**成熟卵子**になります。

　2度も分裂を止めて、しかも受精するまで成熟卵子にならないなんて。

　変わってるよね。

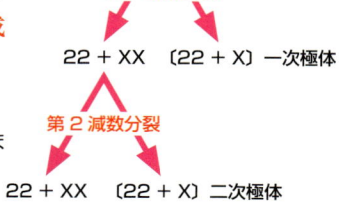

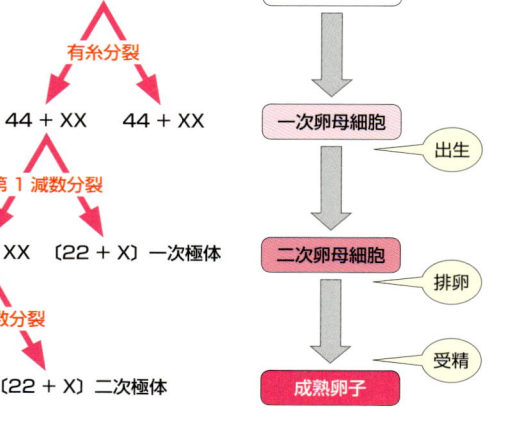

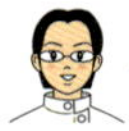

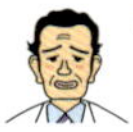

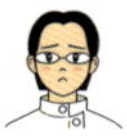

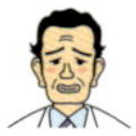

```
                44 + XX
                  │ 有糸分裂
           ┌──────┴──────┐
        44 + XX         44 + XX
                  │ 第1減数分裂
           ┌──────┴──────┐
        22 + XX        (22 + X) 一次極体
                  │ 第2減数分裂
           ┌──────┴──────┐
        22 + XX        (22 + X) 二次極体
```

```
卵祖細胞
   ↓
一次卵母細胞  ← 出生
   ↓
二次卵母細胞  ← 排卵
   ↓          ← 受精
成熟卵子
```

図・基49-1　卵子の成長

基礎知識 その㊿　卵胞とその成長

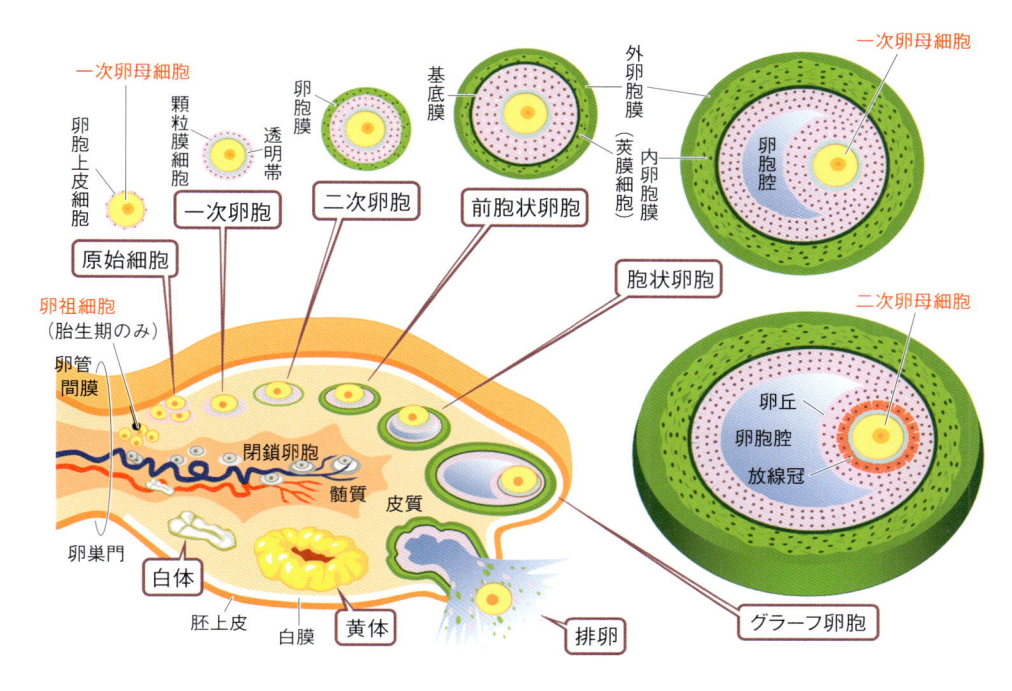

図・基50-1　卵胞の成長

1 原始卵胞

一次卵母細胞 ☞p.444 は胎生 16 週前後になると、1 層の扁平な卵胞上皮細胞（前顆粒膜細胞）によって囲まれます。これを**原始卵胞**と言い、休止している状態です。その形成は生後 6 カ月までに終了し、成人卵巣では卵巣皮質の直下に散在しています。

原始卵胞は、胎生期や幼少期でも発育を開始し、中には卵胞腔 ☞p.446 を形成するものもありますが、これらの卵胞は途中で閉鎖し消滅します。また、思春期以降、ゴナドトロピン ☞p.440 およびエストロゲン ☞p.436 の分泌が増加すると、卵胞の発育は著しく刺激され、常に一定数の原始卵胞が月経周期とは無関係に成長を開始するようになります。

> 卵母細胞は、卵だけ。卵胞は、卵とその取り巻きを合わせたものの呼び方だ。
> 間違えやすいけど、ちゃんと区別して覚えてね！

2 一次卵胞

扁平だった卵胞上皮細胞（前顆粒膜細胞）が、立方形の顆粒膜細胞に変化し始めると**一次卵胞**と呼ばれます。顆粒膜細胞からはムコ多糖類が分泌され、卵母細胞との間に透明帯ができます。

第24章 月経異常

3 二次卵胞

　2層目の顆粒膜細胞が作られ始めると**二次卵胞**と呼ばれます。顆粒膜細胞が層を増していくとともに、二次卵胞の初期には、卵胞の最も外側に周囲の結合組織や膠原線維が取り巻いて卵胞膜(莢膜とも言う)が作られます。

　後期には、卵胞膜が内・外卵胞膜に区別できるようになります。内卵胞膜は上皮様細胞(莢膜細胞)から構成され毛細血管に富み、外卵胞膜は膠原線維に富んでいます。また、内卵胞膜と顆粒膜細胞の間には、明瞭な基底膜が認められるようになります。ここまで成長した卵胞を**前胞状卵胞**と呼び、原始卵胞から3〜5カ月を要します。

4 胞状卵胞(三次卵胞)

　顆粒膜細胞のあちこちに小さな間隙ができ、そこに卵胞周囲の血管透過性が亢進して流入してきた血漿成分と卵胞で合成されたエストロゲンとによってできる液体(卵胞液)が溜まり、それらが合わさって卵胞腔が作られます。この卵胞腔をもった卵胞を**胞状卵胞**と呼びます。

　初期の胞状卵胞(2mm以下)までは月経周期に伴う周期的なゴナドトロピンの変動には反応せず、その成長はゴナドトロピン非依存性であると考えられます。ここまでの成長は非常にゆっくりとしたものですが、胞状卵胞がある程度の大きさ(2〜5mm以上)になるとゴナドトロピンに依存した成長になり、急激にその速度を増します。

　同時期に成長を始めた卵胞の集団の中で、この段階まで成長していた5〜10個の胞状卵胞がFSH☞p.440の刺激を受けて、さらに成長していきます。このうち最も成長の早い卵胞を**主席卵胞**と言い、この主席卵胞だけがこの先グラーフ卵胞にまで発育し、排卵に至ります。

卵巣には、様々な卵胞が混在している!

　卵胞の成長は、ずい分時間のかかるものなんですね。
　なのに毎月排卵されると言うことは、時間差で次々と卵胞は成長してるってことですか?

　そのとおり! 1回の月経分の卵胞だけが、成長しているわけじゃないんだ。
　だから、卵巣の中には、様々な成長段階の卵胞集団が見られるんだよ。

5 グラーフ卵胞

　卵胞はかなり大きくなり、その頂部が卵巣表面に膨隆して透けて見えるようになります。はじめ三日月型だった卵胞腔は、エストロゲンの合成が増えるにつれ卵胞液が急激に増加し、月が満ちるように丸みを帯びながら大きくなっていきます。それに伴って、卵胞壁は薄くなり、卵母細胞は卵胞腔の片隅に押しやられて顆粒膜細胞に取り囲まれた卵丘のかたちで腔内に突出します。このとき卵母細胞を取り巻く1層の顆粒膜細胞は、丈が高く放線状に並んで見えるので放線冠と呼ばれます。

ここまで成熟すると**グラーフ卵胞**と呼ばれ、卵母細胞はここで第1減数分裂を終えて、二次卵母細胞 p.444 になります。

6 排卵

月経開始から14日くらい経ったころLHサージ p.443 が起こり、卵巣は大量のLH p.440 に曝されます。それがきっかけになって排卵が起こります。排卵とは、卵胞が破れ、その中から卵母細胞とその周りの卵丘を形成していた細胞が卵胞液と共に飛び出し、卵巣から腹腔へ出ていくことを言います。

99.9%の卵胞は閉鎖する！

数100万個存在した原始卵胞からグラーフ卵胞まで成長するのはわずか0.1%。残りの卵胞は長い成長過程のいずれかで閉鎖・消滅して、生涯を通じて排卵される卵子はたった400〜500個だけなんだよ。

99.9%はムダですか。ずい分と非効率的なんですね。

7 黄体

卵母細胞の出て行った後、すぐに卵胞腔は血液で満たされます。と同時に、顆粒膜細胞と莢膜細胞は肥大して黄体細胞に変化し、増殖して出血によってできた凝固塊に置き換わって黄体になります。この黄体細胞からは、エストロゲン p.436 と特にプロゲステロン p.438 が盛んに分泌されます。

黄体は、細胞質にカロチンが沈着するから、その名の通りオレンジがかった黄色に見えるんだよ。

8 白体

受精しなかった場合、黄体が形成されてから14日くらい経つと、虚血によって黄体細胞が崩壊し、プロゲステロンの分泌が減少していきます。このような黄体退縮までの期間は、月経周期や人種の違いを問わず、どのような人でもほぼ14日（±2日）と一定しています。退縮して残った瘢痕組織は、白っぽい白体となって基質に吸収されます。

第24章 月経異常

基礎知識 その51　性周期① 卵巣周期

　女性の性周期には、排卵から排卵までを1周期として、卵巣の活動から見る「卵巣周期」と、月経から月経までを1周期として、子宮内膜の変化から見る「子宮内膜周期」の2つがあります。子宮内膜の周期的な変化は、卵巣から分泌されるエストロゲン p.436 とプロゲステロン p.438 によって作られるものなので、卵巣周期と子宮内膜周期は連動しており、これらを総合して「性周期」と呼びます。

　普段よく言われる月経周期っていうのは、子宮内膜周期のことだけど、ここではまずは先に、卵巣周期の方から見ていこうね。

　1卵巣周期は、排卵から次の排卵までの間隔のことを言います。排卵前は卵胞 p.445 からエストロゲンが盛んに分泌されるので、この排卵に先行する時期を「卵胞期」と呼びます。排卵後は黄体 p.447 からプロゲステロンが盛んに分泌されるので、「黄体期」と呼ばれます。

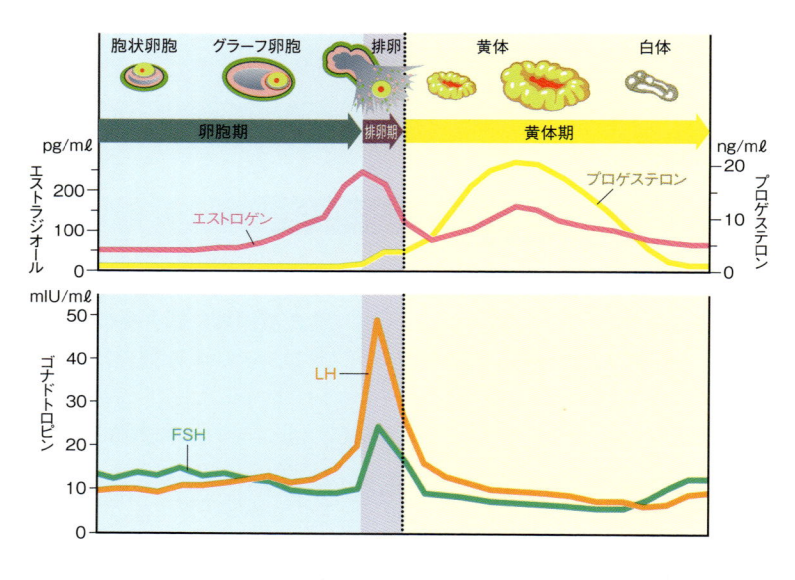

図・基51-1　卵巣周期

1 前黄体期の終わり

　黄体が退縮しはじめると、エストロゲン・インヒビンの合成・分泌が低下するので、それによるネガティブフィードバック p.442 が弱まり、ゴナドトロピン（LH・FSH） p.440 の分泌が増え始めます。すると、FSHの刺激を受けて、初期の胞状卵胞の中から5〜10個が成長をはじめます。

2 卵胞期の初期〜中期

　この時期の卵胞はゴナドトロピンの刺激を受けて、急激に成長します。この成長には、2つのゴナドトロピン（LH・FSH）とそれによって促進される顆粒膜細胞・莢膜細胞[※1 p.446]の働きが重要になります。

　莢膜細胞はLH受容体を持ち、LHの刺激を受けるとコレステロールからアンドロステンジオンが合成され[※2 p.434]、基底膜を介して顆粒膜細胞に渡されます。顆粒膜細胞はFSH受容体を持ち、FSHの刺激を受けてアロマターゼが活性化され、アンドロステンジオンからテストステロン、そしてエストロゲン（E_2）が作られます。このように、エストロゲン（E_2）は最終的には顆粒膜細胞で合成されますが、その作業には莢膜細胞とLH・FSHの協力が必要で、これを「two cell − two gonadotropin theory」と呼んでいます（図・基51-2）。

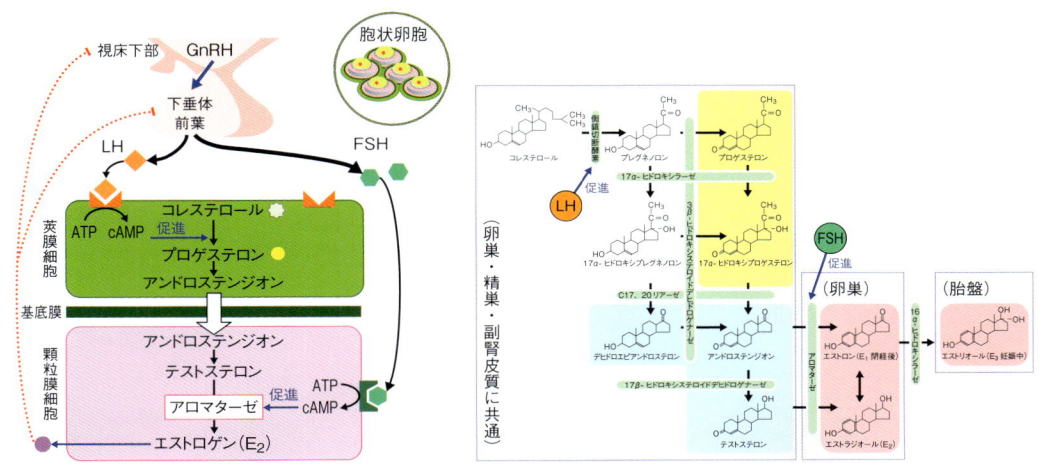

図・基51-2　卵胞期1

　また、顆粒膜細胞にはエストロゲン受容体があって、自らが分泌したエストロゲンを受け取り、その刺激で顆粒膜細胞のFSH受容体を増やします。すると、FSH受容体の増えた顆粒膜細胞では次々とFSHを受け取り、アロマターゼを活性化させるので、たくさんのエストロゲンを合成・分泌して卵胞液が増え、卵胞は大きくなっていきます（図・基51-3）。

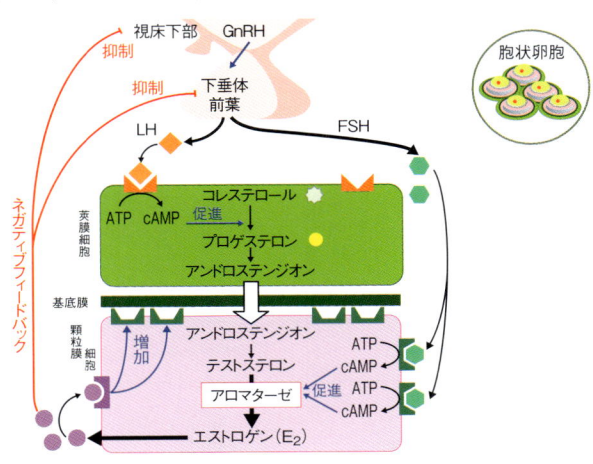

図・基51-3　卵胞期2

第24章 月経異常

　この時、早く成長した卵胞は、自分が分泌したエストロゲンによってFSH受容体が増えているので、FSHをたくさん受け取ることができ、さらにエストロゲンの合成・分泌を増やします。その一方で、顆粒膜細胞から**インヒビン**を分泌するようになります（図・基51-4、51-5）。

　すると、他の成長の遅い卵胞は、成長の早い卵胞が分泌するインヒビンとエストロゲンのネガティブフィードバックによってFSH分泌が抑制されるため成長できなくなり、閉鎖してしまいます。

　このようにして、最終的に一番成長の早かった卵胞（**主席卵胞** p.446）だけが残り、他の卵胞はすべて閉鎖します。

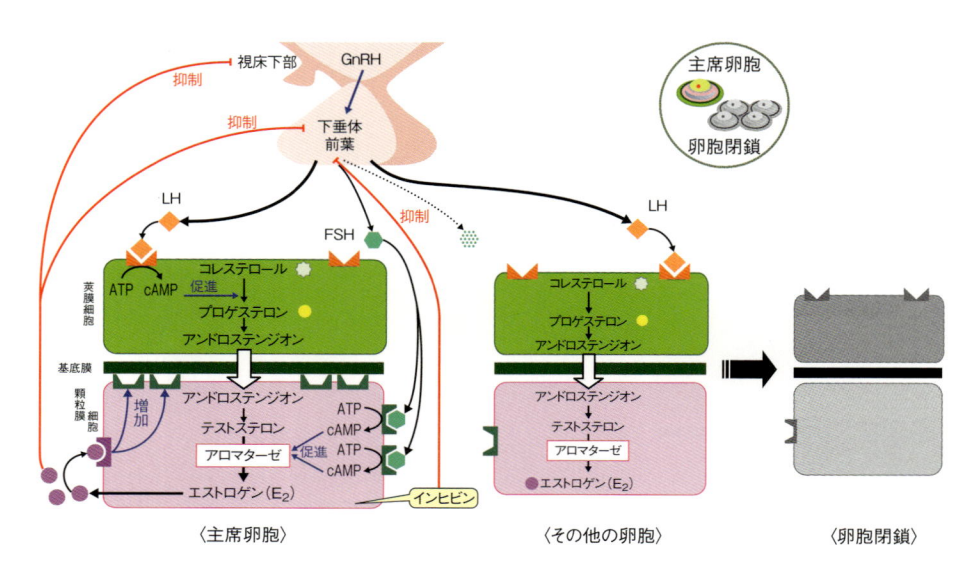

図・基51-4　卵胞期4

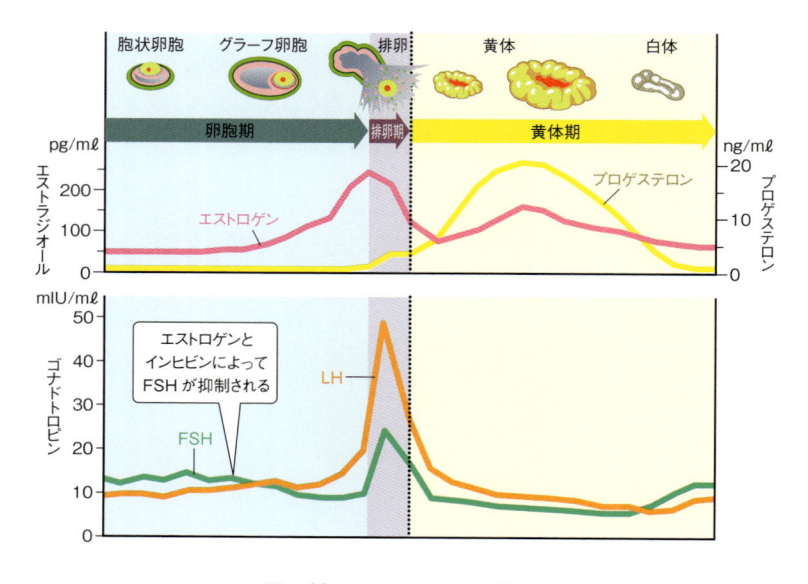

図・基51-5　FSHの抑制

やっと出てきたインヒビン！

インヒビン、覚えてた？

ここで活躍するんですね。作用にあった「主席卵胞のカギになる ※1 p.439」っていうのは、このことだったんですね。
しかし、早い者勝ちは、生物界の摂理なのかもしれませんけど、自分がFSHをたくさん摂って成長するだけじゃなくて、他の仲間がFSHを摂れないようジャマまでして蹴落とすんですから。悪いヤツだなぁ～主席卵胞。

生き残るのは、どんな世界でも大変なんだよ。この勝負は、他をジャマするインヒビンを出せるようになるまで、ちょっとでも早く成長した者の勝ち。タッチの差なんだから、きれいごとなんて言ってられないさ。

3 卵胞期の後期

他の卵胞が閉鎖し、残った主席卵胞は、さらにLH・FSHの刺激を受けてグラーフ卵胞 ※1 p.446 になります。この頃になると、顆粒膜細胞にもLH受容体が機能するようになり、顆粒膜細胞でプロゲステロンが作られるようになります。作られたプロゲステロンの一部は分泌されますが、一部は莢膜細胞に取り込まれてアンドロステンジオンの材用になるので、さらに大量のエストロゲンを分泌するようになり、その血中濃度を上昇させます。

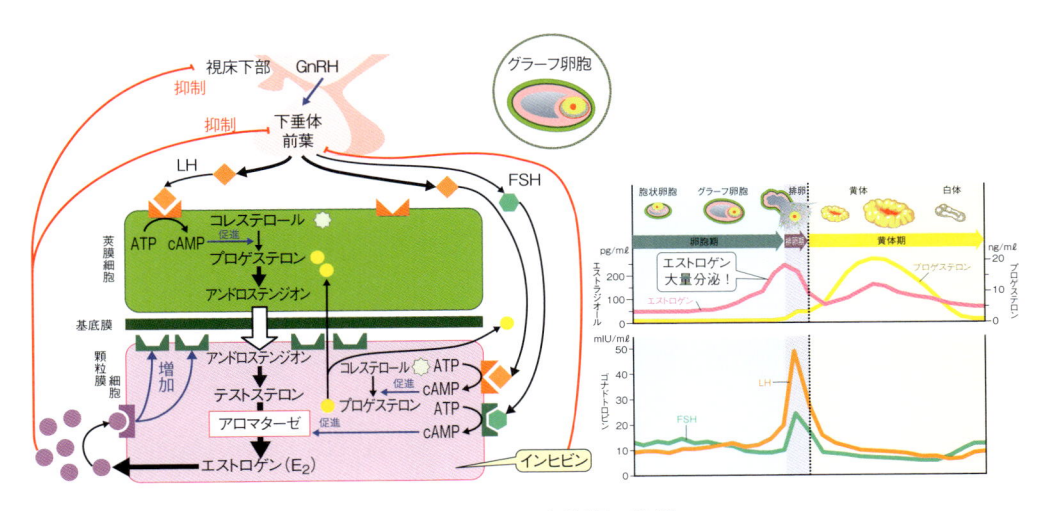

図・基51-6　卵胞期の後期

4 排卵期

エストロゲンの分泌量が増え、その血中濃度が200～300pg/mℓ以上の状態が、24～36時間以上

第24章 月経異常

続くと、エストロゲンの作用はポジティブフィードバック☞p.443に変わり、視床下部に対して促進的に働くようになります。するとGnRHの大量放出、次いで下垂体からのLH・FSHの大量放出、すなわち「サージ」が起こります（図・基51-7）。

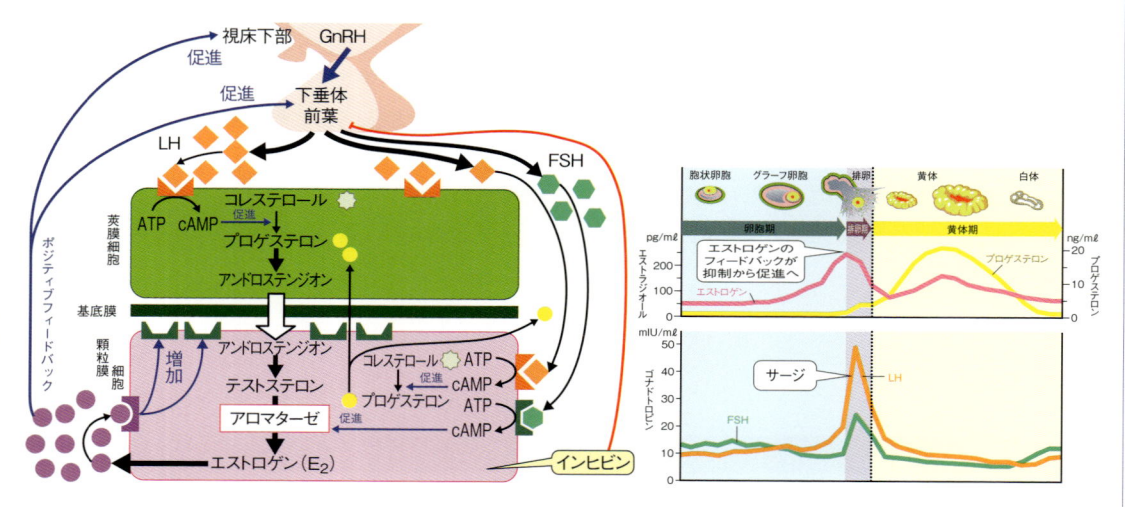

図・基51-7　サージ

LHサージによってLH濃度が高くなると、17α-ヒドロキシラーゼの活性が抑制されて（図51-8左 ━━┥ ）、プロゲステロン以降の物質が作られなくなります。そのためエストロゲンの合成が一時低下します。ですが、コレステロール側鎖切断酵素の活性はLHによって促進されるので（図51-8左 ━━▶ ）、プロゲステロンが一過性に多く作られます。

すると、プロゲステロンの増加によって、プロスタグランジンやロイコトリエンなどが産生されます。これらは、卵胞の結合組織を融かす物質を誘導したり活性化したりすることで、頂部（卵丘側）☞p.446の卵胞壁を薄くします。もう一方では、卵胞壁基底部（卵丘と反対側）の平滑筋を収縮させて、薄くなった頂部に向けて内圧を高めます。すると卵胞は破裂して、卵母細胞が腹腔に放出されます。これが排卵です（図・基51-8、51-9）。

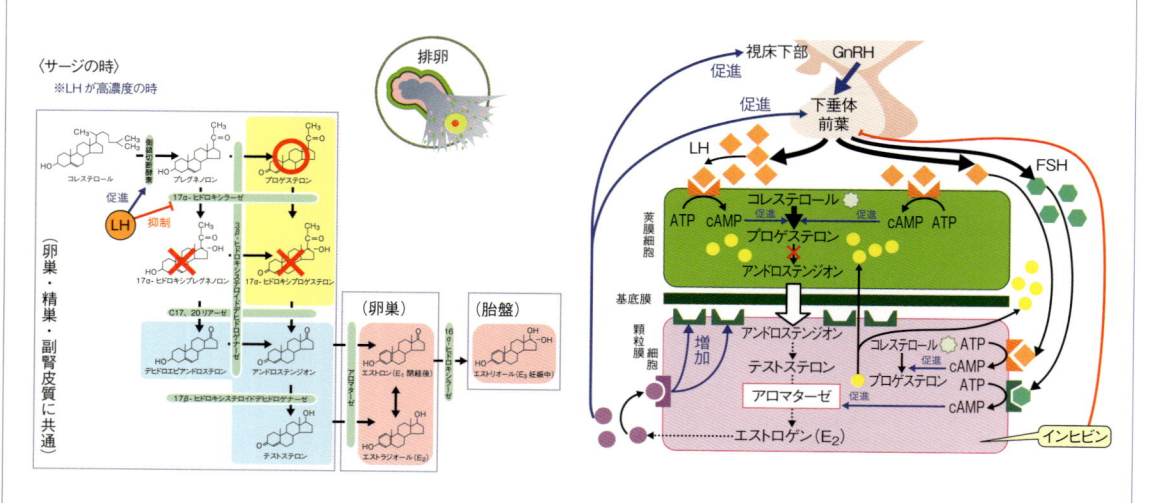

図・基51-8　排卵1

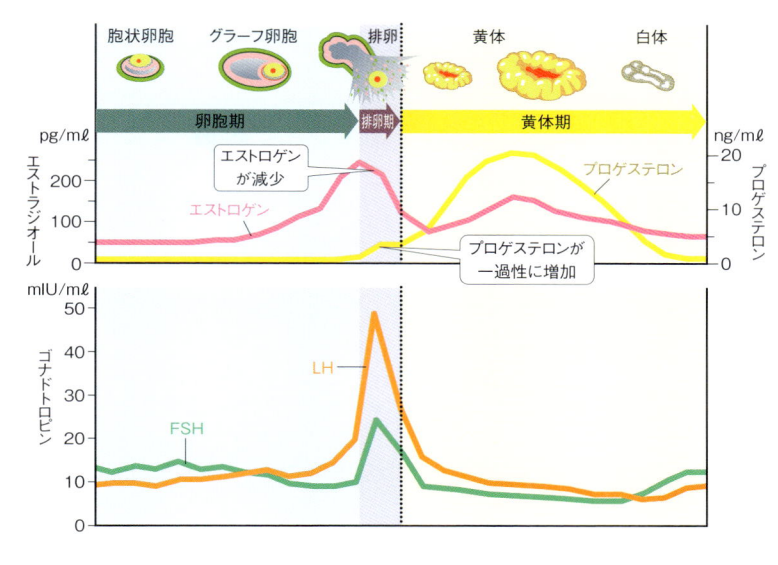

図・基51-9 排卵2

排卵には、痛みが伴うこともある

　時々、月経と月経の真ん中あたりで腹痛のある人がいるけど、あれは排卵痛なんだよ。

　卵胞が破れる痛みですか？

　ではなくて、排卵の時に産生されるプロスタグランジンやロイコトリエンは、発痛物質だっただろう。どうやら、それが原因みたいだね。

5 黄体期のはじめ～半ば

　卵母細胞が出て行った後、すぐに卵胞腔は血液で満たされます。その後、残された顆粒膜細胞と莢膜細胞は肥大して黄体細胞に変化し、出血によってできた凝固塊に置き換わって黄体 ☞p.447 を作ります。

　黄体には、黄体期のはじめ頃から半ばにかけて、LH受容体が増加します。すると、LHの刺激によって毛細血管が新たに作られて、それが黄体に侵入することで血液中のコレステロールが流入してくるので、黄体細胞はエストロゲンと特にプロゲステロンを合成・分泌するようになります。

　排卵時に一時的に低下したエストロゲンが、黄体期になって再び上昇することにより、LH・FSH分泌が抑制され、プロゲステロンがさらにエストロゲンの働きを促進するため、この時期LH・FSHの血中濃度は最も低くなります（図・基51-10）。

第24章 月経異常

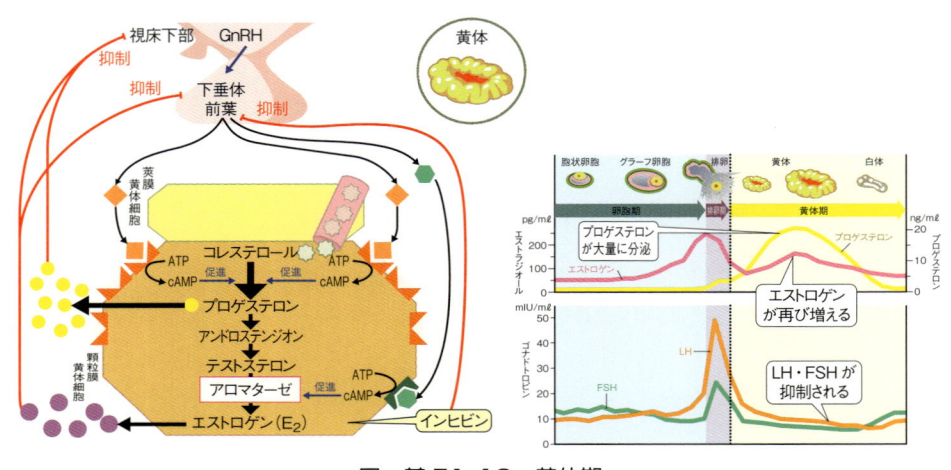

図・基51-10　黄体期

6 黄体期の終わり

その後、黄体の退縮によってエストロゲン・プロゲステロン・インヒビンの合成・分泌が低下します。すると、ネガティブフィードバックが弱まるので、ゴナドトロピン（LH・FSH）の分泌が増えはじめます。そして、また新たに卵胞の発育が促進され、新しい卵巣周期が始まります。

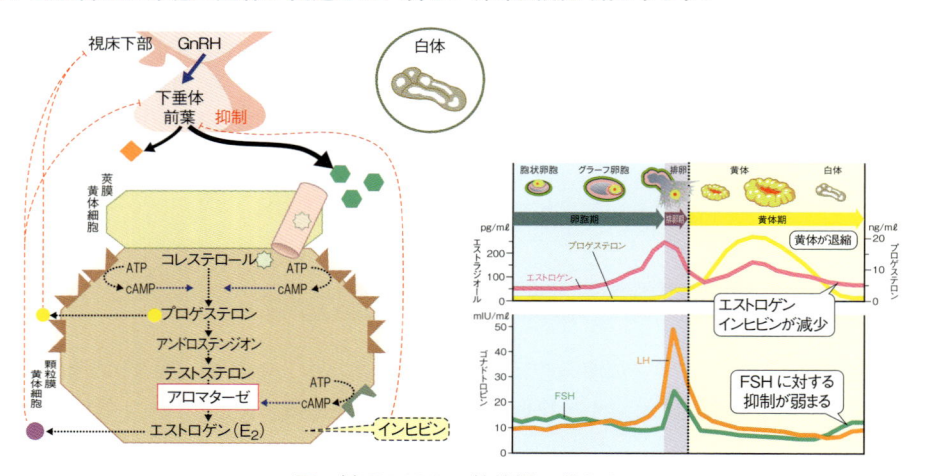

図・基51-11　黄体期の終わり

卵巣周期は、これで一周！

ひゃ～、すごい！　月経アイテムが全部つながった！　ホルモンの折れ線グラフ、今までぼんやり眺めてただけでしたが、卵胞が成長すると卵巣ホルモンは……、その時ゴナドトロピンは……、フィードバックは……って全部を照らし合わせて見ていくと、なんでそんなグラフになるのか理解できますね。

全部がつながって理解できたら、気持ち良いだろう～！

基礎知識 その52　性周期② 子宮内膜周期（月経周期）

　子宮内膜とは、子宮の内腔を覆う粘膜のことで、1層の円柱上皮からできています。上皮はところどころで落ち込んで、筋層に向かって子宮内膜を貫くように子宮内膜腺（分泌腺）が発達しています。
　この子宮内膜は、基底層と機能層に分けられ、基底層は子宮内膜が筋層に接する深い部分のことで、ここは短くてまっすぐな基底動脈で養われており、卵巣ホルモン ☞p.434 による変化はみられません。これに対して、子宮内膜の浅い部分で子宮腔側にある機能層は、長くてコイル状のラセン動脈によって養われており、卵巣ホルモンの影響を受けて、周期的に増殖と壊死・剥落を繰り返します。
　子宮内膜周期とは、この機能層の周期的な変化のことを言い、それは「月経期」・「増殖期」・「分泌期」の3つの時期に分けられます。

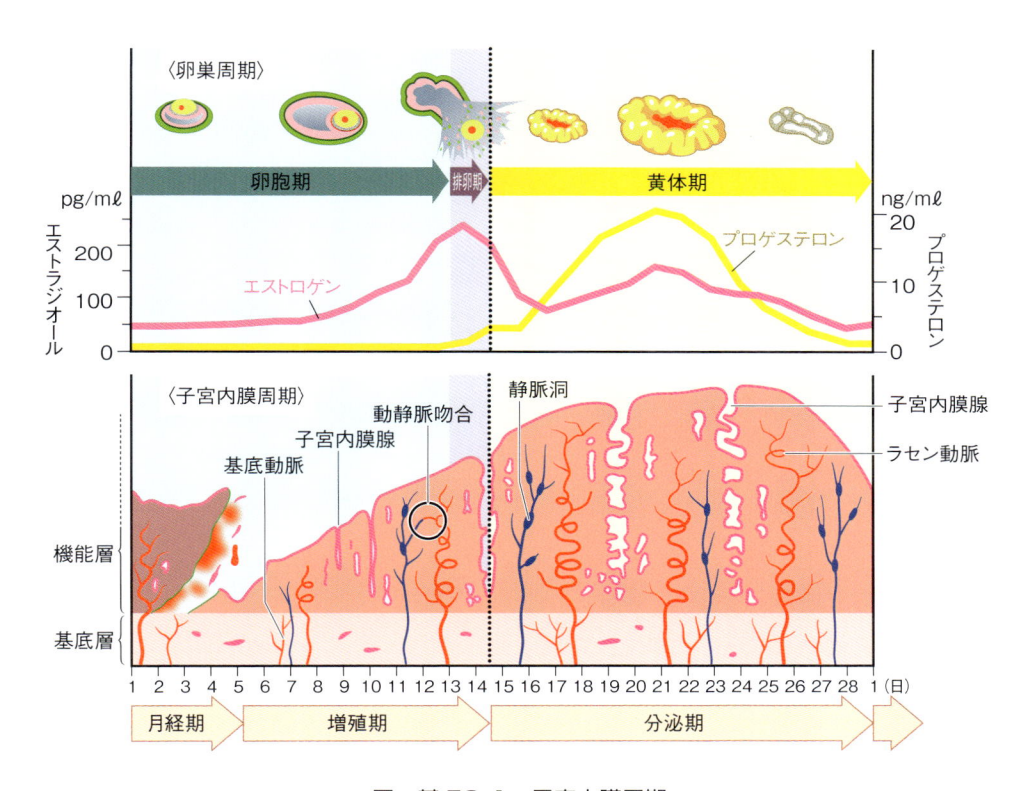

図・基52-1　子宮内膜周期

1 月経期：月経周期の第1〜4日頃

　受精しなかった場合、黄体は排卵後12日目頃から退縮しはじめ、エストロゲン・プロゲステロンの分泌が急激に低下します。その結果、子宮内膜組織の血行動態に変化が起こり、虚血のために機能層が壊死し、剥がれ落ちます。
　月経とは、この壊死・剥落した機能層が、血液や粘液とともに子宮の外へ排出されることを言い、その期間はだいたい3〜7日間、日本人の平均は5日間です。

第24章 月経異常

月経血は血だけじゃない

👤 と言うことは、月経血って、純粋な血液じゃないんですね。

👤 そうだよ。1回の月経で排出される純粋な血液量は50〜70mℓくらいで、同時に粘液もほぼそれと同じくらい排出されている。その他に、月経血には子宮内膜の断片も含まれているし、白血球も大量に含まれているんだよ。

👤 へ〜、白血球もですか。

👤 機能層が剥がれ落ちた子宮内膜は、擦り剥いたのと同じで傷ついた状態になっているから、感染しないよう白血球が出動しているんだよ。それに月経血って固まらないんだよね。

👤 あっ！ 本当だ。言われてみればそうですね。

👤 どうやら血液が固まらないようにする酵素も含まれているようだよ。

❷ 増殖期：月経周期の第5〜14日頃

　月経が終わった時には機能層はなくなっていて、子宮内膜には基底層と、剥がれ落ちなかった一部の子宮内膜腺の上皮細胞が残っています。増殖期は、このように月経によって傷ついた粘膜を修復する期間で、月経が終わってから排卵直後までの約10日間、卵巣周期では卵胞期にあたります。

　月経が終わって2〜3日の間に、子宮内膜の表面は基底層から再生した上皮に覆（おお）われます。これは卵巣ホルモンには依存しない内膜の治癒過程です。その後、卵胞が発達するに伴ってエストロゲンの分泌量が増えてくると、その作用によって細胞が増殖を始めます。

　腺上皮細胞や間質細胞が増殖しながら、上皮のところどころが落ち込んで、直線状の子宮内膜腺が作られます。そこへ基底層からラセン動脈が伸びてきて、栄養を供給します。このように新しい機能層が作られ、子宮内膜はだんだん肥厚していきます。

増殖期は、リフォーム中

👤 増殖期で行われる月経で剥がれた機能層を新しく作る作業が、エストロゲンの作用のところで言った「部屋のリフォーム」 ☞ p.437 ってことだよ。

❸ 分泌期：月経周期の第15〜28日頃

　排卵直後から月経開始までの期間で、卵巣周期では黄体期にあたります。排卵後もエストロゲンの作用によって細胞は増殖を続けますが、排卵後2日目頃からは黄体 p.453 の分泌するプロゲステロンが急激に増えることによって、その作用は抑制されるようになります。かわりに、プロゲステロンの作用によって、子宮内膜腺から分泌が始まります。

　分泌期の初期、直線状だった子宮内膜腺は発達して曲がりくねり、その腺上皮細胞の基底部には

グリコーゲンをたくさん含んだ分泌物がバブル状に見られるようになります。その後、分泌活動がどんどん活発になると、分泌量が増えるとともに腺腔が大きくなって、子宮内膜全体が浮腫状になります。そして排卵後7日目頃（卵が子宮に到達する頃）には、子宮内膜腺は太く大きくグネグネと蛇行し、グリコーゲンや脂質、酵素をたくさん含んだ分泌物で満たされて、受精卵が着床・発育するのに適した環境ができあがります。

分泌期は、「お菓子の家」

プロゲステロンの作用のところで言った分泌期様変化 p.438 って言うのは、子宮内膜腺が発達して、子宮内膜が分泌液で満たされた状態のことで、用意されるご馳走とは、この分泌液のことだね。

分泌液の成分って、グリコーゲンや脂質がいっぱい含まれているんですよね。
部屋の壁が、グリコーゲン（砂糖）と脂質（油・バター）でできているなんて、まるでお菓子の家じゃないですか。

ねっ！　子供なら住んでみたくなるだろう。

第24章 月経異常

基礎知識 その53　基礎体温

　4～5時間熟睡した後の体温は、基礎代謝だけが反映されます。ですから、朝目が覚めてすぐ、起き上がる前に寝床の中で計った体温を基礎体温と言います。これを毎日同じ時間に計り、記録してグラフにしたものを基礎体温表と呼び、これを見ることで女性の性機能を判定することができます。この時、原則として0.05℃まで目盛りがある体温計(婦人体温計)を使い、口腔温 p.129 を測定します。

　黄体から分泌されるプロゲステロンは、基礎体温を0.3～1.0℃上昇させる作用があります。したがって、排卵のある正常な月経周期をもつ女性の場合、基礎体温表は図・基53-1のように卵胞期を表わす「低温相」と、黄体期を表わす「高温相」がはっきりわかる2相性のグラフになります。

　また、月経周期はその人によって違い、卵胞期(低温相)の長さは人によって様々なのですが、正常な黄体の寿命は月経周期や人種の違いを問わずほぼ14日(±2日)と一定しているので、高温相はみな一様に14日間続きます。これを踏まえて、基礎体温表からは次のようなことが判定できます。

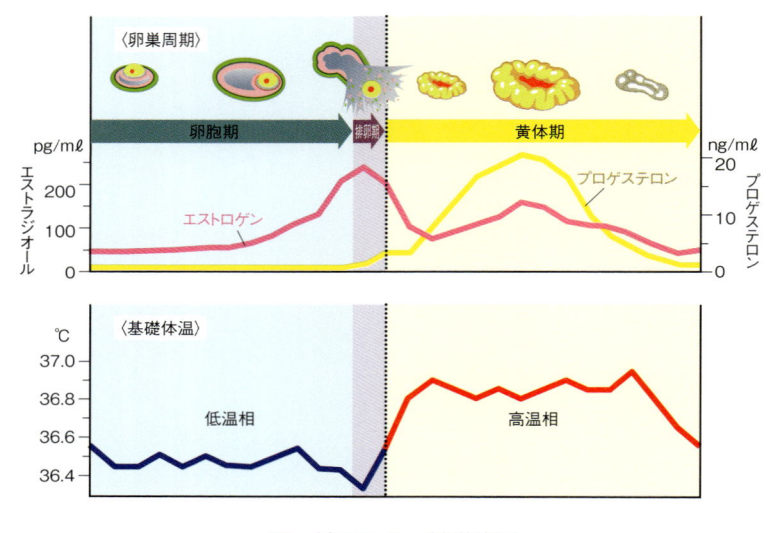

図・基53-1　基礎体温

1 排卵の有無

　はっきりと2相性である場合は、排卵があると言えます。図・基53-2のように、高温相がない、もしくは2相性が見られない場合には、排卵がないと考えられ、不妊になります。

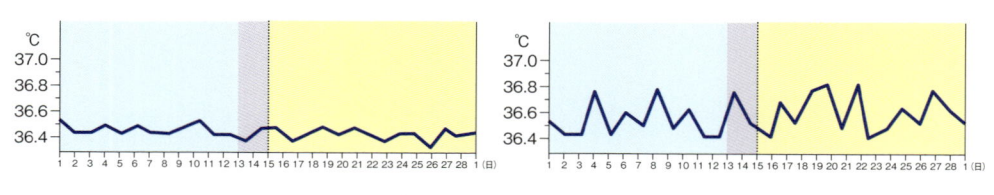

図・基53-2　無排卵の場合

排卵のサイン！

体温を上げる作用を持つプロゲステロンは、黄体 p.447 から分泌されるんだよね。
　その黄体は、卵胞から卵が飛び出していった後、卵巣に残された卵を包んでいた細胞が変化してできるものだ。ということは、排卵がなければ、黄体は作れないってこと。つまり、体温が上がったということは、黄体ができたということで、それは排卵があったという証拠なんだよ。

体温が2相になったら、排卵がある証拠！

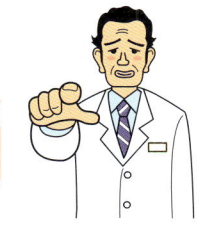

2 黄体機能

　高温相が見られても、図・基53-3のように、それが10日以下の場合(A)や、高温期間の途中で一時体温が下がる場合(B)、また低温相から高温相への移行が速やかでない場合(C)は、黄体の機能が弱いことを意味します。
　この場合、排卵はあるので受精はしますが、受精卵が着床しにくかったり、着床しても妊娠が維持できないことが多く、不妊の可能性が考えられます。

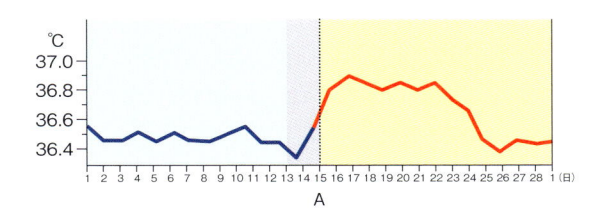

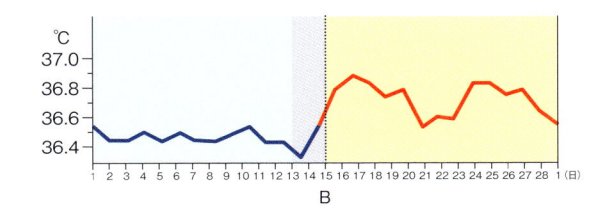

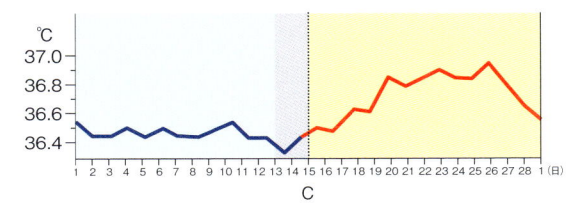

図・基53-3　黄体機能不全

第24章 月経異常

3 妊娠

高温相が3週間以上続いた場合、妊娠の可能性があります。

胎盤の完成までは、妊娠の不安定期

妊娠が成立しなければ、黄体はおおよそ2週間ほどで自然退縮していくものだったよね。高温期が続いていれば黄体が機能しているということ。だから、念のため余裕をもって、3週間以上高温期が続いたら、妊娠した！と判断できるんだよ。

妊娠すると、黄体は退縮しないんですか？

うん。形を変えて、しばらく機能し続けるんだよ。
排卵後の黄体期では、黄体が盛んにプロゲステロンとエストロゲンを分泌して、子宮内膜を受精卵が着床・発育しやすい環境にしてるよね。受精した卵子がそんな子宮内膜に落ちてくると、そこに「絨毛」と呼ばれる根を張り巡らせて、子宮内膜の中に深くもぐり込むんだ。これが「着床」だよ。

ただ、たとえ着床しても、黄体が退縮してホルモンが分泌されなければ、子宮内膜が崩れ落ちちゃう。つまり卵子も流れちゃうだろう。だから、このとき受精卵は絨毛から「ヒト絨毛性ゴナドトロピン（human chorionic gonadotropin：hCG)」というホルモンを分泌して、黄体を「妊娠黄体」に変えるんだ。妊娠黄体は、プロゲステロンとエストロゲンを盛んに分泌し続けるから、妊娠が維持できるんだよ。

じゃあ、出産までず〜っと妊娠黄体が存在するんですか？

いいや、胎盤ができたら、そっちから栄養がもらえるから、妊娠黄体は必要なくなるだろ。
妊娠黄体が妊娠を維持するのは、胎盤が完成する12〜16週頃までだよ。俗に言う、「妊娠の不安定な時期」というのは、この期間のことを指しているんだ。

4 排卵日

　低温相から高温相へ移行するとき、基礎体温が急に下がった日（陥落日）があれば、そこで排卵したと推察されます。また、陥落日がなければ、低温相の最終日が排卵日とされます。

　ですが、陥落日は必ず見られるものではありません。また、陥落日や低温相最終日と、超音波検査での排卵所見が一致することは、半分弱しかありません。

　結論として、基礎体温表から排卵日を特定することは難しいと言えるでしょう。

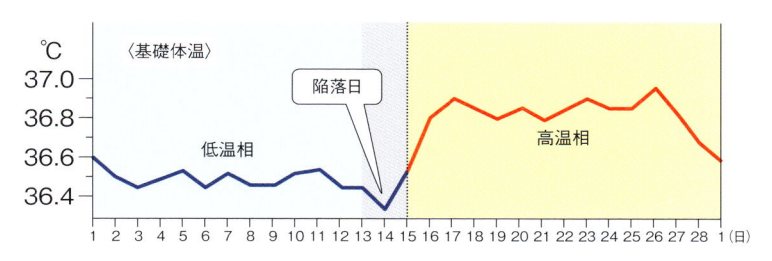

図・基53-4　排卵期

5 妊娠可能日

　基本的に、排卵がなければ妊娠しません。また、排卵がある場合でも、排卵された卵子が生きているうちに精子と出会わなければ受精が成立せず、妊娠しません。

　排卵後の卵子の寿命は大体1日、長くて3日です。そして、女性の体内に放出された精子の寿命は大体3日、長くて7日です。ですから、妊娠を望む場合、卵子と精子の最短寿命を考えれば、排卵の3日前から排卵後1日までの計5日の間に性交を行えば、妊娠する可能性が非常に高くなります。

　それ以外の日でも、卵胞期はいつでも不意に排卵が起こりうること、低温なので精子が生き延びやすいことから、この間の性交でも妊娠の可能性があります。また、排卵後3日間は卵子が生きていることがあるので、この間も妊娠する可能性があります。

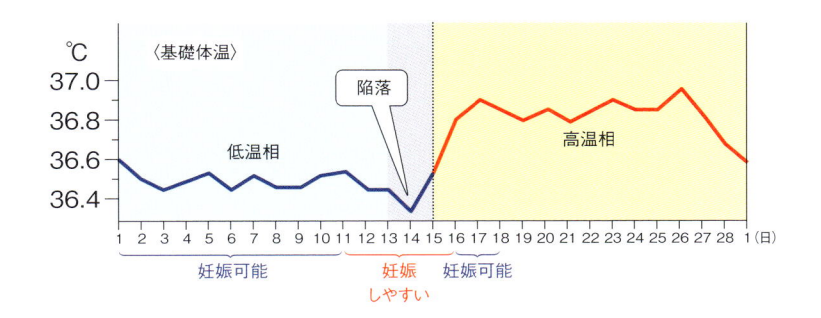

図・基53-5　妊娠可能日

第24章 月経異常

絶対に妊娠しない、なんて日はないと思え！！

よく「生理の時には避妊具なしでも妊娠しない」と思ってる人がいますけど、違うんですね。

それは大きな勘違いだよ！
そういう俗説を信じてしまうと、危険だよ。正しい知識を持たなくちゃ。

では先生、正しくは、妊娠しない日っていつなんですか？

俗に言う「安全日」ってことだね。先の説明を踏まえると、排卵の4日後から生理の前日までと考えられるね。
　だけど、それはあくまで月経周期に乱れのない人に限って言えることで、月経周期が不順な人では、まったく当てにならない。それに、排卵を基準に考えてるけど、その判定は非常に難しいものだろう。
　排卵は体温が低温相から高温相に移行したことで推定するけど、たとえ体温が高くなっても、排卵を確定するには少なくてもそれが3日以上続くことが必要だ。しかも、その体温に他の影響がないと言いきれる場合に限る。
　基礎体温は、生活が不規則だったり、寝不足があったり、風邪を引いたり、いろいろなことに影響されるから、結局のところ排卵を判定することはなかなかできないのさ。

そうこうしてるうちに、安全日なんてなくなっちゃいますね。

そうだよ。それに、安全日なら避妊具なしで性交しても絶対に妊娠しない、なんてことは言えないよ。
　例外的に黄体期に排卵が起きたり、卵子や精子が異常に長生きする場合があるらしく、この間の性交で妊娠した例はたくさんあるからね。
　安全日っていうのは、妊娠の確率が低い日というだけで、安全日なんてないと思ったほうが良いだろうね。妊娠したくないなら、より正確な避妊をすべきだよ。

参考文献

- 小川卓良，全日本鍼灸学会東京地方会学術部．愁訴からのアプローチ．医道の日本．51（12）：1992-56（5）：1997
- 松尾理監訳．カラー図解 症状の基礎からわかる病態生理．メディカル・サイエンス・インターナショナル．2003
- 症候別病態生理事典 12月臨時増刊号．臨牀看護．16（14）：1990
- 松野一彦．一目でわかる 病態生理．メディカル・サイエンス・インターナショナル．2001
- 大島弓子ほか総編．シリーズ看護の基礎科学4 からだの異常 病態生理学Ⅰ-Ⅲ．日本看護協会出版会．2001
- 金井弘一編．臨牀看護セレクション01 病態生理Ⅰ 症候編．へるす出版．2001
- 橘敏也．改訂 生体の機能とその失調 病態生理．薬業時報社．1988
- 伊藤信也，山本一郎．病態学入門 やさしい病理学と病気の解説．廣川書店．1975
- 吉利和編．からだの科学 増刊5 病態生理学読本．日本評論社．1974
- 秋山房雄．やさしい病態生理 主要症状の仕組み．南山堂．1992
- 石川稔生．わかりやすい病態生理 代表的疾患の病態生理学的知識．エキスパートナースMOOK19．1998
- 川上義和ほか編．チャートで学ぶ病態生理学．中外医学社．1996
- 武内重五郎，椎貝達夫編．臨床医のための病態生理学講座 正しい診断と治療のために 腎臓．メヂカルビュー社．1986
- 村田和彦．臨床医のための病態生理学講座 正しい診断と治療のために 循環器．メヂカルビュー社．1986
- 瀧島任編．臨床医のための病態生理学講座 正しい診断と治療のために 呼吸器．メヂカルビュー社．1986
- 山口和克監修．新版 病気の地図帳．講談社．2000
- 福井次夫，山本和利監訳．外来診療ハンドブック．医道の日本社．1998
- Frank. H. Netter．ネッター医学図譜 脳・神経系 Ⅰ 構造と機能 学生版．丸善株式会社．2005
- 藤田恒太朗．人体解剖学 改訂第41版．南江堂．2003
- 大石実訳．カラー図解 神経の解剖と生理．メディカル・サイエンス・インターナショナル．2002
- K. J. W. Wilson, A. Waugh．島田達生ほか監訳，市川早苗ほか訳．ロス＆ウィルソン 健康と病気のしくみがわかる解剖生理学 カラー版．西村書店．2001
- 大谷修監訳．人体解剖学 ハンドブック1-2．西村書店．2000
- 藤田恒夫．入門人体解剖学 改訂第3版．南江堂．1991
- 金子丑之助．日本人体解剖学 第1巻．南山堂．1991
- 小澤瀞司，福田康一郎総編，本間研一，大森治紀，大橋俊夫編．標準生理学 第7版．医学書院．2009
- 佐久間康夫（監訳）．カラー図解 よくわかる生理学の基礎．メディカル・サイエンス・インターナショナル．2005
- 豊田順一ほか編．標準生理学 第5版．医学書院．2002
- 中野昭一ほか．図解生理学 第2版．医学書院．2000
- 中野昭一編．病態生理・生化学・栄養 図説・病気の成り立ちとからだⅠ普及版．医歯薬出版．2001
- 中野昭一編．病態生理・生化学・栄養 図説・病気の成り立ちとからだⅡ普及版．医歯薬出版．2001
- 中野昭一編．病態生理・生化学・栄養 図説・病気の成り立ちとからだⅠ．医歯薬出版．1981
- 中野昭一編．病態生理・生化学・栄養 図説・病気の成り立ちとからだⅡ．医歯薬出版．1983
- 中野昭一編．病態生理・生化学・栄養 図説・からだの仕組みと働き．医歯薬出版．1980
- 中野昭一編．病態生理・生化学・栄養 図説・運動の仕組みと応用．医歯薬出版．1982
- 牛木辰男，小林弘祐．カラー図解 人体の正常構造と機能 Ⅰ呼吸器．日本医事新報社．2004
- 大谷修，堀尾嘉幸．カラー図解 人体の正常構造と機能 Ⅱ循環器．日本医事新報社．2002
- 河原克雄，佐々木克典．カラー図解 人体の正常構造と機能 Ⅲ消化管．日本医事新報社．2003
- 泉井亮，金田研司．カラー図解 人体の正常構造と機能 Ⅳ肝・胆・膵．日本医事新報社．2003
- 坂井建雄，河原克雄．カラー図解 人体の正常構造と機能 Ⅴ腎・泌尿器．日本医事新報社．2003
- 年森清隆，川内博人．カラー図解 人体の正常構造と機能 Ⅵ生殖器．日本医事新報社．2003
- 山本一彦ほか．カラー図解 人体の正常構造と機能 Ⅶ血液・免疫・内分泌．日本医事新報社．2004
- 河田光博，稲瀬正彦．カラー図解 人体の正常構造と機能 Ⅷ神経系（1）．日本医事新報社．2004
- 久野みゆきほか．カラー図解 人体の正常構造と機能 Ⅸ神経系（2）．日本医事新報社．2005
- 坂井建雄ほか．カラー図解 人体の正常構造と機能 Ⅹ運動器．日本医事新報社．2005
- 平山惠造編．臨床神経内科学 第3版．南山堂．1996
- 平井俊策ほか．目でみる神経内科 第2版．医歯薬出版．2004
- 横田敏勝．臨床医のための痛みのメカニズム 改訂第2版．南江堂．2004
- 渡辺雅彦．みる見るわかる 脳・神経科学 入門講座 上・下．羊土社．2002
- 高倉公朋，宮本忠雄監修．最新 脳と神経科学シリーズ6 痛みの神経科学．メジカルビュー社．1997
- 石橋康正，吉川邦彦編著．痒み 本態・原因・対策．医薬ジャーナル社．1994
- 高倉公朋ほか編．Pain 痛みの基礎と臨床．朝倉出版．1988
- 市岡正道ほか編．痛み 基礎と臨床．朝倉出版．1981
- 室田誠逸編．プロスタグランジンと病態．東京化学同人．1985
- 植村研一．頭痛・めまい・しびれの臨床 病態生理学的アプローチ．医学書院．1998
- Rene Cailliet．荻島秀男訳．頭と顔の痛み．医歯薬出版．1993

- 間中信也．頭痛大学．http://homepage2.nifty.com/uoh/（2012 年 1 月現在）
- 間中信也．図説 頭痛 診療の手引き．篠原出版．1986
- 上田英雄ほか編．臨床症状シリーズ 胸痛．南江堂．1979
- 日比紀文編．知っておきたい腹痛の診断と治療．真興交易（株）医書出版部．2000
- 福山裕三ほか．よくわかる内科症候学．金原出版．1996
- 本庄一夫監修．腹痛 改訂版 その臨床と基礎．現代医療社．1987
- 上田英雄ほか編．臨床症状シリーズ 腹痛．南江堂．1977
- 八田秀雄．乳酸をどう活かすか．杏林書院．2008
- 八田秀雄．からだワンテーマシリーズ 「乳酸」～「運動」「疲労」「健康」との関係は？．講談社．2007
- 村越隆之ほか．実験医学バイオサイエンス イオンチャネルの分子生物学．羊土社．2001
- 小島至．実験医学バイオサイエンス カルシウムと細胞情報．羊土社．1995
- 伊藤要子．からだを温めると増える HSP が病気を必ず治す．ビジネス社．2005
- 堺章．新訂 目で見るからだのメカニズム．医学書院．2001
- 荻原俊男，垂井清一郎．岩波講座 現代医学の基礎 生体の調節システム．岩波書店．1999
- 入來正躬編．体温調節のしくみ．文光堂．1995
- 上田英雄ほか編著．臨床症状シリーズ 発熱．南江堂．1978
- 井上昌次郎．ブレインサイエンス・シリーズ 7 脳と睡眠 人はなぜ眠るか．共立出版．1989
- 大川匡子編．最新医学別冊 新しい診断と治療の ABC／精神 5 睡眠・覚醒障害．最新医学社．2008
- 日本臨牀 増刊第 2 号（通巻第 933 号）．2008
- 板倉弘重編．食品成分シリーズ 脂質の科学．朝倉書店．2004
- 吉田尚ほか．今日の治療 浮腫 成因・診断・治療．永井書店．1979
- 加藤暎一編．浮腫 その病態と治療．医学ジャーナル社．1989
- 白岩康夫，山口脩監修．目で見る排尿障害 排尿障害から蓄尿障害まで 第 1 版．メディカルレビュー社．1995
- 内藤誠二編．新泌尿器科学．南山堂．2001
- 折笠精一監修．標準泌尿器科学．医学書院．2005
- 永尾光一監修．家庭メディカル・ブック ED は治療で治る病気．医学芸術社．2001
- 石津宏編．メンタルヘルスシリーズ インポテンス．同朋社．1990
- 藤島一郎．脳卒中の摂食・嚥下障害 第 2 版．医歯薬出版．1998
- 金子芳洋，千野直一監修．才藤栄一ほか編．摂食・嚥下リハビリテーション．医歯薬出版．1998
- 日本嚥下障害臨床研究会監修．小椋脩ほか編．嚥下障害の臨床 リハビリテーションの考え方と実際．医歯薬出版．1998
- 山田好秋．よくわかる摂食・嚥下のしくみ．医歯薬出版．1999
- 藤島一郎監訳．嚥下障害 その病態とリハビリテーション 原著第 3 版．医歯薬出版．1998
- 日本肥満学会誌 臨時増刊号（通巻 32 号）．日本肥満学会誌．2006
- 岩本安彦，内潟安子編．総合診療ブックス 糖尿病外来アップグレード 21 原則 よりよい医療連携を求めて．医学書院．2003
- 島本和明．インスリン抵抗性と生活習慣病．診断と治療社．2003
- 池田義雄，井上修二編．新版 肥満の臨床医学 病態・診断・治療．朝倉書店．1993
- 上田英雄ほか編．臨床症状シリーズ やせ．南江堂．1981
- 神尾友和，相原康孝監修．健康ライブラリー イラスト版 難聴・めまい・耳鳴りを解消する．講談社．2003
- 内野善生．めまいと平衡調節．金原出版．2002
- 山内昭雄，鮎川武二．感覚の地図帳．講談社．2001
- 八木聰明．めまい・難聴・耳鳴 改訂第 2 版．金原出版．1994
- 廣井正彦．生殖医学 最近の進歩．診断と治療社．2009
- 医療情報科学研究所編．病気がみえる Vol.9 婦人科・乳腺外科．MEDIC MEDIA．2009
- 丸尾猛，岡井崇編．標準産婦人科学 第 3 版．医学書院．2004
- 森崇英，山村研一編．岩波講座 現代医学の基礎 5 生殖と発生．岩波書店．1999
- 伊吹令人．月経異常の臨床．永井書店．1995
- 須川佶ほか編．新婦人科学．南山堂．1991
- 麻生芳郎訳．一目でわかる 薬理学 薬物療法の基礎知識 第 4 版．メディカル・サイエンス・インターナショナル．2003
- 中島光好．新版看護学全書 6 疾病の成り立ちと回復の促進 薬理学．メヂカルフレンド社．2001
- 河合忠ほか編．LABORATORY MEDICINE．異常値の出るメカニズム．医学書院．2004
- 塩川優一編．病態生理と薬の使い方．南山堂．1975
- 鈴木孝仁監修．フォトサイエンス 生物図録．数研出版．2000
- 数研出版編集部編．フォトサイエンス 化学図録．数研出版．1998
- 石原勝敏ほか．新版生物 I B．実教出版．1999
- 石原勝敏ほか．新版生物 II．実教出版．1999
- 長倉三郎ほか．化学 I B．東京書籍．1998
- マーク・H・ビアーズ，ロバート・バーコウ編．メルクマニュアル 第 18 版 日本語版．日経 BP 社．2007
- マーク・H・ビアーズ，ロバート・バーコウ編．福島政典（日本語版総監修）．メルクマニュアル 第 18 版 日本語版．日経 BP 社．2007
- マーク・H・ビアーズ編．福島政典（日本語版総監修・監訳）．メルクマニュアル医学百科 最新家庭版．日経 BP 社．2004

おわりに

　月刊『医道の日本』誌上で 1992 年 12 月号より数年に渡り、「愁訴からのアプローチ」と題して、症状から病態を把握し鑑別、特に鍼灸適応の鑑別をテーマに連載（共同執筆）してきました。そしてその頃に設立された東京衛生学園臨床教育専攻科で、鑑別を中心にした愁訴鑑別学の講義をすることになりました。そこでつくづく感じたのは、病態生理学がいかに大切かということです。病態生理学が病態把握、鑑別、治療方針・方法の選択と患者への説明の中心的な役割を担っていて、これを知らないと何もわからないわけです。

　専攻科の愁訴鑑別講義の中で病態生理学も教えていましたが、いかんせん講義時間が足りないことと、堅くなりつつある自分の頭に新しい学問を注入する時間もないということで、途中から若い北川美千代氏に病態生理学部分をバトンタッチした次第です。

　北川氏には 4 年でその内容を完成させなさいと申し上げたのですが、できあがったものは特に説明のための図がすばらしく、細かい図は他書を参考にせざるを得ない場合もあったようですが、ほとんどは自分自身で考えて作成したオリジナルでした。内輪だけで見るにはもったいないと思い、本にすることを勧めたのですが、PC ソフトの問題があり、彼女の図をプロの手を借りて描きなおしたため、発刊予定を大幅にずれ込んだのは誤算でありました。

　ですが、単なる病態生理学の本は既にいくつも発刊されています。本書はあくまでも臨床に即した、あるいは鑑別、病態把握、治療方針・方法の選択、薬の作用機序、患者さんへの説明などの臨床に役に立つ本である必要があります。その点もかなり考慮されており、かつ初学者にもわかりやすくなっている点が優れていると思われ、初学者はもちろん、ベテランの臨床家にとっても、必需な本になると思われます。

2011 年 12 月

小川卓良
東京衛生学園臨床教育専攻科講師
社団法人全日本鍼灸学会副会長

監修

垣生園子（はぶ・そのこ）
慶応義塾大学医学部卒業後、同大学院医学研究科にて博士号取得。同大学医学部病理学教室助手、ロンドン留学等を経て、1988年に東海大学医学部免疫学教室初代教授に就任。2008年より同大学名誉教授、順天堂大学医学部免疫学講座客員教授。日本学術会議連携会員、日本免疫学会および第32回日本免疫学会学術集会会長（女性初）、日本病理学会、がん学会会員、文部科学省科学技術審議会委員の他、科学技術振興機構戦略的創造研究推進事業さきがけ領域アドヴァイザーなど多くの研究施設・機構の評価委員を務める。

小川卓良（おがわ・たかよし）
1947年生まれ。慶応義塾大学工学部管理工学科および同大学院卒業（工学修士）。東京高等鍼灸柔整専門学校卒業後、東京教育大学付属理療科教員施設、昭和大学医学部薬理学教室、東京大学医学部保健管理学教室にて研修。現在、杏林堂（東京都新宿区）院長、東京衛生学園臨床教育専攻科講師、森ノ宮医療大学客員教授、（社）全日本鍼灸学会副会長を務める。主な著作に『患者からのこんな質問Q&A』（医道の日本社刊）などがある。

著者

北川美千代（きたがわ・みちよ）
関西鍼灸短期大学卒業。ほりクリニック理学療法科、医療法人明徳会福岡歯科サンデンタルクリニック歯科東洋医学研究所に勤務しながら、いくつかの鍼灸院にて研修。1998年より、研修先の1つであった杏林堂（同上）に勤務し、同時に久我山病院久我山鍼灸臨床センター兼務。2003年に東京衛生学園専門学校臨床教育専攻科を卒業し、同年より東京衛生学園専門学校臨床教育専攻科講師を務める。杏林堂院長代行。

臨床家のための基礎からわかる　病態生理学

2012年1月30日　初版第1刷発行

　　　　監　修　垣生園子
　　　　　　　　小川卓良
　　　　著　者　北川美千代
　　　　発行者　戸部慎一郎
　　　　発行所　株式会社 医道の日本社
　　　　　　　　〒237-0068　神奈川県横須賀市追浜本町1-105
　　　　　　　　電話　(046)865-2161
　　　　　　　　FAX　(046)865-2707

2012 ©Michiyo Kitagawa
印刷　横山印刷株式会社
ISBN978-4-7529-9014-7 C3047